Seelische Gesundheit und sportliche Aktivität

Sportpsychologie
Band 6

Seelische Gesundheit und sportliche Aktivität

herausgegeben von Prof. Dr. Reinhard Fuchs
und Prof. Dr. Wolfgang Schlicht

Herausgeber der Reihe:
Prof. Dr. Bernd Strauß, Prof. Dr. Wolfgang Schlicht,
Prof. Dr. Jörn Munzert, Prof. Dr. Reinhard Fuchs

Seelische Gesundheit und sportliche Aktivität

herausgegeben von
Reinhard Fuchs und Wolfgang Schlicht

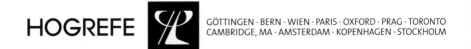

HOGREFE · GÖTTINGEN · BERN · WIEN · PARIS · OXFORD · PRAG · TORONTO
CAMBRIDGE, MA · AMSTERDAM · KOPENHAGEN · STOCKHOLM

Prof. Dr. Reinhard Fuchs, geb. 1955. 1977–1982 Studium der Psychologie in Zürich und Berlin. 1990 Promotion. 1996 Habilitation. 1996–2002 Professor an der HTWK Leipzig. Seit 2002 Professor für Sportpsychologie an der Universität Freiburg. Forschungsschwerpunkte: Motivationale und volitionale Steuerung des habituellen Sport- und Bewegungsverhaltens, Sport und Depression, körperliche Aktivität als Strategie der Stressregulation, theoriegeleitete Interventionen zur Sport- und Gesundheitsförderung.

Prof. Dr. Wolfgang Schlicht, geb. 1952. 1973–1979 Studium der Sportwissenschaft und der Politikwissenschaft in Gießen. 1987 Promotion. 1991 Habilitation. 1993 Professor für Sportwissenschaft an der Universität Tübingen. Seit 2001 Direktor des Instituts für Sportwissenschaft der Universität Stuttgart. Forschungsschwerpunkte: Sport und Bewegung in der Prävention und Rehabilitation, Gesundheitsverhalten, wissenschaftliche Fundierung von Interventionsmaßnahmen.

Bibliografische Information der Deutschen Nationalbibliothek

Die Deutsche Nationalbibliothek verzeichnet diese Publikation in der Deutschen Nationalbibliografie; detaillierte bibliografische Daten sind im Internet über http://dnb.dnb.de abrufbar.

© 2012 Hogrefe Verlag GmbH & Co. KG
Göttingen · Bern · Wien · Paris · Oxford · Prag · Toronto
Cambridge, MA · Amsterdam · Kopenhagen · Stockholm
Merkelstraße 3, 37085 Göttingen

http://www.hogrefe.de
Aktuelle Informationen · Weitere Titel zum Thema · Ergänzende Materialien

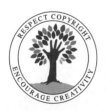

Das Werk einschließlich aller seiner Teile ist urheberrechtlich geschützt. Jede Verwertung außerhalb der engen Grenzen des Urheberrechtsgesetzes ist ohne Zustimmung des Verlags unzulässig und strafbar. Das gilt insbesondere für Vervielfältigungen, Übersetzungen, Mikroverfilmungen und die Einspeicherung und Verarbeitung in elektronischen Systemen.

Umschlagabbildungen: © Getty Images, München
Gesamtherstellung: Hubert & Co, Göttingen
Printed in Germany
Auf säurefreiem Papier gedruckt

ISBN 978-3-8017-2360-6

Vorwort

Im vorliegenden Band ist der aktuelle Stand der internationalen Forschung zum Thema „Seelische Gesundheit und sportliche Aktivität" zusammengetragen und kritisch gewürdigt. Ein vergleichbares deutschsprachiges Werk zum Einfluss der sportlichen Aktivität auf die psychische Gesundheit fehlte bislang. Zwar wurde dieses Thema in verschiedenen Monographien und Sammelbänden der jüngeren Zeit behandelt, allerdings oft nur überblicksartig oder am Rande als Ergänzung zu den verschiedenen Aspekten der körperlichen Gesundheit, aber nicht mit der diesem Gegenstand eigentlich gebührenden Durchdringungstiefe. Auf dem englisch-sprachigen Büchermarkt gibt es aktuelle Werke zu „Exercise and Mental Health" (z.B. von Faulkner und Taylor), aber auch dort werden zumeist die körperliche und seelische Gesundheit gleichzeitig betrachtet. Der vorliegende Sammelband schließt also mit seiner fokussierten Ausrichtung auf die seelische Gesundheit eine Lücke.

Die Herausgeber dieses Bandes danken den Autoren der einzelnen Beiträge für ihre geduldige Mitarbeit. Alle Manuskripte wurden einem mehrstufigen Begutachtungs- und anschließenden Überarbeitungsprozess unterzogen. Die Arbeit hat sich gelohnt und das Ergebnis kann sich sehen lassen.

Ein großes Dankeschön sagen wir an dieser Stelle auch cand. Sportwiss. Jana Müller, die das Werk redaktionell betreut hat und mit ihrem präzisen inhaltlichen Verständnis und ihrer großen Sorgfalt ganz wesentlich zum Gelingen beigetragen hat.

Freiburg und Stuttgart, im Frühjahr 2012

Reinhard Fuchs und Wolfgang Schlicht

Inhalt

Seelische Gesundheit und sportliche Aktivität: Zum Stand der Forschung 1
Reinhard Fuchs & Wolfgang Schlicht

Sportliche Aktivität und affektive Reaktionen 12
Wolfgang Schlicht & Annelie Reicherz

Körperlich-sportliche Aktivität und gesundheitsbezogene Lebensqualität 34
Oliver Höner & Yolanda Demetriou

Sportaktivität und soziales Wohlbefinden 56
Gorden Sudeck & Julia Schmid

Sportliche Aktivität und psychosomatische Beschwerden 78
Iris Pahmeier

Sportliche Aktivität und Stressregulation 100
Reinhard Fuchs & Sandra Klaperski

Sportliche Aktivität und physiologische Stressreaktivität 122
Markus Gerber

Sportliche Aktivität und Selbstkonzept 142
Frank Hänsel

Sportliche Aktivität und Depression 164
Martin Hautzinger & Sebastian Wolf

Sportliche Aktivität und Angst 186
Andreas Schwerdtfeger

Sportliche Aktivität und Schizophrenie 208
Ralf Brand & Daniela Kahlert

Sportliche Aktivität und Essstörungen 229
Almut Zeeck & Sabine Schlegel

Sportliche Aktivität und ADHS 251
Harald Seelig

Sportliche Aktivität, Aggression und Gewalt 272
Jens Kleinert & Chloé Kleinknecht

Physische Aktivität und kognitive Leistungsfähigkeit 294
Dorothee Alfermann & Katja Linde

Körperlich-sportliche Aktivität und gelingendes Altern 315
Nadja Schott & Wolfgang Schlicht

Die Autorinnen und Autoren des Bandes 337

Seelische Gesundheit und sportliche Aktivität: Zum Stand der Forschung

Reinhard Fuchs & Wolfgang Schlicht

Denken Menschen an Gesundheit, dann haben sie meist körperliche Zustände und Prozesse im Blick, die sie zu gegebener Zeit veranlassen (könnten), ärztliche Hilfe in Anspruch zu nehmen. Vor allem von chronischen Leiden wie Herz-Kreislauf-Erkrankungen, Krebs oder Diabetes mellitus fühlen sich viele in der Unversehrtheit ihres körperlichen Zustands bedroht. Sie befürchten invasive medizinische Diagnostiken und aggressive Therapien, Defektheilungen mit Behinderungen und vorzeitigen Tod.

Erkrankungen der Psyche, des seelischen Zustands, sind zwar in der Bevölkerung weit verbreitet, werden in den letzten Jahren vor allem im beruflichen Setting auffällig und sind dennoch deutlich weniger im Bewusstsein des Einzelnen als bedrohlich präsent als somatische Erkrankungen. Zu Unrecht, wenn man etwa bedenkt, dass 11% der erwachsenen männlichen und 23% der erwachsenen weiblichen Bevölkerung im Verlaufe des Lebens (Lebenszeitprävalenz) eine behandlungsbedürftige depressive Erkrankung erleiden (Hautzinger & Wolf, 2012). Zu Unrecht auch, wenn man die Zunahme an psychischen Erkrankungen betrachtet, die etwa von der Deutschen Rentenversicherung berichtet wird. So ist der Anteil der frühzeitigen Berentungen aufgrund psychischer Erkrankungen von 26.8% im Jahr 2001 auf 37.7% im Jahr 2009 gestiegen. Mit 32.1% bei den Männern und 43.9% bei den Frauen stellten die psychischen Erkrankungen damit im Jahr 2009 die häufigste Diagnosegruppe dar, die zu verminderter Erwerbsfähigkeit und frühzeitiger Berentung führte (Dannenberg, Hofmann, Kaldybajewa & Kruse, 2010).

Die psychische Unversehrtheit ist also ebenso bedroht wie die somatische und damit auch hier die Frage berechtigt, was man tun kann, um der Erkrankung zuvorzukommen (Prävention), die Heilung zu unterstützen (Therapie und Rehabilitation), ein Rezidiv zu verhindern und unerwünschte psychosoziale Folgen zu minimieren (Rehabilitation). Der körperlich-sportlichen Aktivität wird hier – wie auch bei der somatischen Gesundheit – Bedeutung beigemessen. Sport und Bewegung, will man populären Hochglanzmagazinen Glauben schenken, ist nahezu für alles Unheil, das uns heimsuchen könnte, ein wirksames Gegenmittel. Dieses Attest wird gespeist von Kasuistik und unzähligen Anekdoten, von Glaubensbekenntnissen und Hoffnungen. Gilt die behauptete protektive und heilende Wirkung unter allen Umständen und für alle Facetten der seelischen Gesundheit oder nur bei bestimmten psychischen Störungen unter bestimmten Randbedingungen?

Zu fragen ist also nach der empirischen Evidenz für die behaupteten präventiven und therapeutischen Effekte der körperlichen bzw. sportlichen Aktivität auf die seelische Gesundheit. Was kann als gesichert gelten, wo stehen Zuschreibungen noch auf tönernen Füßen? Wissenschaft argumentiert auf der Basis von Fakten, die in methodisch exakten Studien erhoben wurden und die unabhängig von der Person eines Forschers[1] und dem Ort der Erhebung auch an anderer Stelle repliziert wurden.

In diesem Band wird für den deutschen Sprachraum die aktuelle wissenschaftliche Evidenz zur Wirkung von körperlich-sportlicher Aktivität auf die seelische Gesundheit zusammengetragen. Seelische Gesundheit, körperliche bzw. sportliche Aktivität und auch Evidenz sind Termini, die zunächst der weiteren Klärung bedürfen.

1 Seelische Gesundheit

In einem biopsychosozialen Gesundheitsmodell stellt die seelische neben der körperlichen und der sozialen Gesundheit eine der drei Hauptdimensionen der Gesundheit dar. Was die seelische Gesundheit im Kern ausmacht, darüber existieren allerdings in der Literatur recht unterschiedliche Vorstellungen (Freud, 1910; Rogers, 1959; Antonovsky, 1987; Becker, 1995; Grawe, 1998). Von der WHO (2005, S. VIII) wurde seelische Gesundheit (mental health) als Quelle des individuellen Wohlbefindens und des effektiven Funktionierens einer Gesellschaft ausgemacht und als „... a state of well-being in which an individual realizes his or her own abilities, can cope with the normal stresses of life, can work productively and is able to make a contribution to his or her community" definiert. Die WHO nimmt damit eine salutogenetische Perspektive ein, die seelische Gesundheit nicht als Gegenpol eines pathologischen Zustands (seelische Erkrankung) deklariert, sondern als eine Bedingung der Möglichkeit einer Person, die eigenen und von ihr gesellschaftlich erwarteten Lebensziele zu verwirklichen.

Seelische Gesundheit wird gerne mit einer Gleichgewichts-Metaphorik umschrieben. So sieht beispielsweise Grawe (1998) die seelische Gesundheit als Ergebnis einer labilen Balance zwischen den Bedürfnissen, Wünschen und Sehnsüchten der Person einerseits und den Möglichkeiten ihrer Befriedigung unter den gegebenen sozialen, materiellen und strukturellen Bedingungen andererseits. Wir stehen täglich vor Anforderungen aus der Umwelt, wir gestalten sie selbst und meistern sie in aller Regel auch. Gelingt uns das nicht, scheitern wir wiederholt, bleiben unsere grundlegenden Bedürfnisse nach sozialer Nähe, Selbstwertschätzung und Kontrolle unbefriedigt, dann beeinträchtigt das unser subjektives Wohlbefinden. Für Grawe (1998) ist das Wohlbefinden so etwas wie ein Bruttokriterium der seelischen Gesundheit.

Das entstandene Ungleichgewicht mag vorübergehend sein, bei wiederholtem Scheitern der Person-Umwelt-Balance kann es sich dauerhaft in Richtung einer seelischen Erkrankung verschieben. Als Kriterien der seelischen Gesundheit und – sind sie dauerhaft und stark beeinträchtigt – auch als „Warnsignale" für seelische Erkrankungen können die Lebenszufriedenheit, das psychische und soziale Wohlbefinden

---

[1] In diesem Beitrag – wie auch im gesamten Band – wird das generische Maskulinum verwendet.

sowie das Selbstwertgefühl gelten. Chronisches Stresserleben ist ein Anzeichen, dass das Gleichgewicht zwischen Anforderungen und Ressourcen bedroht ist, dass das Fundament wackelt, auf dem eine Person steht und „mit sich und der Welt eins ist" (Grawe, 1998, S. 421). Daraus können sich ernsthafte seelische Störungen entwickeln, vor allem psychosomatische Erkrankungen, Essstörungen, Angst und Depression.

Auch seelische Ungleichgewichte sind – allerdings weit weniger in der Inzidenz als dies gemeinhin angenommen wird – altersassoziiert. Das ADHS-Syndrom ist vor allem in der Kindheit und Jugend auffällig, demenzielle Erkrankungen erfassen insbesondere das höhere und höchste (vierte) Lebensalter und beeinträchtigen die gewohnte „Funktionstüchtigkeit" der Betroffenen. Gelingend Altern, frei von behindernden Erkrankungen, im vollen Bewusstsein seiner Selbst und der Umgebung, selbstständig im Alltag lebend und eingebunden sein in soziale Beziehungen, ist Ziel und Wunsch der meisten Menschen.

Wir haben in diesem Band die Autorinnen und Autoren gebeten zu referieren, inwieweit körperlich-sportliche Aktivität dazu beitragen kann, bestimmte Facetten der seelischen Gesundheit zu erhalten bzw. wieder herzustellen. Die in diesem Band berücksichtigten Aspekte der seelischen Gesundheit sind notwendigerweise nur eine Auswahl, andere Facetten des psychischen Wohlergehens, wie z.B. die Demenz, die Suchterkrankungen oder der Schlaf hätten hier auch einbezogen werden können. So bleibt es zukünftigen Veröffentlichungen (Lehrbüchern) vorbehalten, hier eine noch detailgenauere Systematik und Vollständigkeit zu erzielen.

2 Körperliche bzw. sportliche Aktivität

Der in diesem Band verwendete Begriff der „sportlichen Aktivität" bedarf der Abgrenzung insbesondere gegenüber den verwandten Konstrukten „körperliche Aktivität" und „Sport". *Körperliche Aktivität* (physical activity) ist der am weitesten gefasste Begriff. Sie bezeichnet alle Bewegungen, die durch den Einsatz größerer Muskelgruppen eine substantielle Erhöhung des Energieverbrauchs provozieren (US-DHHS, 1996, S. 16). So verstandene körperliche Aktivität umschließt neben allen sportlichen Tätigkeiten (z.B. Fußball, Schwimmen, Klettern) auch ein weites Spektrum beruflicher, freizeitlicher und routinemäßiger Alltagsaktivitäten, wie z.B. Gartenarbeit, Treppensteigen oder Autowaschen. Im Unterschied dazu bezieht sich der enger gefasste Begriff des *Sports* auf körperliche Aktivitäten, die vor allem durch drei Merkmale charakterisiert sind: Sie finden in standardisierten Räumen statt (Hallen, Sportplätzen, vermessenen Laufstrecken, usw.), sie sind eingebunden in ein Regelwerk (z.B. Tennisregeln) und dienen dem Erreichen eines Sieges oder dem Erlangen eines Rekords (Wettkampf). Die hier vorgenommene Charakterisierung des Sports ist eher traditionell und gilt im Wesentlichen so auch heute noch in den angelsächsischen Ländern, wenn dort von „sport" oder „sports" gesprochen wird (Fox, Boutcher, Faulkner & Biddle, 2000, S. 8). Im deutschsprachigen Raum wird dagegen der Begriff Sport heute zumeist weiter gefasst. Es geht nicht mehr nur um „Leistungsvergleich im Wettkampf". Der Sport kann jetzt auch einen anderen „Sinn" haben; er kann in Gestalt des Ausgleichs-, Erlebnis- oder Gesundheitssports auftreten und bleibt dennoch Sport. Ein Grund für diese Bedeutungsdifferenz zwischen dem englischen „sport" und dem deutschen „Sport" liegt darin, dass in der deutschen Sprache ein Äquivalent zum englischen „exercise" fehlt. Exercise wurde von Sallis und Owen (1999, S. 11) so definiert: „‚Exercise' is a subset of physical activity distinguished by being done with the purpose of improving and maintaining physical fitness or health". Damit ist im Wesentlichen das gemeint, was die wissenschaftliche Kommission des damaligen Deutschen Sportbunds als *Gesundheitssport* gefasst hat (Kindermann et al., 1993). In gewisser Weise sind wir also im deutschsprachigen Raum darauf angewiesen, den Begriff „Sport" weiterzufassen, um das bezeichnen zu können, was im angelsächsischen Raum unter „Exercise" verstanden wird.

In der Sportwissenschaft gewinnt in diesem Kontext der Begriff der *sportlichen Aktivität* an Bedeutung. Sportliche Aktivität ist im Sprachgebrauch einerseits weiter gefasst als der traditionelle Begriff „Sport", andererseits aber auch enger gefasst als das Globalkonzept „körperliche Aktivität". Allerdings geht es uns mit der „sportlichen Aktivität" ähnlich wie mit dem „Sport". Jede Forderung nach terminologischer Eindeutigkeit muss ob der kulturellen Vielfalt und der paradigmatischen Mehrperspektivität (vgl. Drexel, 2002) scheitern. Für beide Begriffe, für Sport und sportliche Aktivität, lassen sich keine Definitionen finden, die in ihrer Aussage von allen geteilt werden. Sportliche Aktivität (synonym auch „Sportaktivität") kann verstanden werden als eine körperliche Aktivität, welche die typischen Bewegungsinszenierungen des Sports übernimmt, ohne zwangsläufig den Charakteristiken des Sports (Wettkampf, Rekord und formale Chancengleichheit) zu folgen. So etwa, wenn eine Person Langlauf betreibt, ohne in einem Wettbewerb gegen die Uhr oder einen Gegner zu stehen, oder wenn zwei oder vier Personen mit- statt gegeneinander Tennis spielen, also weder Spiele noch Sätze zählen. Der Begriff der sportlichen Aktivität impliziert nicht von vorneherein eine bestimmte motivationale Ausrichtung (wie etwa beim Leistungs-, Gesundheits-, Ausgleichs- oder Erlebnissport). Im vorliegenden Band finden sich alle Facetten des möglichen Verständnisses und wir haben als Herausgeber darauf verzichtet, die Autoren durch die Vorgabe einer Realdefinition einzuengen.

In der Literatur – etwa im Bereich der Adipositasforschung und im gerontologischen Kontext – werden noch weitere Arten der körperlichen Aktivität unterschieden: Kleinräumige Bewegungen im Alltag (z.B. Stehen, Umhergehen), die zu einer Erhöhung der Körperkerntemperatur führen und die Energiewandlung intensivieren, heißen *non-exercise activity thermogenesis* (NEAT; vgl. Levine, 2005); und in der Gerontologie bezeichnen *Activities of Daily Living* (ADL, vgl. DiPietro, 2007) eine ganze Klasse von körperlichen Aktivitäten, die bei den grundlegenden Verrichtungen des Alltags beginnen (basic ADL; z.B. sich waschen, Zähne putzen) und über die instrumentellen Aktivitäten (instrumental ADL), die etwa die Versorgung mit Lebensmitteln betreffen (Einkaufen gehen), bis zu den herausfordernden Aktivitäten (advanced ADL) reichen, mit denen der alte Mensch am sozialen Leben teilnimmt (z.B. Freunde besuchen, einer Theateraufführung folgen) oder noch einer Beschäftigung in der Arbeitswelt nachgeht.

3 Evidenz

Wenn von „evidenten" Wirkungen körperlicher bzw. sportlicher Aktivität auf die seelische Gesundheit die Rede ist, dann ist damit eine für die Forschung typische Perspektive eingenommen. Umgangssprachlich ist *evident* ein Synonym für *offensichtlich*. In der Forschung steht der Begriff für die Güte einer Aussage. Diese kann variieren, von „niedrig" bis „hoch". Die Variation wiederum wird durch die Art der Feststellung eines Sachverhalts und der dabei angewandten methodischen Vorgehensweise bedingt.

Wenn sich etwa Experten in einer Konferenz darauf einigen, dass ein definiertes Verhalten eine definierte Wirkung hat, dann treffen sie eine Aussage, die qua ihrer fachlichen Autorität einen bestimmten Evidenzgrad aufweist. Wenn Forscher die zuvor sorgfältig ausgewählten Versuchspersonen (Vpn) nach dem Zufallsprinzip unterschiedlichen Bedingungen zuordnen (z.B. Treatment vs. Alternatives Treatment vs. Non-Treatment), die dadurch ausgelösten Veränderungen zuverlässig registrieren und mögliche Verzerrungen in der Behandlung und Auswertung kontrollieren (etwa durch Methoden der „Verblindung"), dann spricht man von einem *Randomized Controlled Trial (RCT)* und darf davon ausgehen, dass eventuell am Ende nachgewiesene Gruppenunterschiede ihre Ursache in der Applikation des Treatments hatten. Aussagen auf der Basis von randomisierten kontrollierten Studien haben eine höhere Evidenz als die der Konsensuskonferenz. Wenn dann derartige RCT von mehreren Forschergruppen an unterschiedlichen Standorten wiederholt wurden, können Meta-Analysen die Stärke des Effekts und dessen Homogenität bestimmen und die Evidenz der Aussagen ist erneut gestiegen.

In der einschlägigen Literatur existieren verschiedene Vorschläge für Evidenzgrade. Die elaborierteste Form von Evidenz-Kategorien definiert derzeit das Centre for Evidence Based Medicine der Universität Oxford (CEBM; http:///www.cebm.net). In deren Klassifikation werden die Absichten unterschieden, denen die Aussagen dienen sollen. Danach sind für den Zweck der *Prävention* andere Kriterien maßgebend als für den Zweck der *Prognose* oder auch der *Differentialdiagnose*. In der Tabelle 1 sind Studientypen und deren Evidenzgrade in einer vereinfachten Form geordnet.

Zu den einzelnen Studientypen siehe zur Vertiefung Geyer (2003). Wir belassen es hier bei der Nennung der Studientypen. Tabelle 1 dient der Einordnung der in den folgenden Beiträgen referierten Befunde. Die Autoren stützen – wo immer dies möglich war – ihre Bewertungen auf RCT und Meta-Analysen und führen andere Studien zur Illustration ihrer Bewertungen an.

Tabelle 1. *Evidenzkategorien* (angelehnt an das Oxford Centre for Evidence Based Medicine; vgl. Schlicht & Schott, 2012)

Level	Prävention	Prognose
1a	Systematisches Review* homogener** Randomized Controlled Trials (RCTs)	Systematisches Review homogener Kohortenstudien an differenten Populationen
1b	RCT (mit niedrigem Konfidenzintervall)	Kohortenstudie, bei denen mindestens 80% der Untersuchten im Follow-up verblieben sind
2a	Systematisches Review homogener Kohortenstudien	Systematisches Review homogener retrospektiver Kohortenstudien oder unbehandelter Kontrollgruppen in RCTs
2b	Kohortenstudie mit mindestens 80% Teilnahme im Follow-up	Retrospektive Kohortenstudie oder Follow-up unbehandelter Kontrollgruppen im RCT
2c	Outcome-Studie; Ökologische Studie	Outcome Studie
3a	Systematisches Review von homogenen Fall-Kontrollstudien	
3b	Fall-Kontrollstudie	
4	Methodisch mangelhafte Fall-Kontrollstudie	Methodisch mangelhafte Fall-Kontrollstudie
5	Expertenmeinungen	Expertenmeinungen

Anmerkungen: * Meta-Analyse oder Review nach den Kriterien der *Cochrane Reviews*; ** homogen meint hier den Sachverhalt, dass sich die Studienergebnisse nicht in der Richtung des Effekts widersprechen.

4 Trends und Perspektiven

Was lehren uns die Beiträge des vorliegenden Buchs, wohin geht die Entwicklung der Forschung? Wir sehen vielversprechende Entwicklungen des Forschungsgebiets auf den folgenden Feldern: (1) in der Differenzierung der Konstrukte, (2) in der Messung sowohl der körperlich-sportlich Aktivität als auch der verschiedenen Facetten der seelischen Gesundheit, (3) in der biologischen Fundierung der Effekte und (4) in der inter- und transdisziplinären Kooperation verschiedener Fachgebiete.

4.1 Differenzierung der Konstrukte

Während in älteren Arbeiten (z.B. McDonald & Hodgdon, 1991; Schlicht, 1994) die seelische Gesundheit (mental health) eher als ein globales Konstrukt betrachtet wurde, wird seit gut einem Jahrzehnt das Konstrukt in seinen Facetten und Dimensionen genauer differenziert. Damit geht die Entwicklung neuer Messinstrumente einher, die den psychometrischen Anforderungen einer multidimensionalen Konstrukterfassung Rechnung tragen. Mittlerweile orientiert sich die Diagnostik seelischer Erkrankungen zumeist auch an den klinischen Klassifikationssystemen (ICD-10 oder DSM-IV), womit auch verhindert wird, dass Befindlichkeitsstörungen und klinisch manifeste Symptome behandlungsbedürftiger Störungsbilder verwischt werden. Besonders galt das früher für depressive Verstimmungen und Angstgefühle. Die Differenzierung schafft Klarheit und Eindeutigkeit in den Aussagen zur Wirksamkeit von körperlich-sportlicher Aktivität.

Differenzierung ist aber auch auf der Seite des Verhaltens gefordert. Insbesondere die möglicherweise differente Bedeutung der körperlichen Aktivität im Alltag, während der Berufsausübung und Freizeit, ist noch wenig systematisch berücksichtigt worden. Noch gar nicht im Blick hat die sportpsychologische Forschung ein Konstrukt, das derzeit in der epidemiologischen Forschung intensiv diskutiert wird: *Sedentariness*. Die sitzende Lebensweise erweist sich als signifikanter Risikofaktor vor allem für die Inzidenz von Stoffwechselerkrankungen wie dem Diabetes mellitus Typ 2. Sedentariness ist nach den vorliegenden Arbeiten ein gesundheitsriskantes Verhalten, das relativ unabhängig von der körperlichen Inaktivität wirkt (z.B. Katzmarcyk et al., 2009). So gibt es einige Studien, die nahelegen, dass Personen, die keine Sportaktivität betreiben, aber am Tag nur wenig sitzen, ein geringeres Risiko des vorzeitigen Versterbens tragen, als jene Personen, welche zwar moderat körperlich aktiv sind, aber die überwiegende Zeit des Tages stillsitzen (Healy et al., 2008; Owen, Bauman & Brown, 2009). Sitzen verändert die Stoffwechselaktivität und es erscheint nicht abwegig, dass dieses auch in psychische Prozesse eingreift. Zu überprüfen wäre demnach, ob die *Sitzdauer* (bzw. *sedentary behaviour*) sich – unabhängig vom Volumen der körperlich-sportlichen Aktivität – auch auf die seelische Gesundheit auswirkt.

Sowohl Sedentariness als auch kleinräumige und sehr kurz andauernde Aktivitäten (NEATs), aber auch kurzfristige Veränderungen des Befindens werden in aller Regel nur schlecht erinnert. Sie sind also einer retrospektiven Befragung nur bedingt zugänglich. Das führt zu einer zweiten bedeutsamen Entwicklung des Forschungsfeldes.

4.2 Messung der Konstrukte

Körperliche bzw. sportliche Aktivität wird auch heute noch vorwiegend über Fragebogen retrospektiv erfasst. Die damit verbundenen messmethodischen Probleme sind hinlänglich diskutiert, aber nicht wirklich gelöst (Ebner-Priemer & Trull, 2010). Kaum jemand erinnert sich exakt an die Dauer und Intensität einer zeitlich zurückliegenden körperlichen Aktivität oder Unterbrechung einer Sitzepisode. Das gelingt noch am ehesten, wenn nach Sport bzw. sportlicher Aktivität gefragt wird. Bei beiden handelt es sich in der Regel um Episoden mit einem definiertem Beginn und einem definierten Ende. Die Übereinstimmung zwischen der Erinnerung an eine eigene körperliche Aktivität und deren objektive Messung ist denn auch eher gering, wie eine ganze Reihe von Methodenvergleichsstudien zeigt (vgl. dazu das Schwerpunktheft des European Psychologist, 2009, Volume 14, Heft 2 bzw. die Special Section der Zeitschrift Psychological Assessment, 2009, Volume 21, Heft 4). Die objektive Erfassung der körperlich-sportlichen Aktivität – zumindest in Ergänzung zur Selbstangabe, die in Studien mit großen Personengruppen oder bei spezifischen Fragestellungen, wenn es etwa um die Art der Aktivität und deren Qualität geht, immer noch eine Methode der Wahl ist – wurde bereits verschiedentlich gefordert (Bussmann, Ebner-Priemer & Fahrenberg, 2009). Als geeignet erweisen sich je nach Aktivitätsdimension, die man messen möchte, uni- und mehraxiale Beschleunigungsmesser (Akzelerometer). Bei großen Kohortenstudien sind aber auch die preiswerteren Pedometer geeignete Instrumente.

Auch die Erfassung der verschiedenen Facetten der seelischen Gesundheit erfolgt zumeist retrospektiv (z.B. Stimmung während der vergangenen 24 Stunden) und ist damit hochgradig anfällig für subjektive Verzerrungen. Probanden erinnern nicht jede Minute eines interessierenden Zeitraums ihr Befinden. Sie verwenden Heuristiken, die – wie wir aus der Sozialpsychologie wissen – eine systematische Verzerrung erzeugen, weil sie immanent fehlerbehaftet sind, also unbewusst unsere Antworten leiten. So werden positive Ereignisse leichter erinnert als negative (*affective valence effect*: Kihlstrom, Eich, Sandbrand & Tobias, 2000). Die am Ende eines Ereignisses erzeugten Gefühle dominieren die Bewertung des Gesamtereignisses stärker als die anfänglichen Gefühle (*peak-end-rule*: Kahneman, Fredrickson, Schreiber & Redelmeier, 1993). Rückblickende Bewertungen hängen in ihrer Färbung auch stark von der aktuellen Situation ab, in der eine Person aufgefordert ist, sich zu erinnern (*mood congruent memory effect*: Fredrickson, 2000). Heuristiken sind charakteristisch für unser autobiographisches Gedächtnis. Sie sind keine absichtlichen Verfälschungen und beeinflussen selbst Probanden, die beabsichtigen, ehrlich zu antworten. In einer Vielzahl von Studien wurden solche Verzerrungseffekte nachgewiesen. Sie sprechen dafür, psychische Zustände wo immer möglich, in Echtzeit zu erfassen (z.B. Ben-Zeev, Young & Madsen, 2009; Ebner-Priemer, et al., 2005; Ebner-Priemer & Trull, 2010).

Eine für die Erfassung von Facetten der körperlich-sportlichen Aktivität und der seelischen Gesundheit geeignetes methodisches Vorgehen ist das *Ambulatory* oder *Ecological Momentary Assessment* (Fahrenberg et al., 2007). Dort werden wiederholt, in kurzen Abständen, aktuelle Verhaltensweisen und psychische Zustände lebensnah, in der realen Umwelt, im Alltag und in Echtzeit über kleine tragbare Computer-Analyse-Systeme (z.B. Palmtops, Smartphones) aufgezeichnet.

4.3 Einbezug biologischer Prozesse

Eine vielversprechende Entwicklung des Forschungsgebietes sehen wir auch in der stärkeren Berücksichtigung biologischer Prozesse, die mit der Änderung seelischer Zustände einhergehen. Letztlich besitzt jede seelische „Regung" ihr biochemisches Korrelat; sie wird von biochemischen Vorgängen ausgelöst, begleitet oder löst selbst solche aus. Einige dieser Vorgänge spielen sich zentral im Gehirn ab, andere eher im peripheren autonomen Nervensystem. In der Stressforschung hat die Erfassung von Hormonen (z.B. Cortisol) eine lange Tradition, aber auch bei anderen affektiven Reaktionen werden hormonelle Veränderungen systematisch erforscht (Panksepp, 1998).

Eine Weile lang waren Neurohormone der Endorphin-Gruppe Gegenstand auch der sportpsychologischen Forschung (z.B. zusammenfassend Schlicht, 1994), um Stimmungsänderungen nach sportlicher Aktivität zu erklären, z.B. bei und nach Marathonläufen. In der deutschsprachigen Sportpsychologie wurde den biologischen Korrelaten bislang aber eher selten Beachtung geschenkt. Das gilt auch für die elektrischen Aktivitäten des Gehirns. Auch hier gibt es interessante Ansätze, die etwa darauf hindeuten, dass Emotionen und motivationale Tendenzen (Annäherungs- versus Meidungsverhalten) hemisphärentypisch prozessiert werden, was sich einerseits im EEG und andererseits in bildgebenden Verfahren zeigen lässt (Acevedo & Ekkekakis, 2006). Methodik als auch Interpretation der Befunde erfordern eine spezifische Kompetenz, die am ehesten in interdisziplinären Teams zu finden sein wird.

4.4 Über-, inter- und transdisziplinäre Kooperationen

In der Kooperation von Klinischer Psychologie, Sportpsychologie und Neurowissenschaften sehen wir daher eine weitere Chance, um im Themenfeld der seelischen Gesundheit die Wirkung körperlich-sportlicher Aktivität nicht nur festzustellen, sondern auch zu erklären und dann systematisch und gewinnbringend in der Praxis anzuwenden. Zunächst beginnt eine solche Zusammenarbeit in einem überdisziplinären Verbund, in den jede Disziplin ihre je eigene Sichtweise und Methodik zu einer gemeinsamen Forschungsfrage einbringt. Von der interdisziplinären Zusammenarbeit, die auf der Basis einer gemeinsamen Theorie und einer gemeinsamen Methode agiert, sind wir – so unsere Beobachtung – einstweilen noch entfernt. Am Ende der Zusammenarbeit steht dann eine Forschung, die auch in die Praxis und damit transdisziplinär wird.

5 Ausblick

Als Herausgeber dieses Buches lesen wir die vorliegenden Beiträge an der einen oder anderen Stelle positiv überrascht und an anderen Stellen ernüchtert. Körperlich-sportliche Aktivität, das lässt sich verallgemeinernd sagen, kann viel Positives für die seelische Gesundheit bewirken. Sie hat aber auch eindeutige Grenzen. Wir sollten ihr nicht das Etikett des Allheilmittels anheften. Das dient weder dem Gegenstand noch den Menschen. Als Sportpsychologen sind wir unserem Gegenstand wohlwollend zugeneigt – trotzdem wollen wir die Augen nicht davor verschließen, dass von sportlicher Aktivität auch negative Wirkungen ausgehen können, etwa wenn aggressive Handlungen ausgelöst werden oder Essgestörte sportliche Aktivität instrumentell einsetzen, um in lebensgefährlicher Weise nach Schlankheit zu streben. Die Beiträge in diesem Buch geben einer differenzierten Argumentation die fachliche Grundlage und wer liest, kann profund mitreden.

Das vorliegende Buch ist nicht das Ende der Diskussion. Es markiert stattdessen einen weiteren Meilenstein in der Debatte um die Wirkung körperlich-sportlicher Aktivität auf die seelische Gesundheit. Gemeinsam mit parallelen Veröffentlichungen im angelsächsischen Sprachraum (Faulkner & Taylor, 2005) legt es die Grundlagen für gezielte (interdisziplinär fundierte) Hypothesen, die mit solider Methodik auf den Prüfstand kommen sollten; mal ist es das randomisierte Experiment, dann die Kohortenstudie und dann wieder die ökologische Studie mit dem Ambulanten Assessment. Das methodische Vorgehen hängt von der Fragestellung ab. Ihr gebührt das Primat.

Wenn wir an dieser Stelle ein Fazit vorwegnehmen sollten, dann geschähe das mit einer deutlichen Zurückhaltung ob der Vielfalt der Befunde, die sich in den Einzelbeitragen offenbart. Der Zusammenhang zwischen körperlich-sportlicher Aktivität und den verschiedenen Facetten der seelischen Gesundheit ist eben nicht trivial und auf einige Spiegelstriche reduzierbar. Sport und Bewegung sind nicht die *ars curandi* für alle Personen unter allen Umständen; man muss schon genauer hinschauen und Vor- und Nachteile wägen. Das nimmt eigentlich auch nicht wunder bei der Komplexität der menschlichen Psyche und der vielen offenen Fragen, an deren Beantwortung psychologische Forschung noch lange arbeiten wird.

6   Literatur

Acevedo, E. & Ekkekakis, P. (2006). *Psychobiology of physical activity*. Hillsdale, N.J.: Human Kinetics.

Antonovsky, A. (1987). *Unraveling the mystery of health*. San Francisco, CA: Jossey Bass.

Becker, P. (1995). *Seelische Gesundheit und Verhaltenskontrolle*. Göttingen: Hogrefe.

Ben-Zeev, D., Young, M.A. & Madsen, J. (2009). Retrospective recall of affect in clinically depressed individuals and controls. *Cognition & Emotion, 23*, 1021-1040.

Bussmann, H., Ebner-Priemer, U. & Fahrenberg, J. (2009). Ambulatory Behavior Monitoring: Progress in measurement of activity, posture, and specific motion patterns in daily life. *European Psychologist, 3*, 142-152.

Dannenberg, A., Hofmann, J., Kaldybajewa, K. & Kruse, E. (2010). Rentenzugang 2009. *RV aktuell, 9*, 282-293.

DiPietro, L. (2007). Physical activity, fitness, and aging. In C. Bouchard, S. Blair & W. Haskell (Eds.), *Physical Activity and Health* (pp. 271-285). Champaign, IL: Human Kinetics.

Drexel, G. (2002). *Paradigmen in Sport und Sportwissenschaft*. Schorndorf: Hofmann.

Ebner-Priemer, U., Badeck, S., Beckmann, C., Wagner, A., Feige, B., Weiss, I. et al. (2005). Affective dysregulation and dissociative experience in female patients with borderline personality disorder: A startle response study. *Journal of Psychiatric Research, 39*, 85-92.

Ebner-Priemer, U. W. & Trull, T. J. (2010). Ecological Momentary Assessment of mood disorders and mood dysregulation. *Psychological Assessment, 21*, 463-475.

Fahrenberg, J., Myrtek, M., Pawlik, K. & Perrez, M. (2007). Ambulatory assessment – monitoring behavior in daily life settings. *European Journal of Psychological Assessment, 23*, 206-213.

Faulkner, G. & Taylor, A. (Eds.). (2005). *Exercise, Health & Mental Health*. London: Routledge.

Fox, K., Boutcher, S., Faulkner, G. & Biddle, S. (2000). The case for exercise in the promotion of mental health and psychological well-being. In S. Biddle, K. Fox & S. Boutcher (Eds.), *Physical activity and psychological well-being* (pp. 1-9). London, UK: Routledge.

Fredrickson, B. L. (2000). Extracting meaning from past affective experiences: The importance of peaks, ends, and specific emotions. *Cognition & Emotion, 14*, 577-606.

Freud, S. (1910). The origin and development of psychoanalysis. *American Journal of Psychology, 21*, 181-218.

Geyer, S. (2003). *Forschungsmethoden in den Gesundheitswissenschaften*. Weinheim: Juventa.

Grawe, K. (1998). *Psychologische Therapie*. Göttingen: Hogrefe.

Hautzinger, M. & Wolf, S. (2012). Sportliche Aktivität und Depression. In R. Fuchs & W. Schlicht (Hrsg.), *Seelische Gesundheit und sportliche Aktivität*. Göttingen: Hogrefe.

Healy, G., Wijndaele, K. Dunstan, D., Shaw, J., Salmon, J., Zimmet, P. et al. (2008). Objectively measured sedentary time, physical activity, and metabolic risk. *Diabetes Care, 31*, 369-371.

Kahneman, D., Fredrickson, B. L., Schreiber, C. & Redelmeier, D. (1993). When more pain is preferred to less: Adding a better end. *Psychological Science, 4*, 401-405.

Katzmarcyk, P.T., Church, T.S., Craig, C.L. & Bouchard, C. (2009). Sitting time and mortality from all causes, cardiovascular disease, and cancer. *Medicine and Science in Sport and Exercise, 41*, 998-1005.

Kihlstrom, J., Eich, E., Sandbrand, D. & Tobias, B. (2000). Emotion and memory: Implications for self-report. In A. Stone, S. Turkkan, C. Bachrach, J. Jobe, H. Kurtzman & V. Cain (Eds.), *Science of self- report: Implications for research and practice* (pp. 81-99). Mahwah: Lawrence Erlbaum.

Kindermann, W., Jüngst, B., Philipp, H., Rosemeyer, B., Rost, R. Schwenkmezger, P. et al. (1993). Ein Vorschlag zur Definition des Begriffs Gesundheitssport. *Sportwissenschaft, 23*, 197-199.

Levine, J., Laningham-Foster, L., Crady, S., Krizian, A., Olson, L., Kane, P. et al. (2005). Interindividual variation in posture allocation: Possible role in human obesity. *Science, 301*, 584-586.

McDonald, D. & Hodgdon, J. (1991). *Psychological effects of aerobic fitness training*. NY: Springer.

Owen, N., Bauman, A. & Brown, W. (2008). Too much sitting: A novel and important predictor of chronic disease risk? *British Journal of Sports Medicine, 43*, 81-83.

Panksepp, J. (1998). *Affective neuroscience: The foundations of human and animal emotions*. Oxford: Oxford University Press.

Rogers, C. (1959). A theory of therapy, personality and interpersonal relationships as developed in the client-centered framework. In S. Koch (Ed.), *Psychology: A study of a science*. NY: McGraw Hill.

Sallis, J. & Owen, N. (1999). *Physical activity and behavioral medicine*. Thousand Oaks, CA: Sage.

Schlicht, W. (1994). *Sport und Primärprävention*. Göttingen: Hogrefe.

Schlicht, W. & Schott, N. (2012). *Körperliche Aktivität und Altern*. Weinheim: Juventa.

USDHHS – U.S. Department of Health and Human Services. (1996). *Physical activity and health*. Washington, DC: CDC.

WHO – World Health Organization (2005). *Promoting mental health: Concepts, emerging evidence, practice: A report of the World Health Organization*. Geneva: World Health Organization.

Sportliche Aktivität und affektive Reaktionen

Wolfgang Schlicht & Annelie Reicherz [1]

Als eine orthodoxe Wahrheit in der Sportwissenschaft gilt, dass sportliche Aktivität der Stimmung zuträglich ist und das Wohlbefinden steigert. Gilt der positive Zusammenhang zu affektiven Zuständen unter allen Umständen, für alle Personen, unabhängig von deren Geschlecht, deren Alter, ihrem Fitnesszustand und der persönlichen Dispositionen gleichermaßen? Eine genauere Analyse der empirischen Fakten bringt das orthodoxe Gebäude ins Wanken: Weder eine nomothetische noch eine deterministische Aussage wird durch die Befunde gedeckt.

Der Beitrag klärt zunächst die Konstrukte Emotion, Gefühl, Stimmung, Wohlbefinden und affektive Reaktion, resümiert anschließend die Befunde älterer Meta-Analysen zum Einfluss von sportlicher Aktivität auf die Stimmung und das Wohlbefinden, um dann die Forschungslinien zu den „affektiven Reaktionen auf sportliche Aktivität" nachzuzeichnen. Der Überblick über die neueren Entwicklungen steht im Zentrum und fördert neben anderem zutage, dass psycho-physiologische und neurowissenschaftliche Zugänge zur Klärung, ob sportliche Aktivität affektive Reaktionen provoziert, im deutschsprachigen Umfeld bislang vernachlässigt wurden. Aktuelle Erkenntnisse nähren sich wesentlich aus Arbeiten einer US-amerikanischen Arbeitsgruppe.

Abschließend wird der Blick noch auf Alltags- statt auf sportliche Aktivitäten gelenkt. In der Public Health Forschung wird beklagt, dass eine „sesshafte" Lebensweise (der englische Terminus „sedentariness" wird hier inzwischen als Terminus technicus verwendet und das Konstrukt in Studien derzeit meistens über die Dauer des Fernsehkonsums operationalisiert) in modernen Gesellschaften weit verbreitet ist. Sedentariness erhöht das Risiko, an Diabetes mellitus oder koronar zu erkranken, während bereits eine häufige Unterbrechung des Sitzens das Risiko deutlich reduziert (Healy et al., 2008). Wenn alltägliche Aktivitäten wie das Stehen während des Telefonierens, das Treppensteigen statt der Nutzung von Fahrstühlen oder ähnliche körperliche Aktivitäten positive affektive Reaktionen auslösen, dann dürften sie Personen motivieren, auch im Alltag jede sich bietende Gelegenheit zu nutzen, um aktiv zu sein. Dieses (noch junge) Forschungsgebiet erfordert ein methodisches Vorgehen, das die Konstrukte zeitnah erfasst und miteinander verknüpft. In den Daten interessiert die intra- und die interindividuelle Varianz.

---

[1] Dr. Martina Kanning, Stuttgart, danken wir für ihre konstruktiven Hinweise zu einer Verbesserung der Entwurfsfassung des Beitrags.

1 Begriffliche Klärungen

Affektive Reaktionen, Emotionen, Gefühle, Stimmungen, Wohlbefinden, Glück, Zufriedenheit: Unscharf verwendete Begrifflichkeiten fallen auf, nähert man sich dem hier behandelten Gegenstand. Die Mehrdeutigkeit der emotionsbezogenen Konstrukte sticht bereits ins Auge, fragt man den „Mann auf der Straße", was er denn unter „Glück" verstehe, ein Zustand, nach dem allenthalben viele streben. Das Streben nach Glück wird sogar in der amerikanischen Verfassung als Auftrag formuliert („Life, liberty and the pursuit of happiness"). Meistens sagen die Befragten, dass sie – so sie glücklich sind – einen Zustand der Freude oder einen Zustand der Zufriedenheit empfinden. Für den Alltagsgebrauch mag die Nennung der Begriffe Freude und Zufriedenheit bereits eine hinreichend präzise Beschreibung zu sein. Für die Sportpsychologie beginnt hier die notwendige Differenzierung: *Freude* bezeichnet eine emotionale, *Zufriedenheit* dagegen eine kognitive Dimension des *Subjektiven Wohlbefindens* (SWB: Diener, 1984; Eid & Lischetzke, 2006). SWB wiederum ist zum einen ein Zustand, ein „State" (der das Empfinden „hier und jetzt" ausdrückt), und zum anderen eine Neigung, ein „Trait" (der auch als habituelles Wohlbefinden bezeichnet und über das „Befinden im Allgemeinen" operationalisiert wird). Habituelles Wohlbefinden ist in einem beträchtlichen Ausmaß epigenetisch determiniert. Für jede Person existiert ein typischer Set-Point, an den diese nach situativ veranlassten Auslenkungen des SWB bald wieder adaptiert.

In aller Regel fühlen sich Menschen eher wohl (zum Wohlbefindensparadox: Staudinger, 2000). Die Herstellung und Stabilisierung von positivem Wohlbefinden gehört zu den evolutionären und damit grundlegenden psychischen Bedürfnissen (Grawe, 1998). In unserem Streben nach „Glück" sollten wir das Augenmerk auf die Häufigkeit positiver (wie Freude) und die Seltenheit negativer Emotionen (wie Ärger) legen, weniger auf deren Intensität (Diener, Sandvik & Pavot, 1991). Da positive und negative Affekte nicht einfach nur der jeweils andere Pol derselben Dimension, sondern vielmehr unabhängig voneinander sind, müsste sportliche Aktivität auf beide einwirken: Ein Sachverhalt, der in sportwissenschaftlichen Erörterungen häufig übersehen wird.

Mit der Zuordnung von Freude oder Ärger zu den *emotionalen* Dimensionen des SWB ist bereits eine zweite wesentliche Kategorie unseres Gegenstands benannt. Hier begriffliche Klarheit zu gewinnen, stellt sich bei Durchsicht der Literatur als schwieriges Unterfangen heraus. Für Damasio (2003), aber auch für die meisten anderen Autoren wie Davidson, Scherer und Goldsmith (2003), sind *Emotionen* Erlebniszustände, die aus der Interpretation einer für das Selbst relevanten Situation entstehen. Wir schreiben der Situation damit Bedeutung zu, sie „betrifft" einen. Die meisten Forscher gehen von einer endlichen Anzahl an primären Emotionen aus, und auch sie sehen in ihnen evolutionär funktionale Reaktionen: Furcht, Wut, Ekel, Überraschung, Traurigkeit, Scham, Stolz, Eifersucht, Neid, Verachtung und weitere – alle sind sie erforderlich, um das Überleben der Art und den Fortpflanzungserfolg zu sichern.

Emotionen sind mit einem Bündel von Reaktionsmodalitäten verbunden: Wir reagieren *motivational* (z.B. Annäherung oder Vermeidung), *kognitiv* (z.B. die Bewertung einer Situation als bedrohlich), *physiologisch* (z.B. der Anstieg der Herz- oder Atemfrequenz), *expressiv* (z.B. ein wütender Gesichtsausdruck) und schließlich reagieren wir mit einer qualitativen Zuschreibung unserer Empfindungen, indem wir die Emotion benennen (z.B. Angst oder Freude). Die Reaktionen sind nur von begrenzter Dauer, bleiben aber mindestens so lange bestehen, wie auch die Situation und deren Interpretation andauern oder wie die vorgestellte (ehemals emotionsauslösende) Situation aus dem Gedächtnis abgerufen und im Bewusstsein präsent wird.

Neben dem Subjektiven Wohlbefinden und den Emotionen findet sich in der Literatur noch der Begriff der *Gefühle*. Diese sind nach Damasio (2003, S. 104) „die Wahrnehmung eines bestimmten Körperzustands in Verbindung mit der Wahrnehmung einer bestimmten Art zu denken und solcher Gedanken, die sich mit bestimmten Themen befassen." Gefühle spiegeln also sowohl Reaktionen aus dem Körperinnern (somatische Reaktionen) als auch typische, zu der Emotion passende Gedanken wider (z.B. Gefahr bei Angst oder besitzen wollen bei Liebe). Sie sind also mehr als die Etiketten oder die qualitative Reaktionsmodalität einer emotionalen Bewertung (z.B. Angst als eine Reaktion angesichts eines zähnefletschenden Hundes).

Dauern Emotionen an, obgleich die situativen Auslöser verblasst sind, können sie in *Stimmungen* umschlagen. Das sind globale, ungerichtete Hintergrundphänomene, die den Alltag „färben" und das Verhalten beeinflussen. Stimmungen (im Englischen mood states) sind diffus. Eine Person kann meist nur ungenau Auskunft geben, woher ihre Stimmung rührt. Stimmungen sind mit Emotionen verknüpft: Man ist nicht einfach „gestimmt", sondern unterscheidet beispielsweise ängstliche oder heitere, traurige oder ärgerliche, aber auch nervöse oder besorgte Stimmungen.

Bleibt neben den erwähnten noch ein Konstrukt offen, das im Englischen als „affective reaction" bezeichnet wird, und das dort in der Debatte um den Einfluss sportlicher Aktivität seit einigen Jahren dominiert. *Affektive Reaktionen* gleichen eher dem, was wir im umgangssprachlichen Gebrauch als Empfindung bezeichnen. Personen empfinden etwas als angenehm oder unangenehm, sie empfinden sich wohl oder unwohl, wach oder müde, stark oder schwach. Affektive Reaktionen sind basale, subjektive Qualitäten komplexerer Zustände wie sie Emotionen oder Stimmungen darstellen. Folgt man Damasio (2003), können die Begriffe am Bild eines Baums erläutert werden. Der Baum wurzelt in dem, was hier als affektive Reaktion bezeichnet wird. Sie ist die basale Empfindung, die alle weiteren affektiv-emotionalen Konstrukte begleitet. Der Baumstamm markiert die Emotion und seine Äste die Gefühle. Subjektives Wohlbefinden hat zwei „Stämme", einen kognitiven (Lebenszufriedenheit) und einen affektiven (positive und negative Gefühle). Stimmungen sind ein eigenes Konstrukt und im Baumbild nicht zu integrieren.

Wir wollen hier nicht in die Emotionstheorie einführen und beenden daher die Erörterung der Konstrukte. Wesentlich für die folgende Darstellung ist, dass *affektive Reaktionen* im Zentrum stehen. In der Literatur erscheinen einschlägige Arbeiten unter den Stichworten „exercise" und „affective reaction". Wir resümieren bei Stimmungen nur kurz die Befunde.

Arbeiten, die sich mit der Wirkung von sportlicher Aktivität auf Emotionen befassen, finden sich für den Angstzustand u.a. bei Petruzzello, Landers, Hatfield, Kubitz und Salazar (1991) oder bei Schlicht (1994a) und für die Deprimiertheit neben anderen bei North, McCullagh und Tran (1990). Für die Erkenntnisse dieser Forschungsrichtung verweisen wir auf die beiden Beiträge von Hautzinger und Wolf (2012) und von Schwerdtfeger (2012) in diesem Band.

2 Dimensionalität und Messung der Konstrukte

In einer Meta-Analyse zum Einfluss sportlicher Aktivität auf die seelische Gesundheit hat Schlicht (1994b) auf eine methodische Schwäche der bis dahin verfügbaren Arbeiten hingewiesen: Die eindimensionale Erfassung der Stimmung. Dimensionalität meint nicht die oben erwähnten Reaktionsmodalitäten einer Emotion: Physiologische Erregung, motorische Expression, subjektives Gefühl, motivationaler Antrieb und kognitive Bewertung, sondern die Dimensionalität des subjektiven Empfindens (Schimmack, 1998).

Erstmals hat Wilhelm Wundt (1905) drei voneinander unabhängige Dimensionen vorgeschlagen, um Stimmungen zu messen und zu beurteilen: (1) angenehm versus unangenehm; (2) ruhig versus aktiviert; und (3) entspannt versus aufmerksam. Damit hat er eine Modellklasse begründet, die sich etabliert hat. Stimmungen haben also mehrere, aber nur eine begrenzte Anzahl von globalen affektiven Dimensionen. Aktuell gruppiert die Modellklasse drei Dimensionen, die mit Lust-Unlust (L-Dimension), Erregung-Ruhe (E-Dimension) und Wachheit-Müdigkeit (W-Dimension) benannt sind. Die Modelle werden daher auch kurz als LEW-Modelle bezeichnet. Ein operationales Beispiel ist der „Mehrdimensionale Befindlichkeits-Fragebogen" (MDBF) von Steyer, Schwenkmezger, Notz und Eid (1997). Ein weiteres, verbreitetes Modell stammt aus der Arbeitsgruppe um Thayer (1989), die ursprünglich nur ein zweidimensionales Modell der Aktiviertheit („energetic" versus „tense arousal") vorlegen wollten und daher die L-Dimension vernachlässigten. Auf diesem Modell basiert die Activation-De-Activation Checklist (ADACL), die in einer deutschsprachigen Fassung als Aktivations-Deaktivations-Checkliste von Imhof (1998) vorliegt. Andere zweidimensionale Modelle basieren auf den Arbeiten von Watson und Tellegen (1985), die zunächst die beiden unabhängigen Dimensionen positiver und negativer Affekt unterscheiden und diese dann später in positive versus negative Aktivierung umbenennen (Tellegen, Watson & Clark, 1999). Das Modell findet sich operationalisiert in dem Positive Affect Negative Affect Schedule (PANAS; Watson, Clark & Tellegen, 1988), der von Krohne, Egloff, Kohlmann und Tausch (1996) ins

Deutsche übertragen wurde. Wieder andere Modelle postulieren statt weniger affektiver Dimensionen eine größere Anzahl verschiedener Befindensqualitäten: Gute Laune, schlechte Laune, Gereiztheit, Deprimiertheit, Ängstlichkeit, Ärgerlichkeit und andere. Ein passendes Verfahren ist das Profile of Mood State (POMS) von McNair, Lorr und Droppleman (1971). Mit dem POMS werden sechs Stimmungszustände (tension, depression, anger, vigor, fatigue, confusion) erfasst. Das POMS wird häufig im Kontext von leistungssportlichen Fragestellungen verwendet und dominierte in Studien zum Einfluss von sportlicher Aktivität auf die Stimmung. Ein deutschsprachiges Instrument steht mit der Befindlichkeitsskala (BFS) von Abele und Brehm (1986) zur Verfügung, mit der acht Befindensqualitäten beurteilt werden.

Ein weiteres Modell ist als *Circumplex-Modell* eingeführt (Abbildung 1). Es trennt die beiden Dimensionen *Valenz* („pleasant" versus „unpleasant") und *Aktiviertheit* („high" versus „low activation") (Ekkekakis, 2008). Hier wird also die W-Dimension mit der E-Dimension zu einer Aktivationsdimension verschmolzen.

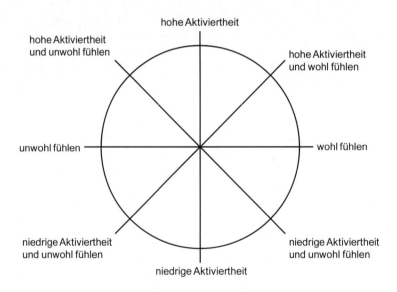

Abbildung 1. *Circumplex-Modell affektiver Reaktionen* (angelehnt an Hall, Ekkekakis & Petruzzello, 2002, S. 50)

Ein Circumplex-Modell beschreibt die oben genannten basalen Qualitäten (affektive Reaktionen), die mit Emotionen und Stimmungen einhergehen. Ekkekakis (2008) hat die wesentlichen Argumente gegen und für die Verwendung eines Circumplex-Modells gesammelt und die Sportpsychologie ermahnt, Entscheidungen für oder gegen den Einsatz eines Instruments auf theoretische Überlegungen zu gründen, statt diese einfach nur aus Gewohnheit zu verwenden.

Die im Circumplex-Modell vorgeschlagenen Dimensionen sind aus Studien zum Semantischen Differential als *Valenz* oder Evaluationsdimension und als *Aktiviertheit* geläufig (Osgood, Succi & Tannenbaum, 1957). In Semantischen Differentials werden Adjektive bipolar angeordnet (z.B. gut versus schlecht; wach versus müde; stark versus schwach). Je nach einführender Frage können Versuchspersonen die Häufigkeit („Wie oft fühlen Sie sich ...?") oder die Intensität („Wie fühlen Sie sich jetzt?") ihres Befindens einschätzen. Die gegensätzlichen Adjektive gruppieren sich im Semantischen Differential zu drei Dimensionen: Valenz, Aktiviertheit und Potenz. Russel (1980) hat auf die Potenzdimension verzichtet. Sein Modell misst nur die Intensität, nicht aber die Häufigkeit affektiver Reaktionen.

Zu einem *Circumplex* wird das zweidimensionale Modell erst, wenn man die beiden Dimensionen kreuzt. Dann entstehen neben den bipolaren Polen der beiden unabhängigen Dimensionen (die im Übrigen negativ, aber nicht vollständig mit -1.0 korreliert sind), weitere Ausprägungen des Affekts: „pleasure and high activation" (mögliche Items: energiegeladen, enthusiastisch), „displeasure and high activation" (mögliche Items: angespannt, gestresst), „pleasure and low activation" (mögliche Items: ruhig, entspannt, gelassen) und schließlich „displeasure and low activation" (mögliche Items: müde, gelangweilt, bedrückt). Schimmack (1998) vergleicht das zweidimensionale Circumplex-Modell mit den oben genannten LEW-Modellen und wendet sich in seinem Aufsatz gegen eine Vereinigung des niedrigen Pols der Wachheitsdimension mit dem hohen Pol der Aktiviertheitsdimension zu einer einzigen Aktivationsdimension, weil beide Dimensionen im LEW-Modell negativ und in substantieller Höhe korreliert sind, also Unterschiedliches erfassen. Für eine umfassende Erörterung der Messprobleme verweisen wir auf die Beiträge von Ekkekakis und Petruzzello (2000, 2002).

Mit dem Circumplex-Modell verfügen Sportpsychologen/innen über ein sparsames und messmethodisch gut begründetes Modell, um affektive Reaktionen auf sportliche und körperliche Aktivität zu prüfen. Bei der Gestaltung von Itemlisten zur Konkretisierung affektiver Reaktionen sollten sich Forscher/innen bewusst sein, dass diskrete Emotionen wie beispielsweise Angst oder Ärger darin keinen Platz haben. Diese sind in Verfahren wie dem POMS oder in alternativen Listen und Skalen wie im Exercise Feeling Inventory (EFI: Gauvin & Rejeski, 1993), in der Subjective Exercise Experience Scale (SEES: McAuley & Courneya, 1994) oder in der Physical Activity Affect Scale (PAAS: Lox, Jackson, Tuhilsky & Treasure, 2000) – unabhängig von deren jeweils zu diskutierenden Güteeigenschaften – treffender abgebildet.

3   Reaktionen und Reaktionsverläufe: Fragestellungen

In der anfänglichen Bearbeitung des Zusammenhangs von sportlicher Aktivität und affektiven Reaktionen, Stimmungen und Emotionen dominierten Studien, die nach einem generellen Effekt der sportlichen Aktivität gesucht haben. Hintergrund war die Fülle des anekdotischen Materials, das unter den Stichworten: „Feeling-better effect" oder „Runner's high" positive Wirkungen postulierte. Die Annahmen wurden in experimentellen, meist aber in quasi-experimentellen Studien mit empirischen Daten konfrontiert (Überblick: Schlicht, 1994b). In den Studien wurden die Probanden meistens vor und nach der sportlichen Aktivität nach der Intensität ihrer Stimmungen gefragt. Derartige Vorher-Nachher-Messungen verraten nichts über Reaktionsverläufe, informieren nicht darüber, welcher Art die Reaktionen während der sportlichen Aktivität waren und ab welchem Zeitpunkt der Aktivität oder des Aktivitätsabbruchs die Reaktionen den Zustand erreicht haben, der schließlich im Anschluss an die Belastung gemessen wurde.

Die Fragestellungen und Untersuchungsszenarien haben sich im letzten Jahrzehnt deutlich verändert. Die Fragen lauten nun: (1) Wie verlaufen die Reaktionen vor, während und zu unterschiedlichen Zeitpunkten nach einer sportlichen Belastung? (2) Welche Bedingungen moderieren den Effekt: Ist es die Intensität oder ist es die Dauer der Belastungseinheit, sind es die Regelmäßigkeit der Belastung oder das Alter der Probanden, deren Fitness-Niveau und/oder deren personale Dispositionen (z.B. Sensation Seeking)? (3) Wie lassen sich die Verläufe und wie Moderatorwirkungen erklären? Reaktionsverläufe lassen sich nur messen, wenn die Versuchspersonen bereits während und auch nach der Belastung mehrfach befragt werden.

Endlich basieren die Studien heute auf theoretischen Annahmen, von denen vor allem die *Opponent-Prozess-Theorie* und das *Dual-Mode-Modell* im Mittelpunkt der Diskussion und Testung stehen (zu den Kernaussagen der beiden Ansätze siehe Kasten 1). Aus Theorien lassen sich Hypothesen ableiten und so lässt sich den Mechanismen nachspüren, welche die Reaktionsverläufe bedingen.

Kasten 1. *Kernaussagen der Opponent-Prozess-Theorie und des Dual-Mode-Modells*

Opponent-Prozess-Theorie

Die Theorie geht auf Solomon und Corbit (1974; Solomon, 1980) zurück. Sie ist eine prominente Theorie in der Erklärung von Gewöhnung (Habituation) in Lernexperimenten oder in der Suchtforschung und sagt im Kern aus, dass auf einen positiven (negativen) Reiz zunächst eine positive (negative) Reaktion folgt, die sich – wenn der Höhepunkt der Reaktion erreicht wurde – abschwächt und bleibt der Reiz aus, nach einiger Zeit in eine gegenteilige Reaktion umschlägt. Solomon und Corbit nennen das den a- und den b-Prozess. Sie unterstellen, dass dem ein evolutionärer Schutzmechanismus zugrunde liegt: Extreme emotionale Reaktionen überfordern den Organismus, so dass der b-Prozess verhindert, dass die intensiven, überfordernden Reaktionen länger anhalten. Das Geschehen ist beim Konsum von Drogen bekannt: Anfangs löst der Konsum Euphorie aus, dann mit zunehmender Gewöhnung an die Droge nur noch Behaglichkeit und schließlich folgen negative Reaktionen wie Übelkeit, Nervosität, Reizbarkeit und andere.

Dual-Mode-Modell

Dieses Modell hat Ekkekakis (2003, 2005) in die Literatur eingeführt. Seine Kernaussagen besagen, dass affektive Reaktionen auf eine körperliche Belastung einem evolutionären Mechanismus folgen, der einer Überbeanspruchung des Organismus entgegen wirken soll.

So stellen sich bei Beanspruchungen, die über eine lange Zeit aufrecht erhalten werden können, und die also die Homöostase des Organismus nicht gefährden, begleitende positive affektive Reaktionen ein. Wird die Beanspruchung zu hoch, droht sie gar den Organismus zu überfordern, dann signalisieren das negative, unangenehme affektive Reaktionen. Die Belastung wird abgebrochen und das System dadurch geschützt.

Die Hypothesentestung ist heute auch mit der Variation der Belastungsintensität verbunden. Empfohlen wird dabei eine Standardisierung von Intensitäten, die sich am Schwellenkonzept der Leistungsdiagnostik und Trainingssteuerung orientieren sollte. In der Abbildung 2 ist eine idealtypische Verlaufskurve der Herzfrequenz und des Blutlaktats während eines leistungsdiagnostischen Tests dargestellt, um das Konzept zu illustrieren. Beide Parameter reagieren sensitiv auf den Belastungsanstieg.

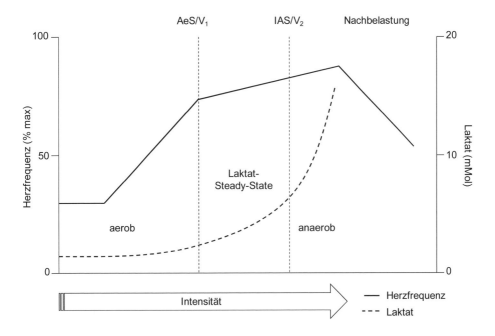

Abbildung 2. *Schwellenkonzept der Belastungsintensität.* Erläuterungen: y-Achse links: %-Anteil an der maximalen Herzfrequenz; rechts: Laktatwerte in mMol; AeS/V1 = Aerobe Schwelle/Ventilationsschwelle 1; IAS/V2 = Individuelle anaerobe Schwelle/Ventilationsschwelle 2

Vom Belastungsbeginn bis zur aeroben Schwelle (AeS), die auch als Ventilationsschwelle 1 (VS_1) bezeichnet wird, sind Sauerstoffverbrauch und Sauerstoffaufnahme im Gleichgewicht. Die Energiebereitstellung ist vorwiegend aerob. An der VS_1 steigen Laktatkonzentration (nachgewiesen im Kapillarblut) und Sauerstoffäquivalent (Atemminutenvolumen/O_2-Aufnahme) erstmals an. Die Herzfrequenz erreicht etwa

70-80% der maximalen Herzfrequenz, und die Person empfindet die Belastung auf der Perceived Exertion Skala (RPE-Skala: Borg, 1998) als „leicht" bis „ein wenig schwer" (zwischen den Skalenwerten 11 und 13). Nach einer – von der individuellen Leistungsfähigkeit abhängigen – Zeit kann der Organismus das produzierte Laktat unmittelbar wieder verwerten. Es kommt zum Laktat-Steady-State, bis bei steigender Belastungsintensität die anaerobe (IAS) oder Ventilationsschwelle 2 (VS_2) erreicht wird. Hier ist das Maximum des Laktat-Steady-States überschritten und ab da nimmt die Übersäuerung des Blutes (die Laktatazidose) deutlich zu, steigt das Kohlendioxidäquivalent (Atemminutenvolumen/CO_2-Abgabe) an, werden 85-95% der maximalen Herzfrequenz erreicht, die Personen empfinden die Belastung als „schwer" bis „sehr schwer" (15-17 auf der RPE-Skala) und sie wird schließlich aufgrund der Ermüdung abgebrochen.

Wegen der Vergleichbarkeit von Daten sollten statt der gefühlten Anstrengung oder der subjektiven Beanspruchung Laktat und Herzfrequenz als objektive Parameter der Beanspruchung als Kriterium für eine steigende Belastungsintensität herangezogen werden.

4   Retrospektive zu älteren Befunden

Eine vollständige Darstellung aller Befunde zum Thema „Sportliche Aktivität und affektive Reaktionen" ist wegen des begrenzten Raums dieses Beitrags nicht intendiert. Im Mittelpunkt steht das vergangene Jahrzehnt, in dem die Forschung den deskriptiven und theoretisch wenig fruchtbaren Status vergangener Arbeiten überwunden hat. Nur kurz – auf der Basis von einigen Meta-Analysen und systematischen narrativen Reviews – soll die Befundlage der Anfangszeit resümiert werden. Deutschsprachige Zusammenfassungen zum Themengebiet finden sich auch bei Wagner und Brehm (2006) und englischsprachige etwa bei Biddle und Mutrie (2008).

Zu Beginn des Themas werden Skalen wie das POMS eingesetzt und im Prä-Post-Design werden Stimmungs- oder Emotionsveränderungen nach einer ausdauernden Belastung studiert. Das psychologische Konstrukt ist diffus. Mal ist die Rede von mentaler oder seelischer, dann auch von psychischer (mental health) oder auch psychosozialer Gesundheit (psychosocial health) und schließlich vom psychischen Wohlbefinden (subjective well-being) (z.B. Faulkner & Taylor, 2005).

Meta-Analysen (Arent, Landers & Etnier, 2000; Biddle, Fox & Boutcher, 2000; Boutcher, 1993; McDonald & Hodgdon, 1991; Petruzello et al., 1991; Puetz, O'Connor & Dishman, 2006; Schlicht, 1994b) reproduzieren Effektstärke-Schätzungen in moderater Höhe. Die Daten der Vorher-und-Nachher-Messungen oder die Daten von aktiven und inaktiven Probanden differieren etwa um ein Viertel bis ein Drittel der Standardabweichung: Ausdauernde Aktivität steigert das Wohlbefinden und hebt die Stimmung. Personen fühlen sich nach der Belastung besser als vorher und jene, die sich ausdauernd betätigen, profitieren stärker, als jene, die sich inaktiv verhalten oder in anderer Weise (nicht aber körperlich) aktiv sind.

Die Analysen deuten an, dass moderierende Bedingungen den Effekt der sportlichen Aktivität abschwächen oder ihn verstärken: Das Lebensalter, das Geschlecht, die Art der körperlichen Aktivität und das Vorhandensein und die Art der Aktivitäten einer Kontroll- oder Placebogruppe. Eine eindeutige Richtung, wer nun mehr oder wer weniger von sportlicher Aktivität profitiert ist nicht erkennbar: Allenfalls Tendenzen, nach denen aerobe Aktivitäten positive Stimmungszustände steigern, ältere Personen stärker profitieren als jüngere, und die Effekte in methodisch schwächeren Studien stärker ausfallen als in randomisierten experimentellen Arrangements. Selbst wenn die Moderatoren einheitlich wirkten, erklären könnten sie den Effekt nicht. Also wird eine Reihe von Vermutungen referiert, nach denen physiologische, psychologische oder unspezifische Mechanismen wirken (u.a. Schwenkmezger, 2001).

In der deutschsprachigen Sportpsychologie wird von einer Gruppe um Walter Brehm von der Universität Bayreuth und Andrea Abele von der Universität Erlangen-Nürnberg noch eine Richtung verfolgt, die in den internationalen Überblicksarbeiten – nach unserer Kenntnis – kaum rezipiert wurde. Die Autoren fragen, ob und in welcher Weise sich sportliche Aktivitäten zum Stimmungsmanagement eignen (Überblick: Brehm, 2006). Stimmungsschwankungen um den Set-Point werden durch Konfrontation mit Situationen veranlasst, können aber auch absichtlich, etwa durch sportliche Aktivität provoziert werden. Die Arbeitsgruppe unterscheidet zwei Modi der Selbstregulation: Einen äquilibralen (Wiederherstellung) und einen disäquilibralen Modus (Ablenkung). Im ersten Modus werden negative Stimmungen abgeschwächt und positive gestärkt, im zweiten Modus wird der aktuelle Stimmungszustand absichtlich gestört, um anschließend wieder zum Set-Point zurückzukehren. Hier ähnelt das Vorgehen den a- und b-Prozessen der Opponent-Prozess-Theorie. Allerdings findet Disäquilibration hier absichtlich statt. In mehreren Arbeiten (z.B. Abele & Brehm, 1993) zeigt sich, dass Aktivitäten, die der Steigerung der Fitness dienen, Äquilibrationseffekte provozieren, während Sportspiele und Wettkampfsport disäquilibrierend wirken. Auch hier sind die Effekte schwach bis moderat und die Stärke wird moderiert: Er ist stärker bei mittleren Beanspruchungsgraden, wenn das Spaßerleben betont wird und das Ausgangsniveau vor der Belastung negativ ist.

5 Der aktuelle Forschungsstand

Aktuelle Forschungslinien verändern das methodische Vorgehen, betten ihre Fragestellungen theoretisch ein und verzichten auf generalisierende Hypothesen. Die eine Richtung berichtet labor- und feldexperimentelle Arbeiten: Entweder wird eine in der Intensität variierende sportliche Belastung induziert („single bouts" und „dose-response relationship") oder die Probanden werden in ein mehrwöchiges Sportprogramm eingebunden. Diese Dosis-Wirkungs-Studien werden wesentlich von zwei kooperierenden Arbeitsgruppen an der University of Illinois unter der Leitung von Panteleimon Ekkekakis und Steven Petruzzello verfolgt.

Die andere Richtung verfolgt einen ökologischen Ansatz. Sie verlässt das experimentelle Setting (Labor und Feld) und fragt, ob affektive Reaktionen von Personen in deren Alltag mit der Zu- oder Abnahme von körperlichen Aktivitäten variieren (z.B. Kanning & Schlicht, 2010; Schwerdtfeger, Eberhardt & Chmitorz, 2008). Als methodisches Vorgehen wird das ambulante Assessment gewählt (auch als *ecological momentary assessment* geläufig: *EMA*). Andere EMA-Studien, die ebenfalls affektive Reaktionen messen, befassen sich sportlichen Aktivitäten in mehrwöchigen Programmen (z.B. Hausenblas, Gauvin, Downs & Duley, 2008).

6 Der Einfluss der Intensität

In experimentellen Studien zeigt sich, dass der Zusammenhang von sportlicher Aktivität und affektiven Reaktionen (gemessen mit dem *Circumplex-Modell*) komplex ist: Er gilt nicht für alle Personen und auch nicht unter allen Bedingungen. Er wird moderiert, einmal durch die Intensität, aber auch durch die Leistungsfähigkeit der Probanden und möglicherweise auch durch personale Dispositionen wie Sensation Seeking, Extraversion (die Neigung, sich gesprächig zu geben, nach außen dominant und gesellig aufzutreten und soziale Gruppen als anregende Umgebung zu empfinden) und – wie Ekkekakis und Petruzzello (1999) vermutet haben – Typ-A-Verhalten (das u.a. eine Tendenz zur Feindseligkeit, Ehrgeiz und zum Konkurrenzdenken kennzeichnet und das als Risikofaktor der koronaren Herzerkrankung galt). Myrtek (2000) zeigt allerdings meta-analytisch, dass der Einfluss auf das Krankheitsgeschehen nur gering ist, selbst wenn man die Feindseligkeit als eigenständigen Risikofaktor analysiert). Der moderierende Einfluss dispositionaler Merkmale hat sich nicht durchgängig nachweisen lassen. Auch hypothetische Reaktionsverläufe, wie die einer invers u-förmigen Dosis-Wirkungs-Beziehung sind fraglich (Ekkekakis & Petruzzello, 1999; Reed & Buck, 2009; Reed & Ones, 2006). Der komplexe Verlauf der Reaktionen ist in der Abbildung 3 illustriert, die noch einmal das Schwellenkonzept aus der Abbildung 2 aufgreift.

Neben den dort bereits beschriebenen Achsen ist als eine weitere fiktive Skala die Einschätzung der affektiven Reaktionen auf der linken Seite der Abbildung eingeordnet. Integriert in die Fläche der Abbildung ist neben den bereits beschriebenen Verläufen der physiologischen Reaktionen der Verlauf der affektiven Reaktionen (strich-punktierte Linien). Die Verläufe variieren: Mal sind sie in Abhängigkeit von kognitiven Zwischenprozessen interindividuell homogen und mal sie sind heterogen.

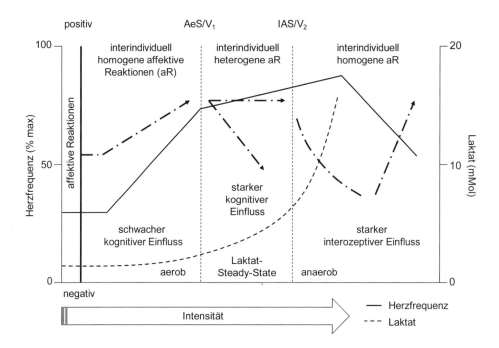

Abbildung 3. *Erwartete Verläufe und Wirkungen von kognitiven Zwischenprozessen im Dual-Mode-Model.* Erläuterungen: y-Achse links: %-Anteil an der maximalen Herzfrequenz; rechts: Laktatwerte in mMol; AeS/V1 = Aerobe Schwelle/Ventilationsschwelle 1; IAS/V2 = Individuelle anaerobe Schwelle/Ventilationsschwelle 2; durchgehende Linie: Herzfrequenzverlauf; gestrichelte Linie: Laktatverlauf; Strichpunktlinien: hypothetischer Verlauf der affektiven Reaktionen

Vor allem Daten aus den Arbeitsgruppen um Ekkekakis und Petruzzello stützen den hypothetischen Verlauf der affektiven Reaktionen in der Abbildung 3 (zusammenfassend Ekkekakis & Backhouse, 2009; Ekkekakis, Hall & Petruzzello, 2005):
a. Während einer aeroben Belastung empfinden sich die meisten Probanden aktivierter und angenehmer.
b. Mit Erreichen der ersten Ventilationsschwelle (VS1) variieren die Verläufe interindividuell. Während bei den einen Personen die affektiven Reaktionen positiv bleiben (hohe Aktivation und hohe Valenz), beginnen sie bei anderen zu sinken (niedrige Aktivation und niedrige Valenz). Moderierend wirken die bisherigen Erfahrungen in der sportlichen Aktivität und also die Leistungsfähigkeit.
c. Mit Erreichen der individuellen anaeroben Schwelle (VS2 oder IAS) homogenisieren sich die Verläufe wieder und es zeigen sich durchgängig bei allen Probanden rückläufige, abnehmende Reaktionen (quadratische Funktionsverläufe), hin zu niedriger Aktivation und negativer Valenz.
d. Nach Belastungsabbruch werden die Reaktionen wieder positiv bewertet.

In der Abbildung 4 ist dieser Verlauf der Affektiven Reaktionen im Circumplex-Modell idealtypisch abgebildet.

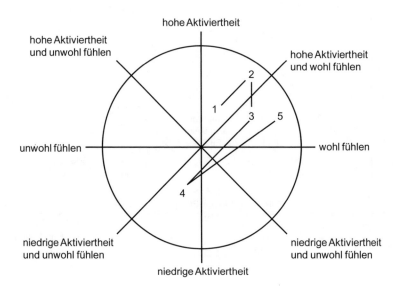

Abbildung 4. *Hypothetischer Verlauf affektiver Reaktionen auf steigende Belastungsintensitäten* (siehe dazu als empirisches Beispiel: Ekkekakis, 2003)

Die Ziffern „2" bis „5" in Abbildung 4 stehen jeweils für markante Änderungen in der Belastungsdosierung, der sich von einem Zustand „1" ausgehend im positiven Quadranten des Modells befindet. Erklärt werden die Reaktionsverläufe mit kognitiven und interozeptiven Zwischenprozessen. Den aeroben Abschnitt sollen kognitive Prozesse (vor allem Konsequenzerwartungen) kaum beeinflussen und die interozeptiven Eindrücke sollen dort von angenehmer Natur sein (z.B. das Wärmegefühl, das in älteren Hypothesen die Thermoregulationshypothese markierte). Während des Laktat-Steady-States sollen dann kognitive Zwischenprozesse die Oberhand gewinnen und nun für die Richtung und die interindividuelle Heterogenität der Verläufe verantwortlich sein. Das soll sich dann jenseits der IAS respektive V_2 wieder umkehren, wo interozeptive, dieses Mal negative Sinneseindrücke, den sich nähernden Erschöpfungszustand des Organismus signalisieren und den Abbruch provozieren.

In einer Arbeit von Lind, Welch und Ekkekakis (2009) diskutieren die Autoren, wann assoziative (auf Körperempfindungen gerichtete) und wann dissoziative (von eigenen Körperempfindungen ablenkende) Strategien der Aufmerksamkeitslenkung geeignet sind, um eine sportlich bedingte Beanspruchung adaptiv zu regulieren und so eine Überforderung oder eine Unterforderung zu vermeiden. Bei niedriger und moderater Belastung könnten demzufolge dissoziative und bei maximaler Belastung assoziative Strategien adaptiver sein. Von den dissoziativen Strategien nimmt man an, dass sie eine Überbelastung verhindern, da die aus dem Organismus kommenden Signale als Warnsignale einer Überforderung gedeutet werden und zum rechtzeitigen Abbruch der Belastung führen.

Grundlegend werden von der Arbeitsgruppe um Ekkekakis und Petruzzello hinter den Abläufen evolutionäre Mechanismen vermutet, auf die wir eingangs bereits im Zusammenhang mit dem subjektiven Wohlbefinden hingewiesen (dazu Cabanac, 2006) und die wir im Kasten 1 zu den theoretischen Grundlagen, der Opponent-Prozess-Theorie und des Dual-Mode-Modells, erläutert haben.

In der Meta-Analyse von Reed und Buck (2009), die sich allerdings nur mit einem Quadranten des Circumplex-Modells, nämlich mit dem positiven Affekt, befasst, zeigt sich das Ausgangsniveau der affektiven Reaktionen als moderierende Variable: Bei niedrigem Ausgangsniveau positiven Affekterlebens folgt ein stärkerer Anstieg der affektiven Reaktionen in der aeroben Belastungsphase als bei höherem Ausgangsniveau. Den gleichen Effekt fanden auch bereits Reed und Ones (2006) und mit einem anderen methodischen Vorgehen auch Kanning und Schlicht (2010). Auch Parfitt und Hughes (2009) machen für die interindividuell heterogenen Verläufe in der Belastungsphase des Laktat-Steady-States unterschiedliche Ausgangsniveaus der Probanden verantwortlich. Hier ist es die bisherige sportlich-körperliche Aktivität und damit der Fitnesszustand der belasteten Personen: Aktive reagieren während dieser Belastungsphase anders als inaktive Personen. Auch die Inaktiven reagieren in der hochintensiven Belastungsphase mit einem Abfall in Richtung negativer Affektreaktionen, der dort aber steiler verläuft als bei den Aktiven.

Wird das labor-experimentelle Arrangement, bei der die Probanden einmalig mit steigender Intensität belastet werden (single bouts), verlassen, dann zeigen sich u.a. in der Meta-Analyse von Reed und Buck (2009) weitere moderierende Bedingungen. Die stärksten positiven affektiven Reaktionen sind bei einer Belastung zu finden, die 30-35 Minuten dauert und drei- bis fünfmal pro Woche über einen Zeitraum von 12 Wochen wiederholt wird. Der Benennung einer optimalen regelmäßigen Belastung hatten Ekkekakis und Petruzzello in ihrem Überblicksreferat aus dem Jahr 1999 noch widersprochen.

Neben dem Dual-Mode-Modell wird immer wieder die Opponent-Prozess-Theorie (Kasten 1) angeführt und auch überprüft. Solomon (1980) bezieht seine Theorie mit dem a- und b-Prozess explizit auch auf – wie er es nennt – „erworbene Motive" zu denen er das Betreiben von Risikosportarten oder extreme Ausdauerbelastungen zählt, in denen der initiale Stimulus aversiv ist (z.B. Angst, Schmerzen, Atemnot) und auf den meist – nach Abbruch der Aktivität oder der Belastung – eine euphorische Reaktion folgt. Die Theorie erklärt die gegenläufigen Reaktionen während der intensiven Belastung und nach Belastungsabbruch. Markowitz (2009) kann in mehreren Experimenten die Opponent-Prozess-Theorie für hochaktive und inaktive College-Studierende bestätigen. Auch Petruzzello, Jones und Tate (1997) hatten in der Vergangenheit Belege für die Passung der Theorie im Kontext der hier behandelten Fragestellung gefunden und auch Bixby und Lochbaum (2007) finden die Theorie teilweise für niedrig intensive Belastungen bewährt.

7 Ein erstes Fazit und eine weitere Perspektive

Sportliche Aktivität führt zu affektiven Reaktionen, deren Verlauf von der Intensität der Belastung, damit vom Beanspruchungsgrad der Person und somit von der Toleranz der Person für steigende Belastungen abhängt. Niedrige und moderate Belastungen führen bei aktiven Personen zu positiven affektiven Reaktionen. Moderate Belastungen können bei inaktiven Personen dagegen bereits zu einem Rückgang positiver Empfindungen führen und maximal intensive Belastungen wiederum führen in beiden Gruppen zu einem Anstieg negativer affektiver Reaktionen.

Die methodischen Vorgaben, um derartige Reaktionsverläufe zu überprüfen, sind beschrieben mit: (1) Wiederholten Messungen auch während der Belastung, um den Verlauf der Reaktionen abzubilden; (2) mehrdimensionalen Messungen von Wohlbefinden, Stimmung oder affektiven Reaktionen; und (3) Intensitätssteigerungen, die sich am Schwellenkonzept der Leistungsdiagnostik orientieren sollten. Theorien, die sich eignen, um die komplexen Reaktionsverläufe zu erklären, sind die Opponent-Prozess-Theorie und das Dual-Mode-Modell mit ihren evolutionären Verankerungen und den darauf gründenden Annahmen der intensitätsabhängig variierenden Bedeutung kognitiver und interozeptiver Komponenten.

In jüngster Zeit kommt aus der Arbeitsgruppe von Ekkekakis und Petruzzello der Vorschlag, nicht nur kardio-pulmonale (Herzfrequenz, Sauerstoffaufnahme und Verbrauch) und metabolische Parameter (Blutlaktat), sondern auch Hirnaktivitäten in die Modelle zu integrieren. So sollen die behaupteten, wechselnden kognitiven und interozeptiven Einflüsse und der Wechsel von positivem zu negativem Affekt auch zentralnervös überprüft werden (siehe zu zentralnervösen Aktivitäten auch die Darstellung der „Transienten Hypofrontalitätstheorie" bei Stoll, Pfeffer & Alfermann, 2010). Hirnelektrische Aktivitäten werden zum einen als elektrische Aktivität mit der Technik des Elektro-Enzephalogramms (EEG; Petruzzello, Ekkekakis & Hall, 2006) oder zum anderen über die Sauerstoffversorgung mit Hilfe der Nah-Infrarot-Spektroskopie (NIR; Ekkekakis, 2009) beurteilt. Mit beiden Verfahren wird die sich ändernde Gehirnaktivität durch die Schädeldecke analysiert. Abgeleitet werden die Änderungen über dem präfrontalen Teil des Gehirns. Im vorderen Teil der Großhirnrinde, dem Frontallappen mit den primären auditiven und präfrontalen Assoziationscortices, sowie dem prämotorischen Cortex findet – vereinfacht gesagt – unser Denken und bewusstes Erleben statt. Die frontalen Lappen verarbeiten affektive Reize hemisphärentypisch. Die linkshemisphärische Aktivität ist eher mit positiven, die rechtshemisphärische Aktivität dagegen eher mit negativen affektiven Reaktionen assoziiert. Dynamische Änderungen der elektrischen Aktivität (vor allem die langsamen Alphawellen im EEG) und Durchblutungsänderungen (gemessen im NIR) indizieren die Dominanz negativer versus positiver Reaktionen während unterschiedlicher Belastungsintensitäten – so die Annahme.

Allerdings gilt das nicht per se. In einem Review von Harmon-Jones, Gable und Peterson (2010) wird die Komplexität des Geschehens deutlich. Die beiden Hemisphären sind demnach auch in asymmetrischer Weise an motivationalen Prozessen beteiligt: Linkshemisphärisch Annäherungs- und rechtshemisphärisch eher Rückzugsprozesse (letztgenannte Asymmetrie ist weniger umfassend untersucht). Valenzen und motivationale Richtungen sind zusätzlich nicht eins zu eins assoziiert. Positive Valenzen bedeuten nicht per se einen Annäherungsprozess und negative Valenzen nicht zugleich einen Rückzugsprozess. Das ist für das Ärgerempfinden mehrfach nachgewiesen (z.B. Peterson, Gravens & Harmon-Jones, 2011), bei dem – als einer affektiven Reaktion mit negativer Valenz – linkshemisphärische Aktivität dominiert, vermutlich weil dem Ärger eine offensive motivationale Tendenz inne wohnt. Hemisphären-Asymmetrie, affektive Valenz, motivationale Richtung und Intensität sind unabhängige Dimensionen. Hier ist (nicht nur) in der Sportpsychologie noch einiges an theoretischer Arbeit zu leisten, um vorschnelle Schlussfolgerungen zu vermeiden.

Zum jetzigen Forschungsstand lässt sich festhalten: Eine erhöhte Durchblutung und somit eine erhöhte Sauerstoffversorgung des präfrontalen Cortex zeigt sich bei niedriger bis moderater Aktivität und eine mindere Versorgung bei maximaler Belastung. Im EEG lässt sich bei niedriger und moderater Belastung keine asymmetrische Aktivität zeigen. Dagegen wird bei „maximaler" Belastung (höher als 70% der VO_2 max) eine frontale Asymmetrie erkennbar.

8   Aus dem Labor in den Alltag

Sind affektive Reaktionen auf sportliche Belastungen positiv, dann steigt die Wahrscheinlichkeit, dass das Verhalten beibehalten wird. Das wiederum ist aus präventiver Perspektive wünschenswert. Insofern geben laborexperimentelle Studien, die nach Dosis-Wirkungs-Zusammenhängen fahnden, wichtige Hinweise auf geeignete Intensitäten, die Einsteiger in die sportliche Aktivität motivieren, weiterhin aktiv zu bleiben. Laborexperimente, auch solche in denen unterschiedliche Belastungsbedingungen verglichen und die Probanden diesen Bedingungen zufällig zugewiesen werden, sind intern hoch valide. Es mangelt ihnen allerdings an externer Validität, weil sich die artifizielle Laborsituation vom realen Alltagsleben unterscheidet.

Walking ist in der erwachsenen Bevölkerung verbreitet. Für dieses wird behauptet, dass es aufgrund seiner meist moderaten Belastungsintensität auch positive affektive Reaktionen provoziert (z.B. Armstrong & Edwards, 2004; Rhodes et al. 1999). Ekkekakis, Backhouse, Gray und Lind (2008) hegen daran Zweifel: Einige Studien, deren methodische Qualität allerdings kritisch zu bewerten ist, legen nahe, dass Walker eine Intensitätsschwelle verfehlen, ab der sich bedeutsame positive affektive Reaktionen einstellen. Andere gehen demgegenüber davon aus, dass sich positive Reaktionen vor allem bei niedriger Belastung einstellen, und sie empfehlen vor allem Anfängern, langsam und mit niedriger Intensität zu beginnen. Entschieden ist die Kontroverse nicht.

Im zitierten Artikel verdeutlichen Ekkekakis et al. (2008) an zwei Studien alternative methodische Vorgehensweisen, um die Kontroverse auf der Basis verlässlicher Daten zu schlichten: Einmal das vertraute Design mit einer Kontroll- (Lesen eines Textes) und einer Experimentalgruppe (15 Minuten Walking in einem Tempo, das sie wählen würden, gingen sie zu einer Poststelle, die bald schließt). Die Probanden (Pbn) beider Gruppen schätzten vor und wiederholt während und nach der Belastung affektive Zustände ein. Dann, im zweiten Experiment, wählten die Experimentatoren ein *AB-BA-Design*. In der *AB*-Bedingung begannen die Pbn mit einem 15-minütigen Walking auf einem Laufband. Hier wählten sie die Intensität frei und ruhten danach 15 Minuten lang. In der *BA*-Bedingung ruhten sie zunächst 15 Minuten (nur ruhen, keine anderen Aktivitäten) und walkten danach 15 Minuten in frei gewählter Intensität. Auch in dieser Studie wurden zu mehreren Zeitpunkten affektive Reaktionen erfasst. In beiden Arbeiten berichteten die Pbn der Walkinggruppe, dass sie sich während des Walking „energiegeladener" fühlten (energetic arousal). In der Kontrollgruppe veränderten sich die Werte dagegen nicht. In der Studie mit dem Kontrollgruppendesign stellte sich während des Walking zusätzlich ein angenehmes Gefühl ein (Valenz). Die Änderungen hielten jeweils nur kurz an, was Resultaten widerspricht, nach denen sportlich-körperliche Aktivitäten lang anhaltende affektive Reaktionen bewirken (Raglin, Wilson & Galper, 2007; Thayer, 1989). In den beiden Feldstudien, von denen die erste sehr viel näher an der Wirklichkeit der Pbn ist, zeigte sich ein komplexer Verlauf der affektiven Reaktionen: Die Werte zu den einzelnen Messzeitpunkten differierten sowohl während der Belastung als auch während der Ruhephasen. Das unterstreicht die Notwendigkeit, Reaktionsverläufe zu messen und sich nicht auf Prä-Post-Messungen zu beschränken.

Neben der sportlichen Aktivität, wie etwa dem Walking, wird seit einigen Jahren im gesundheitswissenschaftlichen Kontext auch die körperliche Alltagsaktivität als gesundheitsrelevantes Verhalten gepriesen. Insbesondere für ältere Personen kann gezeigt werden, dass deren körperliche Gesundheit tatsächlich von einer gesteigerten Alltagsaktivität profitiert (Schlicht, 2010; Schott & Schlicht, 2012). Alltagsaktivität ist vielfältig, unstrukturiert und wird, angelehnt an die gerontologische und geriatrische Literatur, in basale (z.B. Aktivitäten zur Körperhygiene), instrumentelle (z.B. Aktivitäten wie einkaufen) und anspruchsvolle (z.B. längere Spaziergänge) unterschieden (DiPietro, 2007). Zur Wirkung von Alltags- statt sportlicher Aktivität auf das Wohlbefinden, die Stimmung und affektive Reaktionen gibt es nur wenige Arbeiten. Das messmethodische Vorgehen ist aufwändig und die Analyseverfahren sind komplex. In Deutschland haben jüngst Schwerdtfeger, Eberhardt und Chmitorz (2008) sowie Kanning und Schlicht (2010) Arbeiten zu diesem Gegenstand veröffentlicht. In einer weiteren Arbeit von Schwerdtfeger, Eberhard, Chmitorz und Schaller (2010) wird die Kausalkette umgekehrt: Momentaner Affekt beeinflusst hier das Volumen der körperlichen Aktivität. Studien, die in der alltäglichen Umgebung der

Probanden stattfinden, werden auch als naturalistisch oder ökologisch etikettiert (Gauvin, Rejeski & Norris, 1996).

Das Besondere im Vorgehen solcher *Ambulanter Assessment-Studien* ist auch die Erfassung der Alltagsaktivität. Dieses geschieht heute mit objektiven Messverfahren, mit Beschleunigungsmessern, Schrittzählern und auch mit Navigationssystemen (GPS). Die Geräte sind in der Lage, in zeitlich beliebiger Skalierung, selbst über kleinräumige Aktivitäten beispielsweise Aufstehen oder kurze Strecken umherlaufen) zu informieren. Bei einer Befragung könnten solche Aktivitäten nicht exakt genug erinnert werden. Eine weitere Besonderheit ist auch die Analysetechnik, die über sogenannte *Multilevel-Analysen* für jede einzelne Inaktivitäts- oder Aktivitäts-Episode getrennt beurteilen lässt, wie eine Person darauf reagiert hat (within-subject variations) und ob sich deren Reaktion von denen einer anderen unterscheidet (between-subject variations). Schwerdtfeger et al. (2008) zeigen, dass körperliche Aktivität den positiven Affekt ihrer studentischen Probanden beeinflusst, den negativen aber nicht. Kanning und Schlicht (2010) demonstrieren, dass sich ihre älteren Probanden (jenseits des 50. Lebensjahrs) im Anschluss an aktive Episoden wacher, gleichzeitig entspannter und zufriedener fühlen als nach inaktiven Episoden.

Auch für dieses Forschungsgebiet ist, ähnlich wie auf dem Gebiet der neurowissenschaftlichen Zugänge und in den Feldforschungen mit sportlicher Aktivität, zu konstatieren, dass noch keine abschließende Bewertung möglich ist, solange nur wenige Studien von wenigen Arbeitsgruppen vorliegen. Und auch hier ist – wie in den Feldstudien, die keine Variation der Intensität vornehmen – noch keine Erklärung parat, mit denen sich die Effekte erklären ließen. Von der Stuttgarter Arbeitsgruppe um Martina Kanning werden motivationale Theorien, in denen es um selbstbestimmtes Handeln geht, vorgeschlagen (z.B. Deci & Ryan, 1985). Angenommen wird, dass nur solche körperlichen Alltagsaktivitäten zu einer positiven affektiven Reaktion führen, die selbstbestimmt veranlasst sind.

9 Fazit

Die Behauptung, sportliche Aktivität steigere bei seelisch gesunden Personen das Wohlbefinden und hebe die Stimmung über Stunden nach der Belastung (Raglin et al., 2007), bedarf relativierender Anmerkungen. Die verallgemeinernde Aussage ist der methodischen Vorgehensweise geschuldet, Daten im Prä-Post-Vergleich zu erheben oder Sporttreibende zu befragen, wie sich nach dem Sporttreiben fühlen. Das fördert in aller Regel eine positive Differenz von vor- zu nachher zu Tage, blendet aber den Verlauf der affektiven Reaktionen aus. Verlaufsanalysen bei einmaligen Belastungen, die in der Intensität variieren, malen ein differenziertes Bild: Für niedrig beanspruchende sportliche und körperliche Aktivitäten (unterhalb der aeroben Schwelle) sind positive affektive Reaktionen tatsächlich bei nahezu allen Probanden während und nach der Belastung zu finden. Bei einer Belastung im Laktat-Steady-State variieren die Reaktionsverläufe von Person zu Person (interindividuell heterogene Verläufe). Homogen – aber dieses Mal – mit eher negativen affektiven Reaktionen sind sie wieder bei maximaler Beanspruchung, also jenseits der individuellen anaeroben Schwelle. Für die zukünftige Forschung sind mehrere Aspekte der geschilderten Studien anregend und verpflichtend:

a. Klare und eindeutige Definition des affektiv-emotionalen Konstrukts (Gefühle, Subjektives Wohlbefinden, Stimmung, affektive Reaktion);
b. multidimensionale und mehrfache Erfassung der Konstrukte Subjektives Wohlbefinden, Stimmung und affektive Reaktionen;
c. möglichst begleitende Erfassung physischer Reaktionen;
d. Messung der affektiven Reaktionen idealerweise kontinuierlich oder zumindest zeitlich sehr dicht an der erwarteten Reaktion;
e. Trennung zwischen einmaligen sportlichen, in ihrer Intensität steigenden Belastungen und habitueller körperlicher Aktivität im Alltag; beide verlangen einen unterschiedlichen methodischen Zugang; und schließlich
f. theoretisch fundierte Vorgehensweise (derzeit am weitesten verbreitet sind die Opponent-Prozess-Theorie und das Dual-Mode-Modell und innovativ, aber noch am Anfang, befinden sich neurowissenschaftliche Erklärungen).

10 Literatur

Abele, A. & Brehm, W. (1986). Zur Konzeptualisierung und zur Messung von Befindlichkeit. Die Entwicklung der Befindlichkeitsskalen (BFS). *Diagnostica, 23*, 209-228.

Abele, A. & Brehm, W. (1993). Moods and effects of exercise versus sport games: Findings and implications for well-being and health. *International Review of Health Psychology, 2*, 53-80.

Arent, S., Landers, D. & Etnier, J. (2000). The effect of exercise on mood in older adults: A meta-analytic review. *Journal of Aging and Physical Activity, 8*, 407-430.

Armstrong, K. & Edwards, H. (2004). The effectivness of a pram-walking exercise programe in reducing depressive symptomatology for postnatal women. *International Journal of Nursing Practice, 10*, 177-194.

Biddle, S., Fox, K. & Boutcher, S. (2000). *Physical activity and psychological well being.* London: Routledge.

Biddle, S. & Mutrie, N. (2008). *Psychology of physical activity: Determinants, well being and interventions* (2nd edition). London: Routledge.

Bixby, W.R. & Lochbaum, M.R. (2007). Affect responses to acute bouts of aerobic exercise in fit and unfit participants: An examination of opponent-process theory. *Journal of Sport Behavior, 29*, 111-125.

Borg, G. (1998). *Borg's perceived exertion and pain scale.* Champaign, Il: Human Kinetics.

Boutcher, S. (1993). Emotion and aerobic exercise. In R. Singer, M. Murphey & L. Tennant (Eds.), *Handbook of research on sport psychology* (pp. 799-814). New York: MacMillan.

Brehm, W. (2006). Stimmung und Stimmungsmanagement. In K. Bös & W. Brehm (Hrsg.), *Handbuch Gesundheitssport* (2., vollständig überarbeitete Auflage, S. 319-333). Schorndorf: Hofmann.

Cabanac, M. (2006). Exertion and pleasure from an evolutionary perspective. In E. Acevedo & P. Ekkekakis (Eds.), *Psychobiology of physical activity* (pp. 79-89). Champaign, IL: Human Kinetics.

Damasio, A. (2003). *Der Spinoza-Effekt. Wie Gefühle unser Leben bestimmen.* München: List.

Davidson, R., Scherer, K. & Goldsmith, H. (2003). *Handbook of Affective Sciences.* Oxford: University Press.

Deci, E.L. & Ryan, R.M. (1985). *Intrinsic motivation and self determination in human behavior.* New York: Plenum.

Diener, E. (1984). Subjective well being. *Psychological Bulletin*, *95*, 542-575.
Diener, E., Sandvik, E. & Pavot, W. (1991). Happiness is the frequency, not the intensity, of positive versus negative affect. In F. Strack, M. Argyle & N. Schwarz (Eds.), *Subjective wellbeing. An interdisciplinary perspective* (pp. 119-140). Oxford: Pergamon Press.
DiPietro, L. (2007). Physical activity, fitness, and aging. In C. Bouchard, S. Blair & W.L. Haskell (Eds.), *Physical activity and health* (pp. 271-285). Champaign, IL: Human Kinetics.
Eid, M. & Lischetzke, T. (2006). Wohlbefindensdiagnostik. In F. Petermann & M. Eid (Hrsg.), *Handbuch der psychologischen Diagnostik* (S. 550-557). Göttingen: Hogrefe.
Ekkekakis, P. (2003). Pleasure and displeasure from the body: Perspectives from exercise. *Cognition and Emotion*, *17*, 213-239.
Ekkekakis, P. (2005). The study of affective responses to acute exercise: The dual mode model. In R. Stelter & K.K. Roessler (Eds.), *New approaches to exercise and sport psychology* (pp. 119-146). Oxford: University Press.
Ekkekakis, P. (2008). Affect circumplex redux: The discussion on its utility as a measurement framework in exercise psychology continues. *International Review of Sport and Exercise Science*, *1*, 139-159.
Ekkekakis, P. (2009). Illuminating the black box: Investigating prefrontal cortical hemodynamics during exercise with near-infrared spectroscopy. *Journal of Sport and Exercise Psychology, 31*, 505-553.
Ekkekakis, P. & Backhouse, S. (2009). Exercise and psychological well-being. In R. Maughan (Ed.), *The olympic textbook of science in sport* (pp. 251-271). Oxford: Wiley-Blackwell.
Ekkekakis, P., Backhouse, S.H., Gray, C. & Lind, E. (2008). Walking is popular among adults but is it pleasant? A framework for clarifying the link between walking and affect as illustrated in two studies. *Psychology of Sport and Exercise*, *9*, 246-264.
Ekkekakis, P., Hall, E. & Petruzzello, S. (2005). Variation and homogeneity in affective responses to physical activity of varying intensities: An alternative perpective on dose-response based on evolutionary considerations. *Journal of Sport Sciences, 23*, 477-500.
Ekkekakis, P. & Petruzzelo, S. (1999). Acute aerobic exercise and affect. Current status, problems and prospects regarding dose-response. *Sports Medicine, 28*, 337-374.
Ekkekakis, P. & Petruzzello, S. (2000). Analysis of the affect measurement conundrum in exercise psychology. I. Fundamental issues. *Psychology of Sport and Exercise, 1*, 71-88.
Ekkekakis, P. & Petruzzello, S. (2002). Analysis of the affect measurement conundrum in erxercise psychology: IV. A conceptual case for the affect circumplex. *Psychology of Sport and Exercise, 3*, 35-63.
Faulkner, G. & Taylor, A. (2005). *Exercise, health and mental health. Emerging relationships*. London: Routledge.
Gauvin, L. & Rejeski, W. (1993). The exercise-induced feeling inventory: Development and initial validation. *Journal of Sport and Exercise Psychology, 15*, 403-423.
Gauvin, L., Rejeski, W. & Norris, J. (1996). A naturalistic study of the impact of acute physical activity on feeling states and affect in women. *Health Psychology, 15*, 391-397.
Grawe, K. (1998). *Psychologische Therapie*. Göttingen: Hogrefe.
Hall, E., Ekkekakis, P. & Petruzzello, S.J. (2002). The affective beneficence of vigorous exercise revisited. *British Journal of Health Psychology, 7*, 47-66.
Harmon-Jones, E., Gabble, P.A. & Peterson, C.K. (2010). The role of asymmetric frontal cortical activity in emotion-related phenomena: A review and update. *Biological Psychology, 84*, 451-462.
Hausenblas, H.A., Gauvin, L., Downs, D. & Duley, A.R. (2008). Effects of abstinence from habitual involvement in regular exercise on feeling states: An ecological momentary assessment study. *British Journal of Health Psychology, 13*, 237-255.
Hautzinger, M. & Wolf, S. (2012). Sportliche Aktivität und Depression. In R. Fuchs & W. Schlicht (Hrsg.), *Seelische Gesundheit und sportliche Aktivität*. Göttingen: Hogrefe.
Healy, G.N., Shaw, J., Dunstan, D., Zimmet, P.Z., Salmon, J. Owen, N. & Cerin, E. (2008). Breaks in sedentary time. Beneficial associations with metabolic risks. *Diabetes Care, 31*, 661-666.
Imhof, M. (1989). Erprobung der deutschen Version der Adjektiv-Checkliste nach Thayer (1989) zur Erfassung der aktuellen Aktiviertheit. *Zeitschrift für Differentielle und Diagnostische Psychologie*, *19*, 179-186.

Kanning, M. & Schlicht, W. (2010). Be active and become happy: An ecological momentary assessment of physical activity and mood. *Journal of Sport & Exercise Psychology, 32*, 253-261.

Krohne, H., Egloff, B., Kohlmann, C. & Tausch, A. (1996). Untersuchungen mit der deutschen Version der „Positive and Negative Affect Schedule" (PANAS). *Diagnostica, 42*, 139-156.

Lind, E., Welch, A. & Ekkekakis, P. (2009). Do ‚mind over muscle' strategies work? Examining the effects of attentional association and dissociation on exertional, affective and physiological responses to exercise. *Sports Medicine, 39*, 743-764.

Lox, C., Jackson, S., Tuhilsky, S.W. & Treasure, D. (2000). Revisting the measurement of exercise-induced feeling states: The Physical Activity Affect Scale (PAAS). *Measurement in Physical Education and Exercise Science, 4*, 79-95.

Markowitz, S. (2009). *The exercise mood relation: Testing the dual-mode model and self -selected speeds*. Dissertation, Graduate School of New Brunswick Rutgers, Psychology.

McAuley, E. & Courneya, K. (1994). The Subjecive Exercise Experience Scale (SEES): Development and preliminary validation. *Journal of Sport and Exercise Psychology, 16*, 163-177.

McDonald, D. & Hodgdon, J. (1991). *Psychological effects of aerobic fitness training*. New York: Springer.

McNair, D., Lorr, M. & Droppleman, L. (1971). *Profile of mood states*. San Diego: Educational and Industrial Testing Service.

Myrtek, M. (2000). *Das Typ-A-Verhaltensmuster und Hostility als eigenständige Risikofaktoren der koronaren Herzkrankheit*. Frankfurt/M.: VAS-Verlag.

North, T., McCullagh, P. & Tran, Z. (1990). Effects of exercise on depression. *Exercise and Sport Science Reviews, 18*, 379-415.

Osgood, C., Succi, G. & Tannenbaum, P. (1957). *The measurement of meaning*. Urbana: University of Illinois Press.

Parfitt, G. & Hughes, S. (2009). The exercise-intensity-affect relationship: Evidence and impli-cations for exercise behavior. *Journal of Exercise Science and Fitness, 7* (Suppl. 2), S34-41.

Peterson, C., Gravens, L. & Harmon-Jones, E. (2011). Asymmetric frontal cortical activity and negative affective responses to ostracism. *Social Cognitive and Affective Neuroscience, 6*, 1-9.

Petruzzello, S., Ekkekakis, P. & Hall, E. (2006). Physical activity, affect, and electroencephalogram studies. In E. Acevedo & P. Ekkekakis (Eds.), *Psychobiology of physical activity* (pp. 111-128). Champaign, Il: Human Kineteics.

Petruzzello, S., Jones, A. & Tate, A.-K. (1997). Affective responses to acute exercise: A test of opponent-process theory. *Journal of Sports Medicine and Fitness, 37*, 205-212.

Petruzello, S., Landers, D., Hatfield, B., Kubitz, K. & Salazar, W. (1991). A meta-analysis on the anxiety reducing effects of acute and chronic exercise. *Sports Medicine, 11*, 143-182.

Puetz, T.W., O'Connor, P.J. & Dishman, R.K. (2006). Effects of chronic exercise on feelings of energy and fatigue: A quantitative synthesis. *Psychological Bulletin, 132*, 866-876.

Raglin, J.S., Wilson, G.S. & Galper, D. (2007). Exercise and its effect on mental health. In C. Bouchard, S.N. Blair & W.L. Haskell (Eds.), *Physical Activity and health* (pp. 247-257). Champaign, IL: Human Kinetics.

Reed, J. & Buck, S. (2009). The effect of regular exercise on positive-activated affect: A meta-analysis. *Psychology of Sport and Exercise, 10*, 581-594.

Reed, J. & Ones, D. (2006). The effect of acute aerobic exercise on positive activated affect: A meta-analysis. *Psychology of Sport and Exercise, 7*, 477-514.

Rhodes, R., Martin, A., Taunton, J., Rhodes, E., Donelly, M. & Elliot, J. (1999). Factors associated with exercise adherence among older adults: An individual perspective. *Sports Medicine, 28*, 397-411.

Russel, J. (1980). A circumplex model of affect. *Journal of Personality and Social Psychology, 39*, 1161-1178.

Schimmack, U. (1998). Strukturmodelle der Stimmungen: Rückschau, Rundschau und Ausschau. *Psychologische Rundschau, 50*, 90-97.

Schlicht, W. (1994a). Does physical exercise reduce anxious emotions? A Meta-analysis. *Anxiety, Stress, and Coping, 6*, 275-288.

Schlicht, W. (1994b). *Sport und Primärprävention*. Göttingen: Hogrefe.

Schlicht, W. (2010). Mit körperlicher Aktivität das Altern gestalten. In H. Häfner, K. Beyreuther & W. Schlicht (Hrsg.), *Altern gestalten. Medizin – Technik – Umwelt* (S. 25-40). Heidelberg: Springer.

Schott, N. & Schlicht, W. (2012). Körperlich-sportliche Aktivität und gelingendes Altern. In R. Fuchs & W. Schlicht (Hrsg.), S*eelische Gesundheit und sportliche Aktivität. Göttingen: Hogrefe.*

Schwenkmezger, P. (2001). Psychologische Aspekte des Gesundheitssports. In H. Gabler, J. Nitsch & R. Singer (Hrsg.), *Einführung in die Sportpsychologie. Teil 2: Anwendungsfelder* (2. Auflage, S. 237-262). Schorndorf: Hofmann.

Schwerdtfeger, A. (2012). Sportliche Aktivität und Angst. In R. Fuchs & W. Schlicht (Hrsg.), *Seelische Gesundheit und sportliche Aktivität*. Göttingen: Hogrefe.

Schwerdtfeger, A., Eberhardt, R. & Chmitorz, A. (2008). Gibt es einen Zusammenhang zwischen Bewegungsaktivität und psychischem Befinden im Alltag? *Zeitschrift für Gesundheitspsychologie, 16*, 2-11.

Schwerdtfeger, A., Eberhard, R., Chmitorz, A. & Schaller, E. (2010). Momentary affect predicts bodily movement in daily life: An ambulatory momentary study. *Journal of Sport & Exercise Psychology, 32*, 674-693.

Solomon, R. (1980). The opponent process theory of acquired emotion. *American Psychologist, 8*, 691-712.

Solomon, R. & Corbit, J. (1974). An opponent-process theory of motivation: I. The Temporal dynamics of affect. *Psychological Review, 81*, 119-145.

Staudinger, U. (2000). Viele Gründe sprechen dagegen, und trotzdem geht es vielen Menschen gut: Das Paradox des subjektiven Wohlbefindens. *Psychologische Rundschau, 51*, 185-197.

Steyer, R., Schwenkmezger, P., Notz, P. & Eid, M. (1997). *Der Mehrdimensionale Befindlichkeitsfragebogen (MDBF)*. Göttingen: Hogrefe.

Stoll, O., Pfeffer, I. & Alfermann, D. (2010). *Lehrbuch Sportpsychologie*. Bern: Huber.

Tellegen, A., Watson, D. & Clark, L.A. (1999). On the dimensional and hierarchical structure of affect. *Psychological Science, 10*, 297-303.

Thayer, R. (1989). *The biopsychology of mood*. New York: Oxford University Press.

Wagner, P. & Brehm, W. (2006). Aktivität und psychische Gesundheit. In K. Bös & W. Brehm (Hrsg.), *Gesundheitssport. Ein Handbuch* (2., vollständig neu bearbeitete Auflage, S. 103-117). Schorndorf: Hofmann.

Watson, D., Clark, L. & Tellegen, A. (1988). Development and validation of a brief measure of Positive and Negative Affect: The PANAS Scales. *Journal of Personality and Social Psychology, 54*, 1063-1070.

Watson, D. & Tellegen, A. (1985). Toward a consensual structure of mood. *Psychological Bulletin, 98*, 219-235.

Wundt, W. (1905). *Grundzüge der physiologischen Psychologie* (5. Auflage). Leipzig: Engelmann.

Körperlich-sportliche Aktivität und gesundheitsbezogene Lebensqualität

Oliver Höner & Yolanda Demetriou

Der heutige gesellschaftliche Wohlstand und der Fortschritt der Medizin führen u.a. dazu, dass Menschen immer älter werden und dabei häufig mit chronischen Erkrankungen leben. Alltagsaussagen wie „So alt und gebrechlich möchte ich gar nicht werden" deuten darauf hin, dass die Verlängerung der Lebenszeit nicht die einzige Zieldimension gesundheitsorientierten Handelns sein kann. „Add life to years and not just years to life" lautet daher eine treffend formulierte Zielstellung der WHO, mit der die Steigerung der Lebensqualität (Quality of Life: *QOL*) ins Blickfeld gerät. QOL ist kein rein objektiver Parameter. Vielmehr wird der subjektiven Wahrnehmung der eigenen QOL eine herausragende Bedeutung zugeschrieben. Häufig richtet sich diese Wahrnehmung auf Aspekte der Gesundheit, die nicht allein das Fehlen von Krankheit, sondern positiv und mehrdimensional als „Zustand des vollkommenen körperlichen, geistigen und sozialen Wohlbefindens" (WHO, 1946) begriffen wird. In diesen Fällen wird von gesundheitsbezogener Lebensqualität (Health Related Quality of Life: *HRQOL*) gesprochen. Die HRQOL eines Menschen oder ganzer Populationen ist mittlerweile zu einem wichtigen Forschungsgebiet geworden, bei dem Forscher aus unterschiedlichen wissenschaftlichen Perspektiven versuchen, Faktoren zu identifizieren, die zu einem „besseren" Leben beitragen (Berger, Pargman & Weinberg, 2007; Rennemark, Lindwall, Halling & Berglund, 2009).

Körperlich-sportliche Aktivität (KSA) kann oder soll einer dieser Faktoren sein. Bekanntermaßen verringert regelmäßige KSA das Risiko für chronische Erkrankungen oder einen frühzeitigen Tod (U.S. Department of Health and Human Services, 1998) und gilt körperliche Inaktivität nach der WHO als viertgrößte Ursache für einen verfrühten Tod. Aber kann KSA neben der Lebenszeitverlängerung auch zur Lebensqualitätssteigerung beitragen? Intuitiv scheint dies plausibel: Viele Menschen betonen, dass ein positives Befinden während oder nach KSA ein zentrales Motiv für ihr Sporttreiben ist. Dies lässt sich anhand zahlreicher Alltagsbeobachtungen bestätigen (z.B. wenn Jogger nach einem langen Arbeitstag noch eine Runde Laufen gehen, um wieder einen „klaren Kopf" zu bekommen oder den angesammelten Stress abzubauen). Aus dem wissenschaftlichen Blickwinkel der Sportpsychologie ist es jedoch von besonderer Relevanz nach *empirisch fundierten Effekten der KSA auf die HRQOL* zu suchen. Hierzu wird nach einer begrifflichen Klärung (Abschnitt 1) ein Überblick über die Messinstrumente gegeben, mit denen HRQOL in Studien erhoben wird (Abschnitt 2). Im Zentrum der Betrachtung steht dann die Suche nach Effekten von KSA auf die HRQOL von erkrankten und gesunden Erwachsenen sowie Kindern und Jugendlichen (Abschnitt 3), für die Erkenntnisse aus systematischen Reviews oder Meta-Analysen zusammengefasst und z.T. durch Einzelstudien ergänzt werden.

1 Was ist gesundheitsbezogene Lebensqualität?

Der Begriff „Quality of Life" lässt sich bis in die 1920er Jahre zurückverfolgen, als er vom Ökonomen Arthur Cecil Pigou erstmals im Rahmen der sozialwissenschaftlichen Wohlfahrts- und Sozialindikatorenforschung verwendet wurde (Pigou, 1952). Populär wurde der Begriff in den 80er Jahren, als er vermehrt im medizinischen Sektor eingesetzt wurde (Schumacher, 2003). QOL ist heute kein rein medizinisches Konstrukt, obwohl es sehr eng mit Gesundheit verzahnt ist und häufig synonym verwendet wird. QOL spielt eine wichtige Rolle im Forschungsfeld verschiedener Wissenschaftsdisziplinen und wird dort aus diversen Blickwinkeln betrachtet. So liegt in der Medizin der Fokus der QOL auf der „Normalität", in der Soziologie auf der „Wohlfahrt", in der Ökonomie auf dem „ökonomischen Standard" oder in der Philosophie auf dem „guten Leben" (Radoschewski, 2000, S. 167; vgl. Lindström, 1992). In der Psychologie wird QOL als die wahrgenommene Zufriedenheit mit dem eigenen Leben in seinen diversen Aspekten (körperlich, sozial, seelisch) verstanden.

Die WHOQOL-Group definiert QOL als die „individuelle Wahrnehmung der eigenen Lebenssituation im Kontext der jeweiligen Kultur und des jeweiligen Wertesystems und in Bezug auf die eigenen Ziele, Erwartungen, Beurteilungsmaßstäbe und Interessen" (Angermeyer, Kilian & Matschinger, 2000, S. 10). Radoschewski (2000) kritisiert an dieser Definition, dass sie keinen direkten Bezug auf die Gesundheit nimmt und die Beziehung zwischen Gesundheit und QOL unbestimmt bleibt. Problematisch ist weiterhin die Einschränkung des Begriffs auf die individuelle Wahrnehmung einer Person. Lindström (1992) entwickelte ein Konzept, das interdisziplinär für bevölkerungsbezogene Studien eingesetzt werden kann. Er plädiert für eine „offene" Definition, nach der QOL „die gesamte Existenz eines Einzelnen, einer Gruppe oder einer Gesellschaft" betrifft (Radoschewski, 2000, S. 169). Aufgrund der Weite dieser Definition ist jedoch ihr theoretischer Gehalt kritisch zu hinterfragen.

Mittlerweile steht in den Sozialwissenschaften und der Medizin vermehrt die HRQOL im Fokus und wird von der allgemeinen QOL abgegrenzt. HRQOL wird dann verwendet, wenn Aspekte der QOL aus dem Blickwinkel der subjektiven Gesundheit betrachtet werden (z.B. die Auswirkungen körperlicher Aktivität auf grundlegende körperliche Funktionen wie Gehen, Bücken, Treppensteigen und die Zufriedenheit einer Person mit dem eigenen Leben). Das theoretische Konstrukt HRQOL wird durch eine Kombination körperlicher, emotionaler, mentaler, sozialer, spiritueller und gesundheitsbezogener Wahrnehmungen sowie der globalen Zufriedenheit mit dem eigenen Leben aus der subjektiven Perspektive einer Person gebildet (Angermeyer et al., 2000; Herdman et al., 2002; Rejeski & Mihalko, 2001; Schumacher, 2003). Für die weitere Konkretisierung in einzelne Dimensionen stellt Tabelle 1 exemplarisch das Konzept nach Ware (1987) dar, auf das die meisten Instrumente zur Messung der HRQOL zurückzuführen sind und das auch diesem Kapitel zugrunde liegt.

Tabelle 1. *Dimensionen und Konzepte der HRQOL* (aus: Radoschewski, 2000, S. 173)

Dimension	Konzepte nach Ware (1987)
1. Physisch	Physische Limitierungen, Physische Fähigkeiten, Tage mit Bettlägerigkeit, Physisches Wohlbefinden
2. Psychisch	Angst/Depression, Psychisches Wohlbefinden, Verhaltens-/Emotionskontrolle, Kognitives Funktionieren
3. Sozial	Zwischenmenschliche Kontakte, Soziale Ressourcen
4. Rolle	Rollenbezogenes Funktionieren
5. Allg. Gesundheitsperzeption	Aktuelle Gesundheit, Gesundheitsperspektive, Schmerz

Kritisch festzuhalten bleibt, dass bis heute keine allgemein akzeptierte und verbindliche Definition der QOL und der HRQOL existiert. Problematisch ist weiterhin die Tatsache, dass diese Konstrukte so breit und komplex sind, dass ihre empirische Messung kaum möglich ist. Die Forschung umgeht dieses Problem (bzw. sie weicht dem Problem aus), indem sie sich des konstruktivistischen Ansatzes bedient und damit „die verwendete Messmethode definiert, was jeweils unter Lebensqualität zu verstehen ist" (Radoschewski, 2000, S. 171). Welche Messinstrumente zur Erfassung der HRQOL eingesetzt werden, wird im Folgenden überblicksartig dargestellt.

2 Diagnostik der gesundheitsbezogenen Lebensqualität

Die konzeptionelle Vielfalt der HRQOL hat eine Vielzahl von Diagnostiken zur Folge. So stellt Schumacher (2003) in seinem Standardwerk 71 Instrumente zur Erfassung von QOL und Wohlbefinden vor. Die Fragebögen können *generisch* (für Personen mit unterschiedlichen Behinderungen und Krankheiten wie auch für gesunde Populationen) oder *krankheitsspezifisch* (bei Personen mit einer bestimmten Erkrankung wie z.B. Krebs) eingesetzt werden. Zudem erfassen die Fragebögen inhaltlich unterschiedliche Bereiche/Dimensionen der HRQOL. Viele Fragebögen konzentrieren sich auf die Erfassung der funktionalen Beeinträchtigungen durch Krankheitssymptome, während andere eher die emotionalen bzw. psychischen Konsequenzen einer Krankheit berücksichtigen. Weitergehend muss berücksichtigt werden, dass hinsichtlich der Darstellung der Ergebnisse zwei Denkschulen bestehen. Anhänger der einen Schule sind der Auffassung, dass die einzelnen Dimensionen der HRQOL jeweils separat ausgewertet und interpretiert werden müssen und nicht miteinander verglichen werden können. Eine andere Auffassung betont, dass HRQOL als eine Gesamtbewertung dargestellt werden soll, die anhand eines Gesamtscores interpretiert werden kann (Radoschewski, 2000). Die Entscheidung für ein Messinstrument zur Erfassung der QOL ist damit sehr komplex und muss auf Basis wissenschaftlicher und pragmatischer Überlegungen getroffen werden. Dabei sind u.a. die Definition der QOL, die Ressourcen zur Datenerhebung sowie das Bildungsniveau der Stichprobe zu berücksichtigen (Frank-Stromborg & Olsen, 2004).

Die wichtigsten generischen HRQOL-Diagnostiken stammen von drei Forschergruppen (Tabelle 2). Der *WHOQOL-100* wurde in einem Projekt der WHO als international anerkanntes Instrument zur Messung der HRQOL auf Basis der bereits erwähnten WHO-Definition entwickelt. Der Fragebogen soll möglichst vollständig alle Aspekte der HRQOL erfassen. Aufgrund des hohen Bearbeitungsaufwands (ca. 45 Minuten) für die 100 Items wurde zusätzlich eine Kurzversion *WHOQOL-BREF* mit 26 Items entwickelt. Die WHO-Fragebögen werden eingesetzt, um die HRQOL von Menschen mit diversen Erkrankungen (z.B. HIV, chronische Schmerzen, psychiatrische Erkrankungen) zu messen. Darüber hinaus werden die Fragebögen in Ländervergleichsstudien eingesetzt. Die Ergebnisse der WHOQOL-Dimensionen werden auf einen Wertebereich von 0-100 transformiert und ermöglichen somit einen Vergleich mit anderen QOL-Instrumenten wie dem SF-36 (Angermeyer et al., 2000).

Der *SF-36* (Short-Form 36) wurde im Rahmen der Medical Outcome Study (MOS) in den USA Anfang der 80er Jahre entwickelt und wird von der AG Generische Methoden der Deutschen Gesellschaft für Rehabilitationswissenschaften als HRQOL-Diagnostik empfohlen. Der Fragebogen konnte bereits in zahlreichen Studien eine zufriedenstellende interne Konsistenz (Cronbachs $\alpha \geq 0.7$) und Validität aufweisen. Auch für den SF-36 wurde mit dem *SF-12* eine Kurzversion (12 Items) entwickelt, mit der die körperliche und psychische Dimension des subjektiven Gesundheitszustandes erfasst wird. Die SF-Skalen werden ebenfalls auf einen Wertebereich von 0-100 transformiert, um einen Vergleich zwischen verschiedenen Skalen zu ermöglichen. Der Fragebogen ist zur Erfassung der HRQOL von gesunden wie auch erkrankten Personen geeignet (Bize, Johnson & Plotnikoff, 2007). Mit Hilfe des Fragebogens werden häufig im Rahmen klinischer Studien Therapiemaßnahmen im Hinblick auf die HRQOL evaluiert und Planungsgrundlagen für Interventionen im Gesundheitssystem entwickelt (Bullinger & Kirchberger, 1998).

Ein drittes generisches Instrument zur Erfassung der HRQOL bei Personen jeglichen Alters ist der von der EuroQol Group entwickelte *EQ-5D*. Der Fragebogen besteht aus fünf Skalen (Mobilität, Selbstständigkeit, tägliche Aktivitäten, Schmerzen und Angst/Depression) mit jeweils drei Items. Zusätzlich kann der subjektive Gesundheitszustand auf einer visuellen Analogskala (VAS) von 0-100 eingestuft werden. Die Beantwortung der fünf Skalen führt zu einer 5-stelligen Indexziffer, die einen von 245 Gesundheitszuständen definiert. Der EQ-5D findet vor allem im Bereich der klinischen Forschung und in der Gesundheitsökonomie international breite Anwendung (Rabin & Charro, 2001).

Tabelle 2. *Auswahl von generischen, krankheitsspezifischen und kinder- bzw. jugendspezifischen HRQOL-Messinstrumenten*

Messinstrument	Zielgruppe, Items, Dimensionen (interne Konsistenz)
WHOQOL-100 (Angermeyer et al., 2000)	– Personen ab 18 Jahren – 100 Items (z.B. Wie gut können Sie Ihr Leben genießen? Können Sie Ihr Aussehen akzeptieren?) – 6 Dimensionen ($.59 < \alpha < .91$): Physische Lebensqualität, Unabhängigkeit, soziale Beziehungen, Umwelt und Religion; zusätzlich 4 Items zur Globalbeurteilung der Lebensqualität
SF-36 (Bullinger & Kirchberger, 1998)	– Personen ab 14 Jahren – 36 Items (z.B. Wie würden Sie Ihren Gesundheitszustand im Allgemeinen beschreiben? Wie oft waren Sie in den vergangenen 4 Wochen voller Schwung/erschöpft?) – 8 Dimensionen ($\alpha \geq 0.7$): Schmerz, körperliche Funktionsfähigkeit, körperliche Rollenfunktion, allgemeine Gesundheitswahrnehmung, Vitalität, soziale Funktionsfähigkeit, emotionale Rollenfunktion, psychisches Wohlbefinden
EQ-5D (Rabin & Charro, 2001)	– Personen jeden Alters – 15 Items (z.B. Ich habe leichte Probleme beim Laufen. Ich habe starke Schmerzen.) – 5 Dimensionen ($\alpha \geq .70$): Mobilität, Selbstständigkeit, tägliche Aktivitäten, Schmerzen und Angst/Depression & Visuelle Analogskala (VAS)
EORTC QLQ C30 (Aaronson et al., 1993)	– Tumorpatienten im Alter von 29-80 Jahren – 30 Items (z.B. Müssen Sie tagsüber im Bett liegen oder in einem Sessel sitzen? Hatten Sie Schwierigkeiten, sich an Dinge zu erinnern?) – 3 Dimensionen ($\alpha \geq .75$): Funktionsskala (Rollenfunktion, körperliche, kognitive, emotionale und soziale Funktion), Symptomskala (Fatigue, Übelkeit und Erbrechen, Schmerz), globale Lebenszufriedenheit und 6 Einzelitems
MacNew (Höfer et al., 2004)	– Patienten mit koronarer Erkrankung – 27 Items (z.B. Wie oft haben Sie sich in den letzten 2 Wochen erschöpft und kraftlos gefühlt? Wie zufrieden oder glücklich waren Sie mit Ihrem Leben während der letzten 2 Wochen?) – 4 Dimensionen ($\alpha > .90$): körperliche, emotionale, soziale und globale Lebensqualität
DSQOLS (Bott, Mühlhauser, Overmann & Berger, 1998)	– Diabetespatienten mit Insulinbehandlung – 102 Items (z.B. Wie zufrieden waren Sie in den letzten Wochen mit Ihren Blutzuckerwerten? Wie zufrieden waren Sie in den letzten Wochen mit der Flexibilität der Diät?) – 11 Dimensionen: z.B. soziale Kontakte, Diätbelastungen, Hypoglykämieangst, Angst vor Insulinanaloga ($.75 < \alpha < .93$)

Messinstrument	Zielgruppe, Items, Dimensionen (interne Konsistenz)
KINDL (Ravens-Siebener, 2003)	− Kinder und Jugendliche im Alter von 4-16 Jahren − 24 Items (z.B. In der letzten Woche habe ich mich krank gefühlt. In der letzten Woche mochte ich mich selbst leiden) − 6 Dimensionen: körperliches Wohlbefinden, psychisches Wohlbefinden, Selbstwert, Familie, Freunde und Funktionsfähigkeit im Alltag ($.63 < \alpha < .84$)
CHIP-CE (Riley et al., 2004)	− Kinder im Alter von 5-12 Jahren − 45 Items (z.B. Wie oft fühlst du dich glücklich? Wie oft hast du Schmerzen, die dich stören?) − 5 Dimensionen: Zufriedenheit, Wohlbefinden (comfort), Belastbarkeit (resilience), Risikovermeidung und Leistung ($.70 < \alpha < .82$)
CHQ-PF50 (Asmussen et al., 2000)	− Kinder im Alter von 5-12 Jahren (aus Sicht der Eltern) − 50 Items (z.B. Wie viel Schmerz hat das Kind gehabt? Wie zufrieden war das Kind bezüglich Freundschaften?) − 12 Subskalen zu kind- und familienbezogenen Gesundheitsbereichen (z.B. physische Funktionsfähigkeit, familiärer Zusammenhalt) ($.65 < \alpha < .96$)
PedsQL (Varni, Seid & Rode, 1999)	− Kinder und Jugendliche im Alter von 8-18 Jahren mit chronischen Erkrankungen − 23 Items (z.B. Es fällt mir schwer, Sport zu machen. Andere Kinder machen sich über mein Aussehen lustig.) − 3 allgemeine Dimensionen (physische, psychische und soziale Funktionsfähigkeit) und 8 störungsspezifische Dimensionen (u.a. Schmerzen, Übelkeit, Angst vor Untersuchungen) ($.59 < \alpha < .86$)

Neben den generischen Skalen wurden auch zahlreiche krankheitsspezifische HRQOL-Messinstrumente entwickelt. Diese Fragebögen sind in der Regel multidimensional und erheben Variablen, die relevant für die Lebenssituation von Menschen mit den spezifischen Erkrankungen sind (Rejeski & Mihalko, 2001). Nach Conn (2009a) sind Krebs, Herzprobleme und Diabetes die drei am häufigsten untersuchten Erkrankungen im Zusammenhang zwischen KSA und HRQOL. Im zweiten Abschnitt von Tabelle 2 wird mit dem *EORTC QLQ C30* (European Organization for Research and Treatment of Cancer Quality of Life Questionnaire-Core 30), dem *MacNew* (MacNew Heart Disease Health-Related Quality of Life Questionnaire) sowie der *DSQOLS* (Diabetes-specific Quality of Life Scale) jeweils exemplarisch ein Instrument für diese Erkrankungen aufgelistet.

Darüber hinaus wurden Erhebungsverfahren speziell für Kinder und Jugendliche konzipiert (dritter Abschnitt in Tabelle 2). In Deutschland ist der KINDL-Fragebogen sehr etabliert. Er berücksichtigt die kindlichen Entwicklungsschritte und liegt als Kiddy-KINDL, Kid-KINDL und Kiddo-KINDL in drei Formen für unterschiedliche Altersklassen vor (4-7 Jahre, 8-12 Jahre bzw. 13-16 Jahre). Der KINDL erfasst die HRQOL bei gesunden oder kranken Kindern und ist durch spezifische Module für unterschiedliche Erkrankungsgruppen erweiterbar. Auch dieses Instrument wurde bereits in verschiedenen Studien verwendet, u.a. in epidemiologischen Studien (z.B. KIGGS) zur Situation von Kindern und Jugendlichen in Deutschland oder in klinischen Studien zur Frage der Auswirkungen von Behandlungsmaßnahmen auf die HRQOL akut und chronisch erkrankter Kinder (Ravens-Siebener, 2003). Ein weiteres Instrument, das zur Erfassung des subjektiven Gesundheitszustandes von Grundschulkindern eingesetzt werden kann, ist der CHIP-CE/CRF (Child Health and Illness Profile-Child Edition/Child Report Form). Elternangaben zur HRQOL der Kinder können mit dem CHIP-CE/PRF (Parent Report Form) herangezogen und anschließend in Beziehung zu den Angaben der Kinder gesetzt werden. In ähnlicher Weise erhebt der CHQ-PF50 (Child Health Questionnaire - Parent Form 50) die HRQOL von 5- bis 12-jährigen Kindern durch die Einschätzungen der Eltern (Asmussen et al., 2000). Bei der Untersuchung junger Patienten mit chronischen Erkrankungen (z.B. Krebs) kann der PedsQL (Pediatric Quality of Life Inventory) eingesetzt werden. Der PedsQL wurde anhand einer Stichprobe entwickelt, die aus Krebspatienten bestand, kann jedoch auch zur Erfassung der HRQOL bei Kindern mit anderen Erkrankungen herangezogen werden (Varni et al., 1999).

3 Evidenzen zum Einfluss körperlich-sportlicher Aktivität auf die gesundheitsbezogene Lebensqualität

Alltagserfahrungen deuten darauf hin, dass regelmäßige KSA sich positiv auf die HRQOL der Menschen auswirkt. Doch lassen sich diese Erfahrungen auch wissenschaftlich belegen? Im Folgenden werden auf Basis einer Literaturrecherche in elektronischen Datenbanken (Academic Search Premier, SportDiscus, PubMed, PsychInfo und Psyndex) mit Schlagwörtern („quality of life', ‚physical activity', ‚exercise', ‚sport', ‚review' und ‚meta-analysis') aktuelle systematische Übersichtsarbeiten zum Einfluss von KSA auf die HRQOL zusammengefasst. Um die Forschungserkenntnisse mit hoher Aussagekraft zu belegen, stehen systematische Reviews oder Meta-Analysen mit hohem *Evidenzgrad* im Zentrum der Betrachtung.

In den Reviews und Einzelstudien wird die Größe der Interventionseffekte mit *statistischen Effektmaßen* dargestellt. In den meisten Fällen wird die Effektstärke *ES* als standardisierte Mittelwertsdifferenz angegeben, die z.B. über Cohens *d* oder Hedges' *g* bestimmt wurde (zur Vereinfachung wird diese Differenzierung hier nicht weiter berücksichtigt). Die *ES* bestimmt den Unterschied zwischen der Interventions- und der Kontrollgruppe unabhängig von der Maßeinheit und Streuung der Ursprungsdaten sowie der Größe der untersuchten Stichprobe. Sie wird zu Interpretationszwecken bezüglich der praktischen Bedeutsamkeit von Veränderungen häufig anhand eher formaler Konventionen hinsichtlich ihrer Größe eingeordnet. Demnach gelten *ES* mit 0.2 als kleine, mit 0.5 als mittlere und mit 0.8 als große Effekte (Cohen, 1992, S. 156).

Die Wirkung der KSA auf die HRQOL unterliegt oft bestimmten Randbedingungen. Daher werden in den Reviews *Moderatorvariablen* analysiert, welche die Größe der Effekte beeinflussen können. Dies ist zum einen aus inhaltlicher Sicht von Interesse, ob bestimmte Details der Zielgruppen (z.b. Alter, Geschlecht, Indikation), der Intervention oder spezifische Aspekte des Settings die Interventionen mehr oder weniger wirksam werden lassen. Für Rejeski und Mihalko (2001) besitzen z.B. das Umfeld, in dem die KSA stattfindet, die Art und Weise mit der Trainingsprogramme durchgeführt und von einem Leiter konzipiert werden sowie der Ausprägungsgrad der KSA (Häufigkeit, Intensität und Dauer) eine große Bedeutung. Aus der Perspektive der Public Health Forschung wäre es z.b. wichtig zu wissen, inwieweit bestimmte Werte oberhalb und unterhalb einer gewissen Grenze bezüglich Intensität, Häufigkeit oder Dauer der KSA keine positiven Effekte auf die HRQOL der Menschen bewirken (Bize et al., 2007; Spirduso & Cronin, 2001). Zum anderen sind untersuchungsmethodische Moderatoren von Interesse, um den Einflüssen des Untersuchungsdesigns auf das Ausmaß der gefundenen Effekte und somit methodischen Artefakten nachzugehen.

Die meisten Befunde zur Wirkung von KSA auf die HRQOL liegen für Erwachsene mit chronischen Erkrankungen vor. Sie geben Aufschluss darüber, inwiefern KSA im Rahmen rehabilitativer/therapeutischer Maßnahmen einen Beitrag zum Erhalt oder zur Steigerung der HRQOL liefern kann (3.1). Darüber hinaus untersuchten einige Reviews die präventive Wirkung der KSA auf die HRQOL (3.2). Während damit für das Erwachsenenalter Befunde mit hohem Evidenzgrad vorliegen, ist der Forschungsstand zum Beitrag der KSA zur HRQOL von Kindern und Jugendlichen deutlich rudimentärer. Ungeachtet dessen werden exemplarisch Einzelstudien angeführt, die dem Zusammenhang im Kindes- und Jugendalter nachgehen (3.3).

3.1 Körperlich-sportliche Aktivität und gesundheitsbezogene Lebensqualität bei chronisch kranken Erwachsenen

Die Forschung hat in den letzten Jahren zahlreiche Meta-Analysen und systematische Reviews vorgelegt, die die KSA-Effekte auf die HRQOL chronisch erkrankter Erwachsener krankheitsübergreifend oder krankheitsspezifisch untersuchen. *Krankheitsübergreifend* (v.a. Herz-Kreislauf-Erkrankungen, Krebs, Diabetes oder Arthritis) untersuchten Conn et al. (2009a) die Auswirkungen von KSA-Interventionen auf die HRQOL bei chronisch kranken Erwachsenen. Die „typischen" Charakteristika der Interventionen waren, dass sie über 12 Wochen durchgeführt wurden und 36 Trainingseinheiten mit 53-minütiger Dauer umfassten (jeweils Medianangaben). Die Meta-Analyse zeigte im Prä-Post-Vergleich, dass sich die HRQOL in der Interventionsgruppe stärker als in der Kontrollgruppe erhöhte (*ES* = .27 vs. *ES* = .06). Darauf aufbauend konnte ein signifikanter, aber kleiner Interventionseffekt von *ES* = .11 berechnet werden. Umgerechnet in ein weiteres statistisches Maß (Common Language Effect Size) bedeutet dies, dass zufällig ausgewählte Personen aus der Interventionsgruppe mit 53%-iger Wahrscheinlichkeit eine höhere HRQOL als eine Person aus der Kontrollgruppe besitzen.

Die durchgeführte Analyse von Moderatorvariablen führte zu keinen weitreichenden Erkenntnissen, die der Praxis Hinweise für die Gestaltung einer möglichst effektiven KSA geben könnten: „Most design and sample attributes were unrelated to intervention effects on quality of life" (Conn et al., 2009a, S. 175). Als nicht-signifikante Moderatoren erwiesen sich u.a. einige programmspezifische Aspekte (Einzel- vs. Gruppenprogramme, Studien mit vs. ohne spezifische Empfehlungen bezüglich der Art und Intensität der auszuführenden KSA). Dagegen waren rein motorische Trainingsprogramme im Vergleich zu Programmen, die zusätzlich oder ausschließlich aus einer edukativen/motivationalen Komponente bestanden, signifikant effektiver (ES = .24 vs. ES = .02)[1]. Bei den methodischen Moderatoren hatte die Frage nach der Randomisierung der Studienteilnehmer überraschenderweise nicht die sonst häufig zu beobachtende moderierende Wirkung, dass Studien mit höherer methodischer Qualität niedrigere Effektstärken aufweisen. Externe Drittmittelfinanzierung und die Publikation der Studienergebnisse erwiesen sich dagegen als bedeutsame Moderatoren. Studien ohne Drittmittel waren im Vergleich zu drittmittelfinanzierten Studien effektiver (ES = .31 vs. ES = .08) und unveröffentlichte Studien zeigten im Vergleich zu publizierten Studien (tendenziell) größere Effektstärken auf (ES = .39 vs. ES = .09). Die Autoren mutmaßen, dass einige der unveröffentlichten oder nicht drittmittelfinanzierten Studien von Studierenden mit hohem persönlichem Engagement durchgeführt wurden und Wissenschaftler ihre unveröffentlichten Arbeiten eher zur Verfügung stellen, wenn die Studien höhere Effekte erzielten.[2]

Die übergreifend gefundenen positiven KSA-Effekte auf die HRQOL erkrankter Erwachsener werden durch Gillison, Skevington, Sato, Standage und Evangelidou (2009) bestätigt. Sie untersuchten die Effekte von v.a. ausdauer- und/oder kraftorientierten Sportaktivitäten mit geringer bis mittlerer Intensität auf die HRQOL. Auf Basis von 35 RCTs mit erkrankten Personen wurde für die allgemeine Dimension der HRQOL ein signifikanter Interventionseffekt gefunden (ES = .27), nicht jedoch für andere HRQOL-Dimensionen (physische Gesundheit, psychisches Wohlbefinden, Selbstständigkeit, soziale Beziehungen). Als wichtige Moderatorvariable erwies sich das Ziel, mit dem das Treatment „Sportaktivität" eingesetzt wurde. Hierzu unterschieden Gillison et al. (2009) aufbauend auf dem Schweregrad der Erkrankung zwischen der „Rehabilitation" (vollständige Wiederherstellung der funktionalen Gesundheit nach weniger schwerwiegender Erkrankung) und dem „Disease Management" (Umgang mit schwerwiegenden Erkrankungen sowie der Vermeidung einer Verschlimmerung der Krankheitsfolgen) (vgl. Sudeck & Schmid, 2012). Während in der

---

[1] Die Aussagekraft dieses Moderators dürfte inhaltlich allerdings nur sehr gering sein, da die edukativen/motivationalen Programme extrem heterogen waren: Sie reichten von einem kurzen motivationalen Input (ohne motorisches Training) bis hin zu langfristigen Sportprogrammen.
[2] Darüber hinaus ist sicher auch in dem Forschungsfeld zum Einfluss von KSA auf HRQOL mit dem generell in der Forschung zu beklagenden ‚publication bias' zu rechnen und damit davon auszugehen, dass tendenziell signifikante Befunde häufiger veröffentlicht werden als nicht signifikante.

Rehabilitation KSA die allgemeine HRQOL moderat steigerte ($ES = .55$), zeigte sich bei Disease Management-Patienten kein nachweisbarer Effekt. Die Autoren betonen darauf aufbauend, dass das Ausmaß der Erkrankung und die Zielsetzung bei der Ausübung der KSA (Verbesserungen des Zustands in der Rehabilitation vs. Aufrechterhaltung der Funktionsfähigkeit im Disease Management) bedeutsame Aspekte bei der Planung einer KSA-Intervention sind und dringend Berücksichtigung erfahren sollten.

Für die Praxis besonders interessant sind die Analysen von Gillison et al. (2009) bzgl. der Bedeutung des Settings und der Trainingsintensität. So erwiesen sich insbesondere bei den Reha-Patienten Gruppentrainingsformen im Vergleich zu Individualprogrammen als effektiver ($ES = .83$ vs. $ES = .29$). Darüber hinaus profitierten die weniger schwer erkrankten Reha-Patienten bzgl. ihrer allgemeinen HRQOL vor allem von einem Training mit geringer Intensität und kaum von einem moderat intensiven Training ($ES = 1.30$ vs. $ES = .05$). Allerdings sollte dieser Befund nur mit großer Vorsicht in eine allgemeine Empfehlung bzgl. der Trainingsintensität überführt werden. Die schwerer erkrankten Patienten mit dem Ziel des Disease Managements profitierten beispielsweise bzgl. der physischen HRQOL-Dimension mehr von moderat intensivem Training ($ES = .57$ vs. $ES = .03$). Für weitergehende Trainingsempfehlungen wäre noch genauer zu untersuchen, welche Trainingsdosierung bei welcher HRQOL-Dimension die größte Effektivität aufweist. Dabei sind der Erkrankungsgrad der Patienten und das damit verbundene Interventionsziel zu berücksichtigen.

Weitere Meta-Analysen untersuchen den Einfluss der KSA auf die HRQOL von Menschen mit spezifischen Erkrankungen. So berechnen Ferrer et al. (2011) die Effekte von KSA auf die HRQOL von *Krebspatienten* und fanden einen (geringen) positiven signifikanten Effekt ($ES = .16$). Weitergehend durchgeführte Moderatoranalysen zeigten, dass bei Studien mit kleineren Stichproben, kürzerer Interventionsdauer und mit angeleiteten Sportprogrammen größere Interventionseffekte gefunden wurden. Besonders effektiv waren darüber hinaus Programme für Brustkrebspatientinnen (vgl. auch Duijts et al., 2011; Tabelle 3).

Interventionen zur Erhöhung der KSA von Patienten mit *kardiologischen Erkrankungen* standen im Mittelpunkt einer Meta-Analyse von Conn et al. (2009b). Die Analyse zeigt, dass die KSA der Versuchsgruppen nach der Intervention gegenüber den Kontrollgruppen deutlich erhöht werden konnte ($ES = .35$). In 16 Studien dieser Meta-Analyse wurde als weitere Outcome-Variable die HRQOL der kardiologischen Patienten betrachtet, und es wurde ein signifikanter Effekt bzgl. der Verbesserung der HRQOL gefunden ($ES = .24$). Einer vergleichbaren Fragestellung gingen Sudeck und Höner (2011) in einer quasi-experimentellen Feldstudie mit 485 kardiologischen Patienten nach. Sie evaluierten die Effekte eines volitionalen Interventionsprogramms, das während eines 3-wöchigen Rehabilitationsaufenthaltes durchgeführt wurde und die Patienten zum Transfer ihrer in der Klinik durchgeführten Sportaktivitäten in den Alltag unterstützte. Das Programm bestand aus sechs Lehrmodulen (z.B.

"Hindernisse regelmäßiger Sportaktivität: Wie bleibe ich trotzdem regelmäßig aktiv?") und wurde von den Sport- und Bewegungstherapeuten der Klinik mit den Patienten in Kleingruppen durchgeführt. Als Outcome-Maß wurde 3 und 12 Monate nach dem stationären Klinikaufenthalt u.a. die HRQOL über die SF36-Skala körperliche Funktionsfähigkeit per Telefoninterview erhoben.

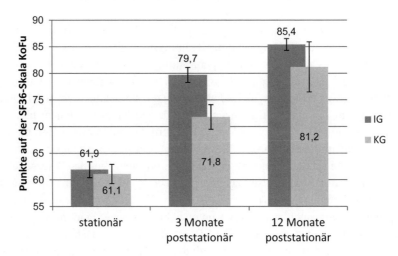

Abbildung 1. *Mittel- und langfristige (3 bzw. 12 Monate nach Klinikentlassung) Effekte (M ± S_e) einer Intervention zur Steigerung der KSA auf die HRQOL-Dimension „Körperliche Funktionsfähigkeit" (KoFu) bei kardiologischen Patienten* (IG = Interventionsgruppe; KG = Kontrollgruppe; vgl. Sudeck & Höner, 2011)

Abbildung 1 zeigt den Verlauf der körperlichen Funktionsfähigkeit über die drei Messzeitpunkte. Diese steigerte sich ausgehend vom Beginn der stationären Behandlung bis zum Zeitpunkt 3 Monate nach Klinikentlassung. Dies zeigte sich sowohl in der Interventionsgruppe als auch in der Kontrollgruppe, welche die 3-wöchige Standardtherapie absolvierte. Die körperliche Funktionsfähigkeit stieg bei der Interventionsgruppe um 7.1 Punkte höher an als bei der Kontrollgruppe. Dieser praktisch durchaus bedeutsame Befund entsprach formal eher kleinen Effektmaßen von ES = .30. Dies ist u.a. darauf zurückzuführen, dass auch die Kontrollgruppe an einer umfangreichen Rehabilitationsmaßnahme teilnahm, die zu deutlichen Steigerungen der körperlichen Funktionsfähigkeit führte (zusätzlich zu dem an sich schon im Durchschnitt zu erwartenden Genesungsprozess nach einer Akutbehandlung eines kardialen Ereignisses). Aus diesem Grund dürfen für eine angemessene Bewertung der Studienergebnisse nicht nur die formalen „Richtwerttabellen" herangezogen werden. Vielmehr müssen in feldnahen Interventionsstudien die Änderungen in den ursprünglichen Skalenwerten berücksichtigt werden (ausführlich: Höner & Sudeck, 2009). So diskutieren Samsa et al. (1999), dass Veränderungen um 3-10 Skalenpunkte im SF-36 (oder im WHOQOL) als klinisch relevant einzustufen sind (Bize et al., 2007).

Dementsprechend kann nicht nur der Erfolg der Standard-Rehabilitation (Steigerung um 10.7 Skalenpunkte in der Kontrollgruppe), sondern auch der durch die volitionale Intervention zur körperlichen Aktivierung resultierende Zugewinn in der körperlichen Funktionsfähigkeit (zusätzliche Steigerung um 7.1 Punkte) als klinisch relevant eingestuft werden. Dieser Vorteil blieb für die Patienten der Versuchsgruppe auch langfristig nach 12 Monaten erhalten, auch wenn er sich auf $ES = .17$ verringerte.

Tabelle 3. *KSA-Effekte auf die HRQOL von erkrankten Erwachsenen* (Zusammenfassung aus aktuellen Meta-Analysen)

Autoren	Studien/Stichprobe	Intervention	Effekt
Conn et al. (2009a)	85 Studien mit 7 291 chronisch erkrankten Erwachsenen (Median = 61 Jahre)	Erhöhung der KSA	$ES = .11$
Gillison et al. (2009)	35 RCTs mit erkrankten Personen (Rehabilitation, Disease Management)	Aerobes- und/oder Krafttraining in verschiedenen Intensitäten	$ES = .27$
Ferrer et al. (2011)	78 Studien mit 3 629 Krebspatienten ($M = 55$ Jahre)	Erhöhung der KSA	$ES = .16$
Duijts et al. (2011)	17 Studien mit Brustkrebs-Patientinnen	Erhöhung der KSA	$ES = .29$
Conn et al. (2009b)	79 Studien mit 11 877 kardiologischen Patienten (Median = 59 Jahre)	Erhöhung der KSA	$ES = .24$

Zusammenfassend ist für die Analyse von KSA-Effekten bei chronisch erkrankten Erwachsenen festzuhalten, dass die positiven Effekte von KSA auf die allgemeine HRQOL für diese Zielgruppe – in der Gesamtschau, jedoch nicht für jeden Einzelfall betrachtet – als wissenschaftlich fundiert einzustufen sind. Wie die in Tabelle 3 aufgelisteten zentralen Ergebnisse der hier diskutierten Meta-Analysen zeigen, sind die Effekte konsistent positiv. Auch wenn die Effekte formal eher als klein einzustufen sind ($ES = .11$ bis $.29$), zeigen Betrachtungen der Veränderungen in den HRQOL-Diagnostiken von Einzelstudien (Abbildung 1), dass die KSA zu durchaus klinisch bedeutsamen Veränderungen führen kann. Bezüglich der Bedeutung von Moderatoren sind Schlussfolgerungen angesichts der heterogenen Ergebnisse nur mit großer Vorsicht zu ziehen. Während bei Conn et al. (2009a) für die Praxis nur schwer interpretierbare v.a. untersuchungsmethodische Moderatoren ermittelt wurden, finden sich bei Gillison et al. (2009) erste Hinweise auf besonders effektive Maßnahmen (Gruppentrainingsformen mit geringen Intensitäten in der Rehabilitation). Diese bedürfen jedoch einer konkreten Überprüfung, bevor sie verlässlich als Empfehlungen für die Praxis ausgesprochen werden können.

3.2 Körperlich-sportliche Aktivität und die gesundheitsbezogene Lebensqualität bei gesunden Erwachsenen

Neben zahlreichen Studien zum (rehabilitativen) Einfluss von KSA auf die HRQOL bei erkrankten Personen hat die Forschung auch Studien zur (präventiven) Wirkung der KSA auf die HRQOL bei gesunden Erwachsenen vorgelegt. Dabei ist zu berücksichtigen, dass sich die mit der KSA verfolgten Ziele im Bereich der Rehabilitation und Prävention unterscheiden können. Gleiches gilt für diverse Personengruppen innerhalb der „Gesunden". Nach Spirduso und Cronin (2001) möchten z.b. jüngere Erwachsene durch vermehrte KSA häufig chronischen Erkrankungen wie Herz-Kreislauf-Erkrankungen, Krebs und Diabetes vorbeugen. Dagegen verfolgen ältere Erwachsene andere Ziele: KSA soll die psychische Gesundheit und die Mobilität weitgehend aufrechterhalten sowie Verzögerung von Alternsprozessen bewirken.

Den Einfluss von KSA auf die HRQOL bei *älteren Erwachsenen* betrachten Kelley, Kelley, Hootman und Jones (2009) in ihrer Meta-Analyse. Insgesamt werden elf RCTs analysiert, in denen die HRQOL von älteren Erwachsenen (Durchschnittsalter 72 Jahre) mit dem SF-36 untersucht wurde. Die Ergebnisse zeigten, dass die Interventionen zu einer kleinen bis moderaten Erhöhung der Dimension körperliche Funktionsfähigkeit führten ($ES = 0.41$). Das Geschlecht und die Art der KSA hatten keinen Einfluss auf die Interventionseffekte. Dagegen erwiesen sich das Ausgangsniveau, das Alter und die Intensität der KSA als signifikante Moderatoren: Personen, die zu Beginn der Intervention niedrigere Werte in der Dimension allgemeine Gesundheitswahrnehmung aufwiesen, profitierten am meisten von den Trainingsprogrammen. Ältere Teilnehmer zeigten die kleinsten Verbesserungen bei den Dimensionen körperliche Rollenfunktion und Schmerz. Schließlich deuten die untersuchten Studien darauf hin, dass Aktivitätsprogramme mit geringer Intensität zu größeren Verbesserungen in der Dimension Schmerz führen.

Die bereits im Abschnitt 3.1 erwähnte Meta-Analyse von Gillison et al. (2009) untersuchte auch RCTs mit gesunden Probandengruppen, die präventiv KSA betrieben. Dabei zeigten sich geringfügige (nicht signifikante) Verbesserungen der allgemeinen HRQOL bei gesunden Erwachsenen durch Sportaktivitäten ($ES = .11$). Lediglich für die physische und psychologische Dimension ergaben sich mit $ES = .22$ bzw. $ES = .21$ signifikante Interventionseffekte. Weitergehend wurde untersucht, welchen moderierenden Einfluss die Art und Intensität des Trainings auf verschiedene Dimensionen der HRQOL besitzen. Aktivitäten mit geringen Intensitäten erzielten im Vergleich zu moderat intensiven Aktivitäten höhere Veränderungen in der allgemeinen HRQOL ($ES = .63$ vs. $ES = -0.04$), dagegen führten moderat intensive körperliche Aktivitäten zu höheren Effekten auf der physischen Dimension ($ES = .63$ vs. $ES = .29$).

Ein systematischer Review von Bize, Johnson und Plotnikoff (2007) präsentiert 14 Studien (7 Querschnittstudien, 6 Kohorten- oder RCT-Studien sowie 1 gemischt quer-/längsschnittliche Studie), um den querschnittlichen Zusammenhang und den kausalen Einfluss von KSA auf die HRQOL zu untersuchen. Die Querschnittstudien lieferten durchgehend positive Zusammenhänge zwischen der selbstberichteten KSA und der HRQOL. So zeigte z.B. die mit 175 850 Teilnehmern größte Studie von Brown (2003), dass inaktive Personen (keine KSA) im Vergleich zu moderat aktiven Personen ($\geq$ 30 Minuten KSA an $\geq$ 5 Tagen pro Woche) sich mit mehr als doppelt so hoher Wahrscheinlichkeit im vergangenen Monat an mindestens 14 Tagen „ungesund" fühlten. Die Gegenüberstellung der Studiendesigns in dem Review von Bize et al. (2007) zeigt zudem, dass die Effekte in Längsschnitt- und Interventionsstudien deutlich geringer ausfallen. Sie bieten nur vereinzelt oder tendenziell Belege für einen positiven Effekt der KSA auf die HRQOL. Zum Beispiel sind die Ergebnisse aus der Panelstudie (3 Jahre; 3 891 gesunde Erwachsene) von Tessier et al. (2007) eher ernüchternd. Eine Stunde zusätzliche moderate KSA führte in den diversen HRQOL-Dimensionen nur zu sehr geringfügigen Steigerungen. Die Autoren folgern daraus, dass eine vermehrte KSA nicht zu einer bedeutenden Erhöhung der HRQOL beiträgt. Ermutigender sind dagegen die Ergebnisse von Brand, Schlicht, Grossmann und Duhnsen (2006). In ihrem RCT untersuchten sie die Effekte von 26 Sporteinheiten im Rahmen einer 13-wöchigen betrieblichen Gesundheitsförderung (110 Angestellte; 36-45 Jahre). Die Interventionsgruppe wies im Vergleich zur Kontrollgruppe in der WHOQOL-BREF Skala eine um 7.3 Punkte deutlichere Steigerung der HRQOL auf (signifikanter Interventionseffekt $\eta^2 = .13$). Dies ist in Anlehnung an Samsa et al. (1999) als ein relevanter Zugewinn einzustufen. 3 Monate nach dem Gesundheitsförderungsprogramm wurde die Interventionsgruppe ein weiteres Mal befragt. Die HRQOL von weiterhin regelmäßig körperlich aktiven Personen blieb stabil. Anders war dies bei den Inaktiven, die eine Verschlechterung der gesundheitsbezogenen Lebensqualität verzeichneten.

Zusammenfassend kann festgestellt werden, dass – auch wenn weniger eindeutig als bei den Erwachsenen mit chronischen Erkrankungen – die zwei vorgestellten Meta-Analysen und das systematische Review von Bize et al. (2007) den signifikanten positiven Einfluss von KSA auf einzelne HRQOL-Dimensionen belegen (Tabelle 4). Darüber hinaus ist angesichts der Ergebnisse von Brand et al. (2006) bei zeitlich befristeten Programmen auf die Nachhaltigkeit zu achten. Menschen müssen dauerhaft und regelmäßig KSA ausüben, um von den positiven Effekten profitieren zu können. Bezüglich möglicher Moderatoren bleibt die Forschungslage unklar. Erste vorsichtige Interpretationen lassen den Schluss zu, dass das Geschlecht und die Art der KSA keinen Einfluss haben, Personen mit niedrigem Gesundheitsstatus mehr profitieren können, ältere Menschen es schwerer haben über KSA in den Dimensionen körperliche Rollenfunktion und Schmerz Verbesserungen zu erzielen sowie Aktivitätsprogramme mit geringer Intensität in der Regel für die Erwachsenenbevölkerung günstiger erscheinen (mit Ausnahme der physischen Dimension, bei der moderate Aktivitäten effektiver waren). In ähnlicher Weise empfehlen Rejeski und Mihalko (2001) für ältere Menschen täglich durchgeführte Aktivitätseinheiten mit niedriger bis moderater Intensität anstelle dreimal wöchentlich durchgeführten intensiven Einheiten. Dagegen kommen Spirduso und Cronin (2001) zu ersten Annahmen, dass die Intensität der KSA bei älteren Erwachsenen keine ausschlaggebende Rolle spielt. Der Einfluss der Intensität kann damit nicht abschließend beurteilt werden, zumal davon auszugehen ist, dass unterschiedliche Intensitäten der KSA unterschiedliche HRQOL-Dimensionen beeinflussen können (z.B. Rennemark et al., 2009).

Tabelle 4. *KSA-Effekte auf die HRQOL von gesunden Erwachsenen (Zusammenfassung aus aktuellen Übersichtsarbeiten)*

Autoren	Studien/Stichprobe	Intervention	Effekt
Kelley et al. (2009)	11 RCTs mit 617 älteren Erwachsenen (M = 72 Jahre)	v.a. aerobes Training und/oder Krafttraining in diversen Intensitäten	ES = .41 (KoFu)
Gillison et al. (2009)	11 RCTs mit gesunden Personen (Prävention)	v.a. aerobes Training und/oder Krafttraining in diversen Intensitäten	ES = .11 (n.s.) (HRQOL) ES = .22 (Phys. Gesundheit) ES = .20 (Wohlbefinden)
Bize et al. (2007)	14 Studien mit unterschiedlichen Designs mit gesunden Personen (15-65 Jahre)	Förderung der KSA	r = .18 bis .30 (Quer- bzw. Längsschnitt) positive Tendenzen (Kohortenstudien, RCTs)

3.3 Körperlich-sportliche Aktivität und gesundheitsbezogene Lebensqualität von Kindern und Jugendlichen

Die HRQOL ist nicht nur für das Erwachsenenalter, sondern auch für das Kindes- und Jugendalter von enormer Bedeutung. Sie stellt einen wichtigen Faktor der individuellen Persönlichkeitsentwicklung dar, da sie z.B. mit der HRQOL im Erwachsenenalter sowie mit diversen Facetten der körperlichen Gesundheit, der Selbsteinschätzung und der Schulleistungen im Kindes- und Jugendalter korreliert (vgl. Sánchez-López et al., 2009). Angesichts des häufig festgestellten Bewegungsmangels im Kindes- und Jugendalter ist daher von großer Bedeutung, den Einfluss von KSA auf die HRQOL in dieser Lebensphase zu untersuchen. Leider liegen diesbezüglich nur Erkenntnisse aus Einzelstudien vor (für die in diesen Studien verwendeten HRQOL-Diagnostiken bei Kindern und Jugendlichen vgl. Tabelle 2).

In einer Querschnittstudie untersuchten Sánchez-López et al. (2009) die HRQOL von 1 073 Schulkindern aus 20 spanischen Schulen im Alter von 11-13 Jahren mit dem CHIP-CE. Die sportliche Aktivität wurde mit Hilfe von zwei einzelnen Items zur Aktivität in den letzten 4 Wochen erfragt („How often did you play active games or sports? How often did you run hard to play or do sports?"). Die Studie zeigte, dass die Werte der HRQOL bei sportlich Aktiven im Vergleich zu weniger aktiven Schülern in vier der fünf Dimensionen deutlich positiver ausfallen. Eine Ausnahme bildete die Risikovermeidung, die bei sportlich aktiven Kindern niedriger ausgeprägt war, was als spezifischer negativer Effekt der KSA auf die HRQOL interpretiert werden kann. Abbildung 2 veranschaulicht dieses Ergebnismuster und zeigt zudem, dass Mädchen im Vergleich zu Jungs mehr von einem aktiven Lebensstil profitieren.

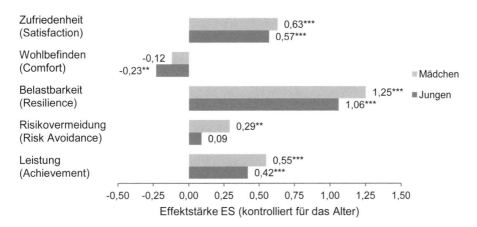

*p < 0.05, **p < 0.01, ***p < 0.001

Abbildung 2. *HRQOL-Unterschiede (ES) in den 5 Dimensionen des CHIP-CE zwischen aktiven und weniger aktiven Schülerinnen und Schülern in der Querschnittstudie von Sánchez-López et al. (2009)*

Eine englische Querschnittsstudie von Boyle, Jones und Walters (2010) untersuchte 1 771 Schüler im Alter von 11-15 Jahren. Zur Erfassung der KSA wurde der Western Australian Child and Adolescent Physical Activity and Nutrition Survey (CAPANS) eingesetzt. Dabei wurden die Schüler gebeten, Aktivitäten anzugeben, welche sie normalerweise im Verlauf 1 Woche ausüben (inkl. Häufigkeit und Dauer der KSA). Die HRQOL wurde mit dem PedsQL und dem EQ-5D erfasst. Die Auswertungen ergaben keine signifikanten Unterschiede zwischen aktiven und inaktiven Schülern bezüglich der HRQOL. Lediglich in der Visuellen Analog Skala (VAS) des EQ-5D zeigten sich sehr kleine signifikante Unterschiede zu Gunsten der aktiven Schüler. Der Zusammenhang zwischen KSA und HRQOL (wie auch der Zusammenhang zwischen HRQOL und BMI) war ebenfalls sehr niedrig ($r < .20$), so dass auch hier die praktische Bedeutsamkeit dieses Zusammenhangs fraglich bleibt.

Im Rahmen der deutschen KiGGS-Studie wurden 2 291 Jugendliche im Alter von 11-17 Jahren querschnittlich bezüglich des Zusammenhangs zwischen KSA und körperlichen und psychosozialen Gesundheitsressourcen bzw. gesundheitlichen Defiziten untersucht. Die Ergebnisse zeigen eine signifikant positive Beziehung zwischen der KSA und den gemessenen Gesundheitsressourcen der Jugendlichen (hier sportmotorische Leistungsfähigkeit, körperliches Wohlbefinden, protektive Faktoren und soziale Unterstützung). Der Zusammenhang zwischen KSA und körperlichem Wohlbefinden (*ES* = .14) liefert erste Hinweise auf eine positive Wirkung der KSA auf die körperliche Subdimension der HRQOL. Deutlich kleinere Zusammenhänge bestehen zwischen der KSA und gesundheitlichen Defiziten wie BMI, Hautfaltendicke, Cholesterin, psychosomatischen Schmerzen und emotionalen Problemen. Aktive Jugendliche leiden im Vergleich zu weniger Aktiven jedoch häufiger unter Muskelschmerzen (Tittlbach et al., 2011).

Eine der wenigen Interventionsstudien führten Hartmann, Zahner, Pühse, Puder und Kriemler (2010) mit 242 Erst- und 298 Fünftklässlern aus 15 Schulen in der Schweiz durch. Die Schulen wurden randomisiert einer Interventions- und Kontrollgruppe zugeordnet. Das Interventionsprogramm bestand aus täglichem Sportunterricht, der in der Interventionsgruppe dreimal von den Klassenlehrern und zweimal von ausgebildeten Sportlehrern durchgeführt wurde. Weitere Interventionskomponenten waren kurze Aktivitätspausen im normalen Unterricht, Hausaufgaben im Sportunterricht und ein bewegungsfördernder Schulhof. Die Kontrollgruppe führte den regulären Sportunterricht durch (3 Einheiten/Woche). Die HRQOL wurde mit dem CHQ-PF50 erhoben. Die Analyse der Interventionseffekte zeigte bei den Fünftklässlern keine Signifikanzen. Bei Erstklässlern hatte die Intervention nur in der psychosozialen, nicht aber in der physischen HRQOL-Dimension einen signifikanten Effekt (*ES* = .32). Dieser war allerdings hauptsächlich auf eine Verringerung der psychosozialen Lebensqualität in der Kontrollgruppe zurückzuführen. Eine genauere Betrachtung der Untergruppen ergab, dass die psychosozialen Interventionseffekte bei Erstklässlern besonders bei Übergewichtigen (*ES* = .45) und bei städtischen Kindern (*ES* = .38) auftraten. Für die ausgebliebenen Effekte bzgl. der physischen HRQOL-Dimension sind möglicherweise Decken- bzw. Bodeneffekte verantwortlich, da die Schüler bereits vor der Intervention kaum physische Beeinträchtigungen aufwiesen.

Zusammenfassend ist damit für das Kinder- und Jugendalter die Befundlage sehr heterogen und aufgrund des Querschnittsdesigns einiger Studien mit Vorsicht zu interpretieren. Während in den Studien von Sánchez-López et al. (2009) und Tittlbach et al. (2011) durchaus beachtenswerte Effekte gefunden werden konnten (insbesondere bei Mädchen und in einigen Dimensionen mit *ES* > .50, vgl. Abbildung 2), ergaben sich in der Studie von Boyle et al. (2010) mehrheitlich keine Unterschiede zwischen aktiven und inaktiven Schülern. Die Interventionsstudie von Hartmann et al. (2010) konnte nur für Subgruppen (kleine bis mittlere) Effekte aufzeigen. Anders als im Erwachsenenalter müssen die positiven Auswirkungen von KSA auf die HRQOL auf Basis der hier angeführten Studien als noch nicht ausreichend empirisch fundiert eingestuft werden.

4 Diskussion

Angesichts des vermehrten Aufkommens chronischer Erkrankungen sowie der steigenden Lebensdauer ist die Förderung der gesundheitsbezogenen Lebensqualität (HRQOL) von großer Relevanz für diverse Wissenschaftsdisziplinen. Aus dem Blickwinkel der Sportwissenschaft stellt sich die Frage, welche Effekte regelmäßige körperlich-sportliche Aktivität (KSA) auf die HRQOL eines Menschen hat. Bezüglich dieser Frage wurde nach einer kurzen begrifflichen Einordnung eine Übersicht über Messinstrumente sowie über empirische Evidenzen der Beeinflussung der HRQOL durch KSA erstellt. Deutlich wurde dabei, dass die Wirkung von KSA auf die HRQOL der betrachteten Zielgruppen (erkrankte Erwachsene, gesunde Erwachsene, Kinder und Jugendliche) unterschiedlich intensiv erforscht wurde. Für die Erwachsenen liegen bereits bei diversen Indikationen (v.a. Krebs) einige Meta-Analysen zur Wirkung von KSA auf die HRQOL vor. Für die Zielgruppe von Kindern und Jugendlichen konnten nur Einzelstudien (häufig nur mit Querschnittsdesign) gefunden werden. Ein deutlicher Forschungsbedarf besteht demnach hinsichtlich Studien, welche die präventiven Wirkungen der KSA (insbesondere bei Kindern und Jugendlichen) untersuchen und nicht nur die rehabilitativen Wirkungen bei Erwachsenen betrachten.

Für ein differenziertes Fazit bezüglich der Wirkung von KSA auf die HRQOL gilt es drei Fragen nachzugehen, die für die Evidenzbasierung von Maßnahmen der gesundheitsorientierten Verhaltensänderungen von zentraler Bedeutung sind (Michie & Abraham, 2004): Lassen sich überhaupt Effekte der Förderung von KSA auf Zielparameter wie der HRQOL nachweisen? Welches Ausmaß haben ggf. diese Effekte und wie kommen sie zustande?

Die in den Tabellen 3 und 4 aufgelisteten Reviews belegen, dass sich durchaus *signifikant positive KSA-Effekte* auf die HRQL nachweisen lassen. Insbesondere für kranke Erwachsene können die wohl aussagekräftigsten Meta-Analysen von Conn et al. (2009a) und Gillison et al. (2009) (übergreifend für chronische Erkrankungen) sowie Ferrer et al. (2011) und Conn et al. (2009b) (für onkologische bzw. kardiologische Patienten) eine Evidenzbasierung der KSA-Effekte bieten. Bezüglich der zweiten Frage zum *Ausmaß der Interventionswirkung* liegen die gefundenen Effekte der KSA auf die HRQOL von Erwachsenen in der Regel zwischen $ES = .11$ und $ES = .29$ und sind damit formal zunächst als gering einzustufen. Die niedrigen Effektstärken lassen sich u.a. damit begründen, dass HRQOL ein komplexes Konstrukt ist, das von zahlreichen Faktoren beeinflusst wird. Somit kann die KSA immer nur ein Faktor unter vielen sein. Darüber hinaus bleibt unklar, wie groß statistische Effekte sein müssen, um eine (klinische) Bedeutsamkeit bei gesunden oder chronisch kranken Personen zu erlangen (Conn et al., 2009a). Die Interventionen in den Studien von Brand et al. (2006) sowie Sudeck und Höner (2011) führten z.B. durchaus zu relevanten Veränderungen in den Punkteskalen der HRQOL-Diagnostiken.

In den vorgestellten Übersichtsarbeiten werden einige *Moderatorvariablen* herangezogen, um ein besseres Verständnis des Ausmaßes des Einflusses von KSA auf HRQOL zu erhalten. Neben untersuchungsmethodischen (vgl. Abschnitt 3.1) sind inhaltliche Moderatoren von Interesse, die (zielgruppenspezifische) Hinweise für die Gestaltung von Trainingsprogrammen geben können. Durch die heterogene Befundlage ist es jedoch schwierig, klare Empfehlungen an die Praxis heranzutragen. Offensichtlich ist jedoch, dass bei erwachsenen Menschen im Bereich der Rehabilitation besonders günstige KSA-Wirkungen auf die HRQOL zu erwarten sind. Hierfür sprechen insbesondere die von Gillison et al. (2009) gefundenen Effekte für die Teilstichprobe der Rehabilitation (*ES* = .55). Darüber hinaus ist für diese Menschen in der Regel ein Training mit geringeren Intensitäten zu empfehlen. Über diese vorsichtigen Aussagen hinausgehend sind die Befunde bzgl. der Wirkung der Moderatoren wie z.B. verschiedene Altersgruppen und Gesundheitszustände in der komplexen Beziehung zwischen KSA und HRQOL noch unklar. In Zukunft gilt es diese Moderatoren noch differenzierter zu untersuchen (vgl. auch Berger & Tobar, 2007).

Während Moderatoren Informationen bieten, wann KSA-Effekte auf die HRQOL besonders deutlich auftreten, erklären Mediatoren, *wie diese Effekte zustande kommen* (dritte Frage) und beschreiben damit die Wirkmechanismen. Mediatoranalysen werden in der Interventionsforschung als wichtige Basis angesehen, um perspektivisch die Wirkung von Interventionen steigern zu können (vgl. Bauman et al., 2002; Michie & Abraham, 2004). Obwohl zahlreiche Studien Evidenzen zur Wirkung der KSA auf die HRQOL liefern, gibt es nur wenige Versuche, die dahinter stehenden Mechanismen zu untersuchen. McAuley et al. (2008) überprüfen in ihrer Studie die Rolle der Selbstwirksamkeit in der Beziehung zwischen KSA und HRQOL bei älteren Frauen. Sie stützen die Hypothese, dass Selbstwirksamkeit die Beziehung zwischen KSA und HRQOL verstärkt. Rejeski und Mihalko (2001) diskutieren mögliche Mediatorvariablen, die den positiven Einfluss von KSA auf die HRQOL im höheren Erwachsenenalter begründen. Sie betonen die Wichtigkeit der Entwicklung eines Selbstbilds als aktive Person. Dadurch steigt die Wahrscheinlichkeit, persönliche Trainingsziele zu formulieren und zu verfolgen. Positive Verstärkung und Lob durch dritte Personen sowie das Erreichen der gesetzten Ziele führen anschließend zu einer höheren Selbstwirksamkeit und stärkeren Kontrollüberzeugungen bezüglich des eigenen Verhaltens in Zusammenhang mit KSA. Diese psychologischen Mechanismen dienen als Mediatorvariablen und führen in einem weiteren Schritt zu einer positiver empfundenen HRQOL. Der Prozess kann durch positive Emotionen wie Freude und Spaß während der Aktivität weiter gefördert werden.

Für die Zukunft müsste – um differenzierter den Moderatoren und Mediatoren nachgehen zu können – zunächst deutlich detaillierter als in der Vergangenheit hinterfragt werden, welche *theoretischen Annahmen* hinter dem Zusammenhang zwischen KSA und HRQOL liegen. Sehr störend bei der Suche nach theoretischen Erklärungen für die Wirkung von KSA wirken sich die häufig allumfassenden, aber ungenauen Konzeptionalisierungen der KSA und der HRQOL aus. Mit Bezug auf

John E. Ware – der als Projektleiter bei der Entwicklung und Operationalisierung der HRQOL durch den SF-36 im Rahmen der Medical Outcome Study (MOS) maßgeblich beteiligt war – führt Radoschewski (2000, S. 170) an, dass „Lebensqualität zumindest in der Medical-Outcome-Forschung anfangs lediglich als ‚alternativer Sammelbegriff und Kürzel' gedacht war, sich dann aber zunehmend zu einer Art terminologischem Selbstläufer entwickelte, der selbst ein Theoriegebäude fordert". Wohl auch aufgrund dieser „Sammelfunktion" werden in Interventionsstudien häufig die multidimensionalen Messinstrumente zur HRQOL-Erfassung eingesetzt, ohne kritisch zu reflektieren, welche Effekte durch KSA erzielt werden können. Es ist beispielsweise fraglich, warum ein zuhause durchgeführtes Ergometertraining einen Einfluss auf die soziale Dimension der Lebensqualität haben sollte. Folglich kann nicht verwundern, wenn bei Anwendung einer empirischen „Schrotschussmethode", bei der ohne theoretische Vorklärung sämtliche Dimensionen der HRQOL analysiert werden, häufig wenig konsistente Interventionseffekte gefunden werden können.

Verstärkt werden diese Inkonsistenzen dadurch, dass in sekundäranalytischen Meta-Analysen notwendigerweise relativ grobe Kategorienbildungen vorgenommen werden, um die einzelnen Interventionsstudien miteinander integrieren zu können. Dies führt zu einer sehr groben Betrachtung der KSA und seiner möglichen Spezifika (v.a. Art, Intensität, Dauer) und der jeweiligen Zielgruppen. Neben der weiteren Eingrenzung und Präzisierung der HRQOL dürfte daher besonders für die Sportwissenschaft von Interesse sein, welche spezifischen Wirkungen von sportlicher Aktivität (z.B. regelmäßiges Joggen oder Fußballspielen) auf die jeweiligen HRQOL-Dimensionen im Vergleich zur allgemeinen körperlichen Aktivität (z.B. Haushaltsaktivitäten oder Gartenarbeit) theoretisch begründet zu erwarten sind. Hierzu bedarf es weiterer kontrollierter Studien, in denen die Moderatoren und Mediatoren primäranalytisch getestet werden.

5 Literatur

Aaronson, N., Ahmedzai, S., Bergma, B., Bullinger, M., Cull, A., Duez, N.J. et al. (1993). The European Organization for Research and treatment of Cancer QLQ-C30: A quality of life instrument for use in international clinical trials in oncology. *Journal of the National Cancer Institute, 85*, 365-376.

Angermeyer, M., Kilian, R. & Matschinger, H. (2000). *WHOQOL-100 und WHOQOL-BREF. Handbuch für die deutsche Version der WHO Instrumente zur Erfassung von Lebensqualität.* Göttingen: Hogrefe.

Asmussen, L., Olson, L., Grant, E., Landgraf, J., Fagan, J. & Weiss, K. (2000). Use of the child health questionnaire in a sample of moderate and low-income inner-city children with asthma. *American journal of respiratory and critical care medicine, 162*, 1215.

Bauman, A.E., Sallis, J.F., Dzewaltowski, D.A. & Owen, N. (2002). Toward a better understanding of the influences on physical activity. The role of determinants, correlates, causal variables, mediators, moderators, and confounders. *American Journal of Preventive Medicine, 23*, 5-14.

Berger, B., Pargman, D. & Weinberg, R.S. (2007). *Foundations of exercise psychology* (2nd ed.). Morgantown, WV: Fitness Information Technology.

Berger, B. & Tobar, D.A. (2007). Physical activity and quality of life. In G. Tenenbaum, R. Eklund & R. Singer (Eds.), *Handbook of sport psychology* (pp. 598-620). New Jersey: Wiley.

Bize, R., Johnson, J.A. & Plotnikoff, R.C. (2007). Physical activity level and health-related quality of life in the general adult population: A systematic review. *Preventive Medicine, 45*, 401-415.
Bott, U., Mühlhauser, I., Overmann, H. & Berger, M. (1998). Validation of a diabetes-specific quality-of-life scale for patients with typ 1 diabetes. *Diabetes Care, 21*, 757-769.
Boyle, S.E., Jones, G.L. & Walters, S.J. (2010). Physical activity, quality of life, weight status and diet in adolescents. *Quality of Life Research: An International Journal of Quality of Life Aspects of Treatment, Care & Rehabilitation, 19*, 943-954.
Brand, R., Schlicht, W., Grossmann, K. & Duhnsen, R. (2006). Effects of a physical exercise intervention on employees' perceptions of quality of life: A randomized controlled trial. *Sozial- und Präventivmedizin/Social and Preventive Medicine, 51*, 14-23.
Brown, D.W., Balluz, L.S., Heath, G.W., Moriarty, D.G., Ford, E.S., Giles, W.H. et al. (2003). Associations between recommended levels of physical activity and health-related quality of life: Findings from the 2001 Behavioral Risk Factor Surveillance System (BRFSS) survey. *Preventive Medicine, 37*, 520-528.
Bullinger, M. & Kirchberger, I. (1998). *SF-36. Fragebogen zum Gesundheitszustand. Handanweisung.* Göttingen: Hogrefe.
Cohen, J. (1992). A power primer. *Psychological Bulletin, 112*, 155-159.
Conn, V.S., Hafdahl, A.R. & Brown, L.M. (2009a). Meta-analysis of quality-of-life outcomes from physical activity interventions. *Nursing Research, 58*, 175-183.
Conn, V.S., Hafdahl, A., Moore, S., Nielsen, P. & Brown, L. (2009b). Meta-analysis of interventions to increase physical activity among cardiac subjects. *International journal of cardiology, 133*, 307-320.
Duijts, S., Faber, M., Oldenburg, H., van Beurden, M. & Aaronson, N. (2011). Effectiveness of behavioral techniques and physical exercise on psychosocial functioning and health-related quality of life in breast cancer patients and survivors-a meta-analysis. *Psycho-Oncology, 20*, 115-126.
Ferrer, R., Huedo-Medina, T., Johnson, B., Ryan, S. & Pescatello, L. (2011). Exercise interventions for cancer survivors: A meta-analysis of quality of life outcomes. *Annals of Behavioral Medicine, 41*, 32-47.
Frank-Stromborg, M. & Olsen, S.J. (2004). *Instruments for clinical health-care research.* Sudbury: Jones & Bartlett Learning.
Gillison, F.B., Skevington, S.M., Sato, A., Standage, M. & Evangelidou, S. (2009). The effects of exercise interventions on quality of life in clinical and healthy populations: A meta-analysis. *Social Science & Medicine, 68*, 1700-1710.
Hartmann, T., Zahner, L., Pühse, U., Puder, J.J. & Kriemler, S. (2010). Effects of a school-based physical activity program on physical and psychosocial quality of life in elementary school children: A cluster-randomized trial. *Pediatric Exercise Science, 22*, 511-522.
Herdman, M., Rajmil, L., Ravens-Sieberer, U., Bullinger, M., Power, M. & Alonso, J. (2002). Expert consensus in the development of a European health-related quality of life measure for children and adolescents: A Delphi study. *Acta Paediatrica, 91*, 1385-1391.
Höfer, S., Benzer, W., Brandt, D., Laimer, H., Schmid, P., Bernardo, A. et al. (2004). MacNew Heart Disease Lebensqualitätsfragebogen nach Herzinfarkt: Die deutsche Version. *Zeitschrift für Klinische Psychologie und Psychotherapie, 33*, 270-280.
Höner, O. & Sudeck, G. (2009). *Förderung von Sport- und Bewegungsaktivitäten: Evaluation eines Interventionsprogramms in der kardiologischen Rehabilitation.* Niedernhausen: Schors.
Kelley, G.A., Kelley, K.S., Hootman, J.M. & Jones, D.L. (2009). Exercise and health-related quality of life in older community-dwelling adults: A meta-analysis of randomized controlled trials. *Journal of Applied Gerontology, 28*, 369-394.
Lindström, B. (1992). Quality of life: A model for evaluating Health for all. *Sozial- und Präventivmedizin/Social and Preventive Medicine, 37*, 301-306.
McAuley, E., Doerksen, S., Morris, K., Motl, R., Hu, L., Wójcicki, T. et al. (2008). Pathways from Physical Activity to Quality of Life in Older Women. *Annals of Behavioral Medicine, 36*, 13-20.
Michie, S. & Abraham, C. (2004). Interventions to change health behaviours: evidence-based or evidence-inspired? *Psychology & Health, 19*, 29-49.
Pigou, A.C. (1952). *The economics of welfare*: Transaction Publishers.

Rabin, R. & Charro, F. (2001). EQ-5D: A measure of health status from the EuroQol Group. *Annals of Medicine, 33*, 337-343.

Radoschewski, M. (2000). Gesundheitsbezogene Lebensqualität – Konzepte und Maße. *Bundesgesundheitsblatt – Gesundheitsforschung – Gesundheitsschutz, 43*, 165-189.

Ravens-Siebener, U. (2003). Der Kindl-R-Fragebogen zur Erfassung der gesundheitsbezogenen Lebensqualität bei Kindern und Jugendlichen – Revidierte Form. In J. Schumacher & E. Brähler (Hrsg.), *Diagnostische Verfahren zu Lebensqualität und Wohlbefinden* (S. 184-188). Göttingen: Hogrefe.

Rejeski, W.J. & Mihalko, S.L. (2001). Physical activity and quality of life in older adults. *Journals of Gerontology Series a-Biological Sciences and Medical Sciences, 56*, 23-35.

Rennemark, M., Lindwall, M., Halling, A. & Berglund, J. (2009). Relationships between physical activity and perceived qualities of life in old age: Results of the SNAC study. *Aging & Mental Health, 13*, 1-8.

Riley, A.W., Forrest, C.B., Rebok, G.W., Starfield, B., Green, B.F., Robertson, J.A. et al. (2004). The child report form of the CHIP-Child Edition: Reliability and validity. *Medical Care, 42*, 221-231.

Samsa, G., Edelman, D., Rothman, M.L., Williams, G.R., Lipscomb, J. & Matchar, D. (1999). Determining clinically important differences in health status measures: A general approach with illustration to the Health Utilities Index Mark II. *Pharmacoeconomics, 15*, 141-155.

Sánchez-López, M., Salcedo-Aguilar, F., Solera-Martínez, M., Moya-Martínez, P., Notario-Pacheco, B. & Martínez–Vizcaíno, V. (2009). Physical activity and quality of life in schoolchildren aged 11–13 years of Cuenca, Spain. *Scandinavian Journal of Medicine & Science in Sports, 19*, 879-884.

Schumacher, J. (2003). *Diagnostische Verfahren zu Lebensqualität und Wohlbefinden*. Göttingen: Hogrefe.

Spirduso, W. & Cronin, D. (2001). Exercise dose-response effects on quality of life and independent living in older adults. *Medicine & Science in Sports & Exercise, 33* (Suppl. 6), 598-608.

Sudeck, G. & Höner, O. (2011). Volitional interventions within cardiac exercise therapy (VIN-CET): Long-term effects on physical activity and health-related quality of life. *Applied Psychology: Health and Well-Being, 3*, 151-171.

Sudeck, G. & Schmid, J. (2012). Sportliche Aktivität und soziales Wohlbefinden. In R. Fuchs & W. Schlicht (Hrsg.), *Seelische Gesundheit und sportliche Aktivität*. Göttingen: Hogrefe.

Tessier, S., Vuillemin, A., Bertrais, S., Boini, S., Le Bihan, E., Oppert, J.-M. et al. (2007). Association between leisure-time physical activity and health-related quality of life changes over time. *Preventive Medicine, 44*, 202-208.

The WHOQOL Group. (1995). The World Health Organization quality of life assessment (WHOQOL): Position paper from the World Health Organization. *Social Science & Medicine, 41*, 1403-1409.

Tittlbach, S., Sygusch, R., Brehm, W., Woll, A., Lampert, T., Abele, A. & Bos, K. (2011). Association between physical activity and health in German adolescents. *European Journal of Sport Science, 11*, 283-291.

U.S. Department of Health and Human Services. (1998). *Physical activity and health: A report of the Surgeon General*. Sudbury: Jones & Bartlett Learning.

Varni, J.W., Seid, M. & Rode, C.A. (1999). The PedsQL™: Measurement model for the Pediatric Quality of Life Inventory. *Medical Care, 37*, 126-139.

Ware, J.E. (1987). Standards for validating health measures: Definition and content. *Journal of Chronic Diseases, 40*, 473-480.

WHO (1946). Preamble to the Constitution of the World Health Organization as adopted by the International Health Conference, New York. *Official Records of the World Health Organization, 2*, 100.

Sportaktivität und soziales Wohlbefinden

Gorden Sudeck & Julia Schmid

In der Wissenschaft und der (Gesundheits-)Praxis werden soziale Perspektiven auf das Wohlbefinden vergleichsweise wenig berücksichtigt. Dies ist für die Sportwissenschaft allein daran zu erkennen, dass in Enzyklopädien sowie Lehr- und Handbüchern, in denen Wirkungen sportlicher Aktivitäten beschrieben werden, zwar soziale Dimensionen von Gesundheit und Wohlbefinden angesprochen werden; der Umfang dieser Abschnitte ist in Relation zu den wesentlich breiter ausgeführten körperlichen und psychischen Gesundheitsfacetten aber bescheiden (z.B. Bös & Brehm, 2006). Diese Beobachtung ist jedoch nicht Resultat einer Geringschätzung positiver Wirkungen von Sportaktivitäten auf soziale Aspekte von Gesundheit und Wohlbefinden. Vielmehr stehen nur wenige Forschungsarbeiten explizit für diesen Wirkungsbereich zur Verfügung.

Dieses Kapitel möchte den Einfluss von Sportaktivitäten auf das soziale Wohlbefinden in den Vordergrund stellen. Es soll einen Überblick geben, welche Evidenzen mittlerweile die häufig postulierten Interventionslogiken „Sport fördert soziale Beziehungen" oder „Sport bietet wichtige Quellen für soziale Unterstützung" bekräftigen und inwiefern dem Sporttreiben auf Basis dieser Argumente eine positive Wirkung auf das Wohlbefinden zugesprochen werden kann (z.B. Schlicht, 1998a; Ungerer-Röhrich et al., 2006). Die Zielsetzung des Beitrags verlangt Klarheit über wichtige Schlüsselbegriffe im Kontext von sozialer Gesundheit und sozialem Wohlbefinden (Abschnitt 1), wobei auf eine Definition des sozialen Wohlbefindens hingearbeitet wird. Darauf aufbauend lassen sich Annahmen darüber präzisieren, *wie* sportliche Aktivitäten einen positiven Einfluss auf das soziale Wohlbefinden haben können (Abschnitt 2). Vor diesem Hintergrund wird der empirische Forschungsstand mit einem Schwerpunkt auf experimentellen Interventionsstudien und Längsschnittstudien zusammengefasst (Abschnitt 4). Um die Konzeptualisierung und den empirischen Forschungsstand miteinander verbinden zu können, werden diagnostische Verfahren vorangestellt, die als sozialbezogene Zielkriterien von Interventionen verwendet werden (Abschnitt 3).

1 Soziale Gesundheit und soziales Wohlbefinden

1.1 Gesundheitswissenschaftliche Einordnung

Die programmatische Gesundheitsdefinition der Weltgesundheitsorganisation aus dem Jahr 1946 bot einen zentralen Ausgangspunkt für eine Berücksichtigung sozialer Komponenten von Gesundheit und Wohlbefinden. Sie explizierte erstmals ein Gesundheitsverständnis, das eine Kombination von körperlichem, psychischem und sozialem Wohlbefinden einschloss und insbesondere durch den Einbezug einer sozialen Dimension traditionelle Gesundheitskonzepte erweiterte (Radoschewski, 2000). Die Trias aus körperlichen, psychischen und sozialen Gesundheitskomponenten hat sich bis heute in gesundheitswissenschaftlichen Definitionen von Gesundheit fest etabliert. Entsprechend wird diesem Beitrag die interdisziplinäre Definition von Hurrelmann (2000) zu Grunde gelegt. Er charakterisiert *Gesundheit* als das Stadium des Gleichgewichts von Risikofaktoren und Schutzfaktoren auf körperlicher, psychischer und sozialer Ebene, das eintritt, wenn einem Menschen eine Bewältigung sowohl der inneren (körperlichen und psychischen) als auch der äußeren (sozialen und materiellen) Anforderungen gelingt. Dieses Stadium der Gesundheit vermittelt einem Menschen *Wohlbefinden* und Lebensfreude.

Weitergehende spezifische Begriffsbestimmungen für soziale Aspekte von Gesundheit und Wohlbefinden finden sich in der wissenschaftlichen Literatur kaum. Eine weitgefasste Orientierung für eine Definition der *sozialen Gesundheit* bietet Russell (1973, S. 75): „Social health is that dimension of an individual's well-being that concerns how he gets along with other people, how other people react to him, and how he interacts with social institutions and societal mores". Zentrale Bestimmungsstücke für soziale Gesundheit wären demnach sowohl soziale Beziehungen zwischen Menschen als auch die Auseinandersetzung des Einzelnen mit Organisationen bis hin zur Auseinandersetzung mit sozialen Einstellungen und Normen, die in (Teilgruppen) der Gesellschaft vorherrschen.

Innerhalb dieses definitorischen Rahmens legen einige Gesundheitssoziologen einen Schwerpunkt auf die Interaktion des Individuums mit sozialen Strukturen und der gesellschaftlichen Umgebung (Hurrelmann, 2000). Aus diesem Blickwinkel wäre die soziale Gesundheit eines Menschen wesentlich daran zu beurteilen, inwieweit er seine sozialen Rollen und Anforderungen (z.B. im Beruf, in der Familie, im Freundeskreis) erfüllen kann und auf diese Weise zum Funktionieren des gesellschaftlichen Systems beiträgt. Ein typisches Beispiel ist die Arbeits(un)fähigkeit, die auch *„objektiv"* durch Ärzte bescheinigt wird. Eine Kategorie der sozialen Gesundheit umfasst daher die *soziale Funktionsfähigkeit* eines Menschen. Sie bezieht sich auf das Funktionsniveau eines Menschen, das für die Aufrechterhaltung zwischenmenschlicher Beziehungen und sozialer Aktivitäten sowie das Wahrnehmen von sozialen Rollen benötigt wird (Radoschewski, 2000). Bei einem solchem funktionalistischen Gesundheitsverständnis (Schlicht, 1998b) kann die Bewertung der sozialen

Gesundheit nicht ohne einen Blick auf die Lebenssituation erfolgen, in der ein Mensch seinen Alltag, seine Freizeit und sein Berufsleben vollbringt.

In der gesundheitsbezogenen Lebensqualitätsforschung wird das Konzept der sozialen Funktionsfähigkeit intensiv aufgegriffen (Höner & Demetriou, 2012; Radoschewski, 2000) und oftmals anhand von *subjektiven* Bewertungen erhoben. Untersuchungsteilnehmende werden entsprechend nach ihrer individuellen Wahrnehmung von sozialen Beziehungen gefragt. Insofern kann die Lebensqualitätsforschung als eine Schnittstelle in Richtung einer psychologischen Betrachtung von sozialem Wohlbefinden angesehen werden

1.2 Sozial- und gesundheitspsychologische Schlüsselkonzepte

Im Zentrum sozial- und gesundheitspsychologischer Betrachtungsweisen stehen die Qualitäten zwischenmenschlicher Beziehungen, d.h. vor allem das subjektive Bewerten und Erleben von Sozialbeziehungen und ihre Konsequenzen für Gesundheit und Wohlbefinden. Dass die kognitive und affektive Verarbeitung von zwischenmenschlichen Beziehungen nicht immer in sozialem Wohlbefinden mündet, sondern im Gegenteil auch konfliktbehaftet und stressgeladen sein kann, liegt auf der Hand. Vor diesem Hintergrund besteht Konsens dahingehend, bei der gesundheitsbezogenen Analyse sozialer Beziehungen mindestens zwischen den drei Konzepten der sozialen Integration, der wahrgenommenen sozialen Unterstützung und der erhaltenen sozialen Unterstützung zu unterscheiden (Knoll & Schwarzer, 2005; Schwarzer, 2004).

Soziale Integration beschreibt vorwiegend quantitativ-strukturelle Aspekte, die die Existenz und Quantität von Sozialbeziehungen umfassen. Von Interesse sind soziologische Kategorien, die das soziale Netzwerk einer Person charakterisieren: Besteht eine feste Partnerschaft? Wie viele Freunde hat eine Person und wie häufig wird Kontakt aufgenommen? Welche sozialen Rollen muss eine Person ausüben? Indikatoren für soziale Integration im Sport wären z.B. die Anzahl der Freunde im Sport oder die Zugehörigkeit zu Sportorganisationen (Breuer et al., 2008). Dabei ist soziale Integration zwar das Gegenstück der sozialen Isolation, sie kann aber sowohl die Quelle für positive als auch negative soziale Interaktionen sein. „Soziale Integration ist also im Prinzip weder gut noch schlecht, doch stellt sie eine wichtige Voraussetzung für soziale Unterstützung dar" (Schwarzer, 2004, S. 177).

Konzepte der *sozialen Unterstützung* haben ihren Ursprung überwiegend in der Stress- und Bewältigungsforschung (Laireiter, 1993). Darin werden vor allem inhaltlich-funktionale Aspekte von Sozialbeziehungen berücksichtigt. So wird unterschieden, ob soziale Beziehungen unterstützend sind und eine positive Beziehungsqualität aufweisen oder soziale Anforderungen und Konflikte bedeuten und eine negative Qualität aufweisen. Für die Bewältigung von Stress und die Verarbeitung von Krankheiten hat sich vor allem die *wahrgenommene soziale Unterstützung* als wichtige Ressource herauskristallisiert (vgl. Stresspuffereffekt der sozialen Unterstützung; Schwarzer & Leppin, 1989). Dabei handelt es sich um eine kognitive Ressource eines Menschen, insofern allein die Überzeugung gemeint ist, dass positive soziale Unterstützung verfügbar sei. Die wahrgenommene soziale Unterstützung kann sich auf instrumentelle (z.b. praktische Hilfen wie Übernahme von Aufgaben oder monetäre Unterstützung), informationelle (z.b. zur Problemlösung relevante Informationen oder Ratschläge) oder emotionale Formen (z.B. Mut zusprechen) beziehen.

Demgegenüber betrifft die *erhaltene soziale Unterstützung* beobachtbare Verhaltensweisen. Sie sind das Produkt konkreter Interaktionsprozesse zwischen Unterstützenden und Empfängern. Allerdings kann der Erhalt sozialer Unterstützung von den Interaktionspartnern unterschiedlich interpretiert werden. Gut gemeinte Hilfeangebote können z.b. auf Seiten des Empfängers als eine unterstellte Schwäche interpretiert werden. Dies kann Grund dafür sein, dass die erhaltene soziale Unterstützung (vom Empfänger beurteilt) in empirischen Studien bisher weniger Relevanz für die Gesundheit aufwies (Schwarzer & Leppin, 1989).[1]

Soziale Unterstützung wird durch die Person mitbestimmt, welche sich konstruktiv mit einer Problemsituation auseinandersetzt. In vielen Fällen ist die Mobilisierung sozialer Unterstützung eine geeignete Strategie zur Bewältigung von stressreichen Situationen. Dafür benötigt es Kommunikationsfähigkeiten und die Überzeugung, dass man auf andere Menschen zugehen kann (soziale Selbstwirksamkeit). Diese personalen Ressourcen werden unter den *sozialen Kompetenzen* subsumiert (Kanning, 2002). Neben der Fähigkeit und Bereitschaft zur Kommunikation gehören dazu zentral die Fähigkeiten zur Perspektivenübernahme und Empathie. Soziale Kompetenzen erhöhen die Wahrscheinlichkeit, dass in Problemsituationen die richtigen Mittel gefunden werden, um Unterstützungsquellen zu mobilisieren. *Sozial kompetentes Verhalten,* d.h. eigene Ziele unter Akzeptanz des sozialen Umfelds zu realisieren (Kanning, 2002), ist aber nicht nur in Problemsituationen von Bedeutung. Es fördert prinzipiell Aufbau und Pflege von Sozialbeziehungen, aus denen sich soziale Unterstützung und soziales Wohlbefinden ergeben können.

1.3 Facetten des sozialen Wohlbefindens

Was ist nun vor dem gesundheitswissenschaftlichen und psychologischen Hintergrund speziell unter dem sozialen Wohlbefinden zu verstehen? Macht es Sinn, das soziale Wohlbefinden als ein eigenständiges Konstrukt aufzufassen, wenn man den Wirkungen sportlicher Aktivität nachgehen möchte? Dies scheint nicht selbstverständlich, denn mancherorts wird soziales Wohlbefinden untrennbar mit dem Konzept der sozialen Unterstützung verbunden. So verstehen Baumann et al. (1998, S. 103) unter sozialer Unterstützung, „Personen, Handlungen und Interaktionen sowie

---

[1] Aufgrund der komplexen Interdependenzen zwischen Unterstützenden und Rezipienten wird für die Erforschung sozialer Unterstützungsprozesse zum einen der Einbezug verschiedener Perspektiven der Akteure empfohlen und zum anderen auf eine Ambivalenz sozialer Unterstützung aufmerksam gemacht, die es trotz der positiven Konnotation des Begriffs zu berücksichtigen gilt (Knoll & Schwarzer, 2005).

Erfahrungen und Erlebnisse, die der Person das Gefühl geben, geliebt, geachtet, anerkannt und umsorgt zu sein". Ferner besteht für das soziale Wohlbefinden ein Abgrenzungsproblem gegenüber dem psychischen Wohlbefinden, da häufig ein inhaltlich breiteres Konstrukt des psychosozialen Wohlbefindens verwendet wird. Zweifellos ist soziales Wohlbefinden etwas Psychisches, insofern Wohlbefinden prinzipiell eine Kategorie der subjektiven Wahrnehmung darstellt. Trotz dieser Abgrenzungsprobleme wird versucht, das soziale Wohlbefinden als eigenständigen Zielparameter in den Blick zu nehmen. Aus inhaltlicher Sicht scheint dies lohnenswert, da soziale Bedürfnisse eines Menschen in diversen psychologischen Erklärungsansätzen als wesentliche Quellen positiven Befindens thematisiert werden. Je nach Theorietradition kann hierbei verwiesen werden auf die Befriedigung von Bindungsbedürfnissen (Grawe, 2000), die Befriedigung vom psychologischen Grundbedürfnis „relatedness" (Ryan & Deci, 2000) oder die Befriedigung vom sozialen Anschlussmotiv (Mehrabian & Ksionzky, 1974).

Kasten 1. *Facetten des sozialen Wohlbefindens*

Wahrnehmung sozialer Akzeptanz	Gefühl, akzeptiert zu werden (sense of acceptance; Sarason et al. 1990); Gefühl, geschätzt zu werden (Cobb, 1976)
affektive Zuwendung und Bindung	Gefühl, gemocht oder geliebt zu werden (Cobb, 1976; Wagner & Brehm, 2006); sich geborgen fühlen (Schwarzer & Leppin, 1991)
Zugehörigkeit und Gebrauchtwerden	Gefühl, zu einem Netzwerk von Kommunikation und gegenseitiger Verpflichtungen zu gehören (Cobb, 1976); sich gebraucht fühlen (Schwarzer & Leppin, 1991; Wagner & Brehm, 2006)
Zufriedenheit mit sozialen Beziehungen	mit seinen sozialen Beziehungen allgemein oder in spezifischen Lebensbereichen (berufliches Umfeld, familiäres Umfeld, Freundeskreis) zufrieden sein (Angermeyer et al., 2000; Fahrenberg et al., 2000)
Zufriedenheit mit sozialer Unterstützung	mit der Qualität sozialer Unterstützung zufrieden sein; mit der Verfügbarkeit sozialer Unterstützung zufrieden sein (Angermeyer et al., 2000)

Aus einem psychologischen Blickwinkel wäre das soziale Wohlbefinden auf Basis von subjektiven Bewertungen und Empfindungen zu charakterisieren, die – und das ist das Spezifische – *einen unmittelbaren Bezug zu sozialen Beziehungen* aufweisen. Für diese subjektiven Bewertungen und Empfindungen können in der Literatur vielfältige Beschreibungen gefunden werden, die jedoch mal mehr und mal weniger explizit dem sozialen Wohlbefinden zugeordnet werden. Eine Systematisierung soll hier in Anlehnung an das subjektive (psychische) Wohlbefinden erfolgen, bei dem zwischen kognitiv-evaluativen (Lebenszufriedenheit) und affektiven Komponenten (positiver bzw. negativer Affekt) des Wohlbefindens differenziert wird (Diener et al., 1999). Im Kasten 1 werden als Facetten des sozialen Wohlbefindens dementsprechend eher affektive Zustandsbeschreibungen sowie eher kognitiv gefärbte und affektbeladene Zufriedenheitsurteile aufgeführt.

2 Wirkungsweisen sportlicher Aktivität

Wie können Sportaktivitäten nun zu einem höheren sozialen Wohlbefinden führen? Diese Frage nach den Wirkungszusammenhängen soll aufbauend auf dem explizierten Verständnis von sozialem Wohlbefinden und den relevanten personalen Faktoren (wahrgenommene soziale Unterstützung, Sozialkompetenz, soziale Funktionsfähigkeit) und Umweltfaktoren (z.B. soziale Integration) erläutert werden.

Die Abbildung 1 gibt einen Überblick für mögliche Wirkpfade zwischen Sportaktivität und sozialem Wohlbefinden. Dabei liegt es nahe, den Kontext der sportlichen Aktivität zu differenzieren. Wesentliche Wirkungen auf das soziale Wohlbefinden dürften davon abhängen, ob sportliche Aktivitäten in (organisierten) Gruppen bzw. gemeinschaftlich mit Anderen ausgeführt werden und somit unmittelbar eine *Form der sozialen Integration* bedeuten. Mögliche Ursachen für eine positive Beeinflussung des sozialen Wohlbefindens wären in diesen Gruppen- oder Vereinssportaktivitäten in der *positiven Wahrnehmung sozialer Beziehungen im Sportkontext* selbst zu suchen. Positives Erleben der Gruppenaktivität kann sich etwa in einer höheren sportspezifischen sozialen Unterstützung äußern (Wagner, 2000). In diesem Fall bekräftigen sich z.B. die Gruppenteilnehmer gegenseitig im Hinblick auf eine regelmäßige Teilnahme und unterstützen sich etwa durch eine gemeinsame Anfahrt zum Gruppentermin. Die wahrgenommene Gruppenkohäsion ist ein zweites, häufig diskutiertes Phänomen in Sportgruppen, das auch mit positivem Wohlbefinden in Verbindung gebracht wird (Carron, 1982). So kann positiv erlebt werden, dass dem Einzelnen ein Gefühl der sozialen Eingebundenheit in eine individuell bedeutsame Gruppe vermittelt wird (Sozialkohäsion) oder die Gruppenteilnehmer die gleichen Ziele mit der Gruppenteilnahme verbinden (Aufgabenkohäsion).

Darüber hinaus ist denkbar, dass gruppenbasierte Sportaktivitäten einen positiven Einfluss auf die *allgemeine soziale Unterstützung* nehmen, der in einer Steigerung des sozialen Wohlbefindens münden könnte. Hierbei würden etwa neue Bekanntschaften entstehen, die über die Aktivitäten der Sportgruppe hinaus von Bedeutung sind. Sie könnten soziale Unterstützung in Problemsituationen des Alltags bereitstellen oder das generelle Gefühl der Zugehörigkeit positiv beeinflussen.

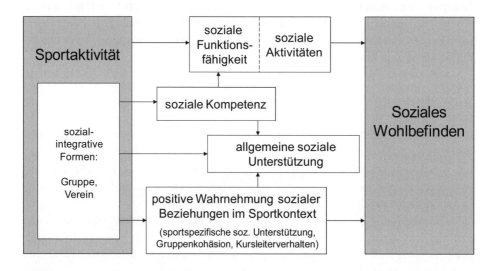

Abbildung 1. *Hypothetische Wirkpfade von Sportaktivität auf soziales Wohlbefinden*

Die sportwissenschaftliche Forschung hat bislang aber wenige Erkenntnisse über die Auswirkungen sportlicher Aktivitäten auf soziale Unterstützungsprozesse und einer darauf aufbauenden Förderung des sozialen Wohlbefindens geliefert (vgl. Abschnitt 4). Vielmehr wurde die andere Wirkrichtung empirisch bestätigt: Die wahrgenommene soziale Unterstützung, die sich unmittelbar auf die Ausführung sportlicher Aktivitäten bezieht (z.B. ermuntern zum Sporttreiben), steht in einem positiven Zusammenhang mit der Häufigkeit und Regelmäßigkeit von Sportaktivitäten (im Überblick: Wagner, 2000). Darauf aufbauend gehen Schlicht und Strauß (2003) von einer Wechselwirkung zwischen Sportaktivitäten und sozialer Unterstützung aus, insofern die regelmäßigere Sportaktivität (wenn sie nicht allein betrieben wird) eine höhere soziale Integration bedeutet. Dadurch ergibt sich ein ressourcenstärkendes Potenzial, von dem die wahrgenommene soziale Unterstützung (allgemein und/oder sportspezifisch) profitieren kann.

Ein weiterer Wirkbereich bei gruppenbasierten Sportaktivitäten betrifft die *Sozialkompetenz*. Wie bereits erwähnt, ist sozial kompetentes Verhalten prinzipiell eine wichtige Bedingung für den Aufbau und die Pflege von Sozialbeziehungen. Wenn die Teilnahme in Sportgruppen mit einer Förderung der Sozialkompetenz verbunden wäre, würde demnach das Potenzial für soziale Aktivitäten erhöht oder die Mobilisierung sozialer Unterstützung begünstigt. Es ließen sich soziale Ressourcen erschließen, die sich u.a. positiv auf das soziale Wohlbefinden auswirken können. Die soziale Kompetenz ist daher in verschiedenen Sportpraxisfeldern zunehmend als wichtige Zielgröße von Interventionen mit dem Mittel der sportlichen Aktivität akzeptiert. Vom Sportunterricht (Balz, 1998) über die Sportvereinsarbeit mit Kindern und Jugendlichen (Sygusch, 2007) bis hin zur Bewegungstherapie, insbesondere bei psychischen Erkrankungen (Hölter, 2011), wird an der gezielten Förderung sozialer Kompetenzen gearbeitet. Sportliche Betätigung in Gruppen bietet hierbei einen sozialen Integrationsbereich, der für das mehr oder weniger strukturierte (Wieder-) Erlernen von sozialen Kompetenzen von Bedeutung ist.

Neben diesen Wirkmechanismen, die notwendigerweise soziale Beziehungen durch die Sportaktivität voraussetzen, sind Auswirkungen sportlicher Aktivitäten auf das soziale Wohlbefinden auch unabhängig vom sozialen Kontext der Sportaktivität zu diskutieren. Als eine wichtige vermittelnde Größe kommt in diesem Fall die *soziale Funktionsfähigkeit* in Frage. Wenn Sportaktivitäten eine Verbesserung des körperlichen oder psychischen Gesundheitszustands bewirken, würde dies auch die Wahrscheinlichkeit für eine intensivere soziale Integration und soziale Aktivitäten (innerhalb oder außerhalb eines Sportkontexts) erhöhen. Die körperlichen oder psychischen Wirkungen haben zwar keinen unmittelbaren Bezug zu sozialen Beziehungen. Sie können aber indirekt eine Bedeutung erlangen, insofern soziale Aktivitäten (wieder) vermehrt aufgesucht oder aufrechterhalten werden, die möglicherweise aus körperlichen oder psychischen Beeinträchtigungen gemieden wurden (z.B. die längere Fahrradtour mit den Vereinskollegen, die immer aufgrund von Hüft- und Knieproblemen abgesagt werden musste). Somit wären all jene Auswirkungen sportlicher Aktivitäten zu beachten, die eine (indirekte) Bedeutung für das Ausfüllen von beruflichen oder familiären Rollen oder das Aufsuchen und Aufrechterhalten von sozialen Aktivitäten einnehmen (z.B. Verbesserung der Fitness; Verbesserung der Mobilität im Alter). Von diesem Potenzial zur Förderung der sozialen Funktionsfähigkeit und von sozialen Aktivitäten kann wiederum das soziale Wohlbefinden profitieren.

Die Aufarbeitung der empirischen Erkenntnisse über die Wirkungen von Sportaktivitäten in Abschnitt 4 soll sich vor dem Hintergrund der skizzierten Wirkpfade auf jene Studien konzentrieren, die eine unmittelbare Verbindung zu sozialen Dimensionen von Gesundheit und Wohlbefinden herstellen. Konkret heißt dies, dass sich der Studienüberblick primär auf Interventionsstudien und Längsschnittstudien ausrichtet, in denen der Einfluss von Sportaktivitäten auf die Facetten des sozialen Wohlbefindens oder auf die vermittelnden Merkmalen (Mediatoren) „soziale Funktionsfähigkeit", „soziale Unterstützung" und „positive soziale Beziehungen" im Sportkontext untersucht wird (Abbildung 1).[2] Um die Interpretation des Forschungsstands vorzubereiten, wird ein Blick auf Diagnoseverfahren vorangestellt.

3 Diagnostische Verfahren

Messinstrumente zur Erfassung des sozialen Wohlbefindens sind in der Regel innerhalb von umfassenderen Fragebögen zur Diagnostik von gesundheitsbezogener Le-

---

[2] Hingegen werden Untersuchungen nicht besprochen, die Effekte der sozialen Unterstützung auf das Sportverhalten überprüfen (und damit die umgekehrte Wirkrichtung thematisieren), die die Förderung sozialer Kompetenz durch Sportaktivität fokussieren oder die die Bedeutung von Sport(-vereinen) für die soziale Integration analysieren, ohne einen Fokus auf Gesundheit und Wohlbefinden zu setzen.

bensqualität und Wohlbefinden integriert. Eine explizite Benennung eines Fragebogens oder einer Subdimension mit dem Label „soziales Wohlbefinden" ist hingegen eine Seltenheit. Tabelle 1 gibt einen Einblick in die verschiedenen Operationalisierungen. Darin werden ausgewählte diagnostische Verfahren aus den Bereichen der gesundheitsbezogenen Lebensqualität und des Wohlbefindens sowie der wahrgenommenen sozialen Unterstützung aus dem Blickwinkel der Facetten des sozialen Wohlbefindens analysiert.

Aus Tabelle 1 wird ersichtlich, dass die Erhebungsverfahren in der Regel spezifische Komponenten des sozialen Wohlbefindens berücksichtigen und entsprechend Schwerpunkte setzen. Der auf Initiative der WHO entwickelte Fragebogen zur Erfassung der Lebensqualität (Quality of Life, QOL) WHOQOL-100 (Angermann et al., 2000) bezieht sich im Bereich der sozialen Beziehungen auf Zufriedenheitsaspekte. Es werden separat die beiden Facetten der Zufriedenheit mit persönlichen Beziehungen und der Zufriedenheit mit sozialer Unterstützung erhoben. Der Fragebogen zur Lebenszufriedenheit (FLZ; Fahrenberg et al., 2000) erfasst innerhalb einiger bereichsspezifischer Subdimensionen die Zufriedenheit mit sozialen Beziehungen. In der Tabelle 1 wird exemplarisch die Erfassung der Zufriedenheit mit der Ehe/Partnerschaft illustriert. Das Profil der Lebensqualität chronisch Kranker (PLC; Siegrist et al., 1996) enthält eine spezifische Subdimension zur Erfassung des Zugehörigkeitsgefühls. Sie wurde als Ausdruck der Dimension des sozialen Befindens konzipiert und bildet vergleichsweise gut die affektiven Komponenten des sozialen Wohlbefindens ab.

Das breiteste Spektrum des sozialen Wohlbefindens bilden der Fragebogen zum allgemeinen habituellen Wohlbefinden (FAHW; Wydra, 2005) und der Fragebogen zur sozialen Unterstützung F-SOZU (Fydrich et al., 2007) ab. Letzterer wird in der Tabelle 1 in seiner Kurzversion SOZU-K-22 analysiert. Der FAHW enthält explizit eine Subdimensionen des sozialen Wohlbefindens neben einer negativ bestimmten Subdimension des sozialen Missbefindens. Allerdings umfassen diese Subdimensionen einige Items, die konzeptionell weniger dem sozialen Wohl- bzw. Missbefinden zuzuordnen sind, als vielmehr zur Erhebung von Persönlichkeitsmerkmalen wie Extraversion („Ich fühle mich unter vielen Menschen am wohlsten"), Prosozialität („Ich würde gerne anderen Menschen helfen") oder sozialer Selbstwirksamkeit („Ich kann ohne Probleme auf andere Menschen zugehen") genutzt werden. Die berichteten Dimensionsanalysen sind zudem eher unbefriedigend im Hinblick auf die faktorielle Struktur des Gesamtfragebogens. So berichtet Wydra (2005), dass eine 1-faktorielle Lösung für die 42 Items des Gesamtfragebogens nahegelegt wird. Dabei weisen die Items zum sozialen Wohl-/Missbefinden scheinbar keine substanzielle Trennschärfe zu den anderen Subdimensionen des körperlichen Wohl-/Missbefindens und des psychischen Wohl-/Missbefindens auf.

Der F-SOZU enthält in seiner Standardversion mit 54 Items verschiedene Aspekte, die zur Erfassung des sozialen Wohlbefindens relevant sein können. Dabei wird die wahrgenommene soziale Unterstützung in den drei Dimensionen emotionale

Unterstützung (EU; allgemein oder in Problemsituationen), praktische Unterstützung (PU; im Sinne der instrumentellen und informationellen Unterstützung in Problemsituationen) und der sozialen Integration (SI; umfasst vor allem Aspekte der Zugehörigkeit und des Gebrauchtwerdens) erfasst.[3] Zudem ist die Zusatzskala für die Zufriedenheit mit der sozialen Unterstützung (ZUF) in diesem Kontext relevant. Die Operationalisierungen der emotionalen sozialen Unterstützung machen in konzeptioneller Hinsicht darauf aufmerksam, dass gerade die wahrgenommene emotionale Unterstützung einen Überschneidungsbereich mit affektiven Facetten des sozialen Wohlbefindens hat. Dies gilt insbesondere dann, wenn die emotionale Unterstützung nicht auf Problemsituationen bezogen wird.

Die Functional Assessment of Cancer Therapy (FACT)-Scale ist ein krankheitsspezifisches Erhebungsverfahren, das eine Subdimension „Social/Family Well-Being" enthält (Cella et al., 1993). Das Verfahren setzt einen Schwerpunkt auf soziale Beziehungen in der Familie und kombiniert Facetten des sozialen Wohlbefindens mit Aspekten der sozialen Unterstützung (von Familienmitgliedern, Freunden und Bekannten).

Sozial orientierte Subdimensionen des Fragebogens zum Gesundheitszustand SF-36 (Bullinger & Kirchberger, 1998) ermitteln nicht unmittelbar Facetten des sozialen Wohlbefindens. Vielmehr wird mit der sozialen Funktionsfähigkeit das körperliche und psychische Funktionsniveau zur Aufrechterhaltung sozialer Beziehungen ermittelt, wodurch indirekte Beziehungen zum sozialen Wohlbefinden ermittelt werden können (Beispielitem: „Wie sehr haben ihre körperliche Gesundheit oder ihre seelischen Probleme in den vergangenen 4 Wochen ihre normalen Kontakte zu Familienangehörigen, Freunden, Nachbarn oder zum Bekanntenkreis beeinträchtigt?").

Die Unterschiede in den konzeptionellen Grundlagen der diagnostischen Verfahren zeigen, dass bei der Analyse von empirischen Studien ein genauer Blick auf die Erhebungsmethoden unerlässlich ist. So werden in Übersichtsarbeiten teilweise Studien mit dem WHOQOL und dem SF-36 zusammengefasst, um eine Gesamtbewertung des Einflusses von Sportaktivitäten auf soziale Beziehungen (social relationships; Gillison et al., 2009) vorzunehmen. Im nachfolgenden Studienbericht wird hingegen versucht, neben solchen allgemeinen Bewertungen die spezifisch erfassten Facetten des Wohlbefindens oder damit zusammenhängender Konstrukte nicht aus den Augen zu verlieren.

---

[3] Die Subdimension „Soziale Integration" wird in ihrer Bezeichnung anders verwendet, als der Begriff in diesem Beitrag eingeführt wurde. Tatsächlich lassen sich die drei Grunddimensionen der emotionalen Unterstützung, der sozialen Integration und der praktischen Unterstützung empirisch relativ schlecht voneinander trennen (für den SOZU-K-22 vgl. Dunkel et al., 2005).

Tabelle 1. *Ausgewählte diagnostische Verfahren zum sozialen Wohlbefinden (Anzahl der Items in eckigen Klammern; Quellen: siehe Text)*

Erhebungsverfahren	Facetten des sozialen Wohlbefindens					
	soziale Akzeptanz	affektive Zuwendung/Bindung	Zugehörigkeit, Gebrauchtwerden	Zufriedenheit mit Beziehungen	Zufriedenheit mit soz. Unterstützung	Sonstiges
WHOQOL-100: *Personal relationships/ Practical social support*			How alone do you feel in your life? [1]	How satisfied are you with your personal relationships? [2]	Do you get the kind of support that you need? [4]	soziale Selbstwirksamkeit [1]
FLZ (Fragebogen zur Lebenszufriedenheit): *Ehe und Partnerschaft*				Mit den Anforderungen, die meine Ehe/ Partnerschaft an mich stellt, bin ich zufrieden [6]	Mit der Hilfsbereitschaft, die mir mein(e) Ehepartner(in) entgegenbringt, bin ich zufrieden [1]	
PLC (Profil der Lebensqualität chronisch Kranker): *Zugehörigkeitsgefühl*	Gefühl, ernstgenommen und verstanden zu werden [1]	Sich einer vertrauten Person richtig nahe fühlen [1]	Sich wohl und zugehörig fühlen im Kreise von Familie oder Freunden [3]			
FAHW (Fragebogen zum allgemeinen habituellen Wohlbefinden): *Soziales Wohl-/Missbefinden*		Ich habe das Gefühl, geliebt zu werden [1]	Ich habe das Gefühl, dass man mich braucht [3]	Ich bin von meinen Mitmenschen enttäuscht [MB] [2]	Ich bedaure, dass ich mich auf meine Freunde nicht verlassen kann [2]	Prosozialität [3] Extraversion [1] soziale Selbstwirksamkeit [1]
SOZU-K22 (Fragebogen zur sozialen Unterstützung)	Es gibt genug Menschen, die mich so nehmen, wie ich bin [EU] [2]	Es gibt Menschen, die Leid und Freud mit mir teilen [EU] [4]	Es gibt eine Gemeinschaft von Menschen (Freundeskreis), zu der ich mich zugehörig fühle [SI] [1]	Es gibt genug Personen, zu denen ich ein wirklich gutes Verhältnis habe [SI] [1]	Ich wünsche mir mehr Verständnis und Zuwendung [ZUF] [2]	Instrumentelle Unterstützung [5] Vertrauensperson [2] emotionale Unterstützung [2]
FACT (Functional Assessment of Cancer Therapy): *Social/Family Well-Being*	My Family has accepted my illness [1]	I get emotional support from my family [2]	I feel distant from my friends [1]			Instrumentelle Unterstützung [1] familiäre Kommunikation über Krankheit [1]
SF-36 (Fragebogen zum Gesundheitszustand)						soziale Funktionsfähigkeit [2]

4 Empirische Wirkungsanalysen

4.1 Experimentelle Befunde zu sozialen Wirkungen von Sportaktivitäten

Eine quantitative Zusammenfassung experimenteller Befunde zu den Auswirkungen von Sportaktivitäten auf soziale Aspekte von Gesundheit und Wohlbefinden liefert eine Meta-Analyse von Gillison et al. (2009). Darin wurden Ergebnisse von 54 randomisierten kontrollierten Studien zusammengefasst, die die Wirkungen von regelmäßigen Sportaktivitäten auf die gesundheitsbezogene Lebensqualität analysierten. Die Zielsetzung der Meta-Analyse bestand darin, die Effekte von Sportaktivitäten differenziert für die verschiedenen Domänen der gesundheitsbezogenen Lebensqualität zu betrachten (vgl. Höner & Demetriou, 2012). Daher bietet die Meta-Analyse eine der wenigen Möglichkeiten, die Wirkungen auf soziale Parameter („social relationships") in Relation zu körperlichen oder psychischen Merkmalen der Lebensqualität zu betrachten. Von den 15 Studien, welche die spezifische Wirkungen für die soziale Domäne der Lebensqualität über Beobachtungszeiträume von 3-6 Monaten thematisieren, beziehen sich 10 Studien (eher) auf die soziale Funktionsfähigkeit und 5 Studien (eher) auf das soziale Wohlbefinden. Für diesen Beitrag ist insbesondere die Prüfung der Hypothese interessant, dass in gruppenbasierten Trainings im Vergleich zu individueller Sportaktivität eine größere Verbesserung im Bereich sozialer Beziehungen zu erwarten ist.

Die Abbildung 2 fasst die Ergebnisse für ausgewählte Domänen sowie globale Indikatoren der gesundheitsbezogenen Lebensqualität zusammen. Dazu werden die gewichteten gemittelten Effektstärken (*ES*) wiedergegeben, in denen der Unterschied zwischen Experimentalgruppen (mit Sportaktivitäten) und Kontrollgruppen quantitativ abgebildet wird. Zudem werden die Wirkungen der Sportaktivität in Abhängigkeit des Zwecks der Intervention differenziert. Hierbei unterscheiden Gillison et al. (2009) drei Gruppen mit Blick auf das Vorliegen bzw. den Schweregrad einer Erkrankung: a) Interventionen zur Prävention und Gesundheitsförderung bei gesunden Erwachsenen (P: prevention/health promotion); b) Interventionen nach Behandlung einer weniger schwerwiegenden Erkrankung mit der Aussicht auf (nahezu) vollständige Wiederherstellung der Funktions- und Leistungsfähigkeit (R: rehabilitation); und c) Interventionen im Kontext der Vermeidung einer Verschlimmerung von Folgen einer schwerwiegenderen (chronischen) Erkrankung (DM: disease management).[4]

---

[4] In der Folge werden die englischen Bezeichnungen weiterverwendet, um Irritationen gegenüber der gängigen Terminologie im Reha-System zu vermeiden. So wird der deutsche Begriff Rehabilitation nicht allein mit einer (fraglichen) vollständigen Wiederherstellung in Verbindung gebracht. Zudem wäre der Anglizismus Disease Management im gesundheitswissenschaftlichen Sprachgebrauch nicht zwingend in Verbindung mit dem Schweregrad einer Erkrankung zu bringen.

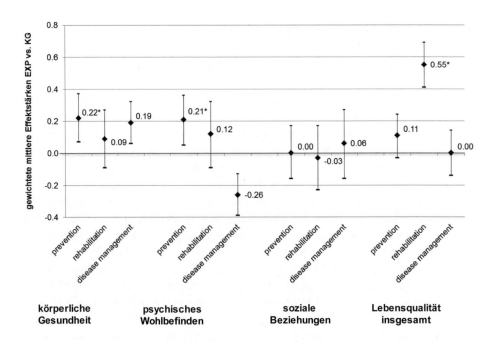

Abbildung 2. *Gewichtete mittlere Effektstärken für die Wirkungen von Sportaktivitäten auf verschiedene Domänen sowie Gesamtindikatoren der gesundheitsbezogenen Lebensqualität in den drei Gruppen „prevention", „rehabilitation" und „disease management"* (nach: Gillison et al., 2009; * $p < .05$; EXP = Experimentalgruppen; KG = Kontrollgruppen)

Die Ergebnisse offenbaren, dass für die sozialen Beziehungen in keiner der drei Personengruppen ein substanzieller Einfluss von mehrmonatigen Sportaktivitäten nachweisbar ist. Demgegenüber zeigen sich für die anderen Lebensqualitätsbereiche positive Effekte von Sportaktivitäten in mindestens einer der drei Zielgruppen.

Zudem konnte auch die Annahme eines positiven Einflusses von gruppenbasierten Trainings im Vergleich zu individuellem Training auf den Bereich sozialer Beziehungen nicht bestätigt werden. Im Gegenteil, in der Gruppe „Prevention" zeigte sich entgegen den Erwartungen ein größerer Effekt auf soziale Zielkriterien bei individuellem Training (wie Heimtraining; $ES = 0.34$) gegenüber gruppenbasierten Programmen ($ES = -0.14$). Dieser auf den ersten Blick wenig plausible Effekt verwundert weniger, wenn beachtet wird, dass die Analysen für den Präventionsbereich vorwiegend die soziale Funktionsfähigkeit als Kriterium untersuchten. Für diesen Zielparameter lässt sich argumentieren, dass die Belastungsgestaltung bei individuellem Training oftmals optimaler auf das persönliche Fitnesslevel zugeschnitten werden kann. Hierdurch kann im Vergleich zum Gruppentraining effizienter auf die Steigerung der körperlichen Fitness und die Reduktion körperlicher Beschwerden hingearbeitet werden, wodurch unter Umständen die soziale Funktionsfähigkeit positiver beeinflusst wird (Segal et al., 2001). Allerdings kann auch in der Präventionsstudie von Brand et al. (2006), welche die Zufriedenheit mit sozialen Beziehungen (operationalisiert über die Kurzversion des WHOQOL-100) analysierte, kein positiver Effekt auf das soziale Wohlbefinden ausgemacht werden. In der Untersuchung wurde ein 13-wöchiges Sportprogramm im betrieblichen Kontext angeboten. Die Betriebsangestellten hatten die Möglichkeit, einmal wöchentlich in Kleingruppen an einem strukturierten Sportprogramm in einem Gesundheitszentrum teilzunehmen und dort ein weiteres wöchentliches Training selbstständig durchzuführen. Während die Trainingsgruppe im Vergleich zur Kontrollgruppe positive Effekte auf physische und psychische Aspekte der gesundheitsbezogenen Lebensqualität erzielte, ergaben sich durch das Gruppensportangebot keine wesentlichen Veränderungen in der Zufriedenheit mit sozialen Beziehungen.

Für die weitere Klärung der Bedeutung des Gruppenkontexts auf das soziale Wohlbefinden können einige onkologische Studien aus der Subgruppe „Rehabilitation" herausgelesen werden. In diesen Studien werden Effekte auf das soziale Wohlbefinden anhand der FACT-Subdimension „Social/Family-Wellbeing" berichtet. In zwei Studienberichten, in denen ein personalisiertes Heimtrainingsprogramm in der Rehabilitation bei Darmkrebs (Courneya, Friedenreich, Quinney et al., 2003) bzw. Brustkrebs (Courneya, Friedenreich, Sela et al., 2003) analysiert wurde, zeigten sich keine signifikanten Einflüsse auf das soziale Wohlbefinden über 16 bzw. 10 Wochen. Ebenso ließen sich keine signifikanten Vorteile eines supervidierten Individualtrainings in Ergänzung zu einer 15-wöchigen psychotherapeutischen Gruppentherapie in der Brustkrebs-Rehabilitation beobachten (Courneya, Mackey et al., 2003). Demgegenüber stellten Mutrie et al. (2007) positive Effekte eines 12-wöchigen *Gruppen*sportprogramms auf das soziale Wohlbefinden von Rehabilitandinnen mit Brustkrebs fest. Das Gruppenprogramm mit vielfältigen Aktivitätsformen (Walking, Radfahren, leichte Aerobic, Krafttraining) und sportbezogenen Gruppendiskussionen (wöchentlich in der ersten Interventionshälfte) führte im 6-Monats-Follow-Up zu signifikanten Effekten auf das soziale Wohlbefinden im Vergleich zu einer Kontrollgruppe. Weitere qualitative Befunde aus dieser Forschungsgruppe lassen annehmen, dass gerade das Gruppensetting der sportlichen Aktivität sehr geschätzt wurde und für Effekte auf das soziale Wohlbefinden mitverantwortlich gemacht werden kann: „Respondents valued exercising with women in the ‚same boat' because of the empathy and acceptance they received and the opportunities to exchange information and form friendships. However, the action-orientated format of the group was preferred to a talk-based format such as a support group; some respondents felt that the last ‚thing' they wished to do was to talk about cancer" (Emslie et al., 2007, S. 827). Es scheint also die sportliche Aktivität zu sein, die für manche Frauen in der Krebsrehabilitation einen „Türöffner" für Gruppentherapien darstellt und Möglichkeiten für positive Sozialbeziehungen erschließen lässt.

Das Wirkpotenzial von gruppenbasierten Sportaktivitäten wird in der Meta-Analyse von Gillison et al. (2009) zusätzlich unterstrichen, wenn Effekte auf globale Indikatoren der gesundheitsbezogenen Lebensqualität herangezogen werden (Abbildung 3). In allen drei Gruppen „Prevention", „Rehabilitation" und „Disease Management" ergibt sich ein Vorteil für gruppenbasierte Sportprogramme, in denen die globale gesundheitsbezogene Lebensqualität mehr profitiert als bei individuellen Sportaktivitäten.

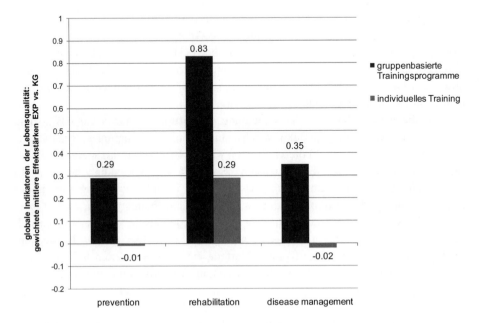

Abbildung 3. *Einfluss von gruppenbasierten Trainingsprogrammen und individuellem Training auf globale Indikatoren der gesundheitsbezogenen Lebensqualität* (nach: Gillison et al., 2009; EXP = Experimentalgruppen; KG = Kontrollgruppen)

Globale Indikatoren lassen allerdings offen, welche spezifischen Domänen der gesundheitsbezogenen Lebensqualität von Sportaktivitäten profitieren. Daher können aus diesen Befunden nicht zwingend vorteilhafte Effekte für soziale Zielkriterien gefolgert werden, die aus dem Gruppenkontext der Sportaktivität resultieren würden. Es wird vielmehr argumentiert, dass durch die Gruppe das Aufrechterhalten regelmäßiger Sportaktivitäten begünstigt wird, wodurch eine höhere „Dosis" sportlicher Aktivitäten zu stärkeren physischen und psychischen Effekte führe (z.B. Gillison et al., 2009). Die Betonung liegt also wieder auf dem verhaltensförderlichen Effekt, der sich aus der sportspezifischen sozialen Unterstützung durch andere Gruppenmitglieder ergibt.

Nachfolgend soll ein Blick auf (nicht-experimentelle) Längsschnittstudien die Beziehungen zwischen Sportaktivitäten und sozialem Wohlbefinden weitergehend beleuchten. Die Auswahl der Studien orientiert sich daran, a) das Spektrum der Zielkriterien nach Möglichkeit zu erweitern und b) die längerfristigen Beziehungen in die

Analyse einzubeziehen, sowie c) möglichen Moderatoren der Beziehungen, wie Geschlecht, nachzugehen.

4.2 Weitere Längsschnittbefunde zu Wirkungen und Wirkpfaden

Aus einer Längsschnittuntersuchung zum Gesundheitssport in Deutschland lassen sich Informationen für mögliche Mediationseffekte durch eine Förderung der *wahrgenommenen sozialen Unterstützung* herausfiltern. Brehm et al. (2006) untersuchten die Wirkungen eines 1-jährigen Gesundheitssportprogramms sowohl auf die wahrgenommene soziale Unterstützung im Kontext von Sport als auch auf die allgemeine wahrgenommene soziale Unterstützung. Letztere wurde mit einer modifizierten Fassung des F-SOZU erhoben, die sich auf das Vorhandensein von Bezugspersonen und die Unterstützung von ihnen in Belastungssituationen bezog. Im Vergleich zu einer Gruppe von nicht sportlich aktiven Personen konnte für die Programmteilnehmenden nach 1 Jahr eine substanzielle Steigerung der sozialen Unterstützung im Sportkontext beobachtet werden. Demgegenüber waren jedoch keine Effekte auf die allgemeine soziale Unterstützung festzustellen. Diese blieb sowohl in der Interventionsgruppe als auch der Kontrollgruppe konstant. Demnach antizipierten die Gruppenteilnehmenden zwar mehr soziale Unterstützung für die regelmäßige sportliche Betätigung und sie fühlten sich in der Sportgruppe gut eingebunden. Diese positive Wahrnehmung sozialer Beziehungen im Sportkontext reichte aber nicht so weit, dass sich ein Vorteil für eine positivere Wahrnehmung von allgemeiner sozialer Unterstützung ergeben hätte.

Weitergehende Analysen im Hinblick auf die mediierende Rolle von positiven Sozialbeziehungen im Sportkontext wurden wiederum im Bereich der onkologischen Rehabilitation durchgeführt. May et al. (2008) konnten aufzeigen, dass die *wahrgenommene Gruppenkohäsion* in Rehabilitationssportgruppen das Ausmaß von Effekten sportlicher Aktivitäten auf die gesundheitsbezogene Lebensqualität, die körperliche Funktionsfähigkeit und die Reduktion von Fatigue-Symptomen beeinflusst. In Regressionsanalysen zeigten sich die wahrgenommene Kooperation innerhalb der Gruppe (Aufgabenkohäsion) sowie – nur für die Frauen – die wahrgenommene Verbundenheit mit anderen Gruppenmitgliedern (Sozialkohäsion) als signifikante Prädiktoren für Veränderungen der Gesundheitsmerkmale über ein insgesamt 12-wöchiges Sportprogramm. Wenngleich dieser Untersuchung keine spezifischen Befunde für das soziale Wohlbefinden entnommen werden können, deutet sich eine vermittelnde Funktion der Gruppenkohäsion für die Förderung des Wohlbefindens an. Gestützt wird diese Folgerung durch Ergebnisse von qualitativen Interviewstudien. In diesen Untersuchungen heben Teilnehmende von Rehabilitationssportgruppen immer wieder die wichtige Rolle der aufgabenbezogenen und sozialbezogenen Gruppenkohäsion für die Krankheitsverarbeitung und das (soziale) Wohlbefinden hervor (Adamsen et al., 2001; Emslie et al., 2007; Midtgaard et al., 2006).

Die bisher vorgestellten empirischen Befunde hatten maximal Beobachtungszeiträume von 1 Jahr. Für die Analyse von *längerfristigen Beziehungen* stehen einige prospektive Studien aus der gesundheitsbezogenen Lebensqualitätsforschung zur Verfügung. Da in diesen Studien jeweils der SF-36 zum Einsatz kam (vgl. Abschnitt 3), können ausschließlich Beziehungen zwischen sportlichen Aktivitäten und der *sozialen Funktionsfähigkeit* (als möglicher Mediator für Effekte auf das soziale Wohlbefinden; vgl. Abbildung 1) betrachtet werden. Wendel-Vos et al. (2004) etwa untersuchten eine Bevölkerungsstichprobe von 2 129 Personen im Alter von 20-59 Jahren über einen Zeitraum von 5 Jahren. Die Autoren kamen zum Ergebnis, dass jede Stunde mindestens moderate körperlich-sportliche Aktivität mehr mit einer signifikanten Steigerung der sozialen Funktionsfähigkeit um 0.37 (Frauen) bzw. 0.38 Skalenpunkten (Männer) verbunden war. Angesichts der möglichen Variationsbreite der Skala für die soziale Funktionsfähigkeit von 0 bis 100 Punkten, ist die praktische Relevanz der Beziehung aber als gering einzuordnen.[5] Der Umfang körperlich-sportlicher Aktivitäten müsste demnach schon erheblich gesteigert werden, um eine substanzielle Erhöhung der sozialen Funktionsfähigkeit zu erreichen, die zwischen 5-10 Skalenpunkten eingeordnet wird (Jenkinson et al., 1993). Eine vergleichbare Größenordnung der längerfristigen Beziehungen ermittelten Tessier et al. (2007) in einer Bevölkerungsstichprobe von 3 891 Personen im Alter von 35-60 Jahren in einer 3-jährigen Längsschnittstudie. Jede Stunde körperlich-sportliche Aktivität war bei Frauen mit einer signifikanten Steigerung der sozialen Funktionsfähigkeit um 0.40 Punkte verbunden. Für die Männer konnte hingegen kein Zusammenhang festgestellt werden, so dass das *Geschlecht als Moderator der Beziehung* identifiziert wurde (vgl. auch Morimoto et al., 2006; Wendel-Vos et al., 2004).

Wolin et al. (2007) wählten in der Auswertung ihrer 10-jährigen prospektiven Kohortenstudie mit über 60 000 Krankenschwestern einen anderen Auswertungsansatz. Sie bildeten vier Quartile der Veränderungen des wöchentlichen Umfangs körperlich-sportlicher Aktivitäten in ihrem Beobachtungszeitraum von 1986 bis 1996. Als Referenzgruppe dienten die Krankenschwestern, deren körperlich-sportliche Aktivität auf einem niedrigen Niveau relativ konstant geblieben war (im Mittel von 4.3 MET-Stunden pro Woche [METh/Wo] in 1986 auf 3.9 METh/Wo in 1996). Daneben gab es die Gruppen mit leichter Steigerung (von 4.2 auf 10.4 METh/Wo) und großer Steigerung des Aktivitätsniveaus (von 6.4 auf 30.2 METh/Wo) sowie eine Gruppe mit einer Reduktion ihrer körperlich-sportlichen Aktivitäten (von 22.7 auf 7.9 METh/Wo). Für die soziale Funktionsfähigkeit im Jahr 1996 konnte festgestellt werden, dass eine langfristige Erhöhung des Aktivitätsniveaus mit einer Zunahme der sozialen Funktionsfähigkeit verbunden war. Unter Kontrolle des Alters und der Baselinewerte lag die soziale Funktionsfähigkeit bei leichter Steigerung des Aktivitätsni-

---

[5] Bei der Einordnung der in Kohortenstudien zwar vorhandenen, aber z.T. geringen Einflüsse von Sportaktivitäten auf die soziale Funktionsfähigkeit muss in methodischer Hinsicht beachtet werden, dass der SF-36 im medizinischen Kontext entwickelt wurde. Dadurch ist bei Befragungen „gesunder" Bevölkerungsgruppen im jungen und mittleren Erwachsenenalter ein Deckeneffekt möglich (Wendel-Vos et al., 2004; Wolin et al., 2007).

veaus um 2.4 Einheiten höher als bei der Referenzgruppe der bewegungsarmen Frauen. Größere Aktivitätssteigerungen waren mit einer um 3.7 Einheiten höheren sozialen Funktionsfähigkeit verbunden.

Lee und Russell (2003) kamen in einer 3-jährigen Längsschnittstudie mit 6 472 Frauen im höheren Alter (zwischen 70 und 75 Jahre) zu ähnlichen Ergebnissen. Im Vergleich zu Frauen, die sowohl 1996 als auch 1999 inaktiv waren (ΔSF = -5.19), zeigte sich bei Frauen, welche mit dem Sporttreiben begannen („exercise adoption": ΔSF = 1.25) oder zu beiden Zeitpunkten aktiv waren („exercise maintenance": ΔSF = 0.87) positivere Veränderungen der sozialen Funktionsfähigkeit. Im Gegensatz dazu wurde bei Frauen, die ihre Aktivitäten abbrachen („exercise cessation": ΔSF = -8.51), ein schlechterer Verlauf der sozialen Funktionsfähigkeit festgestellt. Eine Schlussfolgerung der Autorinnen war, dass größere soziale Netzwerke aufgrund der sportlichen Betätigung ein soziales Gesundheitspotenzial für ältere Frauen darstellen.

5   Schlussfolgerungen und Perspektiven

Bei der Gesamtbetrachtung des Forschungsstands für den Einfluss von Sportaktivitäten auf das soziale Wohlbefinden ist zunächst ein unbefriedigendes Fazit zu ziehen: Es liegen kaum experimentelle Studien oder Längsschnittstudien vor, in denen die Beziehung zwischen sportlichen Aktivitäten und den Facetten des sozialen Wohlbefindens untersucht wurden. In der Meta-Analyse von Gillison et al. (2009) wird soziales Wohlbefinden gemeinsam mit sozialer Funktionsfähigkeit in der Zielkategorie „social relationships" als eine Domäne der gesundheitsbezogenen Lebensqualität aggregiert. Auf Basis dieser Aggregation von verschiedenen Operationalisierungen, muss zunächst das Fazit gezogen werden, dass sich ein positiver Einfluss von Sportaktivitäten auf die Bewertung und Empfindung sozialer Beziehungen bislang nicht mit hohem empirischen Evidenzgrad verallgemeinern lässt. Gleichwohl lassen sich aus den Primärstudien einige Erkenntnisse zusammentragen:

- Auswirkungen von Sportaktivitäten auf das soziale Wohlbefinden wurden bislang am häufigsten im Bereich der onkologischen Rehabilitation untersucht. Hierbei sind es vor allem gruppenbasierte Sportprogramme, die durch ihren sozial-integrativen Kontext einen Mehrwert für das soziale Wohlbefinden aufzuweisen scheinen. Aufgrund der Besonderheiten dieser Zielgruppe im Hinblick auf die Anforderungen der Krankheitsverarbeitung sind Verallgemeinerungen der Befunde auf andere Zielgruppen allerdings mit Vorsicht vorzunehmen.
- Für Analysen, die dem sozialen Zielbereich von Sportaktivitäten einen größeren Stellenwert einräumen, wäre der Einsatz von spezifischeren Diagnoseverfahren für das soziale Wohlbefinden wünschenswert (Abschnitt 3). Dies würde erlauben, zwischen den Auswirkungen von sportlichen Aktivitäten auf die soziale Funktionsfähigkeit (die z.B. beim Einsatz des SF-36 stark auf Veränderungen der körperlichen oder psychischen Funktionsfähigkeit beruhen) und Auswirkun-

gen auf das soziale Wohlbefinden zu differenzieren. Letztere dürften stärker mit sozialen Kontextmerkmalen der sportlichen Aktivität assoziiert sein.
- Der Frage nach den *Wirkmechanismen* ist bisher kaum explizit nachgegangen worden. In dieser Hinsicht bemerkenswert ist der Befund von Gillison et al. (2009), dass gruppenbasierte Sportprogramme einen Vorteil gegenüber individuellen Trainings im Hinblick auf die allgemeine wahrgenommene Lebensqualität aufweisen. Hierbei scheint nicht nur der Erklärungsansatz relevant, dass die Gruppe insgesamt zu mehr Sportaktivität animiert und sich dadurch physische und psychische Effekte steigern lassen. Vielmehr zeigen einige der berichteten Studien interessante Hinweise für eine vertiefte Analyse von sozialen Kontextmerkmalen in ihrer Bedeutung für die positive Wahrnehmung von Sozialbeziehungen im Sportkontext (z.B. wahrgenommene Gruppenkohäsion, soziale Unterstützung im Sportkontext) und deren mediierende Rolle für Auswirkungen auf das soziale Wohlbefinden.
- Wichtig scheint zudem die *Zeitdauer*, in welcher die Beziehungen untersucht werden. Am Beispiel der Ergebnisse für das Kriterium der sozialen Funktionsfähigkeit ließ sich erkennen, dass die experimentellen Studien mit 3- bis 6-monatigen Interventionen keine substanziellen Effekte aufzeigten. In Längsschnittstudien, die die Beziehung über Jahre beobachten, kann hingegen ein relativ konsistenter Zusammenhang zwischen Veränderungen der körperlich-sportlichen Aktivität und der sozialen Funktionsfähigkeit beobachtet werden. Allerdings können die berichteten nicht-experimentellen Längsschnittstudien nicht die kausale Wirkrichtung (Sportaktivität fördert soziale Funktionsfähigkeit oder umgekehrt) aufklären. Demnach ist die Interventionslogik „Sport fördert soziale Beziehungen" zwar noch nicht als Kausalaussage empirisch belegt; wohl aber ist der empirische Nachweis von längerfristigen Zusammenhängen zwischen Sportaktivitäten und dem Funktionspotenzial für soziale Aktivitäten bemerkenswert.
- Die Höhe der längerfristigen Zusammenhänge ist aber nicht zu überschätzen. Eine Einordnung der Effekte sollte nach Möglichkeit die *relative Bedeutung sozialer Beziehungen im Sport gegenüber anderen Lebensbereichen* thematisieren (z.B. Brand et al., 2006; Gillison et al., 2009). Diese Einschränkung zeigt sich z.B. auch bei den Effekten auf die soziale Unterstützung, die vor allem im Sportkontext, aber weniger im Hinblick auf die allgemeine soziale Unterstützung aufgezeigt werden konnten (Brehm et al., 2006). Eine wichtige gesellschaftliche Entwicklung in diesem Kontext ist sicherlich der Bedeutungszuwachs von außerfamiliären Strukturen und Angeboten für Menschen im höheren Erwachsenenalter (Huxhold et al., 2010). Daher wären im höheren Alter engere Beziehungen zwischen Sportaktivitäten und sozialen Wohlbefinden anzunehmen.
- Daneben deuten sich *geschlechtsspezifische Effekte* an. So zeigte sich mehrfach, dass Frauen stärker von Sportaktivitäten hinsichtlich sozialer Gesundheits- und Wohlbefindensparameter profitieren. Diese differenzielle Wirksamkeit kann in

Verbindung mit diversen Motivanalysen im Sport gebracht werden, in denen für Frauen im Mittel höhere Ausprägungen für soziale Kontakte als Beweggrund für das Sporttreiben gefunden werden (z.B. Lehnert et al., 2011).

Das soziale Wirkpotenzial von Sportaktivitäten gehört in der sportwissenschaftlichen Gesundheitsforschung sicherlich zu den weniger erforschten Phänomenen, so dass noch zahlreiche Fragen ungeklärt sind. Zukünftige Forschungsarbeiten sollten in zweierlei Hinsicht intentionale Aspekte betrachten: Erstens können Menschen ihre sportlichen Handlungen im Einklang mit ihren sportbezogenen Motiven gezielt auf eine Verbesserung ihres sozialen Unterstützungsnetzwerks ausrichten. Zweitens können organisierte Sportprogramme in Zielsetzung, Inszenierung und Kursleiterverhalten in unterschiedlichem Grad auf die Förderung des sozialen Wohlbefindens hinwirken (Schlicht, 1998a). Entsprechend der Wirkmechanismen (vgl. Abschnitt 2) gehören hierzu vielversprechende Ansätze, die systematisch auf personale Ressourcen abzielen, welche soziale Gesundheit und soziales Wohlbefinden begünstigen. Exemplarische Ansätze finden sich für die Stärkung psychosozialer Ressourcen im Gesundheitssport (Brehm et al., 2002) oder für die Förderung von sozialer Unterstützung und Sozialkompetenz im Sportverein (Sygusch, 2007). Die Wirkungen zielgerichteter Interventionen auf das soziale Wohlbefinden dürften über ansonsten beiläufige Effekte hinausgehen, wobei diese Annahme in empirischen Studien unter Berücksichtigung verschiedener Inszenierungen und sozialer Kontextmerkmale von Sportaktivitäten weiter geprüft werden muss.

6 Literatur

Adamsen, L., Rasmussen, J. & Pedersen, L. (2001). ‚Brothers in arms': How men with cancer experience a sense of comradeship trough group intervention which combines physical activity with information relay. *Journal of Clinical Nursing, 10*, 528-537.

Angermeyer, M., Kilian, R. & Matschinger, H. (2000). *WHOQOL-100 und WHOQOL-BREF. Handbuch für die deutschsprachige Version der WHO Instrumente zur Erfassung der Lebensqualität.* Göttingen: Hogrefe.

Balz, E. (1998). Wie kann man soziales Lernen fördern? In Bielefelder Sportpädagogen (Hrsg.), *Methoden im Sportunterricht* (3., neubearb. Aufl., S. 149-167). Schorndorf: Hofmann.

Baumann, U., Humer, K., Lettner, K. & Thiele, C. (1998). Die Vielschichtigkeit von sozialer Unterstützung. In J. Margraf, J. Siegrist & S. Neumer (Hrsg.), *Gesundheits- oder Krankheitstheorie* (S.101-113). Springer: Berlin.

Bös, K. & Brehm, W. (Hrsg.). (2006). *Handbuch Gesundheitssport* (2. Aufl.). Schorndorf: Hofmann.

Brand, R., Schlicht, W., Grossmann, K. & Duhnsen, R. (2006). Effects of a physical exercise intervention on employees' perceptions of quality of life: a randomized controlled trial. *Sozial- und Präventivmedizin, 51*, 14-23.

Brehm, W., Janke, A., Sygusch, R. & Wagner, P. (2006). *Gesund durch Gesundheitssport. Zielgruppenorientierte Konzeption, Durchführung und Evaluation von Gesundheitssportprogrammen.* Weinheim: Juventa.

Brehm, W., Pahmeier, I., Tiemann, M., Ungerer-Röhrich, U., Wagner, P. & Bös, K. (2002). *Psychosoziale Ressourcen. Stärkung von psychosozialen Ressourcen im Gesundheitssport.* Frankfurt: DTB.

Breuer, C., Wicker, P. & Pawlowski, T. (2008). Soziale Integration im und durch Sport. In K. Weis & R Gugutzer (Hrsg.), *Handbuch Sportsoziologie* (S. 298-306). Schorndorf: Hofmann.

Bullinger, M. & Kirchberger, I. (1998). *SF-36. Fragebogen zum Gesundheitszustand. Handanweisung.* Göttingen: Hogrefe.

Carron, A. V. (1982). Cohesiveness in sport groups: Interpretations and considerations. *Journal of Sport Psychology, 4*, 123-138.

Cella, D., Tulsky, D., Gray, G., Saraflan, B., Linn, E., Bonomi, A. et al. (1993). The functional assessment of cancer therapy scale: Development and validation of the general measure. *Journal of Clinical Oncology, 11*, 570-579.

Cobb, S. (1976). Social support as moderator of life stress. *Psychosomatic Medicine, 38*, 300-314.

Courneya, K., Friedenreich, C., Quinney, H., Fields, L. Jones, L. & Fairey, A. (2003). A randomized trial of exercise and quality of life in colorectal cancer survivors. *European Journal of Cancer Care, 12*, 347-357.

Courneya, K., Friedenreich, C., Sela, R., Quinney, H., Rhodes, R. & Handman, M. (2003). The group psychotherapy and home-based physical exercise (GROUP-HOPE) trial in cancer survivors: Physical fitness and quality of life outcomes. *Psycho-Oncology, 12*, 357-374.

Courneya, K., Mackey, J., Bell, G., Jones, L., Field, C. & Fairey, A. (2003). Randomized controlled trial of exercise training in postmenopausal breast cancer survivors: Cardiopulmonary and quality of life outcomes. *Journal of Clinical Oncology, 21*, 1660-1668.

Diener, E., Suh, M., Lucas, E. & Smith, H. (1999). Subjective well-being: Three decades of progress, *Psychological Bulletin, 125*, 276-302.

Dunkel, D., Antretter, E., Fröhlich-Walser, S. & Haring, C. (2005). Evaluation der Kurzform des Fragebogens zur Sozialen Unterstützung (SOZU-K-22) in klinischen und nicht-klinischen Stichproben. *Psychotherapie, Psychosomatik, Medizinische Psychologie, 55*, 266-277.

Emslie, C., Whyte, F., Campbell, A., Mutrie, N., Lee, L., Ritchie, D. et al. (2007). ‚I wouldn't have been interested in just sitting round a table talking about cancer'; exploring the experiences of women with breast cancer in a group exercise trial. *Health Education Research*, 22, 827-838.

Fahrenberg, J., Myrtek, M., Schumacher, J. & Brähler, E. (2000). *Fragebogen zur Lebenszufriedenheit (FLZ). Handanweisung.* Göttingen: Hogrefe.

Fydrich, T., Sommer, G. & Brähler, E. (2007). *Fragebogen zur Sozialen Unterstützung (F-SOZU). Manual.* Göttingen: Hogrefe.

Gillison, F., Skevington, S., Sato, A., Standage, M. & Evangelidou, S. (2009). The effects of exercise interventions on quality of life in clinical and healthy populations: A meta-analysis. *Social Science & Medicine, 68*, 1700-1710.

Grawe, K. (2000). *Psychologische Therapie* (2., korr. Aufl.). Göttingen: Hogrefe.

Hölter, G. (2011). *Bewegungstherapie bei psychischen Erkrankungen.* Köln: Deutscher Ärzte-Verlag.

Höner, O. & Demetriou, Y. (2012). Körperlich-sportliche Aktivität und gesundheitsbezogene Lebensqualität. In R. Fuchs & W. Schlicht (Hrsg.), *Seelische Gesundheit und sportliche Aktivität.* Göttingen: Hogrefe.

Hurrelmann, K. (2000). *Gesundheitssoziologie.* Weinheim: Juventa.

Huxhold, O., Mahne, K. & Naumann, D. (2010). Soziale Integration. In A. Motel-Klingebiel, S. Wurm & C. Tesch-Römer (Hrsg.), *Altern im Wandel. Befunde des Deutschen Alterssurvey (DEAS)* (S. 215-233). Stuttgart: Kohlhammer.

Jenkinson, C., Wright, L. & Coulter, A. (1993). The SF-36 health survey questionnaire. …if used within its limits. *British Medical Journal, 307*, 449.

Kanning, U. (2002). Soziale Kompetenz – Definition, Strukturen und Prozesse. *Zeitschrift für Psychologie, 210*, 154-163.

Knoll, N. & Schwarzer, R. (2005). Soziale Unterstützung. In R. Schwarzer (Hrsg.), *Gesundheitspsychologie* (S. 333-349). Göttingen: Hogrefe.

Laireiter, A. (Hrsg.). (1993). *Soziales Netzwerk und soziale Unterstützung.* Göttingen: Hogrefe.

Lee, C. & Russell, A. (2003). Effects of physical activity on emotional well-being among older Australian women: Cross-sectional and longitudinal analyses. *Journal of Psychosomatic Research, 54*, 155-160.

Lehnert, K., Sudeck, G & Conzelmann, A. (2011). BMZI – Berner Motiv- und Zielinventar im Freizeit und Gesundheitssport. *Diagnostica, 57*, 146-159.

May, A., Duivenvoorden, H., Korstjens, I., Weert, E., Hoekstra-Weebers, J. et al. (2008). The effect of group cohesion on rehabilitation outcome in cancer survivors. *Psycho-Oncology, 17,* 917-925.
Mehrabian, A. & Ksionzky, S. (1974). *A theory of affiliation.* Lexington, MA.: Heath.
Midtgaard, J., Rorth, M., Stelter, R. & Adamsen, L. (2006). The group matters: An explorative study of group cohesion and quality of life in cancer patients participating in physical exercise intervention during treatment. *European Journal of Cancer Care, 15,* 25-33.
Morimoto, T., Oguma, Y., Yamazaki, S., Sokejima, S., Nakayama, T. & Fukuhara, S. (2006). Gender differences in effects of physical activity on quality of life and resource utilization. *Quality of Life Research, 15,* 537-546.
Mutrie, N., Campbell, A., Whyte, F., McConnachie, A., Emslie, C. et al. (2007). Benefits of supervised group exercise programme for women being treated for early stage breast cancer: Pragmatic randomised controlled trial. *British Medical Journal,* DOI:10.1136/bmj.39094.648553.AE
Radoschewski, M. (2000). Gesundheitsbezogene Lebensqualität – Konzepte und Maße. Entwicklungen und Stand im Überblick. *Bundesgesundheitsblatt, 43,* 165-189.
Russell, R.D. (1973). Social health: An attempt to clarify this dimension of well-being. *International Journal of Health Education, 16,* 74-82.
Ryan, R. & Deci, E. (2000). Self-determination theory and the facilitation of intrinsic motivation, social development, and well-being. *American Psychologist, 55,* 68-78.
Sarason, I., Sarason, B. & Pierce, G. (1990). Social support: The search for theory. *Journal of Social and Clinical Psychology, 9,* 133-147.
Schlicht, W. (1998a). Sportliche Aktivität und Gesundheitsförderung. In K. Bös & W. Brehm (Hrsg.), *Gesundheitssport. Ein Handbuch* (S. 44-51). Schorndorf: Hofmann.
Schlicht, W. (1998b). Gesundheit. In O. Grupe & D. Mieth (Hrsg.), *Lexikon der Ethik im Sport* (S. 211-217). Schorndorf: Hofmann.
Schlicht, W. & Strauß, B. (2003). *Sozialpsychologie des Sports.* Göttingen: Hogrefe.
Schwarzer, R. (2004). *Psychologie des Gesundheitsverhaltens.* Göttingen: Hogrefe.
Schwarzer, R. & Leppin, A. (1989). *Sozialer Rückhalt und Gesundheit: Eine Meta-Analyse.* Göttingen: Hogrefe.
Schwarzer, R. & Leppin, A. (1991). Soziale Unterstützung und Wohlbefinden. In A. Abele & P. Becker (Hrsg.), *Wohlbefinden. Theorie – Empirie – Diagnostik* (S. 175-189). Weinheim: Juventa.
Segal, R., Evans, W., Johnson, D., Smith J., Coletta, S., Gayton, J. et al. (2001). Structured exercise improves physical functioning in women with stages I and II breast cancer. Results of a randomized controlled trial. *Journal of Clinical Oncology, 19,* 657-665.
Siegrist, J., Broer, M. & Junge, A. (1996). *Profil der Lebensqualität chronisch Kranker. Manual.* Göttingen: Beltz Test.
Sygusch, R. (2007). *Psychosoziale Ressourcen im Sport.* Schorndorf: Hofmann.
Tessier, S., Vuillemin, A., Bertrais, S., Boini, S., Le, B., Oppert, J. et al. (2007). Association between leisure-time physical activity and health-related quality of life changes over time. *Preventive Medicine, 44,* 202-208.
The WHOQOL Group (1995). The World Health Organization Quality of Life assessment (WHOQOL). *Social Science & Medicine, 41,* 1403.
Ungerer-Röhrich, U., Sygusch, R. & Baumann, M. (2006). Soziale Unterstützung und Integration. In K. Bös & W. Brehm (Hrsg.), *Handbuch Gesundheitssport* (S. 369-378). Schorndorf: Hofmann.
Wagner, P. (2000). *Aussteigen oder Dabeibleiben?* Darmstadt: Wissenschaftliche Buchgesellschaft.
Wagner, P. & Brehm, W. (2006). Aktivität und psychische Gesundheit. In K. Bös & W. Brehm (Hrsg.), *Handbuch Gesundheitssport* (S. 103-117). Schorndorf: Hofmann.
Wendel-Vos, G., Schuit, A., Tijhuis, M. & Kromhout, D. (2004). Leisure time physical activity and health-related quality of life: cross-sectional and longitudinal associations. *Quality of Life Research, 13,* 667-677.
Wolin, K., Glynn, R., Colditz, G., Lee, I. & Kawachi, I. (2007). Long-term physical activity patterns and health-related quality of life in U.S. women. *American Journal of Preventive Medicine, 32,* 490-499.
Wydra, G. (2005). *FAHW. Fragebogen zum allgemeinen habituellen Wohlbefinden. Testmanual* (3. Aufl.) [Elektronische Version]. Zugriff am 10. März 2011 unter http://www.sportpaedagogik-sb.de/pdf/FAHW-Manual.pdf

Sportliche Aktivität und psychosomatische Beschwerden

Iris Pahmeier

Sportliche Aktivität wirkt sich auf eine Reihe definierter sowohl körperlicher als auch psychischer Erkrankungen positiv aus. Die Forschungslage zu den Wirkungen ist beeindruckend und in den letzten Jahren in Einzelartikeln, Reviews, Monografien und Lehrbüchern zur Sportmedizin (z.B. Hollmann & Strüder, 2009), Sportpsychologie (z.B. Beckmann & Kellmann, 2008), zum Gesundheitssport (z.B. Brehm & Bös, 2006) sowie zur Rehabilitationsforschung (z.B. Appell & Mauritz, 1988) eindrucksvoll dokumentiert. Die Wirksamkeit von sportlicher Aktivität auf körperliche und psychische Beschwerden mit unklarer organmedizinischer Ursache ist hingegen weniger gut untersucht. Dies liegt sicherlich zum einen an dem schwer fassbaren und abgrenzbaren Begriff der „psychosomatischen Beschwerde", zum anderen an den sehr unterschiedlichen Inhalten bewegungs- bzw. sportbezogener Interventionen und letztlich auch an den verschiedenen Interventionsfeldern wie Rehabilitation und Klinik einerseits und Gesundheitsförderungs- bzw. Präventionsmaßnahmen im ambulanten Sektor andererseits.

Nachfolgend wird deshalb zunächst unter dem Aspekt Grundlagen (Abschnitt 1) die Begrifflichkeit näher spezifiziert, potentielle Prävalenzraten referiert sowie individuelle und wirtschaftliche Folgen psychosomatischer Beschwerden angesprochen. Knapp skizziert werden Modellvorstellungen zur Ätiologie. Die Aufarbeitung der empirischen Forschungslage zu den Wirkungen von sportlicher Aktivität und Sporttherapie auf psychosomatische Beschwerden erfolgt in einem Zweischritt. Zunächst werden Studienergebnisse aus dem ambulanten, breitensportlich bzw. gesundheitssportlichen Milieu vorgestellt, der Fokus liegt hier auf den Wirkungen sportlicher Aktivität auf das allgemeine Beschwerdeniveau (Abschnitt 2). Der Forschungsstand beschäftigt sich dann mit ausgewählten Einzelbeschwerden. Hierzu liegen Studien sowohl aus dem ambulanten Setting aber auch aus dem Klinik- bzw. Rehabilitationssetting vor (Abschnitt 3). Ein kurzes Fazit (Abschnitt 4) schließt den Beitrag ab.

1 Grundlagen

1.1 Definition und Klassifikation

Psychosomatische Beschwerden werden in den klassischen medizinischen Diagnosesystemen wie dem DSM-IV (Saß, Zaudig & Wittchen, 1994) oder der ICD-10

(WHO, 1991; DIMDI, 2008) als *somatoforme Störungen* bezeichnet. Diese Bezeichnung stellt einen Oberbegriff dar, unter dem verschiedene Störungskategorien zusammengefasst werden. Der Begriff der „psychosomatischen Beschwerde" ist in diesem Zusammenhang eine ältere Bezeichnung, die jedoch sowohl in der klinischen Praxis als auch im alltäglichen Sprachgebrauch eine beliebte Diagnosebezeichnung umfasst. Weitere ähnlich verwendete Ausdrücke sind „Funktionelle Beschwerde", „Psychovegetatives Syndrom" oder „Psychovegetative Labilität". Rief und Hiller (2011) geben in der nachfolgenden Tabelle 1 eine genaue Aufstellung der unter der Bezeichnung somatoforme Störung zugehörigen Beschwerdebildern differenziert nach den Klassifikationssystemen.

Tabelle 1. *Somatoforme Störungen in den Klassifikationssystemen ICD-10 und DSM-IV* (Rief & Hiller, 2011, S. 3)

ICD-10	DSM-IV
Somatisierungsstörung (F45.0)	Somatisierungsstörung (300.81)
Undifferenzierte somatoforme Störung (F45.1)	Undifferenzierte somatoforme Störung (300.81)
Somatoforme autonome Funktionsstörung (F45.3x)	-
Anhaltende somatoforme Schmerzstörung (F45.4), Chronische Schmerzstörung mit somatischen und psychischen Faktoren (F45.41)	Schmerzstörung (307.xx)
[Konversionsstörung][a]	Konversionsstörung (300.11)
Hypochondrische Störung (F45.2)	Hypochondrie (300.7)
[Dysmorphophobe Störung][b]	Körperdysmorphe Störung (300.7)
[Neurasthenie] (F48.0)[c]	-

Anmerkungen: [a] In ICD-10 im Kapitel F44 aufgeführt (dissoziative und Konversionsstörungen); [b] entspricht der körperdysmorphen Störung; in ICD-10 nur als Unterform der hypochondrischen Störung aufgeführt; [c] In ICD-10 unter Kapitel F48 aufgeführt (sonstige neurotische Störungen)

Die aufgeführten Störungsbilder können symptomatischer Ausdruck organischer Defekte sein, aber auch ohne diagnostizierten pathologischen Befund (psychosomatisch) als gesundheitliche Beeinträchtigung erlebt werden (medically unexplained symptom). Sie treten in verschiedenen körperlichen Ausprägungen auf, wie Kreuz- und Rückenschmerzen, Herz-Kreislaufprobleme, Gliederschmerzen, Kopfschmerzen, Bauch- und Magenschmerzen sowie Symptomen wie Nervosität, Gereiztheit, Müdigkeit oder allgemeines Unwohlsein. Psychosomatische Beschwerden können anhand des Umfangs des Auftretens, der zeitlichen Dauer sowie der Art und Anzahl der

Beschwerden kategorisiert werden und treten häufig in Kombinationen auf (multiples Beschwerdebild) (Hessel, Geyer, Schumacher & Brähler, 2002; Pahmeier, Tiemann & Brehm, 2006). Bei einer ärztlich manifesten Diagnose des „Funktionellen Somatischen Syndroms" (FSS) müssen darüber hinaus das langfristige Auftreten (ca. 2 Jahre) der Beschwerden gegeben sein sowie die wiederholte und hartnäckige Einforderung des Patienten nach ärztlicher Behandlung. Tabelle 2 gibt nochmals einen detaillierten Überblick der Symptomatik.

Tabelle 2. *Kurzfassung der diagnostischen Kriterien nach ICD-10*

Somatisierungsstörung (F45.0)

a) Multiple und wechselnde körperliche Symptome über mindestens 2 Jahre (nicht oder nicht ausreichend durch eine körperliche Krankheit erklärt).
b) Andauerndes Leiden und mehrfache Arztkonsultationen.
c) Keine oder nur unzureichende Akzeptanz der ärztlichen Feststellung, dass keine ausreichende körperliche Ursache für die körperlichen Symptome besteht.
d) Mindestens sechs Symptome aus mindestens zwei verschiedenen Gruppen:
 - *Gastrointestinale Symptome*: (1) Bauchschmerzen, (2) Übelkeit, (3) Gefühl von Überblähung, (4) schlechter Geschmack, (5) Erbrechen oder Regurgitation von Speisen, (6) häufiger Durchfall oder Austreten von Flüssigkeit aus dem Anus.
 - *Kardiovaskuläre Symptome*: (7) atemlos ohne Anstrengung, (8) Brustschmerzen.
 - *Urogenitale Symptome*: (9) Miktionsbeschwerden, (10) unangenehme Empfindungen im Genitalbereich, (11) ungewöhnlicher oder verstärkter vaginaler Ausfluss.
 - *Haut- und Schmerzsymptome*: (12) Fleckigkeit oder Farbveränderungen der Haut, (13) Schmerzen in Gliedern, (14) Extremitäten oder Gelenken, unangenehme Taubheit oder Kribbelgefühle.
e) Nicht nur während einer psychotischen, affektiven oder Panikstörung

---

Somatoforme autonome Funktionsstörung (F45.3)

a) Vorliegen von Symptomen autonomer (vegetativer) Erregung des Herz- und kardiovaskulären Systems, oberen oder unteren Gastrointestinaltraktes, respiratorischen Systems oder Urogenitalsystems.
b) Mindestens zwei vegetative Symptome: (1) Palpitationen, (2) Schweißausbrüche, (3) Mundtrockenheit, (4) Hitzewallungen oder Erröten, (5) Druckgefühl im Epigastrium oder Kribbeln, oder Unruhe im Bauch.
c) Mindestens ein weiteres Symptom: (1) Brustschmerzen oder Druckgefühl in der Herzgegend, (2) Dyspnoe oder Hyperventilation, (3) Ermüdbarkeit bei leichter Anstrengung, (4) Luftschlucken oder brennendes Gefühl im Brustkorb oder Epigastrium, (5) häufiger Stuhlgang, (6) Miktionsbeschwerden, (7) Gefühl der Überblähung oder Völlegefühl.
d) Keine Störung der Struktur oder Funktion der betroffenen Organe oder Systeme.
e) Nicht nur während einer phobischen oder Panikstörung.

Zu den klassischen klinischen FSS zählen u.a. Reizdarmsyndrom (irritable bowel syndrome), Fibromyalgie-Syndrom (Fibromyalgie), Chronisches Müdigkeitssyndrom (chronic fatigue syndrome), Spannungskopfschmerz (tension headache), Brustschmerzen (non-specific chest pain), Chronischer Rückenschmerz (chronic back pain) und Lumbalrückenschmerz (chronic low back pain) (Henningsen, Zipfel & Herzog, 2007). Für einige dieser spezifischen Störungsbilder existieren bereits explizite diagnostische Kriterien außerhalb der offiziellen Klassifikationssysteme.

Mit einer Diagnose allein werden jedoch die Art und das Ausmaß der Symptome, der subjektive Leidensdruck und die innere Beteiligung des Patienten nicht erklärt. In jüngster Zeit wird insbesondere in der Medizin und Psychologie über Definition, Clusterung und Abgrenzung zu psychisch manifesten Erkrankungsbildern wie Depression, Angststörungen und Hypochondrie sowie die Zuordnung entweder als physiologisches, mentales oder psychosomatisches Krankheitsbild diskutiert (Creed & Barsky, 2004; Deary, Chalder & Sharpe, 2007; Henningsen et al., 2007). An dieser Stelle soll lediglich auf Abgrenzungen zum Krankheitsbild der „Psychosomatischen Erkrankungen" (z.B. Ulcus) verwiesen werden. Bei diesen liegen im Vergleich zu den somatoformen Störungen klare Gewebs- und Organschädigungen vor. Einen Überblick über Abgrenzungen von somatoformen und anderen Störungen geben Rief und Hiller (2011).

1.2 Verbreitung und Prävalenz

Somatoforme Störungen und Probleme sind in der Bevölkerung weit verbreitet. Dabei schwanken die Prävalenzraten jedoch erheblich. Dies ist zum einen dem Tatbestand geschuldet, dass je nach Definition und damit Einordnung in die klassisch medizinischen Diagnosesysteme – wie dem DSM-IV oder der ICD-10 – weite oder restriktive Kriterien der Klassifikation vorliegen. Andererseits kommen unterschiedliche diagnostische Instrumente mit unterschiedlichen Zielsetzungen (wie Störungsdiagnostik, Schweregrad- und Veränderungsdiagnostik sowie Diagnostik assoziierter Merkmale) zum Einsatz. Die heute verfügbaren Verfahren lassen sich untergliedern in Interviewverfahren und Checklisten sowie Fragebogenverfahren (ausführlich siehe Rief & Hiller, 2011). Die nachstehende Tabelle 3 gibt einen knappen Überblick über die im deutschen Sprachraum gebräuchlichsten Fragebogenverfahren.

Für den internationalen Vergleich von Prävalenzraten führten Creed und Barsky (2004) ein systematisches Review zur Epidemiologie somatoformer Störungen und Hypochondrie durch. Insgesamt wurden 47 englischsprachigen Studien ausgewertet. Je nach Erhebungsverfahren variieren die Prävalenzraten für das Auftreten somatoformer Störungen und Hypochondrie in den einzelnen Studien beträchtlich. In ausgewählten Studien, die somatoforme Störungen über gekürzte Erhebungsinstrumente erfassen, werden Prävalenzraten in der Gesamtbevölkerung von 4.4%, 13.8%, 16% bzw. 19% referiert, in zehn Studien mit Stichproben aus Vorsorgeangeboten liegt der Median bei einer Rate von 16.6% (Range 7.3% bis 35%). Tendenziell konstatieren mehrere Studien höhere Prävalenzraten für Frauen, Personen aus niederen Bildungsschichten, ethnische Minderheiten und Personen mit geringerem sozioökonomischem Status. Zudem besteht eine Komorbidität der Beschwerden mit Depression und Angststörungen.

Tabelle 3. *Ausgewählte deutschsprachige Erhebungsverfahren* (in Anlehnung an Rief & Hiller, 2011, S. 25; um eigene Informationen ergänzt)

Verfahren		Autoren
Fragebogenverfahren	SOMS (Screening für somatoforme Störungen; Rief, Hiller & Heuser, 1997; Hiller & Rief, 2008; Rief & Hiller, 2011); erfasst mittels 53 Items u.a. alle körperlichen Symptome, die für die Somatisierungsstörungen nach DSM-IV und ICD-10 und die somatoforme autonome Funktionsstörung nach ICD-10 relevant sind.	Rief & Hiller (2008)
	B-L (Beschwerdenliste; von Zerssen, 1976); erfasst über 48 Items die Faktoren Erschöpfungszustand, Kälteempfindlichkeit, Atembeschwerden, rheumatische Beschwerden, Gleichgewichtsstörungen und Magenbeschwerden.	von Zerssen (1976)
	GBB-24 (Gießener Beschwerdebogen; Brähler & Scheer, 1983; Brähler, Hinz & Scheer, 2008); erfasst insbesondere Körperbeschwerden über die Skalen Erschöpfung, Magenbeschwerden, Gliederschmerzen, Herzbeschwerden und Schmerzdruck.	Brähler & Scheer (1983); Brähler, Hinz & Scheer (2008)
	FBL (Freiburger Beschwerdenliste; Fahrenberg, 1994) erhebt über 10 Skalen die folgenden Beschwerden: Allgemeinbefinden, Müdigkeit, Herz-Kreislauf, Magen-Darm, Kopf-Hals-Reizsyndrom, Anspannung, Emotionale Reaktivität, Schmerz, Sensorik, Beschwerdesumme.	Fahrenberg (1994)
	Für Erhebungen im Kontext von Gesundheitssport haben Brehm, Duan, Mair, Strobl und Tittlbach (2010) in Anlehnung an die Freiburger Beschwerdenliste (FBL-R) von Fahrenberg (1994) ihr Instrument zur Beschwerdewahrnehmung strukturiert. Hierfür wurden aus den Bereichen ‚Allgemeinbefinden' ‚Herz-Kreislauf', ‚Magen-Darm', ‚Schmerzen', ‚Müdigkeit' und ‚Anspannung' jeweils die drei höchst ladenden Faktorenitems ausgewählt. Auf die Frage „Welche körperlichen Beschwerden sind während der letzten Zeit aufgetreten?" sollen die Probanden auf einer fünfstufigen Likert-Skala („1 = praktisch nie" bis „5 = fast täglich") anhand der 18 Items ihre aktuellen Beschwerden angeben.	Brehm et al. (2010)

In den letzten 10 Jahren wurden auch in Deutschland repräsentative Erhebungen zum Beschwerdestatus der Bevölkerung durchgeführt. In einer repräsentativen Bevölkerungsbefragung von 2 050 Personen im Alter von 14-92 Jahren (mit dem Erhebungsinstrument SOMS) berichten die Autoren eine Prävalenzrate somatoformer Störungen von 19% (Hessel, Geyer, Schumacher & Brähler, 2002). Besonders häufig werden Rückenschmerzen (30%), Gelenkschmerzen (25%), Schmerzen in den Armen oder Beinen (20%), Kopf- oder Gesichtsschmerzen (19%) und Völlegefühl (13%) genannt. Die Ergebnisse untermauern den Tatbestand der multiplen Beschwerdehäufigkeit: So berichten 56.6% der Befragten mindestens eine Beschwerde, 32.2% mindestens vier Symptome, 26.6% mindestens fünf Symptome und 9.1% sogar mindestens zehn Symptome. Der Beschwerdeindex liegt bei Frauen mit 3.70 deutlich höher als bei Männern mit 2.90. Mit steigendem Alter werden mehr somatoforme Beschwerden angegeben. Beim Anlegen restriktiver Kriterien der Diagnosesysteme (nach Angaben von zusätzlichen Informationen durch die Befragten) zeigen die Autoren, dass nur 0.2% bis 0.4% der Bevölkerung als somatoform belastet gelten. Zu ähnlichen Ergebnissen kommt Tiemann (2010, S. 189ff.), der den Beschwerdestatus von 930 Teilnehmern an standardisierten Gesundheitssportprogrammen mittels der Beschwerden-Liste von Zerssen erhob. Danach liegt das Beschwerdeausmaß im Mittel bei 2.2 Beschwerden, Männer weisen mit 2.1 zu 2.2 Beschwerden bei Frauen einen etwas geringeren Wert auf. Befragte über 50 Jahre fühlen sich stärker durch aktuelle Beschwerden belastet als jüngere Befragte; Arbeitsunfähige und Rentner geben das höchste Maß an Belastung an. Sportliche aktive Probanden (1-2 Stunden Sport pro Woche und mehr) geben ein geringeres Ausmaß an Beschwerden an ($M = 2.1$; $SD = 0.5$) als jene, die sich kaum oder gar nicht sportlich betätigen (weniger als 1 Stunde pro Woche) ($M = 2.2$; $SD = 0.4$; $p > .001$). Bei den Einzelsymptomen fallen auch hier die Kreuz- und Rückenschmerzen mit einer Prävalenz von 70% auf, gefolgt von Nacken- und Schulterschmerzen (55%) und psychischen Symptomen wie „starke innere Unruhe" (26%) und „starke Grübelei" (25%). Auch nach den Daten des Telefonischen Gesundheitssurvey 2003 sind in Deutschland 22% der Frauen und 15% der Männer von chronischen, d.h. mindestens 3 Monate anhaltenden und sich (fast) täglich bemerkbar machenden Rückenschmerzen betroffen (RKI, 2006, S.34).

Die Zunahme von Beschwerden im Alterslauf dokumentieren Gunzelmann, Schumacher und Brähler (2002) in ihrer bevölkerungsrepräsentativen Querschnitterhebung mit 1 941 Befragten. In einer Teilstichprobe von 593 Personen über 61 Jahre wurde mittels des GBB-24 die subjektive körperlichen Beschwerden erfasst. Kreuz-, Glieder-, Nacken- und Kopfschmerz stellen die am häufigsten genannten Beschwerden dar (im Mittel eine Prävalenz von 80%). Magenschmerzen spielen hingegen eine untergeordnete Rolle (30%), Kopfschmerzen verlieren ihre Bedeutung zugunsten des Erschöpfungssyndroms im Altersverlauf. Alters- und Geschlechtseffekte heben sich im Altersverlauf auf.

Diese Daten werden durch den bundesweiten Gesundheitssurvey von 1998/99 bestätigt. Im Zusatzsurvey „Psychische Störungen" klagten die mittels eines klinisch-psychiatrischen Untersuchungsgesprächs interviewten Probanden ($N = 4\,181$) über mannigfaltige, psychosomatische Beschwerdebilder, die sich einer ICD-10 Diagnose zuordnen ließen. 11% aller 18- bis 65-Jährigen erfüllten die Kriterien für eine Somatisierungsstörung, undifferenzierte Somatisierungsstörung, eine Hypochondrische Störung und sowie eine anhaltende Somatoforme Schmerzstörung. Frauen sind dabei signifikant häufiger betroffen als Männer (15.0% zu 7.1% im Lauf von 12 Monaten) (Jacobi et al., 2004). Somatoforme Störungen sind in jeder Altersgruppe gleich häufig anzutreffen, höhere Prävalenzraten liegen jedoch für Männer von 45-65 Jahren vor (Wittchen, Müller, Pfister, Winter & Schmidtkunz, 1999).

1.3 Folgen

Patienten, die unter somatoformen Störungen und Beschwerden leiden, weisen einen hohen Beeinträchtigungsgrad auf. So zeigen die Daten von Hessel et al. (2002), dass 64% der Betroffenen Medikamente einnehmen, jeder Fünfte mehr als sechsmal pro Jahr einen Arzt konsultiert und 42% sich in ihrem Wohlbefinden ernsthaft beeinträchtigt fühlen. Schmerzen führen insbesondere bei Chronifizierung und im Altersgang gehäuft zu einer dysphorischen oder depressiven Stimmung, zu geringerer Zuversicht, Probleme bewältigen zu können, und letztlich zu einer Einschränkung der Selbstständigkeit (Gunzelmann, Schumacher & Brähler, 2002).

Neben diesen individuellen Belastungen ergibt sich die Relevanz der Problematik zudem aus den materiellen Kosten für das Sozialversicherungssystem. So ermittelten Wissenschaftler bereits in den 1980er Jahren in den USA, dass für Patienten mit somatoformen Störungen mehr als das 6-fache für Krankenhausaufenthalte und das 14-fache für ambulante Behandlungen ausgegeben wird (Smith, Monson & Ray, 1986). Hiller et al. (2003) berechneten in einer Studie für Deutschland, dass Patienten mit somatoformen Störungen in den 2 Jahren vor Aufnahme in einer psychosomatischen Klinik das 2.2-fache der durchschnittlichen stationären und ambulanten Behandlungskosten verursacht hatten. Im Zusatzsurvey „Psychische Störungen" wurde auch die Auswirkung auf die Arbeitsproduktivität der letzten 4 Wochen erhoben. Befragte mit Diagnose einer somatoformen Störung sind danach im Schnitt pro Monat 0.7 Tage arbeitsunfähig und 2.7 Tage eingeschränkt arbeitsproduktiv. Zwar liegen diese Zahlen deutlich unter jenen von Befragten mit affektiven Störungen und Angststörungen, aber deutlich über jenen gesunder Befragter (Wittchen et al., 1999). Andere Studien zeigen sogar Arbeitsunfähigkeitszeiten von im Schnitt 140 Tagen in den letzten 2 Jahren (Zielke, 1998).

Als besonders kostenintensiv und aus diesem Grund gut untersucht gelten Rückenschmerzen. Sie sind nicht „nur" ein individuelles gesundheitliches Problem, sondern verursachen auch hohe ökonomische Belastungen des Gesundheitssystems. So stellen Rückenschmerzen einen der häufigsten Gründe für Arztbesuche sowie für stationäre Heilbehandlungen dar (Raspe, 2003). Ferner entfällt etwa ein Viertel aller Arbeitsunfähigkeitstage auf die Gruppe der Muskel-Skelett-Erkrankungen, und davon wiederum mehr als die Hälfte allein auf Rückenleiden (Badura, Schröder & Vetter, 2009; RKI, 2006). Des Weiteren sind Rückenleiden auch eine häufige Ursache für Frühberentung aufgrund von Berufs- oder Erwerbsunfähigkeit (Raspe, 2003; RKI, 2006). Muskel-Skeletterkrankungen und speziell Rückenleiden zählen damit zu den „teuersten" Krankheiten überhaupt. Im Jahr 2006 beliefen sich die Krankheitskosten (Ausgaben für Prävention, Behandlung, Rehabilitation und Pflege) in diesem Bereich auf 26.6 Milliarden Euro (dies entspricht 11% der gesamten Krankheitskosten). Die allein im Zusammenhang mit Rückenschmerzen (Dorsopathien) entstandenen Kosten betrugen dabei 8.3 Milliarden Euro (Statistisches Bundesamt, 2008).

1.4 Ätiologie

Entstehung, Beschleunigung und Aufrechterhaltung somatoformer Beschwerden werden derzeit als komplexer Prozess verstanden, indem eine Reihe psychologischer (kognitiver), sozialer und neurobiologischer Faktoren beteiligt sind. Genetische Einflussgrößen können eine Relevanz haben, die Studienlage hierzu ist jedoch noch sehr schwach. In Abbildung 1 wird ein Bedingungsmodell von Rief und Hiller (2011) vorgestellt, das die unterschiedlichen Faktoren berücksichtigt, die an der Entstehung der Symptomatik beteiligt sind. Gleichzeitig wird versucht, den Prozess der Verstetigung durch entsprechende Verknüpfungen der einzelnen Komponenten zu zeigen. Ausgangspunkt ist die Erfahrung körperlicher Symptome aufgrund spezifischer Auslöser wie ungewöhnliche Körperreaktionen und Missempfindungen. Die Auslösebedingungen können dabei sehr unterschiedlich sein (z.B. Informationen erhalten, Muskelverspannungen, schlechter Schlaf). Eine damit verbundene Aufmerksamkeitszuwendung führt zu einer bewussten Wahrnehmung von Körperfunktionen (somatosensorische Verstärkung) und in Folge eine kognitive Fehlbewertung des Zustandes. Diese führt in einer Endlosschleife zur Symptomverstärkung und gleichzeitig zur Aufnahme spezifischer Krankheitsverhaltensweisen.

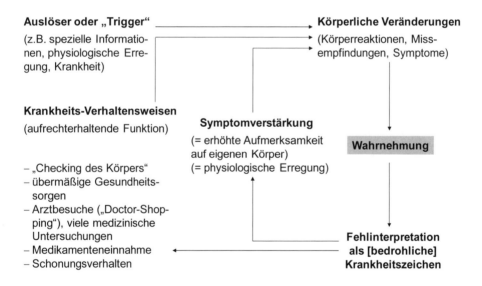

Abbildung 1. *Funktionales Modell der somatoformen Störung* (Rief & Hiller, 2011, S. 38)

Im Einklang mit Erklärungsansätzen von Rief und Hiller (2011) und Rief und Broadbent (2007) legen Henningsen und Mitarbeiter (2007) ebenfalls ein hypothetisches Modell für die Verursachung des Funktionellen Somatischen Syndroms (FSS) vor (Abbildung 2). Sie vermuten verschiedene Auslöser wie manifeste Erkrankungen aber auch Stressereignisse. Diese sollen wiederum zu einer erhöhten körperlichen Stresswahrnehmung und in Folge zur Wahrnehmung chronischer körperlicher Symptomatiken führen. Im ersten Schritt wird die Aufrechterhaltung der Beschwerden durch Fehlinterpretationsprozesse gestützt. In einem zweiten Schritt führt die „vergebliche" Suche nach medizinischer Hilfe zu weiteren Fehlinterpretationen, gefolgt von emotionalem Stress und dem Verlust des Selbstvertrauens. Der Verlust der Funktionsfähigkeit, häufig einhergehend mit körperlicher Inaktivität und deren negative organismischen Adaptionsfolgen wird als „Endpunkt" gesehen.

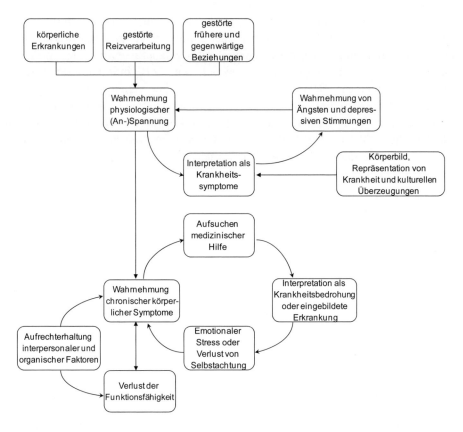

Abbildung 2. *Hypothetisches Modell für die Entstehung des Funktionellen Somatischen Syndroms* (Henningsen et al., 2007, S. 948)

Die Bedeutung von Interventionen mittels Sport und Bewegung liegt in Anlehnung an Schwarz, Gießing, Heider, Zaby und Schröder (2009) zum einen darin, dass körperlich-sportliche Aktivität zu positiven organischen Anpassungsprozessen des Herz-Kreislauf-Systems und des Muskelskelettsystems führen können. Körper und körperliche Prozesse werden nicht mehr nur als negative sondern im Gegenteil als positive Empfindungen wahrgenommen. Andererseits beeinflussen die psychischen Folgen regelmäßiger Bewegungs- und Sportaktivität (Abbau negativer Stimmungszustände und Aufbau von Wohlbefinden und positiver Selbstwahrnehmung) die kritischen Faktoren bei der Entstehung somatoformer Störungen in günstiger Weise.

2 Wirkung von sportlicher Aktivität auf den Beschwerdestatus

Die ersten deutschen Studien zum Einfluss sportlicher Aktivität auf den Beschwerdestatus bauen auf Erkenntnissen aus amerikanischen Studien von Blumenthal, Schocken, Needles und Hindle (1982) sowie Uson und Larrosa (1982) auf. Sie fanden positive Veränderungen des perzipierten Beschwerdestatus bei Senioren nach der Teilnahme an einem mehrwöchigen Sportprogramm. Im Zuge der Ausdifferenzierung des Handlungsfelds „Gesundheitssport" seit Mitte der 1990er Jahre liegen in Deutschland ebenfalls Daten vor, die die Auswirkungen standardisierter Bewegungsinterventionen auf die Beschwerdewahrnehmung überprüfen. Gesundheitssportliche Interventionen sind hochstrukturiert (in Programmform) und fokussieren auf gesundheitsförderliche Effekte bei Zielgruppen mit spezifischen Risiken, gesundheitlichen Problemen und Erkrankungen. Ein in diesem Zusammenhang wichtiges Kernziel ist die Bewältigung von Beschwerden und Missbefinden (AG SpiK, 2010; Brehm, 2006).

Zu den „zertifizierten" Gesundheitssportprogrammen, die sich insbesondere auch an Personen mit psychosomatischen Beschwerden richten, zählen u.a. das für die Zielgruppe „Personen mit metabolischem Syndrom und multiplen Beschwerden" entwickelte Programm „Fit und Gesund" (Brehm, Pahmeier & Tiemann, 2001, 2011) sowie das für die Zielgruppe der „Personen mit Rückenbeschwerden" entwickelte Programm „Sanftes Rückentraining" (Tiemann, Buskies & Brehm, 2005, 2009).

In einer der ersten deutschen prospektiven Längsschnittstudien (Zeitraum: 1 Jahr) zur Erfassung der Auswirkungen eines gezielten und strukturierten Sportprogramms („Fit und Gesund") wurde bei 34 Frauen und 12 Männern im mittleren Erwachsenenalter mit zumeist multiplen Beschwerden vor und nach Teilnahme an dem Sportprogramm der Beschwerdestatus und die Beschwerdewahrnehmung erhoben. Es ergaben sich hochsignifikante positive Veränderungen, sowohl was die Zahl als auch was die Intensität der wahrgenommenen Beschwerden anbelangte (Brehm & Pahmeier, 1992). Dieses Ergebnis konnte in einer nachfolgenden prospektiven Längsschnittstudie (ebenfalls über 1 Jahr hinweg) mit 68 Frauen und 36 Männern im Altersdurchschnitt von 48.5 Jahren bestätigt werden. Signifikante Verbesserungen ergaben sich für die Beschwerdewahrnehmung (Pahmeier, Tiemann & Brehm, 2006). Die Effekte waren bei den Frauen deutlicher ausgeprägt als bei den Männern, wobei die Frauen eine größere Symptomaufmerksamkeit aufwiesen.

Mit ähnlichen Ergebnissen kann die Studie von Tiemann, Buskies und Brehm (2009) zur Effizienz eines standardisierten Rückentrainings aufwarten. Zu Beginn des „Sanften Rückentrainings" gaben 94% (616) der Probanden an, unter chronischen Beschwerden zu leiden. Insgesamt wurden 1 664 Einzel-Beschwerden in den Kategorien Allgemeinbefinden (wie Kurzatmigkeit, Müdigkeit, Kopfschmerz), psychische und emotionale Reaktionen (wie depressive Verstimmungen, Überforderungsgefühle, Lustlosigkeit), Herz-Kreislauf/Atmung, Rücken, aktiver/passiver Bewegungsapparat (wie Gelenkschmerzen, Muskelverspannungen) und sonstige Organe/Haut (wie Magenprobleme) angegeben. Im Schnitt verringert sich die Anzahl dieser chronischen Beschwerden von 2.7 auf 1.4 hochsignifikant im Kursverlauf. Ein Gleiches gilt für die Abnahme aktueller Beschwerden, insbesondere für „starke Rücken und Nacken- oder Schulterschmerzen", die von 72% auf 44% bzw. 53% auf 39% zurückgehen (Tiemann et al., 2009, S. 158ff.).

Tiemann (2010) führte eine repräsentative Studie für das Bundesland NRW mit 562 Probanden durch, die an den oben genannten standardisierten, von der Krankenkasse durchgeführten Programmen teilnahmen. Die longitudinale, prospektive Feldstudie mit drei Messzeitpunkten (T1 vor Kursbeginn, T2 zu Kursende 3 Monate später, T3 1 Jahr nach Kursende) erfasste u.a. ausführliche gesundheitliche Parameter. Teilnehmer (im Schnitt 44 Jahre alt, zu 40% Arbeiter und Handwerker) fühlten sich nach der Teilnahme an den Gesundheitsprogrammen weniger stark durch Beschwerden belastet. Die Anzahl der starken aktuellen Beschwerden sinkt signifikant von im Schnitt vier auf drei starke Beschwerden nach Kursende. Als Interaktionseffekt lässt sich konstatieren: Die Anzahl von Beschwerden bleibt bei Probanden, die zu Beginn zwei Beschwerden angaben, konstant. Probanden, die zu Beginn ein hohes Maß an starken aktuellen Beschwerden konstatieren, sinkt die Anzahl von Beschwerden um ein Drittel von sechs auf vier Beschwerden. Ein Beschwerderückgang ist für alle Einzelbeschwerden zu verzeichnen. Besonders deutlich verringert sich die Quote bei Personen mit „starken Kreuz- und Rückenschmerzen" (von 72% auf 44%) und „starken Nacken- und Schulterschmerzen" (von 53% auf 39%). Auch bei den psychischen und emotionalen Reaktionen („starke innere Unruhe", „starke Grübelei") sind deutliche Verbesserungen (ca. 10%) festzustellen. Im Zeitvergleich verbessert sich zudem die Wahrnehmung chronischer Beschwerden. So geht die Anzahl dieser von anfänglich durchschnittlich 2.5 Beschwerden auf 2.1 Beschwerden zurück. Teilnehmer mit der größeren Beschwerdebelastung profitieren stärker von den Programmen (Interaktion Zeit × Gruppe: $p < .001$; $\eta^2 = .03$) als die weniger belasteten Teilnehmer. Mit der Abnahme der Anzahl von Beschwerden reduziert sich zudem das Ausmaß der wahrgenommenen Beeinträchtigung. Innerhalb des Untersuchungszeitraums von 15 Monaten nimmt die Beschwerdezahl konstant um eine weitere Beschwerde ab. Dies betrifft die aktuell erlebten Beschwerden wie die chronischen gleichermaßen. Bei den angeführten Studien (Brehm & Pahmeier, 1992; Brehm et al., 1994; Tiemann et al., 2009 und Tiemann, 2010) handelt es sich um Längsschnittstudien, fast immer bis zu 3 Monate oder etwas länger, jedoch nie über 1 Jahr hinweg. Es fehlen jedoch aufgrund von Nachhaltigkeitsmessungen bislang längerfristige Effektnachweise (mit Ausnahme der Studie Tiemann, 2010). Dieses Defizit greift die nachfolgend beschriebene Evaluationsstudie auf. Im Rahmen einer 3-jährigen kontrollierten Längsschnittstudie mit vier Messzeitpunkten – vor Beginn und nach Beendigung des Jahresprogramms sowie jeweils 1 und 2 Jahre nach Abschluss – wurden fünf Kursgruppen mit insgesamt 117 Personen mit einem Altersdurchschnitt von 50 Jahren untersucht, 69% davon waren Frauen. 16 Teilnehmer (14%) werden als „Aussteiger" behandelt, da sie entweder an weniger als 40% der Kurstermine teilnahmen oder die letzten 3 Monate im Kurs fehlten. Mit ihnen wurden nach Kursabschluss Telefoninterviews durchgeführt. Zu den beiden Nachuntersuchungen 1 bzw. 2 Jahre nach Kursabschluss konnten 83 bzw. 76 Personen der ursprünglichen Interventionsgruppe erfasst werden. Kontrollgruppe 1 bestand aus 32 Nichtsportlern, von denen allerdings im zweiten und dritten Jahr so viele eine (gesundheits-)sportliche Aktivität aufnahmen, dass diese Kontrollgruppe für die Überprüfung der Nachhaltigkeit von Effekten nicht mehr einbezogen werden konnte. Dagegen blieb die Kontrollgruppe 2 über den gesamten Untersuchungszeitraum weitgehend stabil. Diese bestand aus 40 Breitensportlern, die zu Beginn der Untersuchung bereits mindestens seit 1 Jahr regelmäßig mindestens einmal pro Woche – zumeist in einem Sportverein – sportlich aktiv waren (Brehm, Janke, Sygusch & Wagner, 2006; Brehm, Wagner, Sygusch, Schönung & Hahn, 2005). Die Ergebnisse in Bezug auf Bewältigung von Beschwerden und Missbefindenszuständen können wie folgt zusammengefasst werden. Im Untersuchungszeitraum veränderten sich die:

- *Beschwerdewahrnehmung.* Im Durchschnitt wurden weniger Beschwerden (als gravierend) wahrgenommen.
- *Gesundheitsbewertung.* Das allgemeine Befinden und der allgemeine Beschwerdezustand wurden positiver bewertet, die Sorge um die Gesundheit nahm ab und die Zufriedenheit mit der Gesundheit zu.
- *Formen der Beschwerdebewältigung.* Etwa ein Viertel der Teilnehmer, die im Untersuchungszeitraum passive Maßnahmen zur Beschwerdebewältigung ergriffen hatten (Medikamente, physiotherapeutische Behandlungen, Arztbesuche), gaben an, dass sich der Umfang dieser Maßnahmen reduziert habe (Brehm et al., 2006, S. 135-137, 150f.).

Die positiven Bewältigungseffekte traten für die Gruppe der „eher Kranken" signifikant deutlicher auf als für die Gruppe der „eher Gesunden". D.h. diejenigen, für die eine Bewältigungshilfe besonders wichtig war, profitierten auch am meisten – zumindest in der eigenen Wahrnehmung (Brehm, Pahmeier & Tiemann, 2011).

Dass die beschriebenen Effekte auf die Ausübung der sportlichen Aktivität zurückführbar sind, wird durch Befunde von Alfermann und Mitarbeitern bestätigt (Alfermann, Lampert, Stoll & Wagner-Stoll, 1993). Bei 24 Teilnehmern einer „Sportgruppe" und 11 Mitgliedern einer „Wartegruppe" wurde u.a. die Wahrnehmung psychosomatischer Beschwerden untersucht. Über eine signifikante Abnahme psychosomatischer Beschwerden im Verlauf der Programmteilnahme berichtet die Sportgruppe, nicht jedoch die Wartegruppe; diese Veränderungen erwiesen sich auch noch 6 Monate nach Kursende als stabil. Die Autoren verweisen auf den potenziellen

Einfluss der Faktoren Dauer, Inhalte und Begleitumstände des Treatments (Fitnesstraining), aber auch auf das Phänomen, dass die Aktivität in solchen Programmen überwiegend von denjenigen Probanden mit größerer Beschwerdewahrnehmung abgebrochen wird.

Insgesamt ergeben sich in den vorliegenden Längsschnittstudien zu den Auswirkungen von sportbezogenen Interventionen positive Veränderungen hinsichtlich des wahrgenommenen Beschwerdezustandes. Erste Studien (Brehm et al. 2006; Tiemann, 2010) deuten zudem auf die Nachhaltigkeit der Effekte einer Beschwerdereduzierung hin. Die Beziehung zwischen der körperlich-sportlichen Beanspruchung und der Beschwerdereduktion scheint jedoch nicht für alle Personengruppen gleich zu sein. So zeigten differenziertere Analysen, dass diejenigen Probanden mit der schlechtesten gesundheitlichen Ausgangssituation im ersten Jahr der Intervention am meisten von der Aktivität profitieren. Keine der vorgestellten Studien begründet allerdings einen ursächlichen Zusammenhang zwischen Beschwerdereduktion und der Intervention. Modellvorstellungen zu den Wirkursachen liegen derzeit im deutschsprachigen Raum nicht vor.

3   Wirkungen von sportlicher Aktivität und Sporttherapie auf ausgewählte psychosomatische Beschwerdebilder

Die Auswahl der nachfolgend beschriebenen Einzelsymptome begründet sich einerseits dadurch, dass sie zu den häufigsten somatoformen Störungen zählen (sowohl in der medizinisch-psychosomatischen Diagnostik als auch aufgrund ihrer Prävalenz in der Bevölkerung). Andererseits gibt es Hinweise darauf, dass speziell diese Einzelsymptome durch gezielte Sport- und Bewegungsprogramme (exercise therapy) behandelt werden können (Henningsen et al., 2007).

3.1   Rückenbeschwerden/-schmerzen

Charakteristisch für Rückenschmerzen ist, dass sie in den meisten Fällen (bei 80-90% der Betroffenen) zunächst spontan, d.h. auch ohne spezielle Behandlung, wieder abklingen. Rund zwei Drittel der Personen mit Rückenschmerzen erleiden allerdings in der Folgezeit weitere Schmerzepisoden. Aus diesem Grund werden frühere Rückenschmerzen auch als der wichtigste Risikofaktor für das künftige Auftreten von Rückenschmerzen angesehen (Lühmann, Müller & Raspe, 2004; Lühmann & Schmidt, 2007).

Obwohl – wie die Prävalenzraten zeigen – Rückenschmerzen weit verbreitet sind und modernste Untersuchungsverfahren zum Einsatz kommen, bleiben die eigentlichen Ursachen häufig unklar. Eindeutige organische Befunde wie Bandscheibenvorfälle, rheumatische Erkrankungen, Infektionskrankheiten oder Frakturen werden nur selten – in weniger als 20% aller Fälle – diagnostiziert. Der weitaus größte Teil der Betroffenen leidet unter so genannten *unspezifischen Rückenschmerzen*, bei denen sich keine begründende Diagnose und kein zentraler Pathomechanismus finden lassen (Lühmann, Kohlmann & Raspe, 1998; Lühmann & Schmidt, 2007). Nach heutigem Kenntnisstand wird die Entstehung bzw. Chronifizierung unspezifischer Rückenschmerzen von einem komplexen, noch weitgehend unerforschten Zusammenspiel einer Vielzahl sehr unterschiedlicher Faktoren wie beispielsweise soziale, individuelle, psychologische, arbeitsplatzbezogene Parameter beeinflusst. Für sich allein betrachtet besitzen diese Faktoren nur einen geringen Erklärungswert (Lühmann & Schmidt, 2007).

Vuori (2001) wertete 330 Artikel (29 Reviews, 45 kontrollierte Studien und 78 andere Untersuchungen) zum Lumbalrückenschmerz (LRS; low back pain) aus. Regelmäßige körperliche Aktivität ist danach insbesondere bei chronischem nicht jedoch bei akutem LRS effizient. Dabei lassen sich noch keine zuverlässigen Aussagen zur Dosis-Wirkungs-Beziehung treffen. Halteübungen (statisch) und langsame Bewegungen scheinen ineffektiv, Kraftübungen dagegen effektiv bei der Prävention und Behandlung von LRS zu sein. In einem bewertenden Überblick von van Tulder und Koes (2001) bescheinigen die Autoren „physical exercise" eine Überlegenheit gegenüber passiven Interventionen (z.B. Entspannungstraining, Massagen, Elektrostimulation), allerdings gleich effizient wie physiotherapeutische Maßnahmen. Tiemann (2010) resümiert nach einer systematischen Literatursichtung, dass Evidenz nur für solche Maßnahmen bzw. Programme gefunden werden kann, die in umfassender Weise auf eine Stärkung wichtiger Gesundheitsressourcen angelegt sind sowie körperliche Übungsformen mit kognitiv-behavioralen Komponenten verbinden. Die lange Zeit vorherrschenden klassischen „Rückenschulen" haben sich dagegen nicht als wirksam erwiesen und stehen deshalb stark in der Kritik (Heymans et al., 2004; Lühmann, Kohlmann & Raspe, 1998). Ein zentraler Kritikpunkt ist dabei, „dass die klassischen Konzepte meist dem mittlerweile überholten biomedizinischen Ansatz folgen und einen Zusammenhang zwischen der mechanischen Belastung der Wirbelsäule (z.B. Bücken), dadurch erwarteten Schäden (z.B. Bandscheibenvorfall) und dem Rückenschmerz postulieren. Den eigentlich relevanten Risikofaktoren für die Entstehung und Chronifizierung von Rückenschmerz, auch auf der kognitiven und psychosozialen Ebene, wurde demgegenüber nur in wenigen Fällen ausreichend Beachtung geschenkt" (Pfeifer, 2007, S. 4).

3.2 Kopfschmerz und Migräne

Sportliche Aktivität wird als therapeutische Maßnahme bei Kopfschmerz und Migräne in vielen Handbüchern, Patientenleitfäden, medizinischen Handreichungen oder Websites empfohlen. Weltweit berichten epidemiologische Studien von Prävalenzraten für Migräne und undifferenzierten Kopfschmerz von 11-13% (Stovner, Hagen, Jensen, Katsarava, Lipton, Scher et al., 2007). Surveys aus Norwegen und Schweden kommen sogar auf Raten von 38%, wobei Frauen weitaus häufiger betroffen sind als Männer (48% zu 32%) (Varkey, Hagen, Zwart & Linde, 2008). Die Erkenntnisse auf der Basis epidemiologischer Studien zum Zusammenhang zwischen sportlicher Aktivität und Kopfschmerz/Migräne ist bislang noch lückenhaft. In einer der weltweit größten epidemiologischen Surveys, dem Nord-Trondelag Health Survey (HUNT) mit 22 379 Befragten, konnten weitere Erkenntnisse zu diesem Zusammenhang ermittelt werden. Auf Basis eines querschnittlichen und längsschnittlichen Untersuchungsansatzes zeigen die Daten, dass körperlich inaktive Teilnehmer zur Baseline-Erhebung 11 Jahre später mit höherer Wahrscheinlichkeit unter Kopfschmerzen litten als aktive Teilnehmer (Odds Ratio 1.14; 95% CI = 1.02-1.28). Zum Zeitpunkt der zweiten Erhebungswelle war ein geringes Aktivitätsniveau assoziiert mit einer höheren Prävalenzrate von Migräne einerseits und Kopfschmerzen andererseits. In beiden Gruppen bestand zudem ein negativer Zusammenhang zwischen körperlicher Aktivität und Häufigkeit von Kopfschmerzattacken (Varkey, Hagen, Zwart & Linde, 2008). Der Survey machte weiter keine Angaben zu Ausmaß und Inhalt der körperlichen Aktivität, wobei die Beschreibung von „hard physical activity" wohl am ehesten dem entspricht, was im Deutschen unter sportlicher Aktivität verstanden wird.

Ein aktueller Review versucht Antwort auf die Frage nach der Richtung der Kausaleffekte zwischen sportlicher Aktivität und Migräne bzw. Kopfschmerz zu geben (Busch & Gaul, 2008). Die eingeflossenen Studien (8 Studien und 4 Fallstudien) wurden nach strengen Kriterien auf der Basis klinischer Evidenzkriterien recherchiert. Zunächst ist zu berichten, dass die klinische Beschreibung der Diagnose „Kopfschmerz" variiert zwischen „vaskulärem Kopfschmerz", „chronischem Kopfschmerz", „menstruellem Kopfschmerz" und „undefiniertem Kopfschmerz". Die Fallzahlen differieren zwischen 3 und 36 Probanden und liegen im Median bei 13 Teilnehmern, wobei die Geschlechterverteilung bei 91% Frauen und 9% Männern liegt. Inhaltlich bestanden die sporttherapeutischen Interventionen vorwiegend aus zwei- oder dreimaligen wöchentlichen Ausdauertrainingssequenzen (Laufen, Fahrradfahren, Rudern und Gehen) mit einer Dauer von jeweils 20-60 Minuten. In vier Studien wurden keine Angaben zu den Trainingsbedingungen gemacht. Die Interventionsphase selbst variierte zwischen 6-26 Wochen (Median 11 Wochen). Die Trainingsintensität wird als aerob (Ausdauertraining moderat) beschrieben. Die Mehrzahl der Studien fand keine signifikante Reduktion von Anzahl und Dauer der Kopfschmerzattacken bei sportlich-aktiven Personen. Lediglich drei Studien referieren die Abnahme der Zahl der Kopfschmerztage und der Zahl von Migräneattacken im Monat. In Einzelfällen berichten die Studien von einer Verringerung der Intensität von Kopfschmerzen in Abhängigkeit vom Ausmaß der sportlichen Aktivität oder dessen Durchführung.

Insgesamt beurteilen die Autoren des Reviews die Erkenntnislage zu den Wirkungen einer singulären Sportintervention beim Vorliegen von Kopfschmerzen als kontrovers. Dies liegt nicht zuletzt an einer Reihe methodologischer Defizite (u.a. Frauenüberhang in den Stichproben, unterschiedliche Diagnosekriterien, keine Kontrollgruppen, keine Informationen über die Beschwerdevorgeschichte) und Diskrepanzen, die es erschweren ein eindeutiges Fazit zu ziehen. Aus sportwissenschaftlicher Perspektive relevant ist der Fakt, dass bislang keine Klarheit über die Dosis-Wirkungs-Beziehung besteht. In Bezug auf die Dosis gibt es derzeit keine Richtlinien bzgl. Trainingshäufigkeit, -dauer und -intensität. Inhaltlich treten potentielle schmerzlindernde Effekte vermutlich eher bei moderater kontinuierlicher Ausdauerbelastung auf. Dabei wird – bei Vorliegen von Anstrengungskopfschmerz und Migräne – im Trainingsablauf eine langsame Aufwärmphase, eine moderate Belastungsphase und eine Abwärmphase empfohlen. Bei der Durchführung eines solchen Programms konnten Varkey, Cider, Carlson und Linde (2009) nach einer Intervention von 12 Wochen (regelmäßigen Fahrradergometertrainings dreimal wöchentlich) zeigen, dass sich die kardiale Leistungsfähigkeit signifikant verbesserte, ohne dass sich die Migräneproblematik verschlimmerte. Dies erscheint zentral, denn andere Studien haben ergeben, dass körperlich-sportliche Aktivität, insbesondere wenn sie mit hoher Intensität ausgeführt wird, bei manchen Patienten Migräne-Anfälle auslösen kann. Die Folge hiervon ist, dass Migräne- bzw. Kopfschmerzpatienten sportliche Aktivität vermeiden (Kikuchi, Yoshiuchi, Ohashi, Yamamoto & Akabayashi, 2007).

3.3 Fibromyalgie-Syndrom

Das Syndrom wird als generalisierte Schmerzerkrankung des Bewegungsapparates definiert. Zur Diagnose müssen mindestens 11 von 18 Schmerzpunkten in den letzten 3 Monaten akut gewesen sein, zusätzlich werden weitere Symptome aufgelistet wie Müdigkeit (vgl. Chronisches Müdigkeitssyndrom), Atembeschwerden, gastrointestinale Beschwerden, Globus pharyngis („Kloß im Hals") oder psychische Beeinträchtigungen. Aktuelle Forschungsarbeiten weisen auf psychosoziale Stressoren, labiles Selbstwertgefühl, negative Emotionalität und Kontrollverlust als zentrale Einflussgrößen für das Auftreten der Störung hin (Egle, Ecker-Egle, Nickel & van Houdenhove, 2004). Therapieansätze reichen von pharmakologischen Interventionen über eine Reihe psychotherapeutischer aber auch körperlich-sportlicher Interventionen. In zwei Reviews wurden die Wirkungen gezielter bewegungs- bzw. sporttherapeutischer Interventionen genauer unter die Lupe genommen (Schiltenwolf, Häuser, Felde, Flügge, Häfner, Settan & Offenbächer, 2008; Schwarz, et al., 2009). Schiltenwolf und Mitarbeiter (2008) beziehen 36 kontrollierte Studien in ihren Review ein, von denen die Bewegungsinhalte sich bei 18 Studien auf das aerobe Ausdauertraining, bei 3 Studien auf ein Flexibilisierungstraining und bei 12 Studien auf ein Kombinationstraining konzentrieren. Zumeist werden im ambulanten Setting Gruppentrainings mit einer Trainingshäufigkeit von zwei bis drei wöchentlichen Sitzungen im Umfang von 30-45 Minuten Dauer über 12 Wochen durchgeführt. Die Stichprobengröße liegt zwischen 21 und 196 Personen. Trainiert wurde moderat, gemessen über die Herzfrequenz. Schwarz et al. (2009) berücksichtigten insgesamt 42 Studien: In 20 Studien wurde die Wirkung von aerobem Ausdauertraining (Walking, Fahrradergometertraining, Aqua-Jogging), in 4 Studien von Krafttraining (Kräftigungstraining mit und ohne Geräte) und in 18 Studien von einem Kombinationstraining (mindestens zwei

Inhalte) untersucht. Auch hier betrug die Trainingsdauer wenigsten 45-60 Minuten pro Woche über Zeiträume von 3 Wochen bis 3 Monaten. Die Trainingsintensität variierte und schwankte zwischen moderat und intensiv (mit Progression).

Schiltenwolf und Mitarbeiter (2008) konnten in 28 von 30 Studien mit aerobem Ausdauertraining eine Verbesserung der Fibromyalgie-Symptomatik im Vergleich zur Kontrollgruppe feststellen, im Review von Schwarz und Mitarbeitern (2009) galt dies für 22 von 37 Studien. Verbesserungen betreffen dabei die Lebensqualität, das allgemeine Wohlbefinden und die Funktionsbeeinträchtigungen. Beide Reviews finden inkonsistente Ergebnisse hinsichtlich der Effekte auf das seelische Befinden. Ebenfalls keine einheitliche Befundlage besteht hinsichtlich der Wirkungen von Kraft- und Flexibilitätstraining. Da die Nachhaltigkeit von Effekten ein zentrales Behandlungsanliegen sporttherapeutischer Intervention ist, wurde diesem Faktor im Review von Schiltenwolf und Mitarbeitern (2008) Aufmerksamkeit gezollt. Danach führten 14 von 30 Studien Follow-up-Messungen 6-12 Monaten nach Therapieende durch. 13 von diesen 14 Studien stellten eine anhaltende Symptomreduktion fest. Ein fortgesetztes körperliches Training ist der beste Prädiktor für den nachhaltigen positiven Behandlungserfolg.

Obwohl im Vergleich zu den anderen Einzelsymptomen die Befundlage zu den Wirkungen eines sportlichen Trainings auf das Fibromyalgie-Syndrom am umfangreichsten ist, müssen auch hier deutliche Defizite in der Studiendurchführung angemerkt werden. Als Aussage beschränkend gelten: Kleine Fallzahlen in den Studien, z.T. hohe Dropout-Raten, ein zumeist weibliches Untersuchungsklientel, geringe Aussagequalität zur Trainingsdosis.

3.4 Chronisches Müdigkeitssyndrom

Das Chronique Fatigue Syndrome (CFS) zeichnet sich durch eine stark beeinträchtigende Müdigkeit aus, die mindestens seit 6 Monaten anhält und auch bei ausreichend Schlaf zu keiner Besserung führt. Begleitend treten Symptome wie Halsschmerzen, schmerzhafte Lymphknoten, Muskelschmerzen, Kopfschmerzen, Konzentrations- und Gedächtnisstörungen, nicht erholsamer Schlaf sowie Unwohlsein nach Belastungen auf. Auf der Verhaltensebene sind die eingeschränkte Alltagsaktivität und der bewegungsarme Lebensstil eine Folge. Das Beschwerdebild folgt keiner klaren medizin-organischen Ursache (Tanaka & Watanabe, 2010). Die sporttherapeutische Intervention besteht zumeist in Form eines eigenverantwortlich durchgeführten Ausdauertrainings (Walken, Laufen, Schwimmen und Fahrradfahren). Schwarz et al. (2009) kommen aufgrund ihres Reviews, in dem allerdings lediglich sechs Studien Eingang finden, zu folgendem abschließenden Urteil über die Wirksamkeit von sporttherapeutischen Maßnahmen: Alle Studien berichten über eine Reduzierung der Müdigkeit bei den befragten Patienten, weitere 55-61% der Befragten berichten immerhin von „Verbesserungen des subjektiven Befindens" (unabhängig von einer Steigerung der Fitness). Andere Arbeiten beurteilen die Effizenz sporttherapeutischer Interventionen bei CFS wesentlich kritischer. Während Henningsen et al. (2007) lediglich die Limitierung der Generalisierbarkeit von Befunden konstatieren, da die Vergleichbarkeit der Studien nicht gegeben ist, kommen Twisk und Maes (2009) zu dem Fazit, dass Bewegungstherapie für CFS Patienten kontraproduktiv und sogar schädlich sein kann. Sie begründen dieses negative Urteil mit einer Reihe physiologischer und immunologischer Fakten. Danach schädige körperliche Anstrengung u.a. das bei CFS Patienten bereits beeinträchtigte Immunsystem weiterhin, auch sei die Regeneration physiologischer Systeme bei CFS Patienten wesentlich langsamer (48h zu 24h) als z.b. für untrainierte aber gesunde Probanden.

3.5 Reizdarm-Syndrom

Das Reizdarmsyndrom (irritable bowel syndrome; IBS) wird zu den gastrointestinalen Erkrankungen gezählt, das jedoch nicht durch pathophysiologische oder biochemische Prozesse erklärbar ist. Bauchschmerzen, Stuhlunregelmäßigkeit, Völlegefühl und Blähungen müssen zur Syndromdiagnose an mindestens 3 Tagen im Monat auftreten; der Schwergrad variiert dabei von Person zu Person beträchtlich. Da die Pathophysiologie und die Ursachen des Syndroms derzeit nicht geklärt sind, konzentrieren sich Behandlungen und Interventionen hauptsächlich auf eine Symptomverbesserung, auf eine Verbesserung der Funktionsfähigkeiten im Alltag sowie die Verbesserung der Lebensqualität des Patienten. Pharmakologische Therapien sind bedeutsam. In jüngerer Zeit werden Interventionsansätze zur Lebensstil- und Diätveränderung angestrebt. Zu Ersterem wird auch die regelmäßige Bewegungsaktivität gezählt (Grundmann & Yoon, 2010). Wirkungsstudien sind hingegen rar. Lediglich die Studie von Daley, Grimmet, Roberts, Wilson, Fatek, Roalfe und Singh (2008) untersuchte in einer randomisierten Kontrollstudie die Effekte von Bewegung im Vergleich zu einer Standardbehandlung. Die 23 Patienten der Bewegungsgruppe nahmen an einem Geh-Programm (jeweils 30 Minuten an 5 Tagen in der Woche) teil. Effekte zeigten sich im Hinblick auf die Verbesserung der IBS-Symptomatik in der Bewegungsgruppe (Reduktion von Verstopfung), nicht jedoch hinsichtlich der Werte zur Lebensqualität. Insgesamt ist die Forschungslage noch sehr eingeschränkt, um Aussagen zu Wirkungen sportlicher Aktivität, geschweige denn Hinweise zu Leitlinien der Durchführung zu machen.

4 Fazit

Somatoforme Beschwerden und körperliche Beschwerden ohne organische Ursache (alltagssprachlich auch als psychosomatische Beschwerden bezeichnet) sind in der Bevölkerung weit verbreitet. Zuverlässige Prävalenzraten liegen jedoch aufgrund inhaltlicher (Definition und Abgrenzung zu affektiven Störungen) sowie methodischer Schwierigkeiten (verschiedene Erhebungsverfahren) nicht vor. Hinsichtlich der Ätiologie wird von einem multifaktoriellen Prozess der Beeinflussung ausgegangen, in dem psychologische (emotionale, kognitive), soziale und neurobiologische Faktoren eine Rolle spielen. Je nach Syndrom kann die Bedeutung einzelner Beeinflussungsfaktoren variieren. Aber auch hier bleibt die Wissenschaft derzeit die Antwort nach den Ursachen schuldig.

Im Hinblick auf die Prävention psychosomatischer Beschwerden gehören körperlich-sportliche Aktivitäten, spezifische Gesundheitssportprogramme und sporttherapeutische Maßnahmen zu den tragenden Säulen. In der klinischen Praxis (Therapie) und in der Rehabilitation wird medizinischen und psychologischen Therapieverfahren eine größere Bedeutung zugemessen. Bewegungs- und Sportprogramme werden selten eingesetzt und finden selbst in aktuellen Standardwerken zur Therapie somatoformer Störungen keine Erwähnung (Rief & Hiller, 2011). Dies vor dem Hintergrund, dass eine Reihe von Studien eine deutliche Reduktion der Anzahl und Intensität von körperlichen (psychosomatischen) Beschwerden dokumentieren.

Im Breiten- und Gesundheitssport sind darüber hinaus zentrale inhaltliche Bausteine sportlicher Interventionen (systematisches Ausdauer-, Kraft-, Beweglichkeits-, Mobilisations- und Entspannungstraining; Informationsmodule; kognitive Reflexionsphasen) beschrieben und begründet. Einige wenige Studien zeigen jedoch auch eine Verschlechterung des Beschwerdestatus nach einem gesundheitsorientierten Fitnesstraining (Stoll, Braun, Schmidt & Duerrenfeld, 2004). Bislang wird dieses unerwartete Ergebnis von den Autoren mit dem Vorliegen von Sensibilisierungsprozessen für körperliche Symptome bei und nach sportlichem Training interpretiert.

Eine exakte Bestimmung der Belastungsnormative ist bislang problematisch und nicht gelungen. Bedeutsamer erscheint allerdings auch der fehlende Nachweis spezifischer Ursache-Wirkungs-Zusammenhänge, zudem steht eine theoretische Fundierung des Wirkgefüges bislang aus.

Unter einer motivationalen und volitionalen Perspektive stellt das Ausmaß der erlebten körperlichen Beschwerden einen zentralen Prädiktor für die Aufnahme und dauerhafte Ausübung von körperlich-sportlicher Aktivität dar. In ihrer Untersuchung an 104 Patienten zeigte Pahmeier (2008), dass je höher das Beschwerdeerleben, umso unwahrscheinlicher wird eine körperlich-sportliche Aktivität begonnen und umso unwahrscheinlicher wird sie über einen langen Zeitraum regelmäßig ausgeübt. In die gleiche Richtung weisen auch die Ergebnisse von Tiemann (2010). Für den Ausstieg aus einem Gesundheitssportkurs nennen 48.5% der 256 Aussteiger mit 124 Nennungen (312 Nennungen insgesamt) als zentralen Grund die „gesundheitliche Situation (Krankheit, Verletzung etc.)".

Bislang defizitär und widersprüchlich ist der Forschungsstand zu den Wirkungen von sporttherapeutischen Interventionen beim Vorliegen manifester somatoformer Störungen. Gesichert erscheinen die Erkenntnisse hinsichtlich einer positiven Wirkung auf Rückenschmerzen (low-back pain) und das Fibromyalgie-Syndrom. Für spezifische Formen des Kopfschmerzes oder auch der Migräne und insbesondere für das Chronische Müdigkeitssyndrom (CFS) scheint eine Bewegungsintervention möglicherweise sogar kontraproduktiv (Busch & Gaul, 2008; Twisk & Maes, 2009). Die in manchen Artikeln propagierte Euphorie hinsichtlich der positiven Wirkungen von Sporttherapie auf somatoforme Störungen erscheinen verfrüht.

5 Literatur

Alfermann, D., Lampert, T., Stoll, O. & Wagner-Stoll, P. (1993). Auswirkungen des Sporttreibens auf Selbstkonzept und Wohlbefinden. *Sportpsychologie, 2*, 21-27.
Appel, H.-J. & Mauritz, K.-H. (Hrsg.). (1988). *Sport in der Rehabilitation – Ansätze und Anwendungsfelder*. Sankt Augustin: Academia.
AG SpiK – Arbeitsgemeinschaft der Spitzenverbände der Krankenkassen (2010). *Leitfaden Prävention*. Bonn: KomPart Verlagsgesellschaft.
Badura, B., Schröder, H. & Vetter, C. (2009). *Fehlzeiten-Report 2008. Betriebliches Gesundheitsmanagement: Kosten und Nutzen*. Berlin: Springer.
Beckmann, J. & Kellmann, M. (Hrsg.). (2008). *Sportpsychologie. Band 2: Anwendungen der Sportpsychologie*. Göttingen: Hogrefe.
Blumenthal, J., Schocken, D., Needels, T. & Hindle, P. (1982). Psychological and physiological effects of physical conditioning on the elderly. *Journal of Psychosomatic Research, 26*, 505-510.
Brähler, E., Hinz, E. & Scheer, J.W. (2008). *GBB-24. Der Gießener Beschwerdebogen. Manual (3., überarbeitete und neu normierte Auflage)*. Bern: Hans Huber.
Brähler, E. & Scheer, J. (1983). *Der Gießener Beschwerdebogen: Handbuch*. Bern: Hans Huber.
Brehm, W. (2006). Gesundheitssport – Kernziele, Programme, Evidenzen. In W. Kirch & B. Badura (Hrsg.), *Prävention. Ausgewählte Beiträge des Nationalen Präventionskongresses* (S. 243-265). Heidelberg: Springer Medizin.
Brehm, W. & Bös, K. (2006). *Handbuch Gesundheitssport*. Schorndorf: Hofmann.
Brehm, W. & Pahmeier, I. (1992). *Gesundheitsförderung durch sportliche Aktivierung als gemeinsame Aufgabe von Ärzten, Krankenkassen und Sportvereinen. Entwicklung, Erprobung und Evaluation eine gemeindebezogene Modellmaßnahme*. Bielefeld: IDIS.
Brehm, W., Duan, Y.P., Mair, T., Strobl, H. & Tittlbach, S. (2010). Körperliche Aktivität als Gesundheitsverhalten: Das FITT-Stufen Modell. *Bayreuther Beiträge zur Sportwissenschaft*. Universität Bayreuth: Heft 12.
Brehm, W., Janke, A., Sygusch, R. & Wagner, P. (2006). *Gesund durch Gesundheitssport*. Weinheim: Juventa.
Brehm, W., Pahmeier, I. & Tiemann, M. (2001). *Gesund und Fit. Gesundheitssportprogramme für Erwachsene*. Schorndorf: Hofmann.
Brehm, W., Pahmeier, I. & Tiemann, M. (2011). *Fit und Gesund. Ein Allround-Gesundheitssportprogramm für die Halle*. Aachen: Meyer & Meyer.
Brehm, W., Wagner, P., Sygusch, R., Schönung, A. & Hahn, U. (2005). Health promotion by means of health sport – a framework and a controlled intervention study with sedentary adults. *Scandinavian Journal of Medicine & Science in Sports, 15*, 13-20.
Busch, V. & Gaul, C. (2008). Exercise in Migraine Therapy – Is there any Evidence for Efficacy? A Critical Review. *Headache: The Journal of Head and Face Pain, 48*, 890-899.
Creed, F. & Barsky, A. (2004). A systematic review of the epidemiology of somatisation disorder and hypochondriasis. *Journal of psychosomatic research, 56*, 391-408.
Daley, A., Grimmet, C., Roberts, L., Wilson, S., Fatek, M., Roalfe, A. & Singh, S. (2008). The effects of exercise upon symptoms and quality of life in patients diagnosed with irritable bowel syndrome: A randomized controlled trial. *International Journal of Sports Medicine, 29*, 778-782.
Deary, V., Chalder, T. & Sharpe, M. (2007). The cognitive behavioural model of medically unexplained symptoms: A theoretical and empirical review. *Clinical Psychology Review, 27*, 781-797.
Deutsches Institut für Medizinische Dokumentation und Information DIMDI (Hrsg.). (2008). *ICD-10-GM 2008 Systematisches Verzeichnis*. Köln: Deutscher Ärzte-Verlag.
Egle, U., Ecker-Egle, M., Nickel, R. & van Houdenhove, B. (2004). Fibromyalgie als Störung der zentralen Schmerz- und Stressverarbeitung. *Psychotherapie, Psychosomatik, Medizinische Psychologie, 54*, 137-147.

Fahrenberg, J. (1994). Die Freiburger Beschwerdeliste (FBL). *Form FBL-G und revidierte Form FBL-R. Handanweisung.* Göttingen: Hogrefe.

Grundmann, O. & Yoon, S. (2010). Irritable bowel syndrome: Epidemiology, diagnosis and treatment. *Journal of Gastroenterology and Hepatology, 25*, 691-699.

Gunzelmann, T., Schumacher, J. & Brähler, E. (2002). Prävalenz von Schmerzen im Alter: Ergebnisse repräsentativer Befragungen der deutschen Altenbevölkerung mit dem Gießener Beschwerdebogen. *Schmerz, 16*, 249-254.

Henningsen, P., Zipfel, S. & Herzog, W. (2007). Management of functional somatic syndrome. *The Lancet, 369*, 946-955.

Hessel, A., Geyer, M., Schumacher, J. & Brähler, E. (2002). Somatoforme Beschwerden in der Bevölkerung Deutschlands. *Zeitschrift psychosomatische Medizin und Medizinische Psychotherapie, 48*, 1438-3608.

Heymans, M., van Tulder, M., Esmail, R., Bombardier, K. & Koes, B. (2004). Back schools for nonspecific low-back pain. *Cochrane Database Systematical Review, Issue 2.* Art. No. CD000261.pub2.DOI.

Hiller, W., Fichter, M. M. & Rief, W. (2003). A controlled treatment study of somatoform disorders including analysis of health care utilization and cost-effectiveness. *Journal of Psychosomatic Research, 54*, 369-380.

Hiller, W. & Rief, W. (2004). *Internationale Skalen für Hypochondrie. Deutschsprachige Adaption des Whiteley-Index (WI) und der Illness Attitude Scales (IAS) (Manual).* Bern: Huber.

Hiller, W. & Rief, W. (2008). *SOMS – Das Screening für Somatoforme Störungen. Manual* (2., vollständig überarbeitete und neu normierte Auflage). Bern: Huber.

Hollmann, W. & Strüder, H.K. (2009). *Sportmedizin. Grundlagen für körperliche Aktivität, Training und Präventivmedizin.* Stuttgart: Schattauer.

Jacobi, F., Wittchen, H.-U., Hölting, C., Höfler, M., Müller, N., Pfister, H. & Lieb, R. (2004). Prevalence, comorbidity and correlates of mental disorders in the general population: Results from the German Health Interview and Examination Survey (GHS). *Psychological Medicine, 34*, 597-611.

Kikuchi, H., Yoshiuchi, K., Ohashi, K., Yamamoto, Y. & Akabayashi, A. (2007). Tension-type headache and physical activity: An actigraphic study. *Cephalalgia, 27*, 1236-1243.

Lühmann, D., Kohlmann, T. & Raspe, H. (1998). *Die Evaluation von Rückenschulprogrammen als medizinische Technologie.* Baden-Baden: Nomos (Elektronische Version). Zugriff am 09. Januar 2007 unter http://gripsdb.dimdi.de/de/hta/hta_berichte/hta002_bericht_de.pdf.

Lühmann, D., Müller, V. & Raspe, H. (2004). *Prävention von Rückenschmerzen. Expertise im Auftrag der Bertelsmann-Stiftung und der Akademie für Manuelle Medizin.* Universität Münster (Abschlussbericht; Version Juni 2004). Zugriff am 7. Januar 2007 unter http://www.bertelsmannstiftung.de/bst/de/media/Expertise_Praevention_Rueckenschmerzen_Auszuege_Juni_2004.pdf.

Lühmann, D. & Schmidt, C. (Hrsg.). (2007). Prävention von Rückenschmerzen. Experten-Panel „Rückenschmerz" der Bertelsmann Stiftung. Zugriff am 7. Januar 2007 unter http://www.bertelsmannstiftung.de/cps/rde/xbcr/SID-42D9DE17-221C5E85/bst/Praevention_2007.pdf.

Pahmeier, I. (2008). Partizipation, Bindung und Dropout im Freizeit-, Breiten- und Gesundheitssport. In J. Beckmann & M. Kellmann (Hrsg.), *Enzyklopädie der Psychologie, Serie V, Sportpsychologie. Band 2: Anwendungen der Sportpsychologie* (S. 425-498) Göttingen: Hogrefe.

Pahmeier, I., Tiemann, M. & Brehm, W. (2006). Multiple Beschwerden. In K. Bös & W. Brehm (Hrsg.), *Handbuch Gesundheitssport* (2. Aufl., S. 427-440). Schorndorf: Hofmann.

Pfeifer, K. (2007). *Rückengesundheit. Grundlagen und Module zur Planung von Kursen.* Köln: Deutscher Ärzte-Verlag.

Raspe, H. (2003). Rheumatische Erkrankungen. In F.W. Schwartz, B. Badura, R. Busse, R. Leidl, H. Raspe, J. Siegrist & U. Walter (Hrsg.), *Das Public Health Buch. Gesundheit und Gesundheitswesen* (2., völlig neu bearb. und erw. Aufl., S. 598-605). München, Jena: Urban & Fischer.

Rief, W. & Broadbent, E. (2007). Explaining medically unexplained symptom-models and mechanisms. *Clinical Psychology Review, 27*, 821-841.

Rief, W. & Hiller, W. (2011). *Somatisierungsstörung* (2., aktualisierte Auflage). Göttingen: Hogrefe.

Rief, W., Hiller, W. & Heuser, J. (1997). *SOMS – Das Screening für Somatoforme Störungen* (Manual zum Fragebogen). Bern: Huber.

RKI – Robert Koch-Institut (Hrsg.). (2006). *Gesundheit in Deutschland. Gesundheitsberichterstattung des Bundes.* Berlin: Robert Koch-Institut.
Saß, H., Zaudig, M. & Wittchen, H. (1994). *Diagnostic and Statistical Manual of Mental Disorders.* Göttingen: Hogrefe.
Schiltenwolf, M., Häuser, W., Felde, E., Flügge, C., Häfner, R., Settan, M. & Offenbächer, M. (2008). Physiotherapie, medizinische Trainingstherapie und physikalische Therapie beim Fibromyalgiesyndrom. *GMS German Medical Science. An Interdisciplinary Journal, 6,* 303-312.
Schwarz, D., Gießing, J., Heider, J., Zaby, A. & Schröder, A. (2009). Sporttherapie in der Behandlung somatoformer Beschwerden. *Zeitschrift für Sportpsychologie, 16,*4, 117-130.
Smith, G., Monson, R. & Ray, D. (1986). Patients with multiple unexplained symptoms. Their characteristics, functional health, and health care utilization. *Archive International Medicine, 146,* 69-72.
Statistisches Bundesamt (Hrsg.) (2008). *Datenreport 2008. Zahlen und Fakten über die Bundesrepublik Deutschland.* Bonn: Bundeszentrale für politische Bildung.
Stoll, O., Braun, R., Schmidt, C. & Duerrenfeld, K. (2004). Differenzielle Effekte von primärpräventiver, sportlicher Aktivität auf Ängstlichkeit, psychosomatische Beschwerden, Selbstwirksamkeit, soziale Unterstützung und Körperkonzept. *Bewegungstherapie und Gesundheitssport, 20,* 12-17.
Stovner, L., Hagen, K., Jensen, R., Katsarava, Z., Lipton, R. & Scher, A.(2007). The global burden of headache: A documentation of headache prevalence and disability worldwide. *Cephalalgia, 27,* 193-210.
Tanaka, M. & Watanabe, Y. (2010). A new hypothesis of chronic fatigue syndrome: Co-conditioning theory. *Medical Hypotheses, 75,* 244-249.
Tiemann, M. (2010). *Öffentliche Gesundheit und Gesundheitssport.* Baden-Baden. Nomos.
Tiemann, M., Buskies, W. & Brehm, W. (2005). *Rückentraining – sanft und effektiv. Wohlfühl-Programm für den Rücken. Kursleiter-Manual.* Aachen: Meyer & Meyer.
Tiemann, M., Buskies, W. & Brehm, W. (2009). *Sanftes Rückentraining. Wohlfühl-Programm für den Rücken. Teilnehmer-Info* (3. Auflage). Remagen: AOK-Verlag GmbH.
Twisk, F. & Maes, M. (2009). A review on cognitive behavioral therapy (CBT) and graded exercise therapy (GET) in myalgic encephalomyelitis (ME)/chronic fatigue syndrome (CFS): CBT/GET is not only ineffective and not evidence-based, but also potentially harmful for many patients with ME/CFS. *Neuroendocrinology Letters, 30,* 284-299.
Uson, P. & Larrosa, V. (1982). Physical activities in retirement age. In J. Partington, T. Orlick & J. Salmela (Eds.), *Sport in perspective* (pp. 149-151). Ottawa: Sport in Perspective Inc.
Van Tulder, M.W. & Koes, B.W. (2001). The role of exercise in the treatment of chronic back pain: an evidence-based approach. *Gesundheitssport und Sporttherapie, 17,* 154-160.
Varkey, E., Cider, A., Carlsson, J. & Linde, M. (2009). A study to evaluate the feasibility of an aerobic exercise program in patients with migraine. *Headache: The Journal of Head and Face Pain, 49,* 563-570.
Varkey, E., Hagen, K., Zwart, J.-A. & Linde, M. (2008). Physical activity and headache: Results from the Nord-Trondelag Health Study (HUNT). *Cephalalgia, 28,* 1292-1297.
Vuori, I. (2001). Dose-response of physical activity and low back pain, osteoarthritis, and osteoporosis. *Medicine & Science in Sports & Exercise, 33,* 551-586.
Wittchen, H., Müller, N., Pfister, H. Winter, S. & Schmidtkunz, B. (1999). Affektive, somatoforme und Angststörungen in Deutschland – Erste Ergebnisse des bundesweiten Zusatzsurveys „Psychische Störungen". *Gesundheitswesen, 61,* 216-222.
WHO – World Health Organisation (1991). *International Classification of Diseases (ICD-10).* Genf: WHO.
Zerssen, D. von (1976). *Die Beschwerden-Liste – Manual.* Weinheim: Beltz Test GmbH. von Zerssen, D. (1976): *Die Beschwerden-Liste: Klinische Selbstbeurteilungsskalen aus dem Münchner Psychiatrischen Informations-System.* Weinheim: Beltz Test Gesellschaft.
Zielke, M. (1998). Kosten-Nutzen-Aspekte somatoformer Störungen. In J. Markgraf, S. Neumer & W. Rief (Hrsg.), *Somatoforme Störungen: Ätiologie, Diagnose und Therapie* (S. 69-94). Berlin: Springer.

Sportliche Aktivität und Stressregulation

Reinhard Fuchs & Sandra Klaperski

Das Thema „Sport und Stress" wird in der Literatur aus zwei unterschiedlichen Blickwinkeln betrachtet: Zum einen geht es um „Stress im Sport" und zum anderen um „Sport gegen Stress". Die Perspektive *Stress im Sport* ist vor allem Gegenstand der „klassischen" sportpsychologischen Forschung. Im Mittelpunkt steht hier die Frage, wie das Erleben von Stress in sportlichen Belastungssituationen (Wettkampf) die körperlich-mentale Leistungsfähigkeit beeinflusst (inverted-U hypothesis; IZOF model; catastrophe model; reversal theory) und welche Strategien der optimalen Stressbewältigung den Athleten an die Hand gegeben werden können (Kohlmann & Eschenbeck, 2009). Aspekte des sportlichen Geschehens (z.B. Leistungsvergleich mit anderen, exzessive körperliche Belastung, Verletzungsgefahr, Druck der Zuschauer) werden selbst zum Stressor, den es zu bewältigen gilt. Im Unterschied dazu wird die Perspektive *Sport gegen Stress* bislang eher in der gesundheitspsychologischen bzw. gesundheitssportpsychologischen Forschung (exercise psychology) behandelt (Buckworth & Dishman, 2002; Edenfield & Blumenthal, 2011; Sime, 2007). Gefragt wird hier nach dem stressregulativen Potential von Sport und Bewegung. Kann man durch regelmäßige körperliche Aktivität die Belastungen des Alltags (z.B. Berufsstress) besser bewältigen? Im vorliegenden Beitrag steht diese zweite Perspektive im Vordergrund.

Über die Funktion von Sport und Bewegung als Stressregulativ wissen wir noch relativ wenig. Dass das Sporttreiben für die Bewältigung von Stress oder umgangssprachlich für den „Stressabbau" gut sei, ist zwar überall zu hören und zu lesen, der wissenschaftliche Nachweis für die Richtigkeit dieser Annahme ist aber nur ansatzweise geliefert. Bis heute ist unklar, wie wirksam Sport und Bewegung als Strategien des Stressmanagements etwa im Vergleich zu anderen Methoden des Stressmanagements (Entspannungstechniken, Psychopharmaka, Schlaf) sind. Zu den ungeklärten Fragen zählt ferner, welche Art von Aktivität (z.B. Ausdauer- vs. Krafttraining) mit welcher Intensität bzw. Häufigkeit nötig ist, um in den Genuss der Stressreduktion zu kommen. Klärungsbedürftig ist auch, inwieweit Sport und Bewegung die gesundheitsschädigenden Auswirkungen von chronischem Stress abzumildern vermögen (Stresspuffer-Hypothese) und auf welche psychologischen und biologischen Mechanismen diese Pufferwirkung zurückzuführen wäre.

Wenn von *Sport als Strategie der Stressregulation* die Rede ist, wird oft auf die angstlösende und antidepressive Wirkung des Sports verwiesen (Edenfield & Blumenthal, 2011; Sime, 2007). Zweifellos sind Angst und Depression typische Stressreaktionen, weshalb beide ein wichtiges Thema sind, wenn über Stressabbau durch Sport gesprochen wird. Allerdings geht die stressregulative Bedeutung des Sports über die Themen Angst und Depression hinaus. Sport beeinflusst das Stressgeschehen nicht nur auf der Ebene der emotionalen Stressreaktionen, sondern greift auch in die Prozesse der Stressentstehung und Stressbewältigung (Coping) ein. Bevor wir dazu den empirischen Forschungsstand genauer betrachten, ist es nötig, die wichtigsten stresstheoretischen Begriffe und Ansätze als Bezugsrahmen der weiteren Diskussion kurz zusammenzufassen.

1 Stress und Stressbewältigung

„Stress" ist ein komplexes Konstrukt, das je nach theoretischer Perspektive unterschiedlich gefasst wird. Zur Beschreibung und Erklärung des Stressphänomens werden üblicherweise Stimulus-, Reaktions- und Interaktionsmodelle unterschieden (im Überblick: Kohlmann & Eschenbeck, 2009; Renneberg, Erken & Kaluza, 2009; Schulz, 2005; Schwarzer 2004; Steptoe & Ayers, 2004). Kennzeichnend für *Stimulusmodelle* ist die Vorstellung von Stress als einer von außen auf den Menschen einwirkenden Bedingung (Stressor), die eine besondere Anpassungsleistung des Menschen erfordert; dabei kann es sich bei dem Stressor um ein zeitlich engbegrenztes Ereignis (z.B. Prüfung) oder um einen chronischen Zustand (z.B. Ehekrise) handeln. Das wohl bekannteste Stimulusmodell ist der „Life Event-Ansatz" (Holmes & Rahe, 1967), der die Stressforschung vor allem in den 1970er und 1980er Jahren dominierte. Zu diesem stimulusbezogenen Ansatz zählen neben den „Kritischen Lebensereignissen" (life events) auch die so genannten „Alltagsstressoren" (daily hassles) und chronische Belastungen (z.B. Heuschnupfen). Der Vorteil dieser stimulusorientierten Stresskonzepte besteht darin, dass mit der Vorstellung von Stress als einem „quasi-objektiven Phänomen" (Steptoe & Ayers, 2004) die Möglichkeit eröffnet wird, konzeptionell leichter zwischen Ursachen (z.B. Arbeitslosigkeit) und Folgen (z.B. Depression) des Stressgeschehens zu unterscheiden. Andererseits sind die Stimulusmodelle dafür kritisiert worden, dass die für die Entstehung und Verarbeitung von Stress wichtigen kognitiven Prozesse (Bewertungen) und individuellen Unterschiede (soziale Unterstützung, Copingstile) keine Beachtung finden.

Im Paradigma der *Reaktionsmodelle* wird unter Stress die Reaktion des Organismus auf Bedingungen verstanden, die eine besondere Anpassungsleistung erfordern. Gemeint sind damit vor allem körperliche Anpassungsreaktionen wie z.B. erhöhte Herzrate, Atemfrequenz oder gesteigerter Blutdruck (fight-flight response). Einer der Väter dieses reaktionsorientierten Ansatzes war Hans Selye (1956), der mit seinem Modell des „Allgemeinen Anpassungssyndroms" die biologische Stressforschung nachhaltig geprägt hat. Nach seiner Auffassung ist Stress die unspezifische (weitgehend vorprogrammierte) neuro-physiologische Reaktion des Organismus auf jede Anforderung. Eine solche Sichtweise klammert – ähnlich wie bei den Stimulusmodellen – psychische Vermittlungsprozesse bei der Stressentstehung aus.

Aus Sicht der biologischen Stressforschung kann deshalb eine präventive oder therapeutische Stressreduktion nur dadurch erreicht werden, dass entweder die „objektive Belastung" (Stressor) verringert oder Einfluss auf die biologischen Stressreaktionen selbst (z.B. durch Pharmaka) genommen wird (Schulz, 2005); ein „verändertes Denken" als Stressregulativ hätte in diesem Modell keinen Platz.

Als dritte Gruppe der Stresstheorien sind oben die *Interaktionsmodelle* genannt worden. Dazu gehört insbesondere die „Transaktionale Stresstheorie" von Richard Lazarus (Lazarus & Folkman, 1984). In seinem Ansatz geht es vor allem um die Erklärung individueller Unterschiede in der Reaktion auf Stress und um die Rolle, die dabei kognitive Prozesse spielen. Stress ist hier kein Stimulus und keine Reaktion, sondern ein besonderes Person-Umwelt-Verhältnis, das dadurch gekennzeichnet ist, dass die Person sich mit Anforderungen aus der Umwelt konfrontiert sieht, die ihre Ressourcen beanspruchen oder gar übersteigen. In Abbildung 1 ist das Wechselspiel zwischen Einschätzung der psychosozialen Anforderungen (primary appraisal) und Einschätzung der psychosozialen Ressourcen (secondary appraisal) graphisch dargestellt. Der Abbildung ist zu entnehmen, dass die primären und sekundären Bewertungen im Ergebnis zu mehr oder weniger ausgeprägten Stressreaktionen auf der kognitiven, emotionalen, behavioralen und physiologischen Ebene führen können.

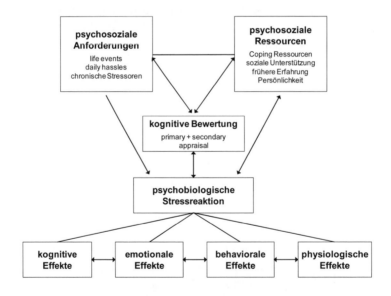

Abbildung 1. *Transaktionale Stresstheorie* (nach Steptoe & Ayers, 2004, S. 177)

Die Transaktionale Stresstheorie hat die psychologische Stressforschung der letzten Jahrzehnte maßgeblich beeinflusst. Das Hauptproblem dieses Ansatzes, so Schulz (2005), liegt wohl „in seiner Unzugänglichkeit gegenüber einer direkten empirischen Überprüfung" (S. 223). Dies hat vor allem damit zu tun, dass eine unabhängige Messung der primären und sekundären Bewertungen auf der einen Seite und der (kognitiven, emotionalen) Stressreaktionen auf der anderen Seite aufgrund des transaktionalen (dynamischen) Charakters des Stressgeschehens nur schwer möglich ist (vgl. dazu auch Schwarzer, 2004; Steptoe & Ayers, 2004).

2 Beobachtungsstudien[1]: Zusammenhang zwischen Sportaktivität und Stresserleben

In diesem Abschnitt wird zunächst der Frage nachgegangen, ob sich auf der Ebene quer- bzw. längsschnittlicher Beobachtungsdaten überhaupt ein Zusammenhang zwischen Sportaktivität und Stresserleben nachweisen lässt. Wäre dies der Fall, stellen sich weitere Fragen: Wie stark ist der Zusammenhang? Gibt es Hinweise darauf, auf welchen Kausaleffekten er beruht („Sportaktivität beeinflusst Stresserleben" vs. „Stresserleben beeinflusst Sportaktivität")? Und lassen sich Drittvariablen identifizieren, die den Zusammenhang zwischen Sportaktivität und Stresserleben moderieren? Berücksichtigt werden nachfolgend nur Studien, bei denen Stress als „wahrgenommener Stress" (perceived stress) bzw. als „erlebter Stress" im Sinne einer *Stressreaktion* (Abbildung 1) gemessen wurde. Keine Berücksichtigung finden hingegen Studien, in denen Stress über so genannte Stressorlisten (Vorliegen bzw. Nicht-Vorliegen einzelner Life Events oder Daily Hassles) – also ohne Berücksichtigung der emotional-evaluativen Erlebnisdimension dieser Stressoren – erfasst wurde (z.B. wie bei Ensel & Lin, 2004).

2.1 Querschnittliche Evidenz

Die bislang größte Bevölkerungsstudie zu diesem Thema wurde mit über 32 000 US-Amerikanern durchgeführt (Aldana, Sutton, Jacobson & Quirk, 1996). Dabei zeigte sich, dass die körperlich aktiveren Personen (Energieverbrauch > 3.0 kcal/kg/Tag, entspricht ca. 1h Gehen) nur etwa halb so oft hohen Stress erlebten wie die weniger aktiven (Relatives Risiko = 0.62). Erkennbar wird hier, dass offenbar schon leichte Sportaktivität mit einem signifikant geringeren Stresserleben einhergeht. Die von Aldana et al. (1996) gefundene negative Korrelation zwischen Sportteilnahme und Stresserleben wurde in einer Vielzahl weiterer Querschnitterhebungen bestätigt, allerding oft nur auf Basis kleiner Koeffizienten (Craike, Coleman & MacMahon, 2010; Gerber, Kellmann, Hartmann & Pühse, 2010; Nguyen-Michel, Unger, Hamilton & Spruijt-Metz, 2006; Nielsen, Curtis, Kristensen & Nielsen, 2008). Festzuhalten

---

[1] In einer „Beobachtungsstudie" (observational study) wird das natürlich auftretende Verhalten und Erleben der Menschen (z.B. mit den Mitteln der schriftlichen Befragung) „beobachtet", ohne dass ein Beeinflussungsversuch seitens der Untersucher stattfindet. Im Gegensatz dazu wird bei einer „Interventionsstudie" der Versuch unternommen, das Verhalten und Erleben der Menschen systematisch zu beeinflussen. Der Begriff „Beobachtung" ist mit dem verhaltenstherapeutischen Begriff der Verhaltensbeobachtung (i.S.v. Protokollierung des Verhaltens durch Dritte) nicht zu verwechseln.

ist allerdings auch, dass in einigen Studien *kein* (Brown & Lawton, 1986; Brown & Siegel, 1988; Kaluza, Hanke, Keller & Basler, 2002) oder sogar ein *positiver* (Iwasaki, Zuzanek & Manell, 2001) Zusammenhang zwischen Sportaktivität und Stresserleben gefunden wurde. *Fazit*: In der Mehrzahl der Querschnittstudien wurde eine leichte bis moderat negative Beziehung zwischen Sport und Stresserleben festgestellt; irritierend ist der Sachverhalt, dass dieser Zusammenhang gelegentlich auch nicht gefunden wurde.

2.2 Längsschnittliche Evidenz

Der querschnittliche Nachweis eines negativen Zusammenhangs zwischen Sport und Stress[2] lässt die Frage unbeantwortet, wie dieser Zusammenhang zustande kommt. Ist er das Ergebnis eines Effekts der Sportaktivität auf das Stresserleben (stressreduzierende Wirkung der sportlichen Aktivität) oder umgekehrt des Stresserlebens auf die Sportaktivität (Menschen unter Belastung verringern ihr Sportengagement)? Beide Kausalrichtungen erscheinen plausibel, so dass es darauf ankommt herauszufinden, unter welchen Randbedingungen die eine oder die andere Kausalrichtung vorherrscht. Nicht auszuschließen ist auch die Möglichkeit, dass der Zusammenhang zwischen Sport und Stress auf die Effekte dritter Einflussgrößen zurückzuführen ist (z.B. der Fähigkeit zur Selbstkontrolle), die sowohl auf das Ausmaß der Sportteilnahme als auch auf das Stresserleben einwirken. Die nachfolgend referierten Längsschnittstudien liefern erste Hinweise auf die Richtung der Kausalwirkungen zwischen Sport und Stress.

Sport wirkt auf Stress. Die Annahme, dass von Sportaktivität eine stressreduzierende Wirkung ausgeht, wurde in den Längsschnittuntersuchungen von Schnohr, Kristensen, Prescott und Scharling (2005) sowie Nelson et al. (2008) gestützt. Auch Jonsdottir, Rödjer, Hadzibajramovic, Börjesson und Ahlborg (2010) fanden in einer Stichprobe von über 3 000 Schweden, dass das Relative Risiko (RR), 2 Jahre nach der Anfangserhebung als „hoch gestresst" eingestuft zu werden, mit dem Ausmaß des körperlichen Aktivseins signifikant abnahm: Im Vergleich zur Referenzgruppe der Inaktiven (RR = 1.0) besaßen die leichter Aktiven (> 2h/Woche leichte Aktivität, z.B. Gehen) mit RR = 0.52 und die stärker Aktiven (> 2h/Woche moderate bzw. kräftige Aktivität, z.B. Sportspiele) mit RR = 0.40 deutlich reduzierte Stressrisiken. Von den Autoren wird dies als Hinweis darauf interpretiert, dass körperliche Freizeitaktivität das Risiko, unter hohem Stress zu leiden, substanziell verringern kann.

Stress wirkt auf Sport. Untersucht wurde auch die entgegengesetzte Kausalrichtung, wonach das Erleben von Stress dazu führt, dass eine Person zukünftig weniger oder mehr Sport treibt. Diese Kausalrichtung konnte in den Longitudinalstudien von Stetson, Rahn, Dubbert, Wilner und Mercury (1997) sowie Yoshiuchi et al. (2010) bestätigt werden, in der Untersuchung von Steptoe, Lipsey und Wardle (1998) dage-

---

[2] Hier und nachfolgend wird aus stilistischen Gründen anstelle des Begriffs „Stresserleben" gelegentlich der kürzere Begriff „Stress" verwendet; gemeint ist aber immer das „Stresserleben".

gen nicht. Aufschlussreich sind die längsschnittlichen Strukturgleichungsanalysen von Lutz et al. (2007). Sie untersuchten das Zusammenspiel von Stresserleben (*Perceived Stress Scale*) und körperlicher Aktivität in der Freizeit. Die cross-lagged Analysen ergaben einen signifikanten Pfad von Stress (Time 1; t1) zu Sport (Time 2: 2 Monate später; t2), während der gegenläufige Pfad von Sport (t1) zu Stress (t2) die Signifikanzgrenze nicht erreichte (Abbildung 2). Dieses Resultat legt den Schluss nahe, dass der oft gefundene negative Zusammenhang zwischen Sport und Stress vor allem darauf zurückzuführen ist, dass Menschen unter Stress ihr Sporttreiben einschränken, aussetzen bzw. gar nicht erst damit anfangen. Womöglich werden durch ein erhöhtes Stresserleben die verfügbaren selbstregulativen Kapazitäten so beansprucht, dass „keine Zeit" oder „keine Kraft" mehr für das Sporttreiben übrig bleibt.

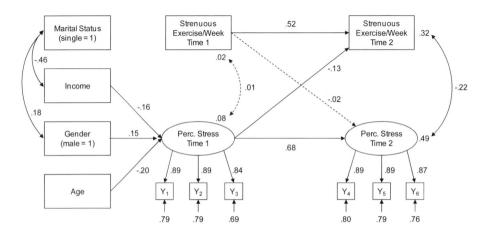

Abbildung 2. *Cross-lagged Modell; durchgezogene Pfade sind mit p < .05 signifikant* (Lutz et al., 2007, S. 698)

Der gleiche Erstautor hat in einer weiteren Längsschnittstudie den negativen Effekt von Stress auf Sport genauer untersucht (Lutz, Stults-Kolehmainen & Bartholomew, 2010). Angenommen wurde, dass sich das Stresserleben bei Personen in unterschiedlichen Stadien der Verhaltensänderung (*stage of change*) in unterschiedlicher Weise auf das Sportverhalten auswirkt. Die Autoren bezogen sich dabei auf das Transtheoretische Modell (TTM; Prochaska & Velicer, 1997), in dem fünf verschiedene Änderungsstadien postuliert werden[3]. Lutz et al. (2010) forderten $N = 95$ Studentinnen auf, 6 Wochen lang ein Tagebuch über ihre Sportaktivität und ihr Stresserleben (*Weekly*

---

[3] Im TTM werden fünf Änderungsstadien unterschieden: 1. Präkontemplation (aktuell keine Sportaktivität [SA] & keine Absicht in den nächsten 6 Monaten Sport zu treiben; 2. Kontemplation (aktuell keine SA & Absicht in den nächsten 6 Monaten Sport zu treiben); 3. Präparation (< 3x/Woche mind. 20 min SA); 4. Aktion *bzw.* 5. Aufrechterhaltung (regelmäßig mind. 3x/Woche für mind. 20 min SA seit weniger *bzw.* mehr als 6 Monaten).

Stress Inventory) zu führen. Die Ergebnisse bestätigten den erwarteten Moderatoreffekt der Stadienzugehörigkeit: Studentinnen im Stadium der Aufrechterhaltung trieben unter Stress mehr Sport (positiver Zusammenhang), während Studentinnen in den Stadien der Kontemplation, Präparation oder Aktion unter Stress weniger sportaktiv waren (negativer Zusammenhang). Offenbar wirkte sich das Erleben von Stress – je nach Änderungsstadium – unterschiedlich auf das Sportverhalten aus: Personen, die bereits seit längerer Zeit regelmäßig Sport trieben, beantworteten den Stress eher mit einer Verstärkung ihres Sportverhaltens; Personen, die dieses Änderungsstadium noch nicht erreicht hatten, reagierten auf Stress eher mit einer Reduzierung ihrer Sportaktivität. Die Autoren diskutieren verschiedene Interpretationen dieses Befunds: Personen im Stadium der Aufrechterhaltung verfügen (a) über bessere selbstregulative Fähigkeiten, die es ihnen auch in stressreichen Zeiten erlauben, sportbezogene Ziele umzusetzen; oder nehmen (b) Sport eher als eine positive Stressbewältigungsstrategie wahr und verstärken deshalb unter Stress ihr sportliches Engagement. Die Ergebnisse von Lutz et al. (2010) besitzen hohe Relevanz, denn sie liefern eine mögliche Erklärung für die inkonsistenten Ergebnisse einschlägiger Studien: Je nachdem, in welchem Sport-Änderungsstadium sich die Teilnehmer einer Studie gerade befinden, werden positive, negative oder (im Fall der Durchmischung verschiedener Änderungsstadien und der damit eintretenden gegenseitigen Neutralisierung der Effekte) keine Zusammenhänge zwischen Stress und Sport gefunden.

2.3 Fazit zur korrelativen Evidenz

In der Mehrzahl der querschnittlichen Studien wurde ein negativer Zusammenhang zwischen Sportaktivität und Stresserleben gefunden. Dieser negative Zusammenhang erlaubt zwei Interpretationen: (1) Sportaktivität reduziert das Stresserleben; und (2) Erleben von Stress reduziert die Sportaktivität. Beide Kausalrichtungen, obgleich gegenläufig, sind plausibel (face valid) und werden durch empirische Belege aus Längsschnittstudien bestätigt. Wie kann man sich das Zusammenspiel dieser zwei antagonistischen Kausaleffekte vorstellen? Eine mögliche Erklärung ist diese: Grundsätzlich ist es so, dass sich durch Sportaktivität das Stresserleben verringern lässt (Effekt 1). Allerdings neigen Menschen unter Stress auch dazu, sich von zusätzlichen Belastungen frei zu machen. Wird das eigene Sporttreiben als eine solche Belastung erlebt, weil es noch nicht hinreichend zur Gewohnheit geworden ist und deshalb hohen Regulationsaufwand erfordert, wird es reduziert oder gänzlich gestrichen (Effekt 2). Wird die eigene Sportaktivität dagegen nicht als zusätzliche Belastung erlebt, weil sie schon zur Gewohnheit geworden ist (TTM-Stadium der Aufrechterhaltung), kann das Sporttreiben weiter praktiziert werden und seine stressreduzierende Wirkung entfalten (Effekt 1). Nach dieser Vorstellung würde also der Grad, in dem das Sporttreiben zur *Gewohnheit* geworden ist (Fuchs, 2007), eine wichtige Moderatorfunktion in der Stress-Sport-Beziehung ausüben. Die Ergebnisse von Lutz et al. (2010) liefern dafür erste empirische Belege.

3 Interventionsstudien: Effekte der Sportaktivität auf das Stresserleben

Ergebnisse aus Interventionsstudien erlauben zuverlässigere Kausalitätsaussagen als Ergebnisse aus korrelativen Quer- oder Längsschnittuntersuchungen. In einer systematischen Literaturrecherche fanden wir elf Interventionsstudien, in denen die Effekte eines Sportprogramms auf das Stresserleben überprüft wurden (im Literaturverzeichnis sind diese Studien mit laufenden Nummern in eckiger Klammer [1] bis [11] gekennzeichnet). Ausgewählt wurden nur Studien, die die folgenden Kriterien erfüllten: (1) das sportliche Interventionsprogramm umfasste mehr als eine Trainingseinheit; (2) durchgeführt wurde die Studie an einer nicht-klinischen Stichprobe; (3) im Studiendesign gab es eine Kontrollgruppe, und zwar entweder mit randomisierter Zuordnung (RCT; Randomized Controlled Trial) oder ohne (CT; Controlled Trial); Studien mit einfachem Prä-Post-Design ohne Kontrollgruppe wurden nicht berücksichtigt; und (4) als abhängige Variable wurde ein Maß für das subjektive Stresserleben verwendet; nicht berücksichtigt wurden Studien, in denen nur das Auftreten von „quasi-objektiven" Stressoren erfasst wurden. Ausgeschlossen wurden Studien: (1) in denen neben dem Sportprogramm gleichzeitig auch andere Stressreduktionsmaßnahmen (z.B. Stressmanagement-Training) zum Einsatz kamen und die gefundenen Effekte nicht eindeutig dem Sportprogramm zuordenbar waren; und (2) in denen als Sportintervention Yoga, Taiji, Quigong oder andere entspannungsbezogenen Aktivitätsformen appliziert wurden. Von den elf Studien, die diese Einschluss- bzw. Ausschlusskriterien erfüllten, besaßen acht ein RCT-Design [1, 2, 3, 4, 6, 7, 9, 11; siehe Literaturverzeichnis] und drei ein CT-Design [5, 8, 10].

Bei der Darstellung der Ergebnisse ist es nötig, drei unterschiedliche Effekttypen zu unterscheiden: Bei „Effekttyp 1" erfolgt ein Vergleich der Interventionsgruppe (IG) mit der Kontrollgruppe (KG), und zwar vor (prä) und nach (post) der Interventionsphase; bei „Effekttyp 2" erfolgt der Vergleich der IG mit der KG nur nach (post) der Interventionsphase; und bei „Effekttyp 3" erfolgt der Vergleich nur innerhalb der IG vor (prä) und nach (post) der Interventionsphase. Insgesamt zeichnen die elf Interventionsstudien das folgende Bild:

- *Auftreten der Effekte.* Es zeigten sich bei vier der acht RCT (50%) signifikante Effekte der Sportintervention auf das Stresserleben [1, 4, 6, 11]. Allerdings erwies sich nur in einer einzigen Studie [6] der für den Nachweis von Interventionswirkungen entscheidende Interaktionsterm „Gruppe × Zeit" (Effekttyp 1) mit $p < .05$ als signifikant. In Studie [1] gab es zwar innerhalb der Sportinterventionsgruppe eine signifikante Stressreduktion (Effekttyp 3), aber diese Reduktion war nicht stärker als in der Kontrollgruppe. In Studie [4] wurden nur die Unterschiede zwischen den Sportgruppen und der Kontrollgruppe zum Zeitpunkt „post" signifikant (Effekttyp 2). In Studie [11] verringerte sich der Stress in der Sportinterventionsgruppe von „prä" nach „post" (Effekttyp 3) und war bei „post" signifikant geringer als bei der Kontrollgruppe (Effekttyp 2); über die Ausgangswerte (prä) liegen aber keine Angaben vor. Schließlich gibt es noch drei Studien mit CT-Design. Davon stützen zwei die Annahme, dass eine Sportintervention zu einer Stressverringerung führen kann (bei allen drei Effekttypen [10] bzw. nur bei Effekttyp 2 [5]); der dritte CT liefert nur eingeschränkte Evidenz dafür [8]). Fazit: Nur eine einzige Studie [6] liefert zuverlässige experimentelle Evidenz für die stressreduzierende Wirkung von Sportaktivität; bei den anderen deutet sich diese Wirkung zumeist nur an, wird aber nicht überzeugend belegt.

- *Ausdauer- versus Krafttraining.* Von den acht Studien, in denen ein Ausdauersportprogramm durchgeführt wurde [1, 2, 3, 4, 5, 7, 10, 11], ließen sich in fünf Studien [1, 4, 5, 10, 11] stressreduzierende Effekte vom Typ 1 bis 3 nachweisen (63%). Von den drei Studien, in denen ein Krafttraining appliziert wurde [6, 8, 9], konnten in zwei Studien [6, 8] stressreduzierende Effekte vom Typ 1 bis 3 identifiziert werden (67%). Ein direkter Vergleich der stressreduzierenden Wirkung von Ausdauer- bzw. Krafttrainings erfolgte in keiner der elf Studien. Fazit: Es gibt keine Hinweise darauf, dass die stressreduzierende Wirkung – wenn sie denn überhaupt existiert – nur von Ausdauersportaktivität ausginge; dort, wo die stressreduzierende Wirkung von Krafttrainings untersucht wurde, zeigte sie sich wenigstens genauso häufig wie bei Ausdauertrainings.

- *Trainingsumfang und -intensität.* Der Trainingsumfang variierte in den elf Studien von 2- bis 8-mal pro Woche bei 20-60 Minuten pro Einheit. Stressreduktionen ergaben sich sowohl bei geringeren Umfängen (z.B. 50-60min/Woche [5]) als auch bei größeren Umfängen (z.B. 180min/Woche [4]). Bei der Trainingsintensität fanden sich sowohl für geringe (z.B. Walking bei 60% der maximalen Herzfrequenz [max HF] [10]) als auch für moderate (60-75% max HF [1]) und hohe Intensitäten (73-88% max HF [4]) signifikant Effekte. Ein direkter Vergleich verschiedener Trainingsintensitäten liegt in zwei Studien für das Ausdauertraining vor [4, 5]: Norris et al. (1992) fanden, dass es bei Jugendlichen nur dann zu einer Stressreduktion kam, wenn diese bei 70-75% max HF trainierten; bei nur 50-60% max HF veränderte sich das Stresserleben nicht (beide Gruppen: 2x/Woche à 25-30 min). King, Taylor und Haskell (1993) fanden einen signifikanten Stressabbau sowohl bei 60-73% max HF (5x/Woche à 30 min) als auch bei 73-88% max HF (3x/Woche à 60 min). Fazit: Möglicherweise stellt sich ein stressreduzierender Effekt bei einer moderaten Trainingsintensität (60-73% max HF) erst in Verbindung mit einem größeren Trainingsumfang (5x/Woche à 30 min) ein.

- *Betriebliche Interventionen.* Von den elf Interventionsstudien fanden fünf in einem betrieblichen Setting [2, 3, 7, 8, 9] statt, vier davon basierten auf einem RCT-Design [2, 3, 7, 9]. Eine signifikante Stressreduktion zeigte sich weder nach kürzeren Interventionsprogrammen von 10-15 Wochen Dauer [2, 3, 9] noch bei längeren Sporttrainings von 24 Wochen Dauer [7]. Nur in der einen Studie mit CT-Design [8] wurde ein signifikanter Interventionseffekt berichtet;

wegen methodischer Mängel ist dieser Befund aber mit Vorsicht zu interpretieren. Insgesamt zeichnet sich damit ab, dass sich das berufsbezogene Stresserleben durch betriebliche Sportprogramme offenbar nur schwer verändern lässt.
- *Freizeit-Interventionen.* Von den elf Interventionsstudien fanden sechs im Freizeitbereich statt; vier davon basierten auf einem RCT-Design [1, 4, 6, 11]. In nur einer dieser vier RCT [6] wurde ein signifikanter Interventionseffekt (Effekttyp 1) berichtet; in zwei RCT [4, 11] ließ sich nach der Intervention ein signifikanter Unterschied zwischen Sport- und Kontrollgruppe ermitteln (Effekttyp 2); und ebenfalls in zwei RCT [1, 11] nahm das Stresserleben in der Sportgruppe von „prä" nach „post" signifikant ab (Effekttyp 3). Nimmt man die Ergebnisse der beiden Studien mit CT-Design [5, 10] dazu, lässt sich resümieren, dass von Sport und Bewegung zumindest im Freizeitbereich stressreduzierende Effekte ausgehen können, dass diese aber offenbar von (methodisch schwer kontrollierbaren) Randbedingungen abhängig zu sein scheinen.

Insgesamt ist die empirische Befundlage für das Vorliegen stressreduzierender Effekte von Sport und Bewegung noch wenig zufriedenstellend. Es gibt bislang nur eine einzige randomisierte Kontrollstudie (Norvell & Belles, 1993), die diesen Effekt überzeugend nachweisen konnte, interessanterweise für ein Krafttraining (*circuit weight training*). Dies passt zu dem Befund, dass im Vergleich ausdauer- versus kraftorientierter Sportprogramme keine Überlegenheit der Ausdauersportprogramme für den Stressabbau gefunden wurde. Was die Trainingsintensität anbelangt, so zeigte sich, dass auch moderat ausgeübter Sport (60-70% max HF) der Stressreduktion zu dienen scheint, vermutlich aber erst dann, wenn er im größeren Umfang betrieben wird (5x/Woche für mindestens 30 min). Festzuhalten ist schließlich, dass generelle Sportprogramme offenbar eher zum Abbau des allgemeinen Stresserlebens (gemessen über die *Perceived Stress Scale*) und weniger zur Reduktion des speziellen arbeitsplatzbezogenen Stresserlebens beizutragen vermögen. Die Bewältigung von Stress am Arbeitsplatz (Leistung unter Zeitdruck, Verantwortung, Konflikte mit Mitarbeitern) erfordert vermutlich spezifischere Stressmanagementstrategien als einfach nur die Teilnahme an Sport- und Bewegungsprogrammen.

4   Drei-Variablen-Zusammenhang: Sport als Stresspuffer

Bislang haben wir nur den bivariaten Zusammenhang zwischen Sport und Stress betrachtet. In diesem Abschnitt wird eine dritte Größe mit einbezogen, nämlich die Gesundheit. Die Beziehung zwischen Sport, Stress und Gesundheit ist in der so genannten *Stresspuffer-Hypothese* spezifiziert worden. Sie besagt, dass Sportaktivität die negativen Effekte chronischen Stresses (z.B. berufliche Dauerbelastung) auf die physische und psychische Gesundheit abzupuffern vermag (Carmack, Boudreaux, Amaral-Melendez, Brantley & de Moor, 1999; Gerber & Pühse, 2009). Diese moderierende Funktion von Sportaktivität wird auch als „Stresspuffereffekt der sportlichen

Aktivität" bezeichnet (*stress-buffering effect of physical exercise*; Gerber et al., 2010; Latimer, Martin Ginis & Hicks, 2005). Angenommen wird, dass Menschen gerade dann, wenn sie unter hoher Belastung stehen, vom gesundheitsschützenden Potential des Sporttreibens profitieren können. Dies würde sich statistisch darin zeigen, dass unter hohem Stresserleben der Unterschied im Gesundheitsstatus zwischen sportlich-aktiven und sportlich-inaktiven Personen – zugunsten der Erstgenannten – größer ist als unter niedrigem Stresserleben. Nachfolgend wird die empirische Evidenz für die Richtigkeit der Stresspuffer-Hypothese bilanziert.

Unter Einbezug des Reviews von Gerber und Pühse (2009) wurden von uns für den Zeitraum 1982 bis 2011 insgesamt 38 empirische Studien identifiziert, die sich mit dem Thema der Sportaktivität als Stresspuffer beschäftigen (im Literaturverzeichnis sind diese Arbeiten mit einem * markiert). In 32 der 38 Studien ist die Stresspuffer-Hypothese „vollständig" getestet worden, d.h. es wurden tatsächlich die drei Variablen Stress[4], Gesundheit und Sport erfasst und zueinander in Beziehung gesetzt. In den sechs Studien mit „unvollständiger" Testung fand keine Überprüfung des Moderatoreffekts statt oder es wurde lediglich die Beziehung zwischen Sport und Gesundheit bei Personen mit hoher Stressbelastung (z.B. Manager) überprüft, die Stressbelastung aber selbst nicht als veränderliche Größe in die Analyse einbezogen (Bässler, 1995; Iwasaki et al., 2001; Kobasa, Maddi, Puccetti & Zola, 1985; Roth & Holmes, 1987; Taylor et al., 2008; Young, 1994). Von den 32 Stresspufferstudien mit vollständiger Testung bestätigten 12 den Stresspuffereffekt voll, 9 Studien finden den Effekt nur teilweise und in weiteren 11 Studien ließ sich die stresspuffernde Wirkung von Sportaktivität nicht nachweisen. Insgesamt zeichnen die 32 vollständigen Studien das folgende Bild:

- *Sportaktivität oder körperliche Fitness*. Nicht immer wurde die stresspuffernde Wirkung der Sportaktivität selbst (Verhalten) untersucht. In fünf Studien wurde stattdessen – quasi als Indikator für regelmäßig betriebene Sportaktivität – die körperliche Fitness (Zustand) betrachtet. Diese fünf Studien unterteilen sich in solche, die die Fitness leistungsdiagnostisch „objektiv" erfassten (Brown, 1991; Carmack et al., 1999; Roth & Holmes, 1985) und solche, die die subjektive Einschätzung des eigenen Fitnesslevels erhoben (Gerber et al., 2010; Roth, Wiebe, Fillingim & Shay, 1989). Im Ergebnis zeigt sich, dass der Stresspuffereffekt sowohl bei der Betrachtung des Sportverhaltens (Ensel & Lin, 2004; Kaluza et al., 2001; Lochbaum, Lutz, Sell, Ready & Carson, 2004) als auch der körperlichen Fitness (Brown, 1991; Roth & Holmes, 1985) nachgewiesen werden kann.
- *Körperliche vs. seelische Gesundheitsindikatoren*. Ebenso wie beim Stresserleben wurde auch bei der Messung der Gesundheit auf ganz unterschiedliche Indikatoren zurückgegriffen. Zu differenzieren sind hier vor allem körperliche Ge-

---

[4] Anders als bei den Reviews in den beiden vorangegangenen Abschnitten 3 und 4 wurden im vorliegenden Literaturüberblick zur Stresspufferhypothese auch solche Studien berücksichtigt, in denen „Stress" nicht nur i.S.v. „Stresserleben" (perceived stress), sondern auch i.S.v. „Stressor" (Auftretenshäufigkeit von stressvollen Ereignissen) gemessen wurde.

sundheitsindikatoren (z.B. Seriousness of Illness Rating Scale, Gießener Beschwerdebogen, Schmerz-Ratings), seelische Gesundheitsindikatoren (Skalen zu Angst, Depression und seelischem Wohlbefinden) und Indikatoren der allgemeinen Lebensqualität (z.B. Perceived Quality of Life Scale). Generell scheint Sportaktivität bzw. Fitness bei Stress sowohl vor körperlichen (z.B. Brown & Siegel, 1988; Ensel & Lin, 2004; Kaluza, Keller & Basler, 2001) als auch seelischen Gesundheitsbeeinträchtigung (z.B. Craike et al., 2010; Latimer et al., 2005; Norris et al., 1992) zu schützen; auch hinsichtlich der allgemeinen Lebensqualität sind diese protektiven Effekte mehrfach nachgewiesen worden (Gerber, 2008; Latimer et al., 2005). Systematische Unterschiede des Stresspuffereffekts im Hinblick auf körperliche und seelische Gesundheitsindikatoren lassen sich somit nicht erkennen.

- *Untersuchungsdesign.* Von den 32 Studien basierten 19 auf querschnittlichen und 11 auf längsschnittlichen Beobachtungsdesigns. Eine Studie basierte auf einem quasi-experimentellen (Norris et al., 1992) und eine weitere auf einem experimentellen (Latimer et al., 2005) Interventionsdesign. Von den 19 querschnittlichen Beobachtungsstudien bestätigten 9 (47%) den Stresspuffereffekt voll und 5 (26%) nur teilweise. Bei den elf längsschnittlichen Beobachtungsstudien wurde der Stresspuffereffekt in zwei Studien (18%) voll und in vier Studien (36%) teilweise nachgewiesen. Die quasi-experimentelle Untersuchung konnte den Stresspuffereffekt nur teilweise, die experimentelle Studie dagegen voll bestätigen
- *Experimentelle Evidenz.* Norris et al. (1992) bestätigten in ihrer quasi-experimentellen Feldstudie den Stresspuffereffekt nur zum Teil: Bei 60 Jugendlichen, die 10 Wochen an einem moderaten oder intensiven Sporttraining, an einem Flexibilitätstraining oder keinem Training (Kontrollgruppe) teilnahmen, fand sich ein signifikanter Stresspuffereffekt bei Teilnehmern der intensiven Sporttrainingsgruppe nur hinsichtlich der seelischen, nicht hinsichtlich der körperliche Gesundheit. Die Ergebnisse der experimentellen Studie von Latimer et al. (2005) bestätigten den Stresspuffereffekt für alle von den Autoren erfassten Gesundheitsindikatoren: Bei Erwachsenen mit Rückenmarksverletzungen, die 6 Monate lang ein Sportprogramm absolvierten, führte ein hohes Stresserleben – anders als in der Kontrollgruppe ohne Sportprogramm – nicht zu einer Verschlechterung der seelischen Gesundheit und geringerer wahrgenommener Lebensqualität.
- *Dosis-Wirkungs-Beziehung.* Wie häufig bzw. wie intensiv muss Sport betrieben werden, um damit die postulierte Stresspufferwirkung hervorrufen zu können? Führt ein Mehr an Sportaktivität zu einem stärkeren Puffereffekt? Kaluza et al. (2001) fanden Hinweise darauf, dass der Stresspuffereffekt schon bei 1- bis 2-mal pro Woche Sporttreiben auftritt und dann mit einer Zunahme der Häufigkeit (> 2x/Woche) noch an zusätzlicher Stärke gewinnt. Auch Norris et al. (1992) zeigten, dass sich bei gestressten Jugendlichen die psychische Gesundheit nur dann verbessert, wenn das Trainingsprogramm bei einem Umfang von 2-mal 50-

60 Minuten pro Woche wenigstens eine Trainingsintensität von 70-75% der maximalen Herzfrequenz hatte. Möglicherweise existiert auch eine kurvilineare Dosis-Wirkungs-Beziehung: Gerber et al. (2010) fanden den Stresspuffereffekt im mittleren Intensitätsbereich der Sportaktivität (moderate exercise MET < 7) am deutlichsten ausgeprägt; lag die Intensität darüber (vigorous exercise MET ≥ 7), war er nur noch undeutlich zu erkennen.

- *Ausdauer- vs. Krafttraining.* Tritt der Stresspuffereffekt bei Ausdauer- bzw. Krafttraining in gleicher Weise auf? Für aerobe Sportaktivitäten (z.B. Ausdauertraining) wurde der Stresspuffereffekt mehrfach bestätigt (z.B. Brown, 1991; Norris et al., 1992; Roth & Holmes, 1985). Die stresspuffernde Wirkung anaerober Sportaktivitäten (z.b. Krafttraining) wurde bislang noch nicht isoliert untersucht. Einzig Brown und Siegel (1988) differenzierten in ihrer Untersuchung zwischen aeroben und anaeroben Sportarten und fanden den Stresspuffereffekt für beide Aktivitätsarten signifikant bestätigt. Der Interaktionseffekt für aerobe Sportarten erwies sich allerdings als etwas stärker (β = -.32 vs. β = -.23).

Insgesamt lassen sich die Ergebnisse zum Stresspuffereffekt in der folgenden Weise resümieren: Signifikante Effekte sind bisher eher bei der Betrachtung der Sportaktivität als bei der Betrachtung der körperlichen Fitness (objektiv und subjektiv gemessen) nachgewiesen worden. Mit Blick auf die seelischen und körperlichen Gesundheitsindikatoren erwiesen sich beide als „sensitiv" für den Nachweis des Stresspuffereffekts. Bislang wurde die stresspuffernde Wirkung von Sportaktivität zumeist in quer- oder längsschnittlichen Studien nachgewiesen, (quasi-)experimentelle Untersuchungen gibt es bislang nur zwei. Dort, wo sich der Stresspuffereffekt bestätigen ließ, war er – betrachtet man die Effektstärken – eher schwach. Nur unzureichend beantwortet wurden bislang die Frage nach der Dosis-Wirkungs-Beziehung und die Frage danach, ob die stresspuffernde Wirkung eher von aerobem oder anaerobem Sport ausgeht. Insgesamt sind zwar noch viele Fragen unbeantwortet, aber die Aussage, dass regelmäßige Sportaktivität (bzw. körperliche Fitness) eine moderierende Rolle im Prozess der Stressbewältigung spielen kann, ist bereits heute zulässig.

5 Stressregulative Wirkweisen der Sportaktivität

Der empirische Nachweis einer stressreduzierenden oder -moderierenden Wirkung der Sportaktivität ist das eine; die Erklärung dieses Phänomens etwas anderes. In diesem Abschnitt geht es um die möglichen psychologischen und physiologischen Mechanismen, die der stressregulierenden Wirkung von Sport und Bewegung zugrunde liegen. In Abbildung 3 wird ein Modell präsentiert, in dem die verschiedenen stressregulierenden Wirkweisen der körperlich-sportlichen Aktivität zusammenfassend dargestellt werden. Dieses Modell basiert auf den Grundannahmen der Transaktionalen Stresstheorie (Abbildung 1), wonach Stress immer dann entsteht, wenn interne oder externe Anforderungen die zur Verfügung stehenden adaptiven Ressourcen des Individuums voll in Anspruch nehmen oder sogar übersteigen (Lazarus & Folkman, 1984). Die kognitive Bewertung der Anforderungen (primäre Bewertung) und der Ressourcen (sekundäre Bewertung) führt zu Stressreaktionen auf physiologischer, affektiver, kognitiver und behavioraler Ebene. Abhängig von der Intensität und Dauer dieser Stressreaktionen ergeben sich mehr oder weniger stark ausgeprägte gesundheitliche Konsequenzen (Dimesdale, 2008; Hamer, Taylor & Steptoe, 2006). Unser Modell in Abbildung 3 postuliert, dass körperlich-sportliche Aktivität an unterschiedlichen Stellen auf die Stress-Gesundheits-Beziehung Einfluss nehmen kann. Ähnliche Modelle sind von Fuchs, Hahn und Schwarzer (1994), Ensel und Lin (2004) sowie de Geus und Stubbe (2007) entwickelt worden.

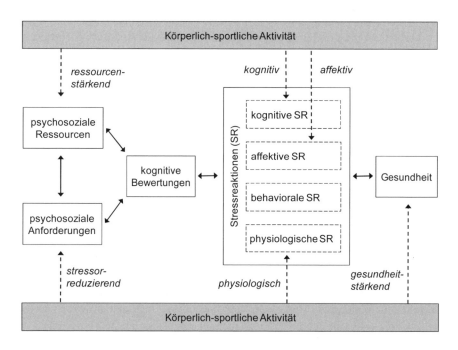

Abbildung 3. *Stressregulative Wirkweisen der körperlich-sportlichen Aktivität*

Im Prozess der *Stressentstehung* werden stressor-reduzierende und ressourcen-stärkende Wirkweisen von Sport und Bewegung angenommen. Geht es nicht mehr nur um Stressentstehung sondern bereits um *Stressbewältigung* (Coping), kann die körperlich-sportliche Aktivität auf der Ebene der Stressreaktionen ansetzen. Wir unterscheiden hier kognitive, affektive und physiologische Wirkweisen der Sportaktivität, die allesamt der Gruppe der palliativ-regenerativen Coping-Strategien zuzuzählen sind. Palliativ-regenerative Stressbewältigung setzt nicht an den Ursachen stresserzeugender Bewertungsprozesse an, sondern an deren Folgen, nämlich den Stressreaktionen (Kaluza & Renneberg, 2009). Ziel ist es, diese zu lindern (palliativ) bzw. abzufedern (regenerativ); es geht um Entspannung, Erholung, Ausgleich und Aufbau der Widerstandskräfte für unvermeidbare Belastungen. Schließlich wird noch eine gesundheit-stärkende Wirkweise von Sport und Bewegung angenommen, die den gesamten Stress-Coping-Gesundheits-Prozess betrifft. Die postulierten stressregulativen Wirkmechanismen werden nachfolgend genauer betrachtet (vgl. Abbildung 3).

Stressor-reduzierende Wirkweise. Wenn Sport und Bewegung dazu beitragen, die Auftretenswahrscheinlichkeit von stressauslösenden Ereignissen (Stressoren) zu verringern, dann sprechen wir von einer stressor-reduzierenden Wirkung. So ist z.B. bekannt, dass Sporttreibende – aufgrund ihrer Einbindung in Vereine, Mannschaften und Sportgruppen – weniger häufig der sozialen Isolation (Stressor) ausgesetzt sind und Einsamkeit erleben (affektive Stressreaktion) als Nicht-Sporttreibende (Fuchs, 1995). In der Stress-Coping Literatur wird in diesem Zusammenhang auch von „instrumentellem Coping" oder „problem-fokussierter Stressbewältigung" gesprochen (Renneberg et al., 2009). Menschen ergreifen aktiv Maßnahmen, um die stressauslösenden Umstände gar nicht erst aufkommen zu lassen, oder wenn sie bereits aufgetreten sind, um diese zu reduzieren oder wieder auszuschalten. Insofern handelt es sich bei der stressor-reduzierenden Wirkweise des Sports um eine spezielle Form des instrumentellen Copings in der Phase der Stressentstehung.

Ressourcen-stärkende Wirkweise. Auch die ressourcen-stärkende Wirkweise ist im Prozess der Stressentstehung zu lokalisieren. Führt das Sporttreiben z.B. zur Stärkung der verfügbaren personalen und sozialen Ressourcen, dann – so die hier zugrundeliegende Hypothese – wird die Person bei Konfrontation mit potentiell stressauslösenden Ereignissen die eigenen Handlungsmöglichkeiten eher optimistisch einschätzen („sekundäre Bewertung" i.S.v. Lazarus & Folkman, 1984) und in der Folge davon weniger Stress erleben. Zu den Ressourcen, die durch das Sporttreiben gestärkt werden können, zählen vor allem die Selbstwirksamkeit und die soziale Unterstützung. Menschen mit starken Selbstwirksamkeitserwartungen bzw. mit hohem sozialen Rückhalt verarbeiten psychosoziale Anforderungen in einer gesundheitsschützenderen Weise als Menschen, die über diese Ressourcen nicht verfügen (Knoll, Scholz & Rieckmann, 2005). Empirisch gut belegt ist die These, dass regelmäßige Sportaktivität – vermittelt über Erfolgserlebnisse – zu einer besseren körperbezogenen und letztlich allgemeinen Selbstwirksamkeit führt (Katula & McAuley, 2001). Auch die Annahme, dass das Sporttreiben die soziale Integration (z.B. im Vereinsleben oder in der Laufgruppe) und damit die erlebte soziale Unterstützung stärkt, gilt als empirisch gesichert (Sudeck & Schmid, 2012).

Kognitive Wirkweise. Während die beiden zuvor beschriebenen stressregulativen Wirkweisen im Prozess der Stressentstehung angesiedelt sind, handelt es sich bei der kognitiven Wirkweise um einen Prozess im Bereich der Stressverarbeitung. Menschen unter Stress zeigen unterschiedliche kognitiven Stressreaktionen (z.B. Denkblockaden, Blackout). Dazu zählen auch die so genannten „zirkulären Gedanken". Gemeint ist damit das endlose, wenig zielführende Grübeln über immer die gleichen Dinge (Rumination). Es fällt schwer, an etwas anderes zu denken und sich auf andere

Dinge zu konzentrieren. Aus verschiedenen Studien ist bekannt, dass sportliche Aktivität dabei helfen kann, aus diesen Grübelschleifen wenigstens eine Zeit lang herauszukommen (Breus & O'Connor, 1998). In der einschlägigen Literatur wird hier vom *Time-out-Effekt* des Sports gesprochen (vgl. Distraktions-Hypothese; Buckworth & Dishman, 2002, S. 125). Manche Autoren sind der Meinung, dass die postulierte stressregulierende Wirkung des Sports in der Hauptsache darin besteht, den Menschen dabei zu helfen, den Kopf frei zu bekommen und zumindest für kurze Zeit die Sorgen und Nöte zu vergessen (Distraktion), um dadurch dem psychischen Apparat eine Erholungspause zu gönnen. Die kognitive Wirkweise gehört deshalb zur Gruppe der palliativ-regenerativen Stressbewältigungsstrategien.

Affektive Wirkweise. Auch die affektive Wirkweise von Sport und Bewegung zählt zum Bereich des palliativ-regenerativen Copings. Angenommen wird, dass durch körperliche Aktivität stressbedingte emotionale Beeinträchtigungen verringert werden können. Lazarus und Folkman (1984) sprechen hier von emotionszentrierter Bewältigung (*emotion-focused coping*), die immer dann vorliegt, wenn Menschen darum bemüht sind, mit stressbedingten negativen Stimmungslagen und Gefühlen fertig zu werden bzw. sie für sich erträglicher zu machen. Die Beeinflussbarkeit stressbedingter emotionaler Zustände durch körperliche Aktivität ist insbesondere im Hinblick auf drei „Stressemotionen" untersucht worden: (1) *Allgemeines Stresserleben*: Gemeint ist hier das eher stressor-unspezifische, generelle Erleben von Stress bzw. Belastung im Alltag („Ich fühle mich in letzter Zeit nervös und gestresst"). Gemessen wird diese emotionale Reaktion auf Stress z.B. mit der Perceived Stress Scale (Cohen, Kamarck & Mermelstein, 1983). Viele Studien unterstützen die Annahme, dass sich das allgemeine Stress- bzw. Belastungserleben durch Sport und Bewegung zumindest verringern lässt (siehe: Abschnitt 2 und 3). (2) *Angst*: Dass sich durch Sport und Bewegung stressbedingte Anspannungen bzw. Ängste abbauen lassen, ist im Alltagsbewusstsein der Menschen gut repräsentiert, etwa wenn gesagt wird „Ich brauche den Sport als Ausgleich, um meine inneren Spannungen abzubauen". In einer Vielzahl von Studien sind die Effekte des aktuellen und habituellen Sporttreibens auf das akute Spannungs- bzw. Angsterleben bestätigt worden (Schwerdtfeger, 2012). (3) *Depression*: Zur affektiven Wirkweise von Sport und Bewegung sind schließlich auch deren antidepressive Effekte zu zählen, die mittlerweile als gut belegt gelten können (Hautzinger & Wolf, 2012).

Physiologische Wirkweise. Angenommen wird, das sportlich aktive Menschen unter Stressbedingungen weniger gesundheitsbeeinträchtigende physiologische Stressreaktionen zeigen als sportlich inaktive (im Überblick: Gerber, 2012). In der Tat konnte in einer ganzen Reihe von Laboruntersuchungen gezeigt werden, dass Sportler unter akuter Stressbelastung mit einem geringeren Anstieg der Herzrate, des Blutdruck und des Cortisol-Levels reagierten als Nichtsportler (*Stressreaktivität*) (Rimmele et al., 2007, 2009). Außerdem zeigte sich, dass sich Sporttreibende nach der akuten Stressbelastung schneller wieder erholen konnten als Nicht-Sporttreibende, d.h. die kardiovaskulären und endokrinen Stressparameter kehrten schneller wieder zum Ausgangsniveau zurück (*Erholungsfähigkeit*). Eine mögliche Erklärung für die veränderte Stressphysiologie bei Sportlern liefert die „Cross-Stressor Adaptation Hypothesis" (Hamer et al., 2006; Sothmann, 2006). Sie postuliert, dass die beiden neurophysiologischen Stresssysteme (Hypothalamus-Hypophysen-Nebennierenrinde [HHN]-Achse und Sympathikus-Nebennierenmark [SN]-Achse) bei regelmäßiger sportlicher Belastung aktiviert und dabei „trainiert" werden und dass die, durch dieses Training hervorgerufenen, physiologischen Adaptationen auch bei anderen (nicht-sportlichen) Belastungsstimuli zum Tragen kommen (Landers & Arent, 2007; Taylor, 2000). Sportaktive Personen würden demzufolge auch bei sportfremden Stressoren (z.B. hoher Arbeitsbelastung) eine geringere physiologische Stressreaktivität und eine bessere Erholungsfähigkeit aufweisen und dadurch einen gesundheitlichen Vorteil haben. Mit anderen Worten: Körperliche Aktivität wird hier selbst als ein Stressor betrachtet (*exercise stress*), der das neurophysiologische Stresssystem in ähnlicher Weise aktiviert wie psychosoziale Stressoren; durch regelmäßige körperliche Aktivität werden stressphysiologische Adaptationen hervorgerufen, die den Organismus fit machen für die Konfrontation mit psychosozialen Stressoren. Geprüft wurde diese Hypothese bislang vor allem unter Einsatz künstlicher Stressoren im Labor (z.B. Induktion von psychosozialem Stress durch nachgestellte Prüfungssituationen), indem die Stressreaktionen von sportaktiven und sportinaktiven Personen kontrastiert wurden. Gemessen wurden dabei insbesondere kardiovaskuläre Parameter wie Herzfrequenz und Blutdruck als Indikatoren der SN-Aktivität und endokrine Parameter wie ACTH und Cortisol als Indikatoren der HHN-Aktivität (ausführlich: Gerber, 2012).

Gesundheit-stärkende Wirkweise. Sport und Bewegung beeinflussen den Stressprozess auch von seinem Ende her, also von den gesundheitlichen Konsequenzen einer mehr oder weniger gelungenen Stressverarbeitung (Abbildung 3). Angenommen wird hier, dass Menschen, die durch ihr regelmäßiges Sporttreiben über eine gute Gesundheit verfügen, längere Zeit unter hohem Stress stehen können, ohne einen körperlichen oder seelischen Einbruch zu erleiden. De Geus und Stubbe (2007) erklären diese erhöhte Stressresistenz mit dem „Kompensationseffekt" von Sport und Bewegung: Körperliche Aktivität und Stress wirken auf die gleichen gesundheitlichen Risikofaktoren ein, allerdings in entgegengesetzter Richtung. Die Autoren verdeutlichen dies am Beispiel der kardiovaskulären Risikofaktoren: Von chronischem Stress ist bekannt, dass er sich auf atherogene Faktoren wie LDL- und HDL-Cholesterin, Triglyceride, Insulin und Blutdruck gesundheitsnegativ auswirkt (z.B. Burg & Pickering, 2011), während von Sport und Bewegung auf genau die gleichen Risikofaktoren gesundheitspositive Effekte ausgehen (z.B. Hardman & Stensel, 2003). Körperliche Aktivität wirkt hier den stressverursachten Gefährdungen der Herz-Kreislauf-Gesundheit *kompensatorisch* entgegen, und zwar unabhängig von anderen kognitiven, affektiven oder (stress-)physiologischen Wirkweisen der Sportaktivität.

6 Implikationen für Sport- und Bewegungsprogramme zur Stressbewältigung

Wie das Modell der Abbildung 3 deutlich macht, gehen von körperlich-sportlicher Aktivität ganz unterschiedliche stressregulierende Effekte aus. Nicht jede Sport- und Bewegungsaktivität ist in gleicher Weise dazu geeignet, jeden dieser Effekte hervorzurufen. Wenn beispielsweise der Stressor „soziale Isoliertheit" abgebaut werden soll (stressor-reduzierender Effekt), dann stehen naturgemäß gesellige Sportaktivitäten im Vordergrund, also etwa Sport im Verein oder in der Laufgruppe. Geht es darum, durch Sport und Bewegung die Selbstwirksamkeit zu stärken (ressourcen-stärkender Effekt), dann rücken Sportarten ins Blickfeld, die nachhaltige Erfolgserlebnisse vermitteln können (z.B. Halb-Marathon); Sportaktivitäten wie Rückengymnastik wären hier vermutlich weniger geeignet. Ist es das Ziel, durch Sport ein gedankliches Time-Out zu schaffen (kognitiver Effekt), dann ist möglicherweise einsames Joggen ungeeignet (dem Sportler gehen während des Laufens viele Gedanken durch den Kopf, er kann nicht wirklich „abschalten"); wichtig wären hier Sportarten, die keine Zeit zum Grübeln lassen und die volle Aufmerksamkeit verlangen (z.B. Spielsportarten). Sollen ganz gezielt antidepressive Effekte angesteuert werden (affektive Wirkweise), dann wissen wir aus der Studie von Dunn, Trivedi, Kampert, Clark und Chambliss (2005), dass ein bestimmtes Minimum an Ausdauersport überschritten werden muss (17.5 kcal/kg [Körpergewicht]/Woche), da sonst mit keiner Stimmungsaufhellung zu rechnen ist. Auch beim „Training" der kardiovaskulären und hormonellen Stressreaktivität bzw. Erholungsfähigkeit (physiologische Wirkweise) dürfte das Ausmaß und die Intensität der Sportaktivität eine entscheidende Rolle spielen.

Dass verschiedene Sportarten unterschiedliche Mechanismen der Stressregulation ansprechen, stellt eine der Herausforderungen bei der Entwicklung von Sport- und Bewegungsprogrammen zur Stressbewältigung dar. Derartige Programme existieren in der sport- und bewegungstherapeutischen Praxis bislang nur ansatzweise (Sime, 2007: *Exercise Therapy for Stress Management*). Systematisch ausgearbeitete, schriftlich niedergelegte (manualisierte) und wissenschaftlich evaluierte Stressbewältigungsprogramme sind gerade erst im Entstehen (z.B. Gerber et al., 2011). In den deutschsprachigen Lehrbüchern zur Sporttherapie (Halle, Schmidt-Trucksäss, Hambrecht & Berg, 2008) hat das Thema Stressbewältigung durch körperliche Aktivität noch keinen Eingang gefunden.

7 Literatur

Anmerkung: Die mit einer Nummer in eckiger Klammer [ ] bzw. mit einem * markierten Studien sind jeweils Grundlage der in den Abschnitten 3 bzw. 4 durchgeführten Literatur-Reviews.

Aldana, S., Sutton, L., Jacobson, B. & Quirk, M. (1996). Relationships between leisure time physical activity and perceived stress. *Perceptual and Motor Skills, 82*, 315-321.

*Bässler, R. (1995). Befindlichkeitsveränderungen durch Sporttreiben. *Sportwissenschaft, 23*, 185-194.
Breus, M. & O'Connor, P. (1998). Exercise-induced anxiolysis: A test of the „time out" hypothesis in high anxious females. *Medicine & Science in Sports & Exercise, 30*, 1107-1112.
*Brown, J. (1991). Staying fit and staying well: Physical fitness as a moderator of life stress. *Journal of Personality and Social Psychology, 60*, 555-561.
*Brown, J. & Lawton, M. (1986). Stress and well-being in adolescence: The moderating role of physical exercise. *Journal of Human Stress, 12*, 125-131.
*Brown, J. & Siegel, J. (1988). Exercise as a buffer of life stress: A prospective study of adolescent health. *Health Psychology, 7*, 341-353.
Buckworth, J. & Dishman, R. (2002). *Exercise psychology*. Champaign, Il: Human Kinetics.
Burg, M. & Pickering, T. (2011). The cardiovascular system. In R. Contrada & A. Baum (Eds.), *The handbook of stress science* (pp. 37-45). New York: Springer.
*Carmack, C., Boudreaux, E., Amaral-Melendez, M., Brantley, P. & de Moor, C. (1999). Aerobic fitness and leisure physical activity as moderators of the stress-illness relation. *Annals of Behavioral Medicine, 21*, 251-257.
[1] Castro, C., Wilcox, S., O'Sullivan, P., Bauman, K. & King, A. (2002). An exercise program for women who are caring for relatives with dementia. *Psychosomatic Medicine, 64*, 458-468.
Cohen, S., Kamarck, T. & Mermelstein, R. (1983). A global measure of perceived stress. *Journal of Health and Social Behavior, 24*, 385-396.
*Craike, M., Coleman, D. & McMahon, C. (2010). Direct and buffering effects of physical activity on stress-related depression in mothers of infants. *Journal of Sport & Exercise Psychology, 32*, 23-38.
de Geus, E. & Stubbe, J. (2007). Aerobic Exercise and Stress Reduction. In G. Fink (Ed.), *Encyclopedia of Stress* (pp. 73-78). New York: Academic Press.
Dimsdale, J. (2008). Psychological stress and cardiovascular disease. *Journal of the American College of Cardiology, 51*, 1237-1246.
Dunn, A., Trivedi, M., Kampert, J., Clark, C. & Chambliss, H. (2005). Exercise treatment for depression: Efficacy and dose response. *American Journal of Preventive Medicine, 28*, 1-8.
Edenfield, T. & Blumenthal, J. (2011). Exercise and stress reduction. In R. Contrada & A. Baum (Eds.), *The handbook of stress science* (pp. 301-319). New York: Springer.
*Ensel, W. & Lin, N. (2004). Physical fitness and the stress process. *Journal of Community Psychology, 32*, 81-101.
[2] Eriksen, H., Ihlebaek, C., Mikkelsen, A., Gronningsaeter, H., Sandal, G. et al. (2002). Improving subjective health at the worksite: A randomized controlled trial of stress management training, physical exercise and an integrated health programme. *Occupational Medicine, 52*, 383-391.
Fuchs, R. (1995). Einsamkeit und Sportteilnahme. In J. Nitsch (Hrsg.), *Emotionen im Sport. Zwischen Körperkult und Gewalt* (S. 281-289). Köln: bps-Verlag.
Fuchs, R. (2007). Körperliche Aktivität und die Macht der Gewohnheit. In R. Fuchs, W. Göhner & H. Seelig (Hrsg.), *Aufbau eines körperlich aktiven Lebensstils* (S. 3-22). Göttingen: Hogrefe.
*Fuchs, R. & Appel, E. (1994). Belastungsregulation durch Sport. In R. Schwarzer & M. Jerusalem (Hrsg.), *Gesellschaftlicher Umbruch als kritisches Lebensereignis* (S. 227-240). Weinheim: Juventa.
*Fuchs, R. & Hahn, A. (1992). Physical exercise and anxiety as moderators of the stress-illness relationship. *Anxiety, Stress and Coping, 5*, 139-149.
*Fuchs, R., Hahn, A. & Schwarzer, R. (1994). Effekte sportlicher Aktivität auf Selbstwirksamkeitserwartung und Gesundheit in einer stressreichen Lebenssituation. *Sportwissenschaft, 24*, 67-81.
*Fuchs, R. & Leppin, A. (1992). Sportliche Aktivität, sozialer Rückhalt und Lebensstreß als Determinanten der psychischen Gesundheit. *Sportpsychologie, 2*, 13-19.
*Gerber, M. (2008). *Sport, Stress und Gesundheit bei Jugendlichen*. Schorndorf: Hofmann.
Gerber, M. (2012). Sportliche Aktivität und physiologische Stressreaktivität. In R. Fuchs & W. Schlicht (Hrsg.), *Seelische Gesundheit und sportliche Aktivität*. Göttingen: Hogrefe.
Gerber, M., Hartmann, T., Lang, C., Lüthy, M. & Brand, S. (2011). *Stressmanagement im Sportunterricht: Ein Trainingsprogramm in 8 Modulen*. Universität Basel: Institut für Sportwissenschaft.

*Gerber, M. & Pühse, U. (2008). Don't crack under pressure! Do leisure time physical activity and self-esteem moderate the relationship between school-based stress and psychosomatic complaints? *Journal of Psychosomatic Research, 65*, 363-369.
Gerber, M. & Pühse, U. (2009). Do exercise and fitness protect against stress-induced health complaints? A review of the literature. *Scandinavian Journal of Public Health, 37*, 801-819.
*Gerber, M., Kellmann, M., Hartmann, T. & Pühse, U. (2010). Do exercise and fitness buffer against stress among Swiss police and emergency response service officers? *Psychology of Sport and Exercise, 11*, 286-294.
*Gogoll, A. (2004). *Belasteter Geist – gefährdeter Körper*. Schorndorf: Hofmann.
[3] Grønningsæter, H., Hytten, K., Skauli, G., Christensen, C. & Ursin, H. (1992). Improved health and coping by physical exercise or cognitive behavioral stress management training in a work environment. *Psychology & Health, 7*, 147-163.
Halle, M., Schmidt-Trucksäss, A., Hambrecht, R. & Berg, A. (Hrsg.). (2008). *Sporttherapie in der Medizin: Evidenzbasierte Prävention und Therapie*. Stuttgart: Schattauer.
Hamer, M., Taylor, A. & Steptoe, A. (2006). The effect of acute aerobic exercise on stress related blood pressure responses: A systematic review. *Biological Psychology, 71*, 183-190.
Hardman, A. & Stensel, D. (2003). *Physical activity and health*. London, UK: Routledge.
*Haugland, S., Wold, B. & Torsheim, T. (2003). Relieving the pressure? The role of physical activity in the relationship between school-related stress and adolescent health complaints. *Research Quarterly for Exercise and Sport, 74*, 127-135.
Hautzinger, M. & Wolf, S. (2012). Sportliche Aktivität und Depression. In R. Fuchs & W. Schlicht (Hrsg.), *Seelische Gesundheit und sportliche Aktivität*. Göttingen: Hogrefe.
Holmes, T. & Rahe, R. (1967). The social readjustment rating scale. *Journal of Psychosomatic Research, 11*, 213-218.
*Howard, J., Cunningham, D. & Rechnitzer, P. (1984). Physical activity as a moderator of life events and somatic complaints. *Canadian Journal of Applied Sport Sciences, 9*, 194-200.
*Iwasaki, Y., Zuzanek, J. & Mannell, R. (2001). The effects of physically active leisure on stress-health relationships. *Canadian Journal of Public Health, 92*, 214-218.
Jonsdottir, I., Rödjer, L., Hadzibajramovic, E., Börjesson, M. & Ahlborg, G. (2010). A prospective study of leisure-time physical activity and mental health in Swedish health care workers and social insurance officers. *Preventive Medicine, 51*, 373-377.
*Kaluza, G., Hanke, C., Keller, S. & Basler, H.-D. (2002). Salutogene Faktoren bei chronischen Rückenschmerzen. *Zeitschrift für Klinische Psychologie und Psychotherapie, 31*, 159-168.
*Kaluza, G., Keller, S. & Basler, H.-D. (2001). Beanspruchungsregulation durch Sport? *Zeitschrift für Gesundheitspsychologie, 9*, 26-31.
Kaluza, G. & Renneberg, B. (2009). Stressbewältigung. In J. Bengel & M. Jerusalem (Hrsg.), *Handbuch Gesundheitspsychologie und medizinische Psychologie* (S. 265-272). Göttingen: Hogrefe.
Katula, J. & McAuley, E. (2001). The mirror does not lie: Acute exercise and self-efficacy. *International Journal of Behavioral Medicine, 8*, 319-326.
[4] King, A., Taylor, C. & Haskell, W. (1993). Effects of differing intensities and formats of 12 months of exercise training on psychological outcomes in older adults. *Health Psychology, 12*, 292-300.
Knoll, N., Scholz, U. & Rieckmann, N. (2005). *Einführung in die Gesundheitspsychologie*. München: Ernst Reinhardt Verlag.
*Kobasa, S., Maddi, S. & Puccetti, M. (1982). Personality and exercise as buffers in the stress-illness relationship. *Journal of Behavioral Medicine, 5*, 391-404.
*Kobasa, S., Maddi, S., Puccetti, M. & Zola, M. (1985). Effectiveness of hardiness, exercise and social support as resources against illness. *Journal of Psychosomatic Research, 29*, 525-533.
Kohlmann, C.-W. & Eschenbeck, H. (2009). Stress und Stressbewältigung. In W. Schlicht & B. Strauß (Hrsg.), *Grundlagen der Sportpsychologie* (S. 635-680). Göttingen: Hogrefe.
Landers, D. & Arent, S. (2007). Physical activity and mental health. In G. Tenenbaum & R. Eklund (Eds.), *Handbook of sport psychology* (3rd ed., pp. 469-491). Hoboken, NJ: Wiley.
*Latimer, A., Martin Ginis, K. & Hicks, A. (2005). Buffering the effects of stress on well-being among individuals with spinal cord injury: A potential role for exercise. *Therapeutic Recreation Journal, 39*, 131-138.

Lazarus, R. & Folkman, S. (1984). *Stress, appraisal and coping*. New York: Springer

*Lochbaum, M., Lutz, R., Sell, S., Ready, A. & Carson, T. (2004). Perceived stress and health complaints: An examination of the moderating roles of personality and physical activity. *Perceptual and Motor Skills, 99*, 909-912.

Lutz, R., Lochbaum, M., Lanning, B., Stinson, L. & Brewer, R. (2007). Cross-lagged relationships among leisure-time exercise and perceived stress in blue-collar workers. *Journal of Sport & Exercise Psychology, 29*, 687-705.

Lutz, R., Stults-Kolehmainen, M. & Bartholomew, J. (2010). Exercise caution when stressed: Stages of change and the stress-exercise participation relationship. *Psychology of Sport & Exercise, 11*, 560-567.

*Manning, M. & Fusilier, M. (1999). The relationship between stress and health care use: An investigation of the buffering roles of personality, social support and exercise. *Journal of Psychosomatic Research, 47*, 159-173.

*Moksnes, U., Moljord, I., Espnes, G. & Byrne, D. (2010). Leisure time physical activity does not moderate the relationship between stress and psychological functioning in Norwegian adolescents. *Mental Health and Physical Activity, 3*, 17-22.

Nelson, D., Sammel, M., Freeman, E., Lin, H., Gracia, C. & Schmitz, K. (2008). Effect of physical activity on menopausal symptoms among urban women. *Medicine & Science in Sports & Exercise, 40*, 50-58.

Nguyen-Michel, S., Unger, J., Hamilton, J. & Spruijt-Metz, D. (2006). Associations between physical activity and perceived stress/hassles in college students. *Stress and Health, 22*, 179-188.

Nielsen, L., Curtis, T., Kristensen, T. & Nielsen, R. (2008). What characterizes persons with high levels of perceived stress in Denmark? *Scandinavian Journal of Public Health, 36*, 369-379.

*[5] Norris, R., Carroll, D. & Cochrane, R. (1992). The effects of physical activity and exercise training on psychological stress and well-being in an adolescent population. *Journal of Psychosomatic Research, 36*, 55-65.

[6] Norvell, N. & Belles, D. (1993). Psychological and physical benefits of circuit weight training in law enforcement personnel. *Journal of Consulting and Clinical Psychology, 61*, 520-527.

[7] Oden, G., Crouse, S. & Reynolds, C. (1989). Worker productivity, job satisfaction, and work related stress: The influence of an employee fitness program. *Fitness in Business, 3*, 198-203.

[8] Pavett, C., Butler, M., Marcinik, E. & Hodgdon, J. (1987). Exercise as a buffer against organizational stress. *Stress Medicine, 3*, 87-92.

Prochaska, J. & Velicer, W. (1997). The transtheoretical model of health behavior change. *American Journal of Health Promotion, 12*, 38-48.

Renneberg, B., Erken, J. & Kaluza, G. (2009). Stress. In J. Bengel & M. Jerusalem (Hrsg.), *Handbuch Gesundheitspsychologie und Medizinische Psychologie* (S.139-146). Göttingen: Hogrefe.

Rimmele, U., Seiler, R., Marti, B., Wirtz, P., Ehlert, U. & Heinrichs, M. (2009). The level of physical activity affects adrenal and cardiovascular reactivity to psychosocial stress. *Psychoneuroendocrinology, 34*, 190-198.

Rimmele, U., Zellweger, B., Marti, B., Seiler, R., Mohiyeddini, C., Ehlert, U. & Heinrichs, M. (2007). Trained men show lower cortisol, heart rate and psychological responses to psychosocial stress compared with untrained men. *Psychoneuroendocrinology, 32*, 627-635.

*Roth, D. & Holmes, D. (1985). Influence of physical fitness in determining the impact of stressful life events on physical and psychologic health. *Psychosomatic Medicine, 47*, 164-173.

*Roth, D. & Holmes, D. (1987). Influence of aerobic exercise training and relaxation training on physical and psychologic health following stressful life events. *Psychosomatic Medicine, 49*, 355-365.

*Roth, D., Wiebe, D., Fillingim, R. & Shay, K. (1989). Life events, fitness, hardiness, and health: A simultaneous analysis of proposed stress-resistance effects. *Journal of Personality and Social Psychology, 57*, 136-142.

*Röthlisberger, C., Calmonte, R. & Seiler, R. (1997). Sport, Stress und emotionaler Rückhalt als Determinanten von Gesundheits- und Lebenszufriedenheit bei Adoleszenten. Eine zweijährige Longitudinalstudie. *Psychologie und Sport, 4*, 92-101.

Schlicht, W. & Reicherz, A. (2012). Sportliche Aktivität und Stimmungslagen. In R. Fuchs & W. Schlicht (Hrsg.), *Seelische Gesundheit und sportliche Aktivität*. Göttingen: Hogrefe.

Schnohr, P., Kristensen, T., Prescott, E. & Scharling, H. (2005). Stress and life dissatisfaction are inversely associated with jogging and other types of physical activity in leisure time: The Copenhagen City Heart Study. *Scandinavian Journal of Medicine & Science in Sports, 15*, 107-112.
Schulz, P. (2005). Stress- und Copingtheorien. In R. Schwarzer (Hrsg.), *Gesundheitspsychologie* (S. 219-235). Göttingen: Hogrefe.
Schwarzer, R. (2004). *Psychologie des Gesundheitsverhaltens* (3. Aufl.). Göttingen: Hogrefe.
Schwerdtfeger, A. (2012). Sportliche Aktivität und Angst. In R. Fuchs & W. Schlicht (Hrsg.), S*eelische Gesundheit und sportliche Aktivität*. Göttingen: Hogrefe.
Selye, H. (1956). *The stress of life*. New York: McGraw-Hill.
Sime, W. (2007). Exercise therapy for stress management. In P. Lehrer, R. Woolfolk & W. Sime (Eds.), *Principles and practice of stress management* (3rd ed., pp. 333-359). NY: Guilford Press.
*Siu, O., Cooper, C. & Leung, T. (2000). 3-wave trend study of managerial stress in Hong Kong: The role of type A behavior and exercise. *International Journal of Stress Management, 7*, 153-157.
[9] Sjögren, T., Nissinen, K., Järvenpää, S., Ojanen, M. et al. (2006). Effects of a physical exercise intervention on subjective physical well-being, psychosocial functioning and general well-being among office workers. *Scandinavian Journal of Medicine & Science in Sports, 16*, 381-390.
*Skirka, N. (2000). The relationship of hardiness, sense of coherence, sports participation, and gender to perceived stress and psychological symptoms among college students. *Journal of Sports Medicine and Physical Fitness, 40*, 63-70.
Sothmann, M. (2006). The cross-stressor adaptation hypothesis and exercise training. In E. Acevedo & P. Ekkekakis (Eds.), *Psychobiology of physical activity* (pp. 149-160). Champaign, Il: Human Kinetics.
[10] Starkweather, A. (2007). The effects of exercise on perceived stress and IL-6 levels among older adults. *Biological Research for Nursing, 8*, 186-194.
Steptoe, A. & Ayers, S. (2004). Stress, health and illness. In S. Sutton, A. Baum & M. Johnston (Eds.), *The Sage handbook of health psychology* (pp. 169-196). London: Sage.
Steptoe, A., Lipsey, Z. & Wardle, J. (1998). Stress, hassles and variations in alcohol consumption, food choice and physical exercise: A diary study. *British Journal of Health Psychology, 3*, 51-63.
Stetson, B., Rahn, J., Dubbert, P., Wilner, B. & Mercury, M. (1997). Prospective evaluation of the effects of stress on exercise adherence in community-residing women. *Health Psychology, 16*, 515-520.
Sudeck, G. & Schmid, J. (2012). Sportaktivität und soziales Wohlbefinden. In R. Fuchs & W. Schlicht (Hrsg.), *Seelische Gesundheit und sportliche Aktivität*. Göttingen: Hogrefe.
Taylor, A. (2000). Physical activity, anxiety and stress. In S. Biddle, K. Fox & S. Boutcher (Eds.), *Physical activity and psychological well-being* (pp. 10-45). London: Routledge.
[11] Taylor, M. (1991). Effects of initial stress level, social support, and participation in an exercise or music condition on the post treatment stress, depression, and anxiety of nurses. (Dissertation). St John's University.
*Taylor, M., Markham, A., Reis, J., Padilla, G., Potterat, E., Drummond, S. et al. (2008). Physical fitness influences stress reactions to extreme military training. *Military Medicine, 173*, 738-742.
*Unger, J., Johnson, C. & Marks, G. (1997). Functional decline in the elderly: Evidence for direct and stress-buffering protective effects of social interactions and physical activity. *Annals of Behavioral Medicine, 19*, 152-160.
*Yin, Z., Davis, C., Moore, J. & Treiber, F. (2005). Physical activity buffers the effects of chronic stress on adiposity in youth. *Annals of Behavioral Medicine, 29*, 29-36.
Yoshiuchi, K., Inada, S., Nakahara, R., Akabayashi, A., Park, H. et al. (2010). Stressful life events and habitual physical activity in older adults. *Mental Health and Physical Activity, 3*, 23-25.
*Young, D. (1994). Can cardiorespiratory fitness moderate the negative effects of stress on coronary artery disease risk factors? *Journal of Psychosomatic Research, 38*, 451-459.
*Zuzanek, J., Robinson, J. & Iwasaki, Y. (1998). The relationships between stress, health, and physically active leisure as a function of life-cycle. *Leisure Sciences, 20*, 253-275.

Sportliche Aktivität und physiologische Stressreaktivität

Markus Gerber

Stress ist an der Entstehung vieler chronischer Krankheiten beteiligt (Kudielka & Kirschbaum, 2002). Studien belegen außerdem, dass die Stressbelastung in Industrienationen in den letzten Jahren zugenommen hat (Zuzanek, Robinson & Iwasaki, 1998), dass stressgeplagte Menschen nur selten professionelle Beratungsangebote in Anspruch nehmen (Shephard, 1997) und dass Stress hohe privat- und volkswirtschaftliche Kosten verursacht (Ramaciotti & Perriard, 2001).

Vor diesem Hintergrund nimmt aus präventivmedizinischer Sicht die Bedeutung nicht-pharmakologischer Zugänge zum Stressmanagement zu. Auch dem Sport wird ein stressdämpfendes Potenzial zugeschrieben (Fuchs & Klaperski, 2012; Gerber, 2008a; Gerber & Pühse, 2009). Zur Erklärung der stresspufferenden Wirkung habitueller sportlicher Aktivität werden sowohl psychologische als auch physiologische Mechanismen ins Feld geführt. Einerseits kann sportliche Aktivität bei Stress zu einer temporären Spannungsreduktion führen (Berger, 1996) oder sich günstig auf das Gesundheitsverhalten auswirken (Steptoe, Wardle, Pollard, Canaan & Davies, 1996). Andererseits wird die Auffassung vertreten, sportliche Aktivität ziehe eine reduzierte physiologische Antwort auf stresshafte Belastungsreize nach sich (z.B. reduzierter Blutdruck, abgemilderte Sekretion von Katecholaminen und Kortisol). In letzterem Falle basiert die Plausibilität einer Stresspufferwirkung auf der Erkenntnis, dass eine überhöhte Reaktivität oder eine verlangsamte Regeneration bei Stress mit der Entstehung einer Vielzahl körperlicher und psychischer Erkrankungen assoziiert sind (Boutcher & Hamer, 2006; Dishman & Jackson, 2000; Gerber, 2008b).

In dem folgenden Beitrag wird Stress zunächst als biopsychosoziales Phänomen beschrieben. Anschließend wird die „Cross-Stressor Adaptationshypothese" vorgestellt. Darauf aufbauend wird eruiert, ob sportliche Aktivität als Stressreiz verstanden werden kann, der zu einer Aktivierung der stressregulierenden Körperfunktionen führt. Im Kern des Beitrages steht die Frage, ob durch habituelle sportliche Aktivität unspezifische Anpassungsvorgänge ausgelöst werden, die dazu führen, dass bei Sporttreibenden die physiologische Stressreaktivität und Stressregeneration auch bei sportfremden Stressoren geringer ausfallen. Eine Literaturübersicht gibt Aufschluss über die aktuelle Befundlage zum Einfluss habitueller Sportaktivität und eines hohen Fitnesszustandes auf die Stressreaktivität und Stressregeneration. Zuletzt wird erörtert, inwiefern einzelne Sportepisoden (akute Sportaktivität) die Reaktivität und Regeneration in unmittelbar nachfolgenden Stresssituationen beeinflussen.

1 Stress als biopsychosoziales Phänomen

Wissenschaftlich betrachtet ist Stress ein interdisziplinärer Forschungsgegenstand. Im weitesten Sinne kann Stress als spezifische (z.B. Verengung der Blutgefäße bei Kälte) oder unspezifische Reaktion (z.B. Vergrößerung der Nebennierenrinden) auf eine äußere oder innere Anforderung bezeichnet werden, die von subjektiven Bewertungsprozessen abhängt (Birbaumer & Schmidt, 2006; Carlson, 2004). Stress stellt somit ein Gleichgewichtskonzept dar, dessen Status Quo durch eine Unter- bzw. Überstimulierung des Organismus gestört und durch Anpassungsprozesse ausgeglichen werden kann. In der Forschung wird normalerweise zwischen reaktionsorientierten, reizzentrierten und transaktionalen Ansätzen unterschieden.

1.1 Reaktionsorientierte Stressmodelle

Die Ursprünge der Stressforschung basieren auf reaktionsorientierten Stressmodellen. In reaktionszentrierten Stressmodellen entspricht Stress einer abhängigen Variablen, äußert sich also post-facto als physiologische, psychische und/oder verhaltensbezogene Anpassungsreaktion auf eine gegebene Reizkonstellation, bei der eine Abweichung vom inneren Gleichgewicht (Homöostase) mit routinemäßigen Reaktionen nicht mehr ausgeglichen werden kann. Typisch für dieses Begriffsverständnis sind die Stresskonzepte von Cannon (1929) und Selye (1956).

Eine der zentralsten Erkenntnisse dieser Forschungslinie besteht darin, dass Reaktionen auf Stressoren eine vitale Funktion darstellen, um das innere Milieu des menschlichen Organismus konstant zu halten und den Körper auf Muskelarbeit vorzubereiten (Strobel, 2002). Auf Cannons Forschung gründet insbesondere die Erkenntnis, dass der Organismus als erste Antwort auf einen bedrohlichen Reiz über die Drüsen- und Nervenaktivität mit einer zweifachen, unspezifischen Stressreaktion antwortet, d.h. es wird entweder eine Kampf- oder eine Fluchtreaktion eingeleitet („Fight-or-Flight-Syndrom"). Im Unterschied dazu interessierte sich Selye weniger für diese Verhaltensreaktionen. Vielmehr bemühte er sich darum, Faktoren zu identifizieren, die für die Körperfunktionen (längerfristig) eine Bedrohung darstellen. Als Folge verstand Selye Stress als einen Zustand des Organismus, den man als unspezifisches Syndrom physiologisch-biochemischer Veränderungen bezeichnen kann und der immer dann auftritt, wenn Anpassungsversuche des Organismus mehr oder weniger inakkurat verlaufen (z.B. übermäßige Produktion, ungenügender Gehalt oder starker Abfall von Anpassungshormonen im Blut). Diese Erkenntnis führte Selye zur Annahme, es existierten Anpassungskrankheiten, die eine gemeinsame endokrine Grundlage aufweisen und damit an der Entstehung vieler unterschiedlicher Erkrankungen beteiligt sind (Sothmann, 2006).

1.2 Reizorientierte Stressmodelle

Im Gegensatz zu den reaktionsorientierten Modellen interessieren sich reizzentrierte Stresskonzepte primär für mögliche Ursachen von Stressreaktionen (Holmes & Rahe, 1967). Dabei wird angenommen, dass jegliche Form größerer Anpassungsleistung – sei es im positiven oder negativen Sinne – Stress generiert. In der Mehrzahl der Arbeiten wurden entweder kritische Lebensereignisse oder Alltagsärgernisse untersucht. Das Verdienst dieses Forschungszweigs besteht darin, den gesundheitsschädigenden Einfluss äußerer Einflüsse offengelegt zu haben (Dohrenwend & Dohrenwend, 1974). Allerdings wurde aufgrund der Forschungsergebnisse deutlich, dass externe Stressoren allein den Gesundheitszustand von Individuen nur unzureichend erklären können. Infolgedessen wurde in den meisten späteren Arbeiten personale und soziale Variablen als moderierende Einflüsse mit einbezogen.

1.3 Kognitiv-transaktionale Stressmodelle

Aus kognitiv-transaktionaler Sicht wird ein Ereignis erst dann stressrelevant, wenn es von der betroffenen Person als belastend (nicht also herausfordernd) taxiert wird und die verfügbaren Bewältigungsressourcen als nicht ausreichend eingestuft werden (Lazarus & Folkman, 1984). Auch aus biologischer Perspektive betrachtet erscheint diese Annahme plausibel, denn auftretende Stressreize werden normalerweise (außer bei Reflexen) zuerst durch das Zentralnervensystem im Gehirn registriert, bewertet und in unterschiedlichen Zentren weiterverarbeitet (z.B. Thalamus, Amygdala) (Cacioppo & Berntson, 1999; Tsigos & Chrousos, 2002). Entsprechend fällt die Stressreaktivität umso höher aus, je bedrohlicher und schädlicher ein Stressreiz von der betroffenen Person eingestuft wird bzw. je bescheidener diese die eigenen Bewältigungsressourcen einschätzt (Hobfoll, 1998; Lazarus & Folkman, 1984).

Zusammenfassend existieren heute unterschiedliche konzeptuelle Zugänge zum Thema Stress. Wichtig ist dabei die Erkenntnis, dass sich die unterschiedlichen Modellvorstellungen nicht ausschließen, sondern sich auf verschiedenen Integrationsniveaus und mit variierendem Erklärungsbereich ergänzen (Starke, 2000). Aus einer integrativen Betrachtungsweise ist Stress ein biopsychosoziales Phänomen, wobei sich die Entstehung stressbedingter Erkrankungen insbesondere durch das Zusammenspiel von psychischen, physischen und verhaltensbezogenen Faktoren erklären lässt.

2 Physiologische Stressregulationssysteme

Das innere Gleichgewicht des Organismus basiert im Wesentlichen auf einem geschlossenen Regelkreis. Stressreize entsprechen Störgrößen, die zu einer Abweichung des Ist- vom Sollwert führen. Als Folge solcher Abweichungen versucht der Organismus über eine negative Rückkopplung das entstandene Ungleichgewicht rückgängig zu machen. Als Regelgrößen dienen chemische (z.B. Konzentrationsgefälle) und physikalische Parameter (z.B. Blutdruck, Körpertemperatur, Muskeltonus).

Insgesamt sind an der Stressregulation diverse physiologische Systeme beteiligt, die teilweise synergistisch zusammenwirken. Insbesondere das neurale und hormonale System sind zwei leistungsfähige Informations-, Koordinations- und Steuerungssysteme, mit denen der menschliche Organismus bei Stress die Muskel-, Sekretions- und Stoffwechselaktivität anpassen kann. Im Vergleich zu neural gesteuerten Prozessen verläuft die hormonale Stressregulation weniger schnell. Dafür besitzt sie eher Dauerwirkung und trägt zur globalen Steuerung der Zellfunktion bei. Ferner führen die weitreichenden Effekte des Hormonsystems dazu, dass stresshafte Belastungen auch über die Präsenzzeit eines Stressors wirksam bleiben können (Hong, 2000; Sothmann et al., 1996).

2.1 Neural gesteuerte Stressreaktion

Bei der Regulation der Stressreaktion kommt dem vegetativen Nervensystem eine zentrale Rolle zu. Es koordiniert die Tätigkeit der inneren Organe, stimmt angesichts stresshafter Belastungen deren Aktivität auf die Bedürfnisse des Gesamtorganismus ab und versucht, das innere Milieu des Organismus konstant zu halten. Es kann ein zentrales und ein peripheres vegetatives Nervensystem unterschieden werden.

Das zentrale vegetative Nervensystem ist im Gehirn und Rückenmark lokalisiert. Es steuert das periphere vegetative Nervensystem, indem die Leistungen des Sympathikus und Parasympathikus aufeinander abgestimmt werden. Besonders wichtige Funktionen sind in der Medulla oblongata und im Hypothalamus angesiedelt. Das periphere vegetative Nervensystem setzt sich aus dem Sympathikus, dem Parasympathikus sowie dem Darmnervensystem zusammen. Das sympathische Nervensystem enthält gleichzeitig eine neurale und in Form der Plasma-Katecholamine (Noradrenalin und Adrenalin) eine endokrine Komponente (Noradrenalin und Adrenalin gelten als Stresshormone, die den Organismus in Alarmzustand versetzen, indem sie z.B. die Herz-Kreislauf-Funktionen steigern). Das sympathische Nervensystem besteht aus Nervenfasern, die zur glatten Muskulatur aller Organe (Gefäße, Eingeweide, Ausscheidungsorgane, Lunge, Haare, Pupillen), zur quergestreiften Herzmuskulatur sowie zu den endokrinen und den exokrinen Drüsen hinführen. Die höchste Dichte an sympathischen Fasern findet sich in der glatten Muskulatur der Blutgefäße, wohingegen die Skelettmuskulatur durch das sympathische Nervensystem nicht direkt innerviert wird. Im Gegensatz zum Sympathikus hat das parasympathische Nervensystem eine antagonistische Funktion und ist im Organismus für Ruhe und Regeneration zuständig.

Bei Stress wird im Nebennierenmark ein Gemisch von 85% Adrenalin und 15% Noradrenalin ausgeschüttet. Die Sekretion kann bei emotionalem Stress ein Vielfaches des Ruhezustandes betragen. Die Reaktionen fallen im Normalfall umso höher aus, je unbekannter ein bestimmter Stressreiz ist (Strobel, 2002). Dennoch stammt das Noradrenalin im Blutplasma zu großen Teilen nicht aus dem Nebennierenmark, sondern wird an den sympathischen Nervenendigungen als Neurotransmitter freigesetzt und gelangt von dort aus in die Blutbahn (Kjaer, 1992). Aufgrund der unvollständigen Wiederaufnahme von Noradrenalin kann damit jeglicher Teil des sympathischen Nervensystems auch als hormonelles Organ betrachtet werden, das nicht nur lokal wirksam ist, sondern auch eine globale Kontrolle über eine Reihe physiologischer Funktionen ausübt (Péronnet & Szabo, 1993). Entsprechend nimmt das sympathische Nervensystem über den hormonalen Weg auch auf die Aktivität des Skelettmuskelgewebes Einfluss (Tsigos & Chrousos, 2002).

Durch eine stressbedingte Aktivierung des sympathischen Nervensystems wird simultan eine Reihe von Veränderungen im Herzkreislaufsystem, der Atmung und Lungenfunktion sowie der Tätigkeit von Nieren und Magen-Darm-System ausgelöst (Cacioppo et al., 1998; Tsigos & Chrousos, 2002). Beispielsweise ist ein Anstieg des Blutdrucks, der Herzfrequenz, einer Erweiterung der Lungen sowie einem gesteigerten Blutfluss zu den Muskeln zu beobachten. Gleichzeitig wird durch Adrenalin der Zuckerhaushalt beeinflusst, um den Organismus mit der notwenigen Energie für eine Flucht- oder Kampfreaktion zu versorgen (Birbaumer & Schmidt, 2006; Carlson, 2004; Tsigos & Chrousos, 2002). Aus einer Public Health Perspektive beruht die Bedeutsamkeit einer erhöhten Stressreaktivität darauf, dass eine hohe kardiovaskuläre Antwort auf Laborstress mit einem gesteigerten Risiko für spätere kardiovaskuläre Erkrankungen in Verbindung steht (Chida & Steptoe, 2010; Schwartz et al., 2003). Umgekehrt stellt eine schnelle Stressregeneration einen Schutzfaktor dar (Chumaeva et al., 2009; Schuler & O'Brien, 1997).

2.2 Hormonal gesteuerte Stressreaktion

Bei intensiven und länger anhaltenden Stressbelastungen kommt es im Hypothalamus zur Freisetzung des Corticotropin Releasing Factors (CRF). Dieses Hormon wird über ein eigenes Gefäßsystem zur Hypophyse weitergeleitet. Als Folge wird die Abgabe des adrenokortikotropen Hormons (ACTH) in den Blutkreislauf initiiert. Parallel dazu werden Opiate ausgeschüttet, die bei Stress zu einer erhöhten Schmerzunempfindlichkeit führen. Darauf wird das ACTH über den allgemeinen Blutkreislauf zur Nebenniere transportiert, wo es die Sekretion des Hormons Kortisol anregt (Birbaumer & Schmidt, 2006).

Da praktisch alle Körperzellen mit Glukokortikoid-Rezeptoren ausgestattet sind, führt Kortisol zu einer Vielzahl von stressbedingten Anpassungsreaktionen. Bei angemessenen Bewältigungsversuchen sorgt eine negative Rückkopplung zu den übergeordneten Schaltstellen (Hypothalamus, Hypophyse) dafür, dass die durch Kortisol ausgelösten Stressreaktionen nicht überborden. Mit anderen Worten führt eine hohe Kortisol-Blutkonzentration zu einer verminderten Freisetzung des hypothalamischen CRF sowie des hypophysären ACTH, so dass das homöostatische Gleichgewicht des belasteten Organismus wiederhergestellt werden kann (Carlson, 2004).

Forscher konnten nachweisen, dass hohe Kortisolwerte infolge von chronischem Stress mit einem erhöhten Auftreten von Zivilisationskrankheiten assoziiert sind (Ellenbogen, Hodgins, Walker, Couture & Adam, 2006; Steptoe, 1991). Ferner haben Studien gezeigt, dass eine hohe Kortisolreaktivität auf experimentell induzierten Stress mit einer höheren Auftretenswahrscheinlichkeit physiologischer Risikofaktoren wie etwa Bluthochdruck in Verbindung steht (al'Absi & Wittmers, 2003; Gold, Zakowski, Valdimarsdottir & Bovbjerg, 2003). Gleichermaßen besteht eine Verbindung zwischen der Kortisolreaktivität und der Prävalenz psychischer Störungen (Alexander et al., 2009; Hankin, Badanes, Abela & Watamura, 2010).

3 Cross-Stressor Adaptationshypothese

Reaktionsorientierte Stressmodelle gehen von der Annahme aus, dass durch wiederholte Erfahrungen mit einem Belastungsreiz in einem Organismus gleichzeitig spezifische und unspezifische Anpassungsvorgänge ausgelöst werden. Im Sinne einer spezifischen Adaptation an einen bestimmten Belastungsreiz ist anzunehmen, dass regelmäßige Sportaktivität vor allen Dingen bei Stressoren mit einem körperbezogenen Belastungselement zu einer reduzierten physiologischen Reaktivität und schnelleren Regeneration führt. Im Sinne einer unspezifischen Adaptation kann darüber hinaus erwartet werden, dass die Anpassungsprozesse nicht auf den spezifischen Stressor beschränkt bleiben, sondern sich auch bei sportfremden Belastungen zeigen (Sothmann, 2006; Sothmann et al., 1996). Mit anderen Worten ist anzunehmen, dass bei sportlich aktiven Personen die physiologische Stressreaktivität nicht nur bei anstrengenden Trainingsreizen, sondern auch bei kognitiven Anforderungen (z.B. Arbeit unter Zeitdruck) oder bei Belastungen psychosozialer Natur (z.B. Auftritt vor einem größeren Publikum) geringer ausfällt. Für diese Annahme existiert der Begriff der *Cross-Stressor Adaptationshypothese*.

Theoretisch scheint ein solcher Transfer legitimierbar, da trainingsbedingte Anpassungsprozesse zumeist zu umfassenden Veränderungen von Gewebestrukturen führen (z.B. des Herzens). Beim Vorliegen stresshafter Belastungen ist im Weiteren davon auszugehen, dass sich die Veränderung eines stressmodulierenden Teilsystems auf die Gesamtheit aller an der Stressregulation beteiligten Systeme auswirkt, da diese in einer engen Wechselbeziehung stehen und über zusammenhängende Regelkreise miteinander verwoben sind (Sothmann, 2006). Anzufügen bleibt, dass sich ein Crossover-Effect sowohl in einer abgemilderten („Habituation") als auch in einer verstärkten Reaktion („Sensitization") äußern kann, wobei die Habituation einem Gewöhnungs- bzw. Trainingseffekt, die Sensitization einer Sensibilisierung entspricht (Kvetnansky, 1980). Letztere lässt sich dadurch erklären, dass bei chronischer Exposition mit einem Stressor Neurotransmitter gespeichert werden, die bei gewohnten Belastungsreizen unangetastet bleiben, dafür aber bei ungewohnten Belastungen freigesetzt werden. Denkbar ist, dass bei neuartigen und starken Reizen durch sportliches Training die Maximalkapazität der Stressreaktion nach oben reguliert wird, während gleichzeitig bei submaximalen und bekannten Belastungskonfigurationen deren Effizienz zunimmt. Möglich ist auch, dass durch Training die absolute Stresstoleranzschwelle erhöht wird (Sothmann, 2006).

Vor diesem Hintergrund einer möglichen unspezifischen Anpassungsreaktion soll in dem folgenden Abschnitt zunächst geprüft werden, ob während akuter Sportaktivität die an der Stressregulation beteiligten Systeme aktiviert werden. Zudem soll erörtert werden, ob sich infolge habitueller Sportaktivität die Basiskonzentration sowie die Sekretion von Adrenalin, Noradrenalin und Kortisol während eines körperlichen Trainingsreizes verändert.

4 Aktivierung des neuralen Stressregulationssystems bei sportlicher Aktivität

Studien haben mehrfach belegt, dass durch sportliche Aktivität die Ruhehomöostase aufgebrochen wird (Dishman & Jackson, 2000). Die Plasmakonzentration von Noradrenalin und Adrenalin kann bei körperlichen Maximalbelastungen bis um das 50-fache ansteigen (Péronnet & Szabo, 1993; Strobel, 2002). Bei Ausdauerbelastungen nimmt bei konstanter moderater Intensität die Noradrenalin- und Adrenalinkonzentration linear zu, wenn ein bestimmtes Minimum an Muskelmasse aktiviert ist. Mit zunehmender Intensität, d.h. ab etwa 50-60% der VO_2 max, erfolgt schließlich ein exponentieller Anstieg des Noradrenalin- und Adrenalingehalts (Dishman & Jackson, 2000; Kjaer, 1992; Kohrt, Spina, Ehsani, Cryer & Holloszy, 1993; Mazzeo, 1991; Strobel, 2002). Eine erhöhte Konzentration von Noradrenalin und Adrenalin im Blutplasma ist bereits nach 2-minütiger Aktivität feststellbar (Péronnet & Szabo, 1993). Bei bestimmten Aktivitäten wie Gewichtheben oder Sprintläufen erfolgt der Anstieg des Katecholaminniveaus sogar nach wenigen Sekunden. Zudem ergeben sich Veränderungen des Plasma-Katecholaminlevels auch bei isometrischem Training (Kjaer, 1992). Die Zunahme des Adrenalin- und Noradrenalingehalts im Blutplasma zeigt, dass sportliche Aktivität einen stresshaften Reiz darstellt, der vom Organismus eine erhebliche Anpassungsleistung erfordert. Damit ist für die Plausibilität der Cross-Stressor Adaptationshypothese eine zentrale Grundvoraussetzung erfüllt.

Betrachtet man nicht die Folgen akuter Sportaktivität, sondern jene eines überdauernden Trainings, verdeutlicht sich, dass die elektrische Aktivität der sympathischen Nerven sowie die Plasma-Noradrenalinkonzentration im Ruhezustand unverändert bleiben. Im Gegensatz dazu nimmt der Anstieg des Noradrenalingehalts im Plasma unter körperlicher Belastung mit steigendem Trainingszustand ab (Deuster et al., 1989; Dishman & Jackson, 2000; Kohrt et al., 1993; Luger et al., 1987; Péronnet & Szabo, 1993). Dies trifft allerdings nur dann zu, wenn sich die Intensität auf den absoluten Belastungsgrad (z.B. festgelegte Watt-Zahl bei Ergometertest) bezieht. Berücksichtigt man die relative Belastungshöhe (z.B. festgelegter Puls bei variabler Watt-Zahl bei Ergometertest), finden sich keine Trainingseffekte (Kjaer, 1992; Sothmann, 2006). Péronnet und Szabo (1993) nehmen deshalb an, die bei absoluter Intensität auftretende reduzierte Reaktivität des Noradrenalinsystems beruhe nicht auf funktionalen Veränderungen des sympathischen Nervensystem, sondern sei lediglich das Abbild eines verbesserten Fitnesszustandes. Umgekehrt kann dieser Befund als Indiz für die Gültigkeit der oben formulierten Hypothese verstanden werden, dass durch körperliches Training der Schwellenwert, bei dem eine Stressreaktion auftritt (z.B. die absolute Intensität auf einem submaximalen Belastungsniveau), nach oben korrigiert wird (Sothmann, 2006). Unter Maximalbelastung weisen trainierte Personen im Sinne einer Sensibilisierung eine gesteigerte Katecholaminausschüttung auf (Dishman & Jackson, 2000; Kjaer, 1992; Mazzeo, 1991; Sothmann et al., 1996). Sothmann (2006) nimmt an, dieser Befund basiere auf zellulären Veränderungen, die sich in einer höheren Biosynthese, Speicherkapazität und Sekretionsfähigkeit der Nebennierenmark-Hormone manifestieren. Damit scheint sich zu bewahrheiten, dass durch sportliches Training die Maximalkapazität der Stressreaktion – zumindest bei starken körperlichen Belastungsreizen – nach oben reguliert wird.

5 Aktivierung des hormonalen Stressregulationssystems bei sportlicher Aktivität

Die Höhe des ACTH- und Kortisolanteils im Blut ist bei Menschen ein oft verwendeter Indikator für die endokrine Stressreaktivität. Bei körperlichen Ausdauerbelastungen steigt die ACTH- und Kortisolkonzentration mit zunehmender Intensität und Dauer an, vorausgesetzt die relative Intensität ist höher als 25-50% der VO_2 max (Sothmann et al., 1996). Auch schwache und zugleich langanhaltende Aktivitäten führen zu einer erhöhten ACTH- und Kortisolausschüttung. Diese fällt aber weniger stark aus als bei hohen Trainingsintensitäten (Hand, Phillips & Wilson, 2006).

Bei submaximaler Belastung resultiert habituelles sportliches Training bereits nach wenigen Wochen in einer geringeren ACTH- und Kortisolsekretion. Dies gilt aber – wie schon bei der Katecholaminausschüttung – nur für die absolute Intensität. Wird die relative Belastungshöhe als Maßstab verwendet, verschwinden jegliche fitnessbedingten Differenzen. Unter maximalen Leistungsanforderungen ist bei Trainierten eine höhere ACTH- und Kortisolkonzentration messbar (Dishman et al., 1998; Dishman & Jackson, 2000; Hand et al., 2006; Kjaer, 1992; Sothmann, 2006; Sothmann et al., 1996). Zudem zeigt sich bei trainierten Personen nach Beendigung einer Trainingsepisode eine schnellere Normalisierung der Kortisolkonzentration (Rudolph & McAuley, 1995).

6 Reaktivität und Regeneration auf Stress als Funktion der Sportaktivität und Fitness

Studien haben gezeigt, dass regelmäßige Sportaktivität bei physischen Stressoren mit einer geringeren Reaktivität einhergeht (Deuster et al., 1989; Luger et al., 1987).

Auch zur Frage, ob sich eine hohe Sportaktivität bzw. Fitness bei kognitiven und psychosozialen Belastungen positiv auf die Stressreaktivität auswirkt, existieren zahlreiche Untersuchungen, die sich hinsichtlich Studiendesign, Untersuchungsteilnehmer und Erhebungsmethoden allerdings stark unterscheiden. Exemplarisch soll in der Folge eine Studie genauer dargestellt werden.

Sinyor et al. (1988) führten mit drei Gruppen von Studenten ein Meditations-, Musik- und aerobes Trainingsprogramm durch. Nach Abschluss des 10-wöchigen Treatments wurden die Untersuchungsteilnehmer zwei aufeinanderfolgenden Laborstressoren ausgesetzt. Zunächst mussten sie unter Lärmbedingungen verschiedene Kopfrechenaufgaben lösen. Anschließend wurde mit ihnen das Stroop-Task-Protokoll durchgeführt. Die Stroop-Task entspricht einer für das Labor konzipierten mentalen Stressanforderung (MacLeod, 1991; Stroop, 1935). Den Probanden werden Wörter von Farben (z.B. grün, blau, gelb) gezeigt, die aber in nicht kongruenten Farbtönen erscheinen (z.B. grün in blauer Schrift). Im Normalfall geht das Lesen eines Wort relativ schnell und automatisch von statten, wohingegen das Benennen von Farben länger dauert und einer bewussteren Steuerung bedarf. Deshalb neigen Personen spontan dazu, grün anstatt blau zu sagen. Der mentale Prozess, bei dem eine natürliche Reaktion unterbunden und mit einer anderen Aktion ersetzt wird, ist unter dem Begriff der Inhibition bekannt. Diese wird von den meisten Menschen als stresshaft empfunden. Die von Sinyor et al. (1988) durchgeführte Studie zeigt, dass bei Ausdauertrainierten teilweise eine geringere Aktivierung des autonomen Nervensystems auftrat (geringerer Hautwiderstand). In den meisten Indikatoren (z.B. Adrenalin, Noradrenalin, Herzfrequenz) ergaben sich jedoch keine signifikanten Gruppen × Zeit-Effekte.

Der internationale Forschungsstand zum Thema habituelle Sportaktivität und Stressreaktivität wurde mittlerweile in mehreren Literaturübersichten (Boutcher & Hamer, 2006; Claytor, 1991; Dishman & Jackson, 2000; Holmes, 1993; Péronnet & Szabo, 1993; Sothmann, 2006; Sothmann et al., 1996; Taylor, 2000) und Metaanalysen (Crews & Landers, 1987; Forcier et al., 2006; Jackson & Dishman, 2006; Schuler & O'Brien, 1997) zusammengefasst. Insgesamt kommen nur wenige Forscher zum Schluss, dass eine hohe Sportaktivität oder Fitness eindeutig mit einer geringeren Stressreaktivität assoziiert ist (Crews & Landers, 1987; Forcier et al., 2006; Holmes, 1993). Crews und Landers (1987) fanden zwar mittels einer Metaanalyse (34 Studien; 92 Effektstärken = ES; $N = 1\,449$) Belege für einen mittleren Zusammenhang zwischen hohem Trainingsumfang bzw. hoher Fitness und geringer Stressreaktivität ($ES = .48$). Die Größe des Effekts entsprach dabei ungefähr einer halben Standardabweichung, d.h. rund zwei Drittel der Trainierten lagen über dem Durchschnitt von untrainierten Personen. Methodenkritisch ist allerdings anzumerken, dass in der Studie auch methodisch mangelhafte Untersuchungen berücksichtigt wurden (Sothmann et al., 1996). Gestützt werden die Befunde allerdings durch eine neuere Metaanalyse (Forcier et al., 2006), in der sich die Autoren auf kardiovaskuläre Indikatoren beschränkten (Herzfrequenz, systolischer und diastolischer Blutdruck). Insgesamt 33

Studien existierten zur Stressreaktivität, 18 weitere Studien zur Stressregeneration. Die Autoren kommen zum Schluss, dass trainierte Personen hinsichtlich Herzfrequenz (ES = -1.84) und systolischem Blutdruck (ES = -1.24) eine geringere Reaktivität aufweisen. Außerdem erholt sich die Herzfrequenz trainierter Personen schneller von einer experimentellen Stressbelastung (ES = -1.42).

Eine weniger positive Bilanz ziehen Boutcher und Hamer (2006). Sie vertreten die Auffassung, dass in Querschnittsstudien eine widersprüchliche Befundlage vorliegt, die auf einen vernachlässigbaren Einfluss von Training und Fitness auf die kardiovaskuläre Stressreaktivität (z.B. Herzfrequenz, Blutdruck) schließen lässt. Insbesondere Längsschnittstudien erbrachten nicht die gewünschte Evidenz. Allerdings deuten quer- und längsschnittliche Daten darauf hin, dass körperliches Training bei Risikopersonen (z.B. mit übersteigerter Reaktivität) zu effizienteren Antwortmustern führt. Die Nullbefunde bei Personen mit normalen Reaktionsmustern beruhen laut Boutcher und Hamer (2006) möglicherweise darauf, dass bei ihnen eine veränderte Stressreaktivität keinen weiteren Nutzen bringt.

Im Hinblick auf andere Indikatoren wie Noradrenalin, Adrenalin oder ACTH ergaben sich ebenfalls widersprüchliche Befunde. Sothmann (2006) zufolge lassen sich querschnittliche Differenzen nur bei Männern und meist nur für wenige Indikatoren finden. Ferner treten in Interventionsstudien, in denen Versuchspersonen ein 3- bis 4-monatiges Trainingsprogramm absolvierten, in der Regel keine Veränderungen der (endokrinen) Stressreaktionsmuster auf.

Dieses Fazit erhärtete sich durch die Befunde einer neueren Metaanalyse (Jackson & Dishman, 2006), in der 73 Studien, 409 Effektstärken und 2 212 Personen berücksichtigt wurden. Die Metaanalyse zeichnete sich dadurch aus, dass ausschließlich Studien einbezogen wurden, in denen die Fitness mittels eines maximalen oder submaximalen Leistungstests erhoben wurde und der Stressor keine physiologische Belastungskomponente beinhaltete. Entgegen den Erwartungen verdeutlichte sich, dass trainierte Personen eine leicht erhöhte Stressreaktivität aufweisen; der statistische Zusammenhang war allerdings schwach ausgeprägt (ES = .08, $p < .001$). Ferner führten weder Alter, Stressortyp noch Geschlecht zu eindeutig interpretierbaren Moderatoreffekten. Bezogen auf die Stressregeneration ergaben sich hingegen moderate Belege (ES = -.27, $p < .001$) für eine verbesserte Erholungsfähigkeit (37 Studien, 118 ES, N = 1 092). Dieser Befund ist im Einklang mit den Ergebnissen einer weiteren Metaanalyse (Schuler & O'Brien, 1997), in der sich trainierte Personen ebenfalls schneller von Stress regenerierten. Indessen zeigten sich nach Jackson und Dishman (2006) auch für die Regeneration nur wenige Moderatoreinflüsse. Beispielsweise scheinen sich bei jüngeren Menschen (insbesondere den < 20-jährigen) Trainierte schneller von Stress zu erholen als Untrainierte. Die größten Effektstärken fanden sich zudem hinsichtlich Herzfrequenz, Gefäßwiderstand, Blutfluss und Hautindikatoren, wohingegen in Bezug auf die Reaktivität und Regeneration von Adrenalin, Noradrenalin und ACTH kein fitnessbezogener Effekt auftrat.

Zusammenfassend kommen Jackson und Dishman (2006) zum Fazit, dass die bisherigen Studien nicht eindeutig belegen konnten, dass zwischen körperlicher Fitness und physiologischer Stressreaktivität bzw. Stressregeneration ein Zusammenhang besteht. Insbesondere in randomisierten Kontrollgruppenstudien ergab sich weder für die Reaktivität noch für die Regeneration ein signifikanter Effekt der körperlichen Fitness. Weiterhin sind die möglichen zugrunde liegenden Wirkungsmechanismen (z.B. hämodynamische, vaskuläre oder endokrine Veränderungen) bislang noch unzureichend untersucht; hinsichtlich der Reaktivität basierten 64% und hinsichtlich der Regeneration 75% der Effekte auf Messungen von Herzfrequenz und Blutdruck. Dieser Umstand ist insofern problematisch, als hämodynamische und vaskuläre Antworten auf Stress je nach Stressortyp differieren können. Beispielsweise führen Hand-Kältedruck und Kopfrechenaufgaben beide zu einer Erhöhung des Blutdrucks. Allerdings ist beim Hand-Kältedruck in erster Linie ein größerer Gefäßwiderstand ausschlaggebend, während dem Anstieg bei Kopfrechenaufgaben primär ein höheres Herzzeitvolumen zugrunde liegt (Allen & Crowell, 1989).

Seit der Metaanalyse von Jackson und Dishman (2006) sind weitere Arbeiten zur Thematik entstanden. Besonders nennenswert sind die beiden Studien von Rimmele et al. (2007, 2009), in denen mit Hilfe des Trier Social Stress Test (TSST; Kirschbaum, Pirke & Hellhammer, 1993) der Einfluss sportlicher Aktivität auf die vaskuläre und endokrine Stressreaktivität bzw. -regeneration untersucht wurde. Nach Dickerson und Kemeny (2004) trägt der sozial-evaluative Charakter des TSST zu einer besonders robusten Stressreaktion bei. Innerhalb des TSST Paradigmas wird ein Proband in einen Raum mit zwei bis drei Experten geführt, in dem zusätzlich eine Videokamera und ein Tonbandgerät installiert sind. Dem Probanden wird aufgetragen, die Rolle eines Jobbewerbers einzunehmen, der zu einem persönlichen Vorstellungsgespräch mit der Firmenleitung eingeladen wurde. Nach einer kurzen Vorbereitungszeit (10 Minuten) stehen ihm exakt 5 Minuten zur Verfügung, um sich vorzustellen und die Manager zu überzeugen, dass er der perfekte Kandidat für die verfügbare Stelle sei. Im Anschluss daran wird der Proband gebeten, von einer bestimmten Zahl ausgehend (z.B. 1 024) in 13er-Schritten bis auf Null herunterzuzählen. Begeht er dabei einen Fehler, muss er von vorne beginnen. Nach 5 Minuten wird die Aufgabe abgebrochen. Damit endet das Stressprotokoll. In einem separaten Raum werden anschließend die Post-Test-Messungen vorgenommen.

In der ersten Studie von Rimmele et al. (2007) wurden 22 männliche Leistungssportler (Mitglieder einer Schweizer Nationalmannschaft) und 22 untrainierte Männer (< 2 Stunden Sportaktivität pro Woche) verglichen. Personen mit physischen und psychischen Krankheiten, Raucher und erhöhten Stressniveaus wurden ausgeschlossen. Zur Erfassung der Stressreaktivität bzw. -regeneration wurden die Herzfrequenz, die Kortisolkonzentration im Speichel sowie der Angstzustand erfasst. Die Ergebnisse zeigen, dass der TSST bei beiden Probandengruppen eine kardiovaskuläre, endokrine und emotionale Stressreaktion hervorrief, wobei Spitzenathleten eine deutlich geringere Reaktivität aufwiesen als untrainierte Probanden. Sowohl der Anstieg von

Herzfrequenz, Kortisolkonzentration und Zustandsangst fiel deutlich geringer aus als dies bei den Kontrollpersonen der Fall war. Die Studie von Rimmele et al. (2007) zeigt damit, dass die Stressreaktion bei hochaktiven Männern geringer ist, wenn ein verhältnismäßig starker psychosozialer Stressreiz wie der TSST appliziert wird (ähnliche Befunde existieren auch für Frauen: Klaperski & Fuchs, 2011).

In der zweiten Studie gingen Rimmele et al. (2009) der Frage nach, ob sich die Stressreaktivität und -regeneration nicht nur zwischen Spitzenathleten und untrainierten Personen, sondern auch zwischen Personen mit einem mittelmäßig hohen Aktivitätsumfang unterscheidet. Mit einem nahezu identischen Studiendesign wurden 18 männliche Spitzenathleten, 50 „Amateur"-Sportler und 24 untrainierte Personen untersucht. Wiederum wurde zur Stressinduktion der TSST eingesetzt. Zudem wurde untersucht, ob der Zusammenhang zwischen sportlicher Aktivität und Stressreaktivität von der Wettkampforientierung (engl. „competitiveness") der Probanden abhängt. Die Sportler waren Mittel- und Langstreckenläufer; die Differenzierung in Spitzen- und Amateurathleten wurde aufgrund der Leistungen eines submaximalen Fitnesstests vorgenommen. Bei Baseline bestanden keine Unterschiede zwischen den drei Gruppen. Im Allgemeinen bestätigten sich die Befunde aus der ersten Untersuchung, in dem der TSST zu einer signifikanten autonomen, endokrinen und emotionalen Reaktion führte und die autonome Reaktivität bei beiden Sportlergruppen geringer ausfiel als bei den untrainierten Kontrollpersonen. Eine abgedämpfte Kortisolreaktion und reduzierte Zustandsangst ließ sich indes nur bei den Spitzenathleten nachweisen. Zudem konnte die Annahme einer moderierenden Wirkung der Wettkampforientierung nicht belegt werden.

Die Autoren schlussfolgern, dass offensichtlich nur ein hohes Maß an Sportaktivität zu einer signifikanten Anpassung der endokrinen Stressregulation führt. Entsprechend kann von keinem linearen Gradienten ausgegangen werden. Zudem verdeutlicht sich, dass im sympathischen Nervensystem offensichtlich schneller ein Crossover-Effekt von sportlichem Training auf psychosoziale Belastungsreize stattfindet. Eine solche Dissoziation der autonomen und endokrinen Stressreaktivität deckt sich mit den Resultaten früherer Arbeiten (Schommer, Hellhammer & Kirschbaum, 2003; Singh, Petrides, Gold, Chrousos & Deuster, 1999). Die Befunde von Rimmele et al. (2007, 2009) deuten darauf hin, dass sich ein hoher Trainingszustand günstig auf die Kortisolreaktion auswirken kann, wenn ein starker interpersonaler Stressor appliziert wird. Umgekehrt zeigen die Befunde auch, dass ein Effekt erst bei Personen mit sehr hohen Fitnessniveaus erwartet werden kann.

7 Reaktivität auf Laborstress unmittelbar nach akuter sportlicher Aktivität

Bislang wurde die Wirkung des habituellen Sporttreibens auf die Stressreaktivität und -regeneration untersucht. Zu fragen ist aber auch, inwieweit sich akutes Sporttreiben auf die Stressreaktivität und -regeneration auswirkt. Dies ist bislang weniger umfangreich erforscht worden. Nach Hamer et al. (2006) ist die dämpfende Wirkung akuter Sportaktivität auf die Reaktivität des Blutdrucks möglicherweise auf ein bestimmtes Zeitfenster (engl. „post-exercise window") limitiert. Entsprechend wird spekuliert, dass die Stressreaktivität bei sportlich aktiven und inaktiven Personen möglicherweise gleich ausfällt, wenn die Reaktivitätsmessung außerhalb dieses Zeitfensters erfolgt.

Mittlerweile liegen auch zu dieser Thematik mehrere Untersuchungen vor. Stellvertretend soll wiederum eine Studie genauer dargestellt werden: Hobson und Rejeski (1993) teilten 80 junge Frauen mit einem niedrigen bis mittleren Fitnesslevel vier Treatmentgruppen zu, die entweder keine, eine 10-, 20- oder 40-minütige sportliche Trainingseinheit absolvierten. Nach einer Ruhephase von 20 Minuten bewältigten alle Probandinnen die Stroop Task. Im Ergebnis wurde festgestellt, dass Frauen, die unmittelbar vor dem Stressreiz 40 Minuten lang trainiert hatten, mit einem geringeren diastolischen Blutdruck und einem tieferen arteriellen Druck reagierten als zuvor inaktive Studienteilnehmerinnen. Umgekehrt war bei einer Trainingsdauer von 10 bzw. 20 Minuten kein derartiger Puffereffekt zu erkennen. Damit existierte zwar zwischen akuter Sportaktivität und der Stressreaktivität ein Zusammenhang, dieser verlief aber nicht linear.

Taylor (2000) wertete in einer Literaturübersicht 14 seit 1988 veröffentlichte Untersuchungen aus. Die Länge der Aktivitätsepisoden variierte je nach Studie zwischen 10 und 120 Minuten. Gleichzeitig betrugen die Belastungsintensitäten zwischen 18 und 80% des Maximalpulses. Die applizierten Stressoren waren im Normalfall von kurzer Dauer (3-5 Minuten) und erforderten Formen aktiver wie auch passiver Bewältigung. Zudem wurde zur Messung der Stressreaktivität ein breites Spektrum an biochemischen, kardiovaskulären, psychologischen und zerebralen Indikatoren eingesetzt. Taylor (2000) kommt zum Schluss, dass trotz der beträchtlichen methodischen Unterschiede nur in vier Studien nach einer isolierten Trainingseinheit keine verminderte Reaktion auftrat. Ähnlich schätzen Boutcher und Hamer (2006) den Forschungsstand ein. Auch sie weisen darauf hin, dass die Effekte akuter Sportepisoden besser dokumentiert sind als diejenigen von habitueller Sportaktivität, weil darin der genetisch bedingte Fitnesseinfluss weniger zum Tragen kommt. Insgesamt indizieren die meisten Studien, in denen der Blutdruck und die Herzfrequenz als Indikatoren verwendet wurden, eine reduzierte Stressreaktivität und verbesserte Stressregeneration. Nulleffekte zeigten sich laut Boutcher und Hamer (2006) am häufigsten, wenn die Intensität einer Trainingsepisode unter 60% der VO_2 max lag und die Aktivitätsdauer weniger als 20 Minuten betrug. Mit Bezug auf die Sekretion von Adrenalin und Noradrenalin sind die Befunde dagegen gemischt. Während Péronnet et al. (1989) mit sieben jungen, gesunden Männern zeigten, dass die Adrenalinausschüttung auf die Stroop Task um rund 50% geringer ausfiel, wenn zuvor Sport getrieben wurde, ergab sich in einer Studie mit neun gesunden Männern (Szabo et al., 1993) kein Effekt betreffend der Sekretion von Adrenalin und Noradrenalin. Studien mit Kortisol als Indikator der Stressreaktivität liegen nicht vor.

In einer Metaanalyse werteten Hamer, Taylor und Steptoe (2006) die Ergebnisse von randomisierten Kontrollgruppenstudien aus, wobei nur Studien integriert wurden, in denen der Blutdruck als abhängige Variable untersucht wurde. Von den 15 Studien zeigte sich in 10 Untersuchungen ein signifikant geringerer Blutdruck, wenn sich die Teilnehmenden unmittelbar vor dem Laborstress sportlich betätigten. Die mittlere Effektstärke lag für den systolischen Blutdruck bei $ES = .38$, für den diastolischen Blutdruck bei $ES = .40$, was einer absoluten Reduktion von 3.0 mmHg (diastolisch) und 3.7 mmHg (systolisch) entspricht.

8 Diskussion

Ein Großteil der stresshaften Anforderungen resultiert heute aus psychosozialen Konflikten. Da sich im Laufe der Entwicklungsgeschichte durch natürliche Selektion Problembewältigungsreaktionen herausgebildet haben, die speziell auf die Beseitigung kurzfristiger, körperlicher Anforderungen und Belastungssituationen eines in der Wildnis lebenden Menschen ausgerichtet sind (Flucht-Kampf-Reaktionsschema), stellt die Bewältigung des sich mehrenden, überdauernden Psychostresses den menschlichen Organismus vor eine große Anpassungsleistung. Da in psychosozialen Anforderungssituationen Flucht und Kampf nur selten zur effektiven Problembewältigung beitragen, fallen die autonomen Stressreaktionen häufig inakkurat aus. Die daraus resultierende Anspannung und Erschöpfung kann schließlich zu stressbedingten Gesundheitsstörungen führen (Hong, 2000; Péronnet & Szabo, 1993).

Das Potenzial sportlicher Aktivität als Stressmanagement-Ressource hängt unter anderem davon ab, ob diese in der Lage ist, die physiologische Stressreaktivität abzudämpfen bzw. die physiologische Stressregeneration zu beschleunigen. Der empirische Nachweis dieser Zusammenhänge gestaltet sich schwierig, u.a. deshalb, weil Menschen nicht überdauernd hohen Stressbelastungen ausgesetzt werden können. Die Beziehung zwischen chronischem Stress, körperlicher Aktivität, Stressreaktivität und Krankheitsentstehung ist deshalb erst in Tiermodellen umfassend nachgewiesen (z.B. Dishman et al., 1998).

Die Forschung am Menschen hat gezeigt, dass körperliche Belastungen zu einer Aktivierung der autonomen und endokrinen Körperfunktionen führen (z.B. Anstieg von Noradrenalin, Adrenalin, ACTH und Kortisol). Gleichzeitig steigt bei trainierten Personen während Ausdauerbelastungen der Schwellenwert der Stressreaktion an, d.h., diese setzt erst auf einem höheren (absoluten) Intensitätsniveau ein. Im Sinne einer unspezifischen Adaption ist damit eine wichtige Voraussetzung erfüllt, dass bei Trainierten ein „Crossover" auf sportfremde Belastungsreize stattfinden kann. Der aktuelle Forschungsstand zeigt jedoch, dass zwischen hoher Sportaktivität bzw. Fitness und der physiologischen Stressreaktivität kein eindeutiges Beziehungsmuster besteht, obschon sich in einigen neueren Studien und Metaanalysen durchaus positive Effekte finden lassen (Crews & Landers, 1987; Forcier et al., 2006). Im Gegensatz dazu konnte der Zusammenhang zwischen hoher Sportaktivität und verkürzten

Stressregenerationszeit besser nachgewiesen werden (Jackson & Dishman, 2006; Schuler & O'Brien, 1997). Angesichts der Tatsache, dass eine rasche Erholung von stresshaften Anforderungen der Entwicklung von Bluthochdruck (Fredrikson & Matthews, 1990) und anderen Herzkrankheiten (Talbot, Morrell, Metter & Fleg, 2002) entgegenwirkt, ist dies aus einer Public Health Perspektive eine wichtige Erkenntnis. Gleichermaßen wurde deutlich, dass akute sportliche Aktivität unmittelbar vor kognitivem und psychosozialem Stress mit einer reduzierten Reaktivität und einer schnelleren Regeneration assoziiert ist. Dies lässt darauf schließen, dass der Hauptnutzen regelmäßiger Sportaktivität möglicherweise darin liegt, dass sich die Sporttreibenden häufiger in dem sogenannten ‚post-exercise window' befinden, wenn sie mit psychosozialen Stressoren konfrontiert werden. Allerdings gilt es anzufügen, dass die meisten Studien relativ schwache und hauptsächlich kognitive Stressreize applizierten. Neuere Studien mit dem TSST, der eine deutlich stärkere Stressreaktion hervorruft, haben gezeigt, dass trainierte Personen zu einer herabgesetzten Kortisolreaktion tendieren. Allerdings ist dies erst ab einem relativ hohen Fitnessniveau der Fall. Angesichts der unterschiedlichen Effekte regelmäßiger Sportaktivität und akuter Sportepisoden scheint es nach Hamer et al. (2006) wichtig, deren Effekte separat zu evaluieren und mögliche Interaktionen in den Blick zu nehmen. Ob die habituelle Sportaktivität die Höhe der Stressreaktivität nach akuter Sportaktivität moderiert, wurde bislang erst in einer Studie untersucht, wobei kein signifikanter Moderatoreffekt festzustellen war (Steptoe, Kearsley & Walters, 1993). In zukünftigen Arbeiten könnte mittels randomisierter Kontrollgruppenstudien erforscht werden, ob sich die Stressreaktivität nach einzelnen Sportepisoden infolge eines längerfristigen Trainings günstig beeinflussen lässt.

Inkonsistenzen und das Fehlen eines generellen Zusammenhangs zwischen regelmäßiger Sportaktivität, körperlicher Fitness und physiologischer Stressreaktivität lassen sich mit den unterschiedlichen Stressinduktionsverfahren, der Vielzahl untersuchter Indikatoren der Stressreaktivität, der geringen Anzahl an Studien mit Risikopersonen und der Variabilität der Trainingsprotokolle erklären. Einerseits ist die Verwendung von Kortisol als Stressmarker nicht unumstritten. In einer Studie mit 24 Patienten mit koronaren Herzkrankheiten führte zum Beispiel ein kognitiv-behaviorales Stressmanagement zu einer geringerem Stresswahrnehmung und einem verbesserten Wohlbefinden; eine reduzierte Speichelkortisol-Konzentration trat indes nicht auf (Ryden, Hedback & Jonasson, 2009). Andererseits ist die Kortisolkonzentration im Speichel mit der ungebundenen Kortisolkonzentration im Blut hoch korreliert (Kirschbaum & Hellhammer, 1989, 1994). Zudem konnte mehrfach belegt werden, dass eine erhöhte Kortisolreaktivität mit einem erhöhten Risiko für spätere Krankheiten einhergeht (z.B. al'Absi & Wittmers, 2003).

Aus methodenkritischer Sicht ist weiter zu bemerken, dass in den meisten Trainingsstudien relativ kurze Interventionsprogramme (3-4 Monate) implementiert wurden. Diese führten zwar in der Regel zu einer Verbesserung der VO_2 max. Viele Probanden erreichten indes kein vergleichbares Fitnessniveau, wie es in Querschnittstudien normalerweise (hoch-)trainierte Personen aufweisen (Péronnet & Szabo, 1993). Zudem ist die Dominanz kardiovaskulärer Parameter zu bemängeln, die eher oberflächliche Indikatoren der ablaufenden Stressreaktionen darstellen (Dishman & Jackson, 2000). Umgekehrt wird argumentiert, dass Anpassungsprozesse an wiederholt auftretende Stressoren möglicherweise weniger unspezifisch ausfallen als ursprünglich angenommen. Dishman und Jackson (2006) kritisieren, dass lange versäumt wurde, die Cross-Stressor Adaptationshypothese auf ihre physiologische Plausibilität hin zu prüfen. So führt Sportaktivität zu einer höheren Stoffwechselrate verbunden mit einem reduzierten peripheren Gefäßwiderstand, während die meisten psychosozialen und kognitiven Stressoren keine substanzielle Veränderung der Stoffwechselrate, dafür aber einen erhöhten peripheren Gefäßwiderstand hervorrufen (Goldberg et al., 1996).

Für zukünftige Forschungsarbeiten ist zu wünschen, dass vermehrt Interventionsstudien durchgeführt sowie Risikopersonen und „real-life" Stressoren (z.B. Prüfungen, Vorträge, etc.) untersucht werden. Von letzteren ist zu erwarten, dass sie einen vergleichsweise hohen Belastungsgrad aufweisen, weil sie eine größere subjektive Bedeutsamkeit besitzen. Bei Laborstressoren ist darauf zu achten, dass deren Stresshaftigkeit ausreichend hoch ausfällt. Insbesondere der TSST scheint aufgrund seines sozial-evaluativen Charakters ein angemessenes Paradigma darzustellen. Ebenso sollten vermehrt moderierende Faktoren berücksichtigt werden. Beispielsweise sind Geschlechterunterschiede noch wenig untersucht, obschon Männer betreffend Kortisol und diastolischem Blutdruck eine größere Reaktivität aufweisen (Mendelson & Karas, 2005). Ebenso ist über mögliche Alterseinflüsse noch wenig bekannt (Traustadottir, Bosch & Matt, 2005). Zudem hat sich gezeigt, dass Burnout-Gefühle mit höheren Speichelkortisolkonzentrationen in Verbindung stehen (Caviezel et al., 2010). Ebenso können sich depressive Symptome in der Reaktivität auf psychosozialen Stress niederschlagen (Giese-Davis et al., 2006). Wissenswert wäre außerdem, ob die Beziehung zwischen sportlicher Aktivität und Stressreaktivität von der mentalen Stärke (engl. „mental toughness") der Probanden abhängt. Studien zeigen, dass mentale Stärke einerseits eine Stresspufferwirkung aufweist (Gerber et al., submitted), andererseits mit der sportlichen Aktivität positiv korreliert ist (Gerber et al., 2011). Auch die wahrgenommene Schlafqualität stellt eine mögliche Moderatorvariable dar: Erstens, weil sportliche Aktivität mit dem Schlafempfinden assoziiert ist (Brand et al., 2010a; Gerber, Brand, Holsboer-Trachsler & Pühse, 2010); zweitens, weil eine hohe Schlafqualität mit einem reduzierten Stressempfinden einhergeht (Brand, Gerber, Pühse & Holsboer-Trachsler, 2010b; Gerber, Hartmann, Brand, Holsboer-Trachsler & Pühse, 2010). Zudem existieren noch keine Studien, in denen mittels funktionaler Magnetresonanztomographie, Positronen-Emissions-Tomographie oder Elektroenzephalografie Unterschiede in der Stressreaktivität bzw. -regeneration zwischen trainierten und untrainierten Personen auf der Ebene der Gehirnaktivität untersucht wurden. Da physiologische Stressreaktionen im Gehirn ausgelöst werden und letztere im Sinne eines Regelkreises auf das Gehirn zurückwirken (Fuchs & Flügge, 2003), scheint die Erforschung dieser Frage besonders relevant, weil damit den Ursachen einer veränderten Stressreaktivität und Stressregeneration auf den Grund gegangen werden kann.

9 Literatur

al'Absi, M. & Wittmers, L., Jr. (2003). Enhanced adrenocortical responses to stress in hypertension-prone men and women. *Annals of Behavioral Medicine, 25*, 25-33.

Alexander, N., Kuepper, Y., Schmitz, A., Osinsky, R., Kozyra, E. & Hennig, J. (2009). Gene-environment interactions predict cortisol responses after acute stress: Implications for the etiology of depression. *Psychoneuroendocrinology, 34*, 1294-1303.

Allen, M. & Crowell, M. (1989). Patterns of autonomic response during laboratory stressors. *Psychophysiology, 26*, 603-614.

Berger, B. (1996). Psychological benefits of an active lifestyle: What we know and what we need to know. *Quest, 48*, 330-353.

Birbaumer, N. & Schmidt, R. (2006). *Biologische Psychologie*. Heidelberg: Springer Medizin.

Boutcher, S. & Hamer, M. (2006). Psychobiological reactivity, physical activity, and cardiovascular health. In E. Acevedo & P. Ekkekakis (Eds.), *Psychobiology of physical activity* (pp. 161-176). Champaign: Human Kinetics.

Brand, S., Gerber, M., Hatzinger, M., Beck, J., Pühse, U. & Holsboer-Trachsler, E. (2010a). High exercise levels are related to favorable sleep patterns and psychological functioning in adolescents: A comparison of athletes and controls. *Journal of Adolescent Health, 46*, 133-141.

Brand, S., Gerber, M., Pühse, U. & Holsboer-Trachsler, E. (2010b). Depression, hypomania and dysfunctional cognitions as mediators between stress and insomnia: The best advice is not always found on the pillow! *International Journal of Stress Management, 17*, 114-134.

Cacioppo, J. & Berntson, G. (1999). The affect system: Architecture and operating characteristics. *Current Directions in Psychological Science, 8*, 133-137.

Cacioppo, J., Berntson, G., Malarkey, W., Kiecolt-Glaser, J., Sheridan, J., Poehlmann, K. et al. (1998). Autonomic, neuroendocrine, and immune responses to psychological stress: The reactivity hypothesis. *Annals of the New York Academy of Science, 840*, 664-673.

Cannon, W. (1929). *Bodily changes in pain, hunger, fear and rage*. New York: Appleton-Century-Crofts.

Carlson, N. (2004). *Physiologische Psychologie*. München: Pearson Studium.

Caviezel, S., Gerber, M., Brand, S., Pühse, U., Hoslboer-Trachsler, E. & Beck, J. (2010). Die Auswirkung von aerobem Ausdauertraining auf die Regulation des Stresshormons Kortisol und die depressiven Symptome bei Männern mit Burnout-Syndrom. Poster an der 42. Jahrestagung der asp. 13.-15. Mai 2010, Salzburg, Österreich.

Chida, Y. & Steptoe, A. (2010). Greater cardiovascular responses to laboratory mental stress are associated with poor subsequent cardiovascular risk status: A meta-analysis of prospective evidence. *Hypertension, 55*, 1026-1032.

Chumaeva, N., Hintsanen, M., Ravaja, N., Puttonen, S., Heponiemi, T., Pulkki-Raback, L. et al. (2009). Interactive effect of long-term mental stress and cardiac stress reactivity on carotid intima-media thickness: The Cardiovascular Risk in Young Finns study. *Stress, 12*, 283-293.

Claytor, R. (1991). Stress reactivity: Hemodynamic adjustments in trained and untrained humans. *Medicine and Science in Sports and Exercise, 23*, 873-881.

Crews, D. & Landers, D. (1987). A meta-analytic review of aerobic fitness and reactivity to psychosocial stressors. *Medicine and Science in Sports and Exercise, 19*, 114-130.

Deuster, P., Chrousos, C., Luger, A., DeBolt, J., Bernier, L., Trostmann, U. et al. (1989). Hormonal and metabolic responses of untrained, moderately trained, and highly trained men to three exercise intensities. *Metabolism, 38*, 141-148.

Dickerson, S. & Kemeny, M. (2004). Acute stressors and cortisol responses: A theoretical integration and synthesis of laboratory research. *Psychological Bulletin, 130*, 355-391.

Dishman, R., Bunnell, B., Youngstedt, S., Yoo, H., Mougey, E. & Meyerhoff, J. (1998). Activity wheel running blunts increased plasma adrenocorticotrophin (ACTH) after footshock and cage-switch stress. *Physiology & Behavior, 63*, 911-917.
Dishman, R. & Jackson, E. (2000). Exercise, fitness, and stress. *International Journal of Sport Psychology, 31*, 175-203.
Dohrenwend, B. & Dohrenwend, B. (1974). *Stressful life events: Their nature and effects.* New York: Wiley.
Ellenbogen, M., Hodgins, S., Walker, C., Couture, S. & Adam, S. (2006). Daytime cortisol and stress reactivity in the offspring of parents with bipolar disorder. *Psychoneuroendocrinology, 31*, 1164-1180.
Forcier, K., Stroud, L., Papandonatos, G., Hitsman, B., Reiches, M., Krishnamoorthy, J. et al. (2006). Links between physical fitness and cardiovascular reactivity and recovery to psychological stressors: A meta-analysis. *Health Psychology, 25*, 723-739.
Fredrikson, M. & Matthews, K. (1990). Cardiovascular responses to behavioral stress and hypertension: A meta-analytic review. *Annals of Behavioral Medicine, 12*, 30-39.
Fuchs, E. & Flügge, G. (2003). Chronic social stress: Effects on limbic brain structures. *Physiology & Behavior, 79*, 417-427.
Gerber, M. (2008a). *Sport, Stress und Gesundheit bei Jugendlichen.* Schorndorf: Hofmann.
Gerber, M. (2008b). Sportliche Aktivität und Stressreaktivität: Ein Review. *Deutsche Zeitschrift für Sportmedizin, 59*, 4-10.
Gerber, M., Brand, S., Holsboer-Trachsler, E. & Pühse, U. (2010). Fitness and exercise as correlates of sleep complaints. Is it all in our minds? *Medicine and Science in Sports and Exercise, 43*, 893-901.
Gerber, M., Hartmann, T., Brand, S., Holsboer-Trachsler, E. & Pühse, U. (2010). The relationship between shift work, perceived stress, sleep and health in Swiss police officers. *Journal of Criminal Justice, 38*, 1167-1175.
Gerber, M., Kalak, N., Lemola, S., Clough, P., Pühse, U., Holsboer-Trachsler, E. et al. (2011). Jugendliche mit hoher körperlicher und sportlicher Aktivität sind mental „tougher". Eine Studie mit Schweizer Jugendlichen. In K. Hottenrott, O. Stoll & R. Wollny (Hrsg.), *Kreativität – Innovation – Leistung. Wissenschaft bewegt Sport bewegt Wissenschaft* (S. 59). Hamburg: Feldhaus.
Gerber, M., Kalak, N., Lemola, S., Clough, P., Pühse, U., Holsboer-Trachsler, E. & Brand, S. (submitted). Mentally tough adolescents are more resilient against stress.
Gerber, M. & Pühse, U. (2009). Do exercise and fitness protect against stress-induced health complaints? A review of the literature. *Scandinavian Journal of Public Health, 37*, 801-819.
Giese-Davis, J., Wilhelm, F., Conrad, A., Abercrombie, H., Sephton, S., Yutsis, M. et al. (2006). Depression and stress reactivity in metastatic breast cancer. *Psychosomatic Medicine, 68*, 675-683.
Gold, S., Zakowski, S., Valdimarsdottir, H. & Bovbjerg, D. (2003). Stronger endocrine responses after brief psychological stress in women at familial risk of breast cancer. *Psychoneuroendocrinology, 28*, 584-593.
Goldberg, A., Becker, L., Bonsall, R., Cohen, J., Ketterer, M., Kaufman, P. et al. (1996). Ischemic, hemodynamic, and neurohormonal responses to mental and exercise stress. Experience from the Psychophysiological Investigations of Myocardial Ischemia Study (PIMI). *Circulation, 33*, 566-575.
Hamer, M., Taylor, A. & Steptoe, A. (2006). The effect of acute exercise on stress related blood pressure responses: A systematic review and meta-analysis. *Biological Psychology, 71*, 183-190.
Hand, G., Phillips, K. & Wilson, M. (2006). Central regulation of stress reactivity and physical activity. In E. Acevedo & P. Ekkekakis (Eds.), *Psychobiology of physical activity* (pp. 189-202). Champaign: Human Kinetics.
Hankin, B., Badanes, L., Abela, J. & Watamura, S. (2010). Hypothalamic-pituitary-adrenal axis dysregulation in dysphoric children and adolescents: Cortisol reactivity to psychosocial stress from preschool through middle adolescence. *Biological Psychiatry, 68*, 484-490.
Hobfoll, S. (1998). *Stress, culture, and community. The psychology and philosophy of stress.* New York: Plenum Press.
Hobson, M. & Rejeski, W. (1993). Does the dose of acute exercise mediate psychophysiological responses to mental stress. *Journal of Sport & Exercise Psychology, 15*, 77-87.

Holmes, D. (1993). Aerobic fitness and the response to psychological stress. In P. Seraganian (Eds.), *Exercise psychology: The influence of physical exercise on psychological processes* (pp. 39-63). New York: Wiley.
Holmes, T. & Rahe, R. (1967). The Social Readjustment Scale. *Journal of Psychosomatic Research, 11*, 213-218.
Hong, S. (2000). Exercise and psychoneuroimmunology. *International Journal of Sport Psychology, 31*, 204-227.
Jackson, E. & Dishman, R. (2006). Cardiorespiratory fitness and laboratory stress: A meta-regression analysis. *Psychophysiology, 43*, 57-72.
Kirschbaum, C. & Hellhammer, D. (1989). Salivary cortisol in psychobiological research: An overview. *Neuropsychobiology, 22*, 150-169.
Kirschbaum, C. & Hellhammer, D. (1994). Salivary cortisol in psychoneuroendocrine research: Recent developments and applications. *Psychoneuroendocrinology, 19*, 313-333.
Kirschbaum, C., Pirke, K. & Hellhammer, D. (1993). The Trier Social Stress Test: A tool for investigating psychobiological stress responses in a laboratory setting. *Neuropsychobiology, 28*, 76-81.
Kjaer, M. (1992). Regulation of hormonal and metabolic responses during exercise in humans. *Exercise and Sport Science Review, 20*, 161-184.
Klaperski, S. & Fuchs, R. (2011). Einfluss der Sportaktivität auf die Stressreaktivität bei Frauen. In K. Hottenrott, O. Stoll & R. Wollny (Hrsg.), *Kreativität – Innovation - Leistung. Wissenschaft bewegt Sport bewegt Wissenschaft* (S. 118). Hamburg: Feldhaus.
Kudielka, B. M. & Kirschbaum, C. (2002). Stress und Gesundheit. In R. Schwarzer, M. Jerusalem & H. Weber (Hrsg.), *Gesundheitspsychologie von A-Z. Ein Handwörterbuch* (S. 561-564). Göttingen: Hogrefe.
Kvetnansky, R. (1980). Recent progress in catecholamines under stress. In E. Usdin, R. Kvetnansky & I. Kopin (Eds.), *Catecholamines and stress: Recent advances* (pp. 1-7). New York: Elsevier.
Lazarus, R. & Folkman, S. (1984). *Stress, appraisal, and coping*. New York: Springer.
Luger, A., Deuster, P., Kyle, S., Gallucci, W., Montgomery, L., Gold, P. et al. (1987). Acute hypothalamic-pituitary-adrenal responses to the stress of treadmill exercise. Physiologic adaptation to physical training. *New England Journal of Medicine, 316*, 1309-1315.
MacLeod, C. (1991). Half a century of research on the Stroop effect: An integrative review. *Psychological Bulletin, 109*, 163-203.
Mendelson, M. & Karas, R. (2005). Molecular and cellular basis of cardiovascular gender differences. *Science, 308*, 1583-1587.
Péronnet, F., Massicotte, D., Paquet, J., Brisson, G. & de Champlain, J. (1989). Blood pressure and plasma catecholamine responses to various challenges during exercise-recovery in man. *European Journal of Applied Physiology, 58*, 551-555.
Péronnet, F. & Szabo, A. (1993). Sympathetic response to acute psychosocial stressors in humans: Linkage to physical exercise and training. In P. Seraganian (Eds.), *Exercise psychology: The influence of physical exercise on psychological processes* (pp. 172-217). New York: Wiley.
Ramaciotti, D. & Perriard, J. (2001). *Les coûts du stress en Suisse*. Bern: Seco.
Rimmele, U., Costa Zellweger, B., Marti, B., Seiler, R., Mohiyeddini, C., Ehlert, U. et al. (2007). Trained men show lower cortisol, heart rate and psychological responses to psychological stress compared with untrained men. *Psychoneuroendocrinology, 32*, 627-635.
Rimmele, U., Seiler, R., Marti, B., Wirtz, P., Ehlert, U. & Heinrichs, M. (2009). The level of physical activity affects adrenal and cardiovascular reactivity to psychosocial stress. *Psychoneuroendocrinology, 34*, 190-198.
Rudolph, D. & McAuley, E. (1995). Self-efficacy and salivary cortisol responses to acute exercise in physical active and less active adults. *Journal of Sport & Exercise Psychology, 17*, 206-213.
Ryden, M., Hedback, B. & Jonasson, L. (2009). Does stress reduction change the levels of cortisol secretion in patients with coronary artery disease? *Journal of Cardiopulmonary Rehabilitation and Prevention, 29*, 314-317.
Schommer, N., Hellhammer, D. & Kirschbaum, C. (2003). Dissociation between reactivity of the hypothalamus-pituitary-adrenal axis and the sympathetic-adrenal-medullary system to repeated psychosocial stress. *Psychosomatic Medicine, 65*, 450-460.

Schuler, J. & O'Brien, W. (1997). Cardiovascular recovery from stress and hypertension risk factors: A meta-analytic review. *Psychophysiology, 34*, 649-659.

Schwartz, A., Gerin, W., Davidson, K., Pickering, T., Brosschot, J., Thayer, J. et al. (2003). Toward a causal model of cardiovascular responses to stress and the development of cardiovascular disease. *Psychosomatic Medicine, 65*, 22-35.

Selye, H. (1956). *The stress of life*. New York: McGraw-Hill.

Shephard, R. J. (1997). Exercise and relaxation in health promotion. *Sports Medicine, 23*, 211-217.

Singh, A., Petrides , J., Gold, Chrousos, G. & Deuster, P. (1999). Differential hypothalamic-pituitary-adrenal axis reactivity to psychological and physical stress. *Journal of Clinical Endocrinology and Metabolism, 84*, 1944-1948.

Sinyor, D., Péronnet, F., Brisson, G. & Seraganian, P. (1988). Failure to alter sympathoadrenal response to psychological stress following aerobic training. *Physiology & Behavior, 42*, 293-296.

Sothmann, M. (2006). The cross-stressor adaptation hypothesis and exercise training. In E. Acevedo & P. Ekkekakis (Eds.), *Psychobiology of physical activity* (pp. 149-160). Champaign: Human Kinetics.

Sothmann, M., Buckworth, J., Claytor, R., Cox, R., White-Welkley, J. & Dishman, R. (1996). Exercise training and the cross-stressor adaptation hypothesis. *Exercise and Sport Science Review, 24*, 267-287.

Starke, D. (2000). *Kognitive, emotionale und soziale Aspekte menschlicher Problembewältigung: Ein Beitrag zur aktuellen Stressforschung*. Münster: LIT Verlag.

Steptoe, A. (1991). Invited review: The links between stress and illness. *Journal of Psychosomatic Research, 35*, 633-644.

Steptoe, A., Kearsley, N. & Walters, N. (1993). Cardiovascular activity during mental stress following vigorous exercise in sportsmen and inactive men. *Psychophysiology, 30*, 245-252.

Steptoe, A., Wardle, J., Pollard, T., Canaan, L. & Davies, G. (1996). Stress, social support and health-related behavior: A study of smoking, alcohol consumption and physical exercise. *Journal of Psychosomatic Research, 41*, 171-180.

Strobel, G. (2002). Sympathoadrenerges System und Katecholamine im Sport. *Deutsche Zeitschrift für Sportmedizin, 53*, 84-85.

Stroop, J. (1935). Studies of interference in serial verbal reactions. *Journal of Experimental Psychology, 18*, 643-622.

Szabo, A., Péronnet, F., Boeudreau, G., Cote, L., Gauvin, L. & Seraganian, P. (1993). Psychophysiological profiles in response to various challenges during recovery from acute aerobic exercise. *International Journal of Psychophysiology, 14*, 285-292.

Talbot, L., Morrell, C., Metter, E. & Fleg, J. (2002). Comparison of cardiorespiratory fitness versus leisure time physical activity as predictors of coronary events in men aged < or = 65 years and > 65 years. *American Journal of Cardiology, 89*, 1187-1192.

Taylor, A. (2000). Physical activity, anxiety, and stress. In S. Biddle, K. Fox & S. Boutcher (Eds.), *Physical activity and psychological well-being* (pp. 10-45). London, UK: Routledge.

Traustadottir, T., Bosch, P. & Matt, K. (2005). The HPA axis response to stress in women: Effects of aging and fitness. *Psychoneuroendocrinology, 30*, 392-402.

Tsigos, C. & Chrousos, G. (2002). Hypothalamic-pituitary-adrenal axis, neuroendocrine factors and stress. *Journal of Psychosomatic Research, 53*, 865-871.

Zuzanek, J., Robinson, J. & Iwasaki, Y. (1998). The relationships between stress, health, and physically active leisure as a function of life-cycle. *Leisure Sciences, 20*, 253-275.

Sportliche Aktivität und Selbstkonzept

Frank Hänsel

Die Turniersiegerin in einem Jugendwettbewerb; der Junge mit dem neuen Schwimmabzeichen; der Teilnehmer eines Gesundheitssportangebotes, der sich fitter und sportlicher fühlt als zuvor – all diese Beispiele legen nahe, dass sportliche Aktivität eine positive Auffassung von der eigenen Person unterstützt. Der Marathonläufer hingegen, der es nicht bis in das Ziel schafft; der Schüler, der als Letzter in eine Mannschaft gewählt wird; der ältere Sportler, der bei der Gymnastik nicht mehr alle Übungen mitmachen kann – all das sind Beispiele, die zeigen, dass sportlicher Aktivität auch einen negativen Einfluss auf die Bewertung der eigenen Person haben kann. Welchen Einfluss hat sportliche Aktivität also auf das Selbst? Ist Sport tatsächlich ein Mittel der Selbstfindung, Selbstverwirklichung und Persönlichkeitsentfaltung, wie es seit langem in der Sportwissenschaft, -praxis und auch -politik behauptet wird (Conzelmann & Müller, 2005). Und wenn ja, unter welchen Voraussetzungen ist dies der Fall?

In diesem Kapitel werden zuerst einige grundsätzliche Aspekte der Forschung zum Selbst erörtert (Abschnitt 1). Es werden die funktionale Perspektive auf das Selbst eingeführt, denkbare Bezüge zwischen einem positiven Selbst und seelischer Gesundheit vorgestellt und die Angemessenheit, die Selbstkonsistenz und die Selbstkongruenz als wichtige Facetten des Selbst vorgestellt. Anschließend folgt die Vorstellung der in der Forschung zur sportlichen Aktivität prominenten Konzepte zum Selbst und zur physischen Dimension des Selbst (Abschnitt 2). Im Weiteren wird zunächst ein Erklärungsmodell vorgestellt, warum sportliche Aktivität das Selbst beeinflusst, und dann – auf der Basis aktueller Meta-Analysen – die empirischen Befunde dazu berichtet (Abschnitt 3). Zum Abschluss wird dann die Dynamik des Zusammenspiels von sportlicher Aktivität und Selbst betont und anhand von Kontext- und Strukturfaktoren konkretisiert (Abschnitt 4).

1 Die Optima des Selbst

Mit 10-15 Monaten erkennen Kinder sich selbst im Spiegel. Das ist beispielsweise durch den sogenannten Spiegeltest nachweisbar. Kleinkinder reagieren nämlich überrascht, wenn sie in einem Spiegel einen zuvor unbemerkt angebrachten Farbfleck auf der eigenen Nase entdecken („spot-on-the-nose-Technik"). In dieser Zeit entwickelt sich vermutlich ein Erkenntnisinteresse an der eigene Person und es bildet sich ein fundamentales Selbstbild aus (Greve, 2000). „Wer bin ich?", „Wer möchte ich sein?"

und „Was halte ich von mir?" sind typische Fragen. Sie charakterisieren die epistemische Perspektive auf das Selbst.

Mit der *funktionalen Perspektive* werden die Einflüsse auf das Selbst und die Aufgaben des Selbst in der Auseinandersetzung mit der Umwelt thematisiert. Für diese Perspektive sind zwei Fragen charakteristisch: (1) Wodurch und in welcher Weise wird das Wissen, die Bewertung und Auseinandersetzung mit der eigenen Person beeinflusst? Beispielsweise: Welchen Einfluss hat sportliche Aktivität auf die Bewertung der eigenen Person? (2) Welche Aufgaben erfüllt das Selbstwissen in der Auseinandersetzung mit der Umwelt und in welcher Weise geschieht das? Beispielsweise: Motiviert die Bewertung der eigenen Person, weiterhin sportlich aktiv zu sein? Dem Selbst kommt also eine Doppelrolle zu. Einerseits wird das Selbst als Ergebnis vorausgehender Bedingungen betrachtet; andererseits wird das Selbst als Bedingung oder Erklärung für nachfolgende Phänomene aufgefasst.

Die funktionale Perspektive ist keineswegs allein akademischer Natur. Regelmäßig wird in verschiedenen Handlungsfeldern des Sports – im Schulsport, im Gesundheitssport, im freizeitorientierten Kinder- und Jugendsport oder im Alterssport – gefordert oder zumindest angenommen, dass der Sport das Selbstbewusstsein stärkt und das Selbstwertgefühl fördert. Das Ziel einer *Positivierung des Selbst* durch den Sport steht dabei nicht für sich selbst. Ein positiv ausgeprägtes Selbst wird als eine Aufgabe seelischer Entwicklung und als ein Element seelischer Gesundheit betrachtet. Eine Schwierigkeit stellen die unterschiedlichen und teilweise impliziten Auffassungen zu dem *Zusammenhang von Selbst und seelischer Gesundheit* dar. Auch hier wird das Selbst zum einen als Bedingung, zum anderen aber auch als Konsequenz betrachtet. Das Selbst wird aufgefasst als

- Facette seelischer Gesundheit: Eine geringe Positivität des Selbst ist ein Teilaspekt seelischer Erkrankungen, beispielsweise bei Depressionen oder Essstörungen.
- Folgeerscheinung von Erkrankungen: Eine geringe Positivität des Selbst ist eine Folge von Erkrankungen, insbesondere bei chronischen Erkrankungen wie Rückenschmerzen.
- Protektor: Eine hohe Positivität des Selbst senkt die Wahrscheinlichkeit, dass exponierte Personen[1] erkranken oder ihre vitalen Bedürfnisse[2] nicht realisieren können.
- Ressource: Eine hohe Positivität des Selbst erhöht die Wahrscheinlichkeit, die Folgen einer Exposition zu reduzieren.

---

[1] Exponierte Personen bzw. Exposition meint, dass Personen widrigen Lebensumständen ausgesetzt sind, die einen schädigenden Einfluss nehmen. Es wird auch von äußeren Krankheitsbedingungen gesprochen. Beispiele sind Tabakrauch, Staub, Strahlen, aber auch psychische Belastungen wie Zeitdruck, Konflikte oder traumatische Erlebnisse.
[2] Psychische Gesundheit wird von der WHO definiert als „a state of well-being in which the individual realizes his or her abilities, can cope with the normal stresses of life, can work productively and fruitfully, and is able to make a contribution to his or her community" (WHO, 2001, S. 1).

- Moderator oder Mediator: Eine hohe Positivität des Selbst fördert Verhaltensweisen, die der Realisierung vitaler Bedürfnisse dienen.

In der sport- und gesundheitspsychologischen Forschung wird in der Regel die Positivität des Selbst als Forschungsgegenstand betrachtet. Allerdings ist die ausschließliche Konzentration auf diese Facette des Selbst zu kurz gegriffen. In humanistischen und kognitiven Ansätzen werden u.a. die Angemessenheit des Selbst, die Selbstkonsistenz und die Selbstkongruenz als wichtige Facetten des Selbst betrachtet.

Die *Angemessenheit* betrifft den Realitätsgrad des Selbstwissens und der Selbstbewertung. Bei der Selbstüberschätzung weist die illusionäre Einschätzung des Selbst in eine positive Richtung, bei der Selbstunterschätzung hingegen in eine negative Richtung. Es wird angenommen, dass weder eine Selbstüber- noch eine Selbstunterschätzung auf Dauer hilfreich sind. Denn beide beeinträchtigen langfristig die Bewältigung von Anforderungen und die Realisierung vitaler Bedürfnisse. Bei fortdauernder Selbstüberschätzung werden beispielsweise zu hohe Risiken oder wenig erfolgreiche Bewältigungsstrategien gewählt. Allerdings gibt es auch Hinweise auf die positive Wirkung von Selbstüberschätzung auf die seelische Gesundheit (positive Illusionen; Asendorpf & Ostendorf, 1998; Robins & Beer, 2001; Taylor & Brown, 1988). Bei Selbstunterschätzung werden die Möglichkeiten der Lebensgestaltung und Bedürfnisrealisierung nicht ausgeschöpft. Dieser Gedankengang findet sich in humanistischen Ansätzen wieder, beispielsweise bei Carl Rogers, George A. Kelly oder Abraham H. Maslow (Pervin, Cervone & John, 2005). Sie gehen davon aus, dass jede Person die Fähigkeit besitzt, sich selbst in konstruktiver Weise zu entwickeln und die persönlichen Werte zu verwirklichen. Das wird als Selbstverwirklichung oder Selbstaktualisierung bezeichnet. Eine Voraussetzung dafür ist die Selbstexploration. Dabei steht die angemessene Wahrnehmung der eigenen Gefühle, Wünsche, Werte, Ziele, Erwartungen und Einstellungen im Mittelpunkt. Letztendlich behindern beide Formen eines nicht der Realität angemessenen Selbst die Selbstexploration und damit auch die Selbstaktualisierung.

Die *Selbstkonsistenz* und *Selbstkongruenz* werden als weitere Bestimmungsgrößen des Selbst betrachtet. Dabei wird der Fokus allerdings eher auf organisationale und prozessuale Aspekte des Selbst gelenkt. Selbstkonsistenz meint die Übereinstimmung zwischen einzelnen Bestandteilen des Selbstwissens. Es wird angenommen, dass Personen nach widerspruchsfreiem Wissen über sich selbst streben. Beispielsweise sind die Selbstaspekte „hilfsbereites Vereinsmitglied" und „auf den eigenen Vorteil bedacht" nicht widerspruchsfrei. Die Diskrepanz zwischen den beiden Selbstaspekten wird nun unter Umständen auch auf Kosten der Angemessenheit der Selbstinformationen aufgelöst (Pervin et al., 2005). Beispielsweise wird der zweite Selbstaspekt auf das Verhalten im Berufsleben eingegrenzt. Mit Selbstkongruenz wird die Tendenz bezeichnet, eine Übereinstimmung zwischen dem Selbst und den eigenen Verhaltensweisen oder neuen Erfahrungen herzustellen. Dabei wird beispielsweise eine mit dem eigenen Selbst inkongruente Verhaltensweise „uminterpretiert", ebenfalls unter Umständen auf Kosten der Angemessenheit der Selbstinformationen. Beispielsweise wird das Foul des in der Selbstwahrnehmung fairen Athleten von ihm selbst als ungewollt interpretiert.

Dem Selbst wird also durchaus eine aktive Rolle in der Auseinandersetzung mit der Umwelt unterstellt. Diese eigenständige Funktionalität des Selbst wird wiederum durch grundlegende *Motive* determiniert. So wird angenommen, dass Personen einerseits auf ein reales Abbild abzielen, um in wechselnden Kontexten handlungsfähig zu sein („Realitätsprinzip"); andererseits streben Personen auch nach einem positiven und konsistenten Selbstbild („Lustprinzip"). Das Realitätsprinzip äußert sich beispielsweise darin, dass auch selbstwertbedrohliche und inkonsistente Rückmeldungen zur eigenen Person akzeptiert werden. Das Lustprinzip zeigt sich in vielfältigen Stabilisierungs- und Verteidigungsmechanismen, wie der Wahrnehmungsvermeidung, der Umdeutung, der Neutralisierung oder der Immunisierung gegenüber selbstwertbedrohlichen oder inkonsistenten Informationen (Greve, 2000). Bei der Immunisierung wird beispielsweise die Quelle einer selbstwertbedrohlichen Information abgewertet. So wird ein Trainer, der zu einer sportlichen Leistung eine negative Rückmeldung gibt, als unglaubwürdig oder fachlich inkompetent eingeschätzt. Folgerichtig kann dann die negative Rückmeldung zurückgewiesen werden. Darüber hinaus existieren auch proaktive Formen von Stabilisierungs- und Verteidigungsmechanismen. Bestimmte Selbstdarstellungstechniken dienen dazu, selbstwertbedrohliche Informationen im Vorhinein abzuwehren (Impression Management; Goffman, 1959; Martin Ginis, Lindwall & Prapavessis, 2007; Mummendey, 1995).

Anzumerken ist, dass die Ausrichtung auf ein positives Selbst und die Tendenz zur Selbstwerterhöhung eher in individualistischen westlichen Kulturen vorzufinden sind. Das ist darauf zurückzuführen, dass in diesen Kulturen typischerweise individuelle Ziele über Gruppenzielen stehen. Deshalb werden für die Bestimmung des Selbst eher Aspekte der Unabhängigkeit, der Autonomie und der Einmaligkeit herangezogen und das Selbst wird vor allem über Persönlichkeitsmerkmale, individuelle Fähigkeiten und Einstellungen definiert. In kollektivistischen östlichen Kulturen hingegen ist die Unterordnung individueller Ziele gegenüber den Gruppenzielen typisch. Das Selbst beruht auf der sozialen Einbindung und betont die Gemeinsamkeiten mit anderen Personen, Gruppenzugehörigkeiten und die soziale Rolle (Simon & Trötschel, 2007).

Insgesamt sind die genannten Aspekte des Selbst im Wechselspiel zwischen Realitäts- und Lustprinzip nicht als Maxima sondern als Optima zu betrachten. Weder ist es sinnvoll, selbstinkongruente Rückmeldungen immer und vollständig abzuwehren, noch diese immer zuzulassen. Die Information, doch sportlich schlechter als gedacht zu sein, vollständig abzuwehren, wird sowohl eine Entwicklung als auch die Adaptation an veränderte Anforderungen verhindern; die Information vollständig zuzulassen, wird ein hohes Maß an Selbstzweifel bewirken und die Herausbildung einer verlässlichen Basis für die Selbsteinschätzung unterminieren. Insgesamt ist aus persönlichkeits- wie aus gesundheitspsychologischer Sicht also nicht nur ein positives Selbst anzustreben, sondern auch ein relativ realitätsnahes, konsistentes und kongruentes Selbst.

2 Der Inhalt und die Struktur des Selbst

In der Forschung werden für das Selbst etliche Begriffe und unterschiedliche Konzepte verwendet. Dazu tragen zum einen unterschiedliche wissenschaftliche Traditionen bei. Während der Begriff des Selbst nordamerikanischen Ursprungs ist, hat der Begriff der Identität eine europäische Tradition (Simon & Trötschel, 2007). Zum anderen verbinden sich mit den Begriffen auch unterschiedliche Auffassungen und Schwerpunktsetzungen. Mit dem Begriff der *Identität* verbindet sich die Auffassung, dass für die Identität soziale Aspekte der Gruppenzugehörigkeit und Intergruppenbeziehungen essenziell sind. Unter *Selbstkonzept* und *Selbstschema* werden relativ stabile und verallgemeinerte Wissensinhalte und Überzeugungen zur eigenen Person verstanden. Es wird betont, dass das Selbst als ein komplexes Wissenssystem eine kognitive Repräsentation darstellt. *Selbstwert* oder *Selbstwertgefühl* heben den wertenden Charakter der Überzeugungen und Einstellungen zur eigenen Person zwischen den Polen negativ und positiv hervor. Sie spiegeln die Zufriedenheit mit sich selbst wider (Simon & Trötschel, 2007).

Eine weitere Schwierigkeit ist die Abgrenzung zu anderen Konstrukten wie Selbstregulation und Selbstwirksamkeitserwartung. Unter *Selbstregulation* werden Prozesse der Kontrolle und Lenkung des eigenen Verhaltens und Erlebens verstanden. Die Selbstregulation dient der Verfolgung bestimmter Ziele. Welche Ziele angestrebt werden, wird aber wesentlich durch das Selbst beeinflusst. Die Überzeugungen, wer man ist oder was man sein möchte, schlägt sich darin nieder, was man erreichen oder vermeiden möchte. Die Zielauswahl und das Ausmaß der Selbstregulation werden aber auch durch die *Selbstwirksamkeitserwartung* beeinflusst. Mit Selbstwirksamkeitserwartung ist die Überzeugung gemeint, in der Lage zu sein, ein bestimmtes zur Zielerreichung notwendiges Verhalten ausführen zu können. Ist die Selbstwirksamkeitserwartung in einem bestimmten Bereich – wie etwa dem Sport – hoch, werden andere und schwierigere Ziele ausgewählt und mit mehr Anstrengung und Ausdauer verfolgt (Simon & Trötschel, 2007).

2.1 Das globale Selbst und seine Dimensionen

Die grundlegende Annahme zur Struktur des Selbst ist, dass das selbstbezogene Wissen nicht ungeordnet vorliegt, sondern in irgendeiner Form organisiert ist (Filipp & Mayer, 2005). Beispielsweise werden aufgrund der Ähnlichkeit von Selbstinformationen diese einem Bereich bzw. einer Kategorie zugeordnet (z.B. der Kategorie „Sportler"). Die Kategorien können ebenfalls Bezüge aufweisen und wiederum zu einer umfassenderen Kategorie zusammengefasst werden (z.B. „Sportler" und „Student" zu „Karriere"). Es existieren verschiedene Vorstellungen, wie das Selbst organisiert ist, etwa als Netzwerk (Hannover, 1997) oder als mehrdimensionale hierarchische Struktur.

In der Forschung zur sportlichen Aktivität ist das multidimensional-hierarchische Modell von Shavelson, Hubner und Stanton (1976) weit verbreitet. In diesem Modell werden in Anlehnung an Intelligenzmodelle aufeinander aufbauende Ebenen unterschieden, die voranschreitend eine Generalisierung des Selbst widerspiegeln (Abbildung 1).

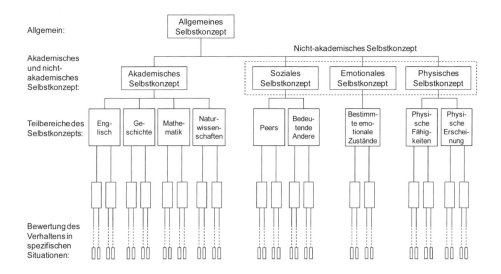

Abbildung 1. *Multidimensional-hierarchisches Modell von Shavelson et al. (1976)* (Übersetzung vom Verfasser)

Auf der höchsten Ebene steht das allgemeine Selbstkonzept, in dem das – die gesamte Person umfassende – Selbst abgebildet wird. Dieses globale Selbst speist sich aus dem akademischen und dem nicht-akademischen Selbstkonzept. Das nicht-akademische Selbstkonzept unterteilt sich nochmals in das soziale, emotionale und physische Selbstkonzept. Auf der nächsten Ebene finden sich weitere Unterteilungen. Beispielsweise werden für das physische Selbstkonzept die physischen Fähigkeiten und Fertigkeiten sowie die physische Erscheinung angenommen. Diese Unterbereiche differenzieren sich auf den nachfolgenden Ebenen immer weiter aus bis zu einzelnen Situationen, in denen selbstrelevantes Verhalten gezeigt wird. Beispiele für Aussagen zu den einzelnen Selbstkonzepten sind (Burrmann, 2004; Stiller & Alfermann, 2007):
- allgemeines Selbstkonzept: „Die meisten Dinge, die ich anpacke, mache ich gut"
- soziales Selbstkonzept: „Ich bin bei Jungen/Mädchen sehr beliebt"
- emotionales Selbstkonzept: „Ich rege mich nicht so schnell auf"
- physisches Selbstkonzept: „Körperlich gesehen fühle ich mich wohl"

- physische Fähigkeiten (Sportkompetenz): „Ich habe gute sportliche Fähigkeiten"
- physische Erscheinung: „Ich sehe gut aus".

Neben der Annahme der multidimensionalen und hierarchischen Organisation des Selbst werden in dem Modell weitere Postulate formuliert; u.a., dass die Stabilität des Selbst mit der Höhe der Ebenen (also der Generalisierung) zunimmt, dass sich das Selbst über das Alter voranschreitend ausdifferenziert, und dass das Selbst neben einer beschreibenden Komponente auch eine bewertende Komponente beinhaltet (Stiller & Alfermann, 2008). Resümiert man die empirische Befundlage zum Inhalt und der Struktur des Selbst, so scheint die mehrdimensionale Struktur des globalen Selbst gut belegt zu sein, wohingegen die hierarchische Struktur und die Inhalte bzw. Dimensionen mit dem Alter variieren (Hänsel, 2008; Stiller & Alfermann, 2008; Tietjens, 2009).

Wie oben schon erwähnt existieren auch andere Vorstellungen dazu, wie der Inhalt des Selbst strukturiert sein könnte. Ein Beispiel wird in dem Abschnitt zur Dynamik des Selbst (Abschnitt 4) kurz charakterisiert. Allerdings haben diese alternativen Modelle, die eher wissenspsychologischer Natur sind (Filipp & Mayer, 2005; Hänsel, 2008), bisher kaum Eingang in die Forschung zur sportlichen Aktivität gefunden.

2.2 Die physische Dimension des Selbst

Allgemein wird angenommen, dass körperliche Aspekte bei den Antworten auf Fragen wie „Wer bin ich?" oder „Wie bewerte ich mich als Person?" aufgrund gesellschaftlicher Entwicklungen in den letzten Jahrzehnten an Bedeutung zugenommen haben. Beispielsweise wird konstatiert, dass körperliche Aspekte stärker als Medium für Authentizitätserfahrungen und Selbstvergewisserungen sowie als Möglichkeit der Selbstdarstellung herangezogen werden. Im Kontext der Entwicklung des Selbst spricht Mrazek (1984) sogar von einer Verkörperung des Selbst.

In der physischen Dimension des Selbst werden selbstrelevante Informationen integriert, die einen Bezug zum eigenen Körper aufweisen, beispielsweise Aussagen zur Funktionalität, zur Gesundheit, zur Erscheinung (Attraktivität) oder zu Fähigkeiten und Fertigkeiten (Sportlichkeit) des Körpers. Wie für das globale Selbst, werden für diesen Selbstaspekt unterschiedliche Begriffe verwendet, z.B. physisches Selbstkonzept, Körperkonzept, Körperbild, Körperschema, Körpererleben, Körpererfahrung (Bielefeld & Baumann, 1991; Stiller, Würth & Alfermann, 2004).

In den beiden meist zitierten Ansätzen von Fox und Corbin (1989) sowie Marsh, Richards, Johnson, Roche und Tremayne (1994) wird, wie für das globale Selbst angenommen, dass die physische Dimension multidimensional-hierarchisch organisiert ist. Im letztgenannten Ansatz wird der physische Selbstwert in die physische Attraktivität und die allgemeine Sportlichkeit unterschieden. Die allgemeine Sportlichkeit differenziert sich wiederum auf der nächsten Ebene in die Aspekte Kraft, Koordination, Beweglichkeit und Ausdauer.

Zur Messung der physischen Dimension entwickelten Marsh et al. (1994) in Erweiterung dieses Ansatzes den Fragebogen „Physical Self Description Questionnaire" (PSDQ) (deutsch: Stiller & Alfermann, 2007). Der Fragebogen umfasst die spezifischen Dimensionen Ausdauer, Kraft, Koordination, Beweglichkeit, Gesundheit, Körperfett, Sportkompetenz, körperliche Aktivität, körperliche Erscheinung sowie die globalen Dimensionen physischer Selbstwert und globaler Selbstwert.

3 Die Wirkung sportlicher Aktivität auf das Selbst

Im Folgenden werden zur Frage der Wirkung sportlicher Aktivität auf das Selbst die theoretischen Annahmen dargestellt und die Ergebnisse neuerer Meta-Analysen für verschiedene Altersgruppen, für die physische Dimension des Selbst und für den Zusammenhang zwischen aktueller und wahrgenommener Fitness berichtet.

3.1 Theoretische Annahmen

Warum sportliche Aktivität zu einer Positivierung des Selbst beiträgt, wird in dem „Exercise and Self-Esteem"-Modell (EXSEM) von Sonstroem und Morgan (1989) (Abbildung 2) erklärt.

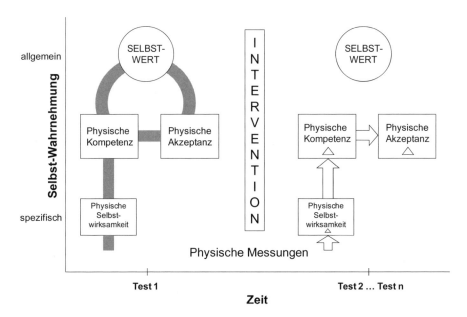

Abbildung 2. *„Exercise and Self-Esteem"-Modell (EXSEM) von Sonstroem und Morgan (1989)* (Übersetzung vom Verfasser)

Auf dieses Modell wird in der Forschung zur sportlichen Aktivität sehr häufig Bezug genommen. In dem Modell wird angenommen, dass die mit sportlicher Aktivität einhergehenden spezifischen und konkret durch motorische Tests messbaren Verbesserungen der Leistungsfähigkeit zu der Einschätzung beitragen, vergleichbare sportliche Leistungen auch in Zukunft zeigen zu können. Die sogenannte physische Selbstwirksamkeit ist noch stark an die konkreten Rückmeldungen aus der Umwelt gebunden. Im nächsten Schritt wirkt sich die physische Selbstwirksamkeit auf die Bewertung der übergeordneten physischen Kompetenz aus. Die physische Kompetenz wiederum beeinflusst die physische Akzeptanz, d.h. die Zufriedenheit mit verschiedenen körperlichen Aspekten. Letztendlich tragen dann die physische Kompetenz und die physische Akzeptanz zu einer Verbesserung des Selbstwerts bei. Für dieses Modell wie für viele andere Aussagen zur Wirkung sportlicher Aktivität auf das Selbst lassen sich – etwas verallgemeinernd – vier aufeinander aufbauende Annahmen identifizieren (Hänsel, 2008). Diese Annahmen beziehen sich auf die

- funktional-somatische Verbesserung: Sportliche Aktivität führt zu einer Verbesserung der physischen Fitness.
- Selbstwahrnehmung: Die verbesserte physische Fitness wird von der Person auch als solche wahrgenommen.
- Selbstbewertung: Die wahrgenommene Verbesserung der physischen Fitness wird zur Beurteilung der sportbezogenen Dimension des Selbst herangezogen.
- Generalisierung: Die veränderte Bewertung der sportbezogenen Dimension „breitet sich aus" auf andere Teilaspekte des Körpers (beispielsweise die Gesundheit und Attraktivität) und wird schließlich in einer veränderten generellen Bewertung des Selbst integriert.

Idealtypisch ergibt sich also folgende Wirkungskette: Eine sportlich aktive Person nimmt sich in der Bewältigung von sportlichen Aufgaben, den damit einhergehenden somatischen Anpassungsprozessen und den funktionalen Verbesserungen als sportlicher, kräftiger, ausdauernder, beweglicher wahr; infolgedessen und darüber hinaus auch als physisch kompetenter, fitter und weiter auch als gesünder und attraktiver. Dies führt wiederum dazu, dass sich diese sportlich aktive Person insgesamt positiver bewertet und als wertvoller wahrnimmt.

3.2 Empirische Befunde

Im Folgenden werden die Ergebnisse neuerer Meta-Analysen zur Frage der Wirkung sportlicher Aktivität auf das Selbst berichtet. In den Meta-Analysen werden die Ergebnisse mehrerer Studien zu einer Effektgröße[3] zusammengefasst. Darüber hinaus

---

[3] Die häufig verwendete Effektgröße d repräsentiert die generelle Wirkung sportlicher Aktivität auf das Selbst als standardisierte Mittelwertdifferenz. Cohen (1988) schlägt vor, dass $d = 0.2$ einen kleinen Effekt repräsentiert, $d = 0.5$ einen mittleren Effekt und $d = 0.8$ einen starken Effekt. Zur Berücksichtigung der Studiengröße wird in der Regel d noch einmal gewichtet ($d+$).

wird der Einfluss von Moderatorvariablen untersucht. In der folgenden Darstellung werden vor allem zwei Klassen möglicher Einflussgrößen berücksichtigt, nämlich (1) Personenvariablen, insbesondere das Alter, das Geschlecht, klinische Aspekte (klinische vs. nichtklinische Stichproben) die körperliche Fitness (Ausgangsniveau und Veränderung), die sportliche Aktivität (Ausgangsniveau und Veränderung) und das Selbst (Ausgangsniveau) sowie (2) Treatmentvariablen, insbesondere die Trainingsform (z.B. Aerobic, Krafttraining, Kampfsport) und die Dosis-Wirkungs-Beziehung (Häufigkeit, Frequenz, Dauer, Intensität und Länge des Trainings bzw. der sportlichen Aktivität).

Einige der möglichen Einflussgrößen lassen sich auf das EXSEM von Sonstroem und Morgan (1989) beziehen (siehe Abschnitt 3.1). Demnach ist eine Positivierung des Selbst unter bestimmten Bedingungen wahrscheinlicher (Spence, McGannon & Poon, 2005): (1) Personen mit einer Verbesserung der körperlichen Fitness weisen eine stärkere Positivierung des Selbst auf als Personen ohne Verbesserung der körperlichen Fitness. (2) Der Trainingseffekt bzw. die Veränderung der körperlichen Fitness zeigt sich eher bei Personen mit einem geringeren Ausgangsniveau der körperlichen Fitness. (3) Der Wirkung des Trainingseffekts auf das Selbst zeigt sich eher bei Personen mit niedrigerem Selbst. (4) Eine höhere „Trainingsdosis" führt zu größeren Trainingseffekten und damit auch zu größeren Effekten auf das Selbst.

3.2.1 Globales Selbst bei Kindern und Jugendlichen

In einem Cochrane Review von Ekeland und Kollegen (Ekeland, Heian & Hagen, 2005; Ekeland, Heian, Hagen, Abbott & Nordheim, 2004) werden 61 potentielle Studien identifiziert, von denen 23 Studien mit 1 821 Teilnehmern im Alter von 3-20 Jahren in die Analyse eingehen. Es werden nur Studien aufgenommen, die sportliche Aktivität im Sinne von geplanten und strukturierten Trainingsprozessen (exercise) berücksichtigen. Ungefähr die Hälfte der Interventionen ist überwiegend ausdauerorientiert (vor allem Aerobic und Jogging). Die Dauer der Interventionen beträgt mindestens 4 Wochen; die meisten Interventionen weisen eine Dauer von 4-14 Wochen auf. Typischerweise wird zwei- oder dreimal in der Woche zwischen 30 und 60 Minuten trainiert. Es werden sowohl klinisch unauffällige Stichproben als auch klinisch und sozial auffällige Stichproben berücksichtigt. Die Studien erfassen das Selbst im Sinne des multidimensional-hierarchischen Modells von Shavelson, Hubner und Stanton (1976) auf das globale Selbst (vgl. Abschnitt 2.1).

Es werden nur RCT und Studien mit Cluster-Randomisierung in die Meta-Analyse aufgenommen. Lediglich eine Studie (Alpert, Field, Goldstein & Perry, 1990) erfüllt alle Qualitätskriterien und wird mit einem „low risk of bias" bewertet. Für die Studien mit sportbezogenen Interventionen innerhalb eines umfassenderen Programms ergibt sich eine standardisierte Mittelwertdifferenz von $d = 0.51$ (95% $CI = 0.15$-0.88.). Für die rein sportbezogenen Interventionen zeigt sich eine ebenfalls moderate Effektstärke von $d = 0.49$ (95% $CI = 0.16$-0.81). Allerdings sind die Ergebnisse über alle Studien sehr heterogen, worauf auch schon die Größe des Konfidenzintervalls hinweist. Wiederum positiv zu bewerten ist, dass die untere Grenze des Konfidenzintervalls im positiven Wertebereich verbleibt. Für die eine hochwertige Studie von Alpert et al. (1990) zeigt sich übrigens ein großer Effekt von $d = 1.33$ (95% $CI = 0.43$-2.23.)

Die Moderatoranalyse weist weder Effekte für die Art des Trainings noch für die Dosis auf. Allerdings ergibt sich ein Unterschied zwischen nicht klinischen Stichproben und klinischen Stichproben bzw. zu Personen mit Verhaltensauffälligkeiten. Für die rein sportbezogenen Interventionen zeigt sich beispielsweise, dass nur die klinischen Studien zu einem signifikanten Effekt von $d = 0.49$ (95% $CI = 0.17$-0.75) führen.

3.2.2 Globales Selbst bei Erwachsenen

In einer Meta-Analyse von Spence, McGannon und Poon (2005) werden 426 potentielle Studien identifiziert, von denen 116 Interventionsstudien mit 7 724 erwachsenen Teilnehmern in die Analyse eingehen. Die Teilnehmer sind mindestens 18 Jahre alt. Auch hier werden Studien inkludiert, die sportliche Aktivität im Sinne eines geplanten und strukturierten Trainingsprozessen berücksichtigen. Die überwiegende Mehrzahl der Effekte bezieht sich auf Aerobic oder aerobe Trainingsformen wie Jogging oder Walking. Die Studien beziehen sich wiederum auf das globale Selbst im Sinne des multidimensional-hierarchischen Modells. Es werden auch Studien mit geringerer wissenschaftlicher Qualität aufgenommen, nämlich Studien mit fehlender Randomisierung (quasi-experimentelle Studien). In den Studien wird das Training mit einer Kontrollgruppe ohne sportliche Aktivität oder ohne veränderte Aktivität verglichen.

Es zeigt sich ein relativ kleiner, aber signifikanter Effekt von $d = 0.23$ (95% $CI = 0.18$-0.28). Der Effekt über die Studien hinweg ist relativ homogen. Der Effekt erhöht sich auf $d = 0.31$ (95% $CI = 0.18$-0.45), wenn man nur die 21 qualitativ hochwertigen Studien berücksichtigt. Bei der Analyse verschiedener Moderatorvariablen, die sich an EXSEM (siehe Abschnitt 3.1) orientieren, zeigen sich Effekte für die körperliche Fitness und die Programmart. Signifikante Veränderungen in der körperlichen Fitness führen zu einer größeren Veränderung des Selbst ($d = 0.32$) als unveränderte körperliche Fitness ($d = 0.16$). Sogenannte „lifestyle"-Programme ($d = 0.36$) weisen einen größeren Effekt auf als „exercise"-Programme ($d = 0.26$), während sich für „skills training"-Programme ($d = -0.03$) sogar ein negativer Effekt zeigt. Andere Variablen leisten keinen signifikanten Beitrag. Zu nennen sind das Ausgangsniveau der physischen Fitness, das Ausgangsniveau des Selbst, die Dosis sportlicher Aktivität (Häufigkeit, Dauer, Intensität und Länge des Programms), die Art der sportlichen Aktivität oder die Unterscheidung in klinische und nicht klinische Stichproben.

3.2.3 Globales Selbst bei Älteren

In einer Meta-Analyse von Netz, Wu, Becker und Tenenbaum (2005) werden 250 potentielle Studien identifiziert, von denen 36 Studien mit Älteren ohne klinischen Befund in die Analyse eingehen. Das Einschlusskriterium ist ein mittleres Alter von $M = 54$ Jahren in der jeweiligen Studienstichprobe. Das mittlere Alter für die gesamte Meta-Analyse beträgt $M = 66.4$ Jahre ($SD = 7.5$; Range 40-101 Jahre). Die Anzahl der Teilnehmer wird nicht berichtet. Wiederum handelt es sich um Studien, die sportliche Aktivität im Sinne von Training untersuchen. Dabei wird in Aerobic, Krafttraining und Gymnastik unterschieden. Die meisten Effekte beziehen sich auf Aerobic. Lediglich 22 Studien weisen eine Kontrollgruppe auf, 14 Studien stellen lediglich Vorher-Nachher-Designs dar.

Hervorzuheben ist, dass in der Meta-Analyse nicht nur Effekte von Training auf das Selbst untersucht werden, sondern auf verschiedene Aspekte des Wohlbefindens bei Älteren, nämlich Emotionen, körperliches und globales Wohlbefinden. In der Meta-Analyse stellt das Selbst lediglich einen Aspekt des Wohlbefindens Älterer dar. Daher stehen lediglich 39 der 406 analysierten Effekte für die Analyse des Selbst zur Verfügung. Eine weitere Einschränkung stellt die Breite des analysieren Konstrukts dar. Für das Selbst („view of self") werden Studien zu „self-worth, self-esteem, self-concept, body image, perceived physical fitness, sense of mastery, locus of control" (Netz et al., 2005, S. 274) herangezogen. Auf die gesamte Meta-Analyse bezogen, sind die Effektschätzungen relativ robust.

Für die 39 Effekte wird eine kleine Effektstärke von $d = 0.16$ (95% $CI = 0.11$-0.21) der Wirkung sportlicher Aktivität auf das Selbst Älterer ausgewiesen. Die Moderatoranalyse wird lediglich bei der Trainings-Wirkungs-Beziehung für das Selbst spezifiziert. Es zeigen sich aber keine Effekte der Dauer, Frequenz oder Länge des Trainings. Die Moderatoranalyse ohne eine Differenzierung der verschiedenen Aspekte des Wohlbefindens bei Älteren zeigt unter anderem, dass der Effekt körperlicher Aktivität größer ist bei jungen Älteren, bei einer tatsächlichen Verbesserung der Fitness, bei einem geringeren Ausgangsniveau körperlicher Aktivität, bei Aerobic und Krafttraining gegenüber Gymnastik sowie bei moderater Intensität gegenüber leichter Intensität des Trainings.

3.2.4 Physische Dimension des Selbst

In einer Meta-Analyse von Reel et al. (2007) werden 334 potentielle Studien identifiziert, von denen 35 Interventionsstudien mit 6 806 überwiegend jungen Erwachsenen in die Analyse eingehen. In den Studien werden verschiedene Formen des Trainings realisiert, nämlich Fitnesstraining ($n = 13$), Bodybuilding ($n = 12$), Kardiotraining ($n = 9$) und Krafttraining ($n = 1$). Insgesamt werden in 18 Studien aerobe Trainingsformen (z.B. Aerobic, Schwimmen, Joggen, Walken, Fahrradfahren, Ropeskipping, Kardiotraining) durchgeführt, in 12 Studien anaerobe Trainingsformen (Softball, Volleyball, Gewichtstraining, Bowling, Bodybuilding). Die Teilnehmer sind überwiegend junge Erwachsene unter 25 Jahren. Der Fokus der Meta-Analyse liegt auf dem Körperbild. Dabei liegt gegenüber dem oben dargestellten Ansatz von Marsh und Redmayne (1994) (siehe Abschnitt 2.2) die Betonung auf der Zufriedenheit bzw. Unzufriedenheit mit dem Körper, beispielsweise auch im Kontext von Gewichtsreduktion oder Körperbildstörungen. Zudem werden nicht nur Studien zum Körperbild inkludiert, sondern auch acht Studien zur körperbezogenen sozialen Angst. Es werden Studien unterschiedlicher wissenschaftlicher Qualität berücksichtigt. Lediglich drei Studien stellen RCT dar, andere Studien sind quasi-experimentell oder korrelative Studien. Auch die verwendeten Skalen zur Erfassung des physischen Selbst sind unterschiedlicher Qualität. Für 19 Studien wird sie nur als mittel oder gering bezeichnet.

Es zeigt sich ein moderater Effekt von $d = 0.45$ (95% $CI = 0.40$-0.50). Die Ergebnisse sind aber insgesamt relativ homogen und robust. In der Moderatoranalyse zeigt sich ein Einfluss der Trainingsform: Dabei weist das Bodybuilding den höchsten Effekt auf ($d = .61$), gefolgt vom Fitnesstraining ($d = .45$), dem Kardiotraining ($d = .32$) und dem Krafttraining ($d = .21$). Auch die Differenzierung nach anaeroben und aeroben Trainingsformen führt zu unterschiedlichen Effektstärken: Anaerobe Trainingsformen (Softball, Volleyball, Gewichtstraining, Bowling, Bodybuilding) haben einen höheren Effekt ($d = .64$) als aerobes Training (Aerobic, Schwimmen, Joggen, Walken, Fahrradfahren, Ropeskipping, Kardiotraining) ($d = 0.40$). Für die Dosis sportlicher Aktivität weist lediglich die Intensität einen moderierenden Einfluss auf: Bei einer starken Intensität ($d = 0.58$) wird eine höhere Effektstärke ausgewiesen als bei einer mittleren Intensität ($d = 0.35$). Allerdings korrespondiert dieser Effekt mit der Trainingsform, da das intensive Training ausschließlich Bodybuilding oder Krafttraining und das moderate Training ausschließlich Aerobic beinhaltet. Für die Personenvariablen zeigt sich unter anderem ein positiver Einfluss auf die Effektstärke bei hoher Fitness ($d = 0.75$ vs. mittlere Fitness $d = 0.42$ vs. niedrige Fitness $d = 0.43$) und bei jüngeren Personen (< 25 Jahre $d = 0.51$ vs. > 25 Jahre $d = 0.41$).

In einer weiteren Meta-Analyse von Campbell und Hausenblas (2009) werden 57 Studien mit Teilnehmern im Alter zwischen 10 und 63 Jahren ($M = 30.04$ Jahre, $SD = 15.35$) berücksichtigt. Die Anzahl der potentiellen Studien sowie der Studienteilnehmer werden nicht berichtet. Wiederum wird überwiegend die Wirkung von Aerobic auf das Körperbild untersucht. Es werden nur Studien mit Vorher-Nachher-Messung und Kontrollgruppen aufgenommen

Es zeigt sich ein kleiner Effekt von $d = 0.29$ (95% $CI = 0.22$-0.36). Die Ergebnisse können als relativ homogen und robust bezeichnet werden. Die Moderatoranalyse weist für die Trainingsform keine unterschiedlichen Effekte auf. Für die Dosis sportlicher Aktivität führt lediglich die Frequenz pro Woche zu unterschiedlichen Effekten, nämlich zu höheren Effekten bei größerer Frequenz (Werte werden nicht berichtet). Für die Teilnehmervariablen zeigt sich ein Einfluss des Alters: Für Erwachsene mittleren Lebensalters ($d = 0.44$) wird eine höhere Effektstärke ausgewiesen als für Ältere (> 49 Jahre, $d = 0.33$), junge Erwachsene (Studenten, $d = 0.22$) sowie für Kinder und Jugendliche ($d = 0.16$).

3.2.5 Aktuelle und wahrgenommene physische Fitness

Als eine zentrale Voraussetzung für die positive Wirkung sportlicher Aktivität wird nicht nur eine tatsächliche Verbesserung der aktuellen Fitness angesehen, sondern auch die adäquate Selbstwahrnehmung der tatsächlichen Fitness (siehe Abschnitt 3.1). In einer Meta-Analyse prüfen Germain und Hausenblas (2006), ob die Selbstwahrnehmung der physischen Fitness in eine positive Richtung verschoben ist. In der Meta-Analyse werden 53 potentielle Studien identifiziert, von denen 28 Studien mit 9 589 Teilnehmern in die Analyse eingehen. Das mittlere Alter in den Studien reicht von 12-68 Jahren. Die Messung der physischen Fitness wird über die aerobe Ausdauerkapazität (z.B. Ergometer- oder Cooper-Test) bestimmt. Die Erfassung der wahrgenommenen physische Fitness erfolgt bei 12 Studien durch von den Autoren selbst entwickelte Skalen, lediglich 16 Studien verwenden standardisierte Messinstrumente.

Ein an der Varianz gewichteter Korrelationskoeffizient von $r_g = .38$ (95% CI = -.20-.96) zeigt einen moderaten Zusammenhang zwischen physischer und wahrgenommener Fitness. Das Ergebnis kann einerseits als relativ robust bezeichnet werden. Andererseits ist das Konfidenzintervall breit und die untere Grenze des Intervalls erreicht zudem einen negativen Wert. Die Moderatoranalyse weist keinen signifikanten Effekt für das Geschlecht aus, aber für das Alter und für die Art der Messinstrumente. Ein kleinerer Effekt zeigt sich bei Älteren ($r_g = .37$) gegenüber Jüngeren (diese Effektstärke und die Altersspanne werden nicht angegeben) und bei unstandardisierten Instrumenten ($r_g = .31$) gegenüber standardisierten Messinstrumenten ($r_g = .43$).

3.3 Fazit

Sportliches Training führt zu einer Positivierung des *globalen Selbst*. Es zeigen sich kleine bis mittlere Effekte. Aufgrund dieser Ergebnisse ist eine Verbesserung des Selbst zwischen 2 und 5 Punkten auf einer Skala mit dem Mittelwert M = 100 Punkten und einer Standardabweichung von SD = 10 zu erwarten. Der Effekt ist damit aber auch kleiner als in früheren Publikationen dargestellt (McDonald & Hodgdon, 1991).

Der Effekt ist abhängig vom *Alter*. Dabei profitieren Kinder und Jugendliche in stärkerem Maße von dem sportlichen Training als Erwachsene und Ältere. Beachtenswert ist die hochwertige Studie von Alpert et al. (1990) aus der Meta-Analyse von Ekeland et al. (2004), für kleine Kinder (3-5 Jahre). Hier wird ein starker Effekt berichtet, der einem Unterschied von mehr als 13 Punkten auf der oben genannten Skala entspricht.

Dabei scheint der Effekt für Kinder und Jugendliche aus *klinischen oder sozial auffälligen Stichproben* robuster und teilweise stärker zu sein. Für Erwachsene finden sich keine Unterschiede in Bezug auf klinische Aspekte. Einschränkend ist aber zu bedenken, dass die Teilnehmer in den Meta-Analysen überwiegend gesunde Erwachsene bzw. ausschließlich Ältere ohne klinischen Befund sind. Bei Erwachsenen und Älteren scheint dafür die tatsächliche Verbesserung der körperlichen Fitness vorteilhaft zu sein und die Stärke des Effekts zu moderieren. Andere Personenvariablen wie Geschlecht, Ausgangsniveau der körperlichen Fitness, der sportlichen Aktivität oder des globalen Selbst führen zu keinen nachweisbaren Unterschieden. Das ist bemerkenswerterweise auch für die Treatmentvariablen festzustellen, also für die Trainingsform und die Dosis-Wirkungs-Beziehung.

Für die *physische Dimension* des Selbst ist ebenfalls ein kleiner bis annähernd mittlerer Effekt nachweisbar. Das entspricht einem Unterschied von ungefähr 3-4.5 Punkten auf der oben genannten Skala. Auch dieser Effekt wird durch das Alter moderiert. Allerdings ist eine genaue Eingrenzung des Alters aufgrund der widersprüchlichen Befunde in den beiden Meta-Analysen schwierig. Einerseits scheinen eher jüngere Personen (< 25 Jahre) von sportlichem Training zu profitieren, andererseits Erwachsene mittleren Alters.

Der Einfluss *körperlicher Fitness* wird durch die Ergebnisse der einen Meta-Analyse gestützt, durch die andere allerdings nicht. Berücksichtigt man aber die Befunde zum Zusammenhang von tatsächlicher und wahrgenommener Fitness, die einen moderaten Effekt nahelegen, wird ein Vorteil hoher körperlicher Fitness für eine Positivierung des Selbst wahrscheinlich. Der Einfluss anderer Personenvariablen ist nicht nachweisbar.

Die Treatmentvariablen scheinen im Gegensatz zum globalen Selbst für die physische Dimension des Selbst von Bedeutung zu sein. Dabei sind anaerobe *Trainingsformen* (und hier vor allem Bodybuilding) gegenüber aeroben Trainingsformen von Vorteil ist, ebenso wie eine höhere Intensität und Frequenz des Trainings.

Insgesamt zeichnet sich ab, dass für sportliches Training eine deutliche Verbesserung des globalen Selbst und der physischen Dimension des Selbst zu erwarten ist. Die Trainingswirkung wird bei guter körperlicher Fitness bzw. deren Verbesserung wahrscheinlicher, vor allem wohl bei Erwachsenen. Die Trainingswirkung auf das globale Selbst gilt in besonderem Maße für Kinder und Jugendliche und hier wiederum für klinische oder sozial auffällige Stichproben. Der Einfluss der Trainingsform und der Trainingsdosis nimmt keinen Einfluss auf das globale Selbst aber auf die physische Dimension.

Bei der Bewertung der Befunde ist allerdings auch die Reichweite der Ergebnisse zu berücksichtigen. Die folgenden Aspekte schränken die Reichweite ein: (1) Der Gegenstand der Meta-Analysen ist nicht die sportliche Aktivität insgesamt, sondern nur sportliche Aktivität im Sinne eines geplanten und strukturierten Trainingsprozesses. Zwar existieren zur sportlichen Aktivität verschiedene, auch langfristige Studien (Burrmann, Krysmanski & Baur, 2002; Conzelmann, 2008; Conzelmann & Müller,

2005), sie sind aber naturgemäß keine experimentellen Studien bzw. RCT. (2) Das Gros der Studien realisiert ein aerobes Training und es wird typischerweise bei einer durchschnittlichen Dauer zwischen 10 und 20 Wochen zwei- bis dreimal pro Woche 30-60 Minuten trainiert. (3) Der Schwerpunkt der beiden Meta-Analysen zur physischen Dimension des Selbst liegt auf dem Körperbild und der Körperzufriedenheit bzw. -unzufriedenheit. Dadurch rücken das Forschungsinteresse und die Erfassung des Selbst in die Nähe von klinischen Aspekten wie Körperbildstörungen oder Adipositas. (4) Die Kontrollgruppen erhalten zwar kein Training, sind aber deshalb nicht körperlich inaktiv. Daher wird der Effekt sportlichen Trainings auf das Selbst unter Umständen sogar unterschätzt. (5) Die Befunde beziehen sich nur auf Messungen direkt nach dem Training. Follow up-Messungen und damit langfristige Effekte sind nicht Gegenstand der Meta-Analysen. Opdenacker, Delecluse und Born (2009) weisen beispielsweise bei einem Training mit Älteren direkt nach dem Training einen Effekt für die physische Dimension nach, für das globale Selbst aber erst 1 Jahr später. (6) Die Analysen beziehen nur das globale Selbst und die physische Dimension ein. Weitere Differenzierungen werden nicht vorgenommen. Dabei ist durchaus vorstellbar, dass spezifische Trainingsformen spezifische Effekte in den Subdimensionen nach sich ziehen. Beispielsweise können Hänsel und Lepper (1997) nach einem Aerobic-Training keinen Effekt für die physische Dimension nachweisen; eine Differenzierung in Subdimensionen zeigt dagegen einen positiven Effekt für den konditionellen Aspekt des physischen Selbst und einen negativen Effekt für den koordinativen Aspekt.

Aus forschungsmethodischer Sicht sind ebenfalls Einschränkungen zu beachten. Einerseits liegt mit der Analyse für Kinder und Jugendliche von Ekeland et al. (2004) nur ein Cochrane Review mit ausschließlich hochwertigen Studien vor. Die „weicheren" Einschlusskriterien der anderen Meta-Analysen sind aber nicht nur problematisch im Hinblick auf den Studientyp, sondern auch im Hinblick auf die Präzision der zugrunde gelegten Konstrukte. So werden teilweise auch Konstrukte wie die körperbezogene Angst oder die Kontrollerwartung in den Analysen aufgenommen. Auch die Berücksichtigung sowohl klinischer als auch nicht klinischer Stichproben in die Analysen ist nicht ohne Schwierigkeiten. Die Konsequenzen werden besonders deutlich bei der Gegenüberstellung der beiden Meta-Analysen zur physischen Dimension des Selbst. Obwohl sie die gleiche Forschungsfrage verfolgen, kommen sie zu unterschiedlichen Ergebnissen. Es kann vermutet werden, dass der höhere Anteil klinischer Stichroben in der Meta-Analyse von Campbell und Hausenblas (2009) zu dem gegenüber der Meta-Analyse von Reel et al. (2007) kleineren Effekt beiträgt. Auch die Differenzen in der Moderatoranalyse können durch die unterschiedlichen Stichproben bedingt sein.

Andererseits führen die strengeren Aufnahmekriterien des Cochrane Reviews von Ekeland et al. (2004) gegenüber den anderen Meta-Analysen zu einer beträchtlichen Reduktion der Studienzahl und der Teilnehmer. Das bedingt vermutlich nicht nur, dass keine Aussagen zur Art des Trainings und der Dosis-Wirkungs-Beziehung möglich sind; sondern auch, dass das Konfidenzintervall relativ breit ist und der Effekt sportlichen Trainings für Kinder und Jugendliche deutlich variiert.

4 Die Dynamik des Selbst

Obwohl ein grundsätzlich positiver Effekt sportlicher Aktivität auf das Selbst also empirisch belegt werden kann, ist auch festzustellen, dass dieser Effekt keineswegs durchgängig auftritt. So zeigt Hänsel (2008), dass in den verschiedenen Meta-Analysen eine nennenswerte Zahl von Studien zu keinen Unterschieden oder zu erwartungswidrigen Ergebnissen führt. Das wird auch durch narrative Reviews bestätigt, bei denen sogar ca. 40% der Untersuchungen gegenläufige oder nicht signifikante Befunde aufweisen (Spence et al., 2005). So ist die Schlussfolgerung von Spence et al. (2005) bedenkenswert, dass „the widespread assumption that enhanced overall or global self-esteem is an automatic outcome of participation in physical activity" (S. 312) nicht haltbar ist.

Ähnliches ist auch für die Dosis-Wirkungs-Beziehung und die körperliche Fitness festzustellen. Beide Aspekte entstammen trainingswissenschaftlichen Vorstellungen und unterstellen eine direkte, konsistente Beziehung von trainingswissenschaftlichen Parametern der Trainingsgestaltung und den damit einhergehenden körperlichen Anpassungsprozessen und Veränderungen des Selbst. Zwar ist das für verschiedene Aspekte körperlicher Gesundheit etabliert (wenn auch nur teilweise nachweisbar, Hänsel, 2007); für psychische Variablen zeigt sich aber, dass weder eine Veränderung der körperlichen Fitness nötig ist (Campbell & Hausenblas, 2009) noch eine konsistente Dosis-Wirkungs-Beziehung (Hänsel, 2007).

Dass hier andere Variablen eine Rolle spielen können, wird deutlich, wenn man die sportliche Aktivität auch als sozialen Interaktionsprozess betrachtet. Ein Beispiel stellt die Untersuchung negativer Effekte sportlicher Aktivität im Rahmen der Forschung zur Selbstdarstellung dar. Martin Ginis, Prapavessis und Haase (2008) zeigen in einer Studie, dass eine in einem Trainingsvideo dargestellte Trainerin, die die Figur und die Sportlichkeit betonende Kleidung trägt, negative Effekte für das Körperbild der Betrachterinnen zur Folge hat.

Aber nicht nur die fast ausschließliche Orientierung an Variablen trainingswissenschaftlicher Provenienz für das Treatment greift zu kurz; auch für die Personenmerkmale sind neben Geschlecht, Alter und Ausgangsniveau des Selbst weitere Variablen relevant. Wie schon in Abschnitt 1 ausgeführt, ist das Selbst nicht nur durch seine Positivität bestimmt, sondern auch durch Aspekte wie die Angemessenheit, Konsistenz und Kongruenz des Selbst. Daraus und aus den zugrundeliegenden Motiven ergibt sich, dass das Selbst kein passives System selbstbezogener Wissensbestände darstellt, sondern Strukturen und Prozesse aufweist, die aktiv die Verarbeitung von selbstbezogenem Wissen beeinflussen.

Auch in der Forschung zur sportlichen Aktivität ist das Konzept eines dynamischen Selbst keineswegs unbekannt. Sonstroem (1998) führt angesichts widersprüchlicher Befunde in einer später entwickelten Variante des EXSEM die „self-enhancement"-Hypothese ein. In ihr wird eine Umkehrung der Wirkungsrichtung angenommen, nämlich dass das Selbst die sportliche Aktivität beeinflusst. Eine Umkehrung der Wirkungsrichtung wird auch von Marsh im „reciprocal effects"-Modell (Marsh, 1990; Marsh & Craven, 2006) zum Thema gemacht. Dabei wird die gleichberechtigte Bedeutung beider Wirkungsrichtungen vorgeschlagen. In einer neueren Untersuchung zeigen Marsh, Chanal und Sarazin (2006) für den sportbezogenen Selbstaspekt, dass sowohl die sportliche Leistung den entsprechenden Selbstaspekt beeinflusst, als auch umgekehrt, dieser Selbstaspekt Einfluss auf die sportliche Leistung hat.

Es scheint also zu kurz gegriffen, von *dem* Selbst und *der* sportlichen Aktivität auszugehen oder lediglich die bisherigen Differenzierungen zu übernehmen. Vielmehr ist das Zusammenspiel bzw. die Dynamik der Strukturen und Prozesse des Selbst mit den jeweiligen Informationsangeboten zum Selbst im Kontext von sportlicher Aktivität zu berücksichtigen. Nicht von ungefähr beschreibt Greve (2000) das Selbst als „ein *dynamisches System*, das einerseits auf die jeweilige Person bezogene Überzeugungs- und Erinnerungsinhalte in *hochstrukturierter Form* und andererseits die mit diesen Inhalten und Strukturen operierenden *Prozesse* und *Mechanismen* umfasst" (S. 17, Hervorhebungen vom Verfasser).

So interessiert sich die kognitionspsychologische Perspektive auf das Selbst dafür, wie sich selbstbezogenes Wissen in der Informationsverarbeitung manifestiert und welche Funktionen dieses Wissen für das menschliche Erleben und Handeln aufweist. Wegweisend für diesen Ansatz sind die Arbeiten von Hazel Markus. Ihre Untersuchungen zeigen zum Beispiel, dass die Reaktionszeit auf vorgegebene Wörter abhängig ist vom Selbstbezug der mit diesen Wörtern assoziierten Eigenschaften (Markus, 1977). Mit dem Selbst assoziierte Wörter werden schneller erkannt als Wörter ohne Selbstbezug.

Wie diese Strukturen beschaffen sind und welche Prozesse eine Rolle spielen, wird zurzeit in verschiedenen Modellen diskutiert (Filipp & Mayer, 2005; Hänsel, 2008). Ein Beispiel ist das Semantisch-Prozedurale-Interface-Modell (SPI) von Hannover und Mitarbeitern (Hannover, 1997; Hannover, Pöhlmann, Roeder, A. & Kühnen, 2005). Drei Annahmen sind leitend: (1) Das Selbst wird als eine Gedächtnisrepräsentation vorgestellt, das aus einem Netzwerk von Aussagen zu Eigenschaften, Episoden und Bewertungen besteht („ich spiele Tennis", „ich habe das letzte Turnier gewonnen", „ich bin ein erfolgreicher Tennisspieler"). Diese Aussagen sind mehr oder weniger stark miteinander verbunden: Werden sie einem bestimmten Kontext zugeordnet, bilden sie einen eigenen Selbstaspekt. (2) Eine weitere zentrale Annahme ist, dass im Langzeitgedächtnis gespeicherte Selbstaspekte aktiviert werden müssen, um im Arbeitsgedächtnis präsent sein zu können. Daraus folgt nach Hannover (1997): „Das Selbst ist dynamisch, weil Menschen flexibel zwischen multiplen Selbstkonstrukten wechseln können: Zu einem konkreten Zeitpunkt ist stets eine andere Konfiguration von Selbstkonstrukten aktiviert" (S. 24). (3) Daraus ergibt sich wiederum, dass selbstbezogenes Wissen in unterschiedlichem Ausmaß verfügbar, zugänglich und veränderbar ist. Die Verfügbarkeit, die Zugänglichkeit und die Modifizierbarkeit werden sowohl durch den aktuellen Kontext als auch durch die Strukturen und Prozesse des Selbst beeinflusst.

Es wird beispielsweise vorausgesagt, dass die Zugänglichkeit umso besser ist, je kürzer der zeitliche Abstand zur letzten Aktivierung ist (temporäre Zugänglichkeit) und je häufiger ein bestimmter Selbstaspekt bereits verwendet wurde (chronische Zugänglichkeit). Der zeitliche Abstand und die Häufigkeit sind wiederum das Ergebnis verschiedener Einflussgrößen. So wird die temporäre Zugänglichkeit etwa durch die Distinktheit oder Salienz einer Information determiniert. Beispielsweise wird einem Sportler in einer Gruppe von Nichtsportlern der Selbstaspekt „Sportler" eher deutlich werden. Die chronische Zugänglichkeit wird unter anderem durch die Bedeutsamkeit eines Selbstaspektes definiert, da bedeutsame Selbstaspekte extensiver elaboriert werden. Der Selbstaspekt „Sportlichkeit" wird einer regelmäßig sportlich aktiven Person eher präsent sein als einer sportlich inaktiven Person.

Einige Kontext- und Strukturfaktoren, die den Zusammenhang von sportlicher Aktivität und Selbst möglicherweise moderieren, werden von Hänsel (2008) zusammenfassend dargestellt.

- *Zentralität*: Die Bedeutung einzelner Lebensbereiche wie Arbeit, Familie oder Sport ist inter- und intraindividuell unterschiedlich. Die sich daraus ergebende Folgerung lautet: Die Wirkung sportlicher Aktivität auf das Selbst entfaltet sich eher bei einer individuell hohen Bedeutung des Lebensbereichs sportlicher Aktivität. Beispielsweise: Legt jemand Wert darauf, ein guter Ausdauersportler zu sein, wird eine gute Laufzeit in einem Halbmarathon eher eine Positivierung des Selbst nach sich ziehen.
- *Referenz*: Die Bezugsgrößen, die zur Bewertung des Selbst herangezogen werden, sind inter- und intraindividuell unterschiedlich. Typische Bezugsgrößen sind Vergleiche mit anderen Personen (sozialer Vergleich), mit früheren Leistungen, mit anderen Leistungsbereichen (dimensionale Vergleiche) oder mit der Vorstellung eines idealen oder möglichen Selbst. Die sich daraus ergebende Folgerung lautet: Die Wirkung sportlicher Aktivität auf das Selbst wird durch die Wahl der Bezugsnorm beeinflusst. Beispielsweise: Ein sportlicher Schüler wird bei gleicher Leistung in einer Klasse mit unsportlichen Schülern ein positiveres Selbst aufweisen als in einer Klasse mit ebenfalls sportlichen Schülern.
- *Stabilität*: Der Änderungswiderstand des Selbst bzw. der Selbstaspekte ist inter- und intraindividuell unterschiedlich. Beispielsweise wird ein elaborierter, d. h. ein stärker strukturierter und mit anderen Selbstaspekten stärker verknüpfter (Markus, 1977) Selbstaspekt eine höheren Änderungswiderstand bei selbstinkongruenten Informationen aufweisen. Die sich daraus ergebende Folgerung lautet: Die Wirkung sportlicher Aktivität auf das Selbst entfaltet sich eher bei geringerer Stabilität des Selbst bzw. eines Selbstaspekts. Beispielsweise: Ein wenig

erfahrener Ausdauersportler wird bei einer guten Laufleistung in einem Halbmarathon eher eine Positivierung des Selbst erleben.

Allerdings besteht noch ein deutlicher Forschungsbedarf zu diesen Kontext- und Strukturfaktoren als Moderatoren des Zusammenhangs von sportlicher Aktivität und Selbst. Die bisherigen Studien zu den Kontext- und Strukturfaktoren legen zwar einen Einfluss der genannten Faktoren nahe (vgl. Hänsel, 2008); für den Bereich der sportlichen Aktivität sind die Befunde aber nicht sehr zahlreich. Außerdem beziehen sich viele Studien bislang nur auf bestimmte Aspekte des Selbst oder der physischen Dimension des Selbst. So werden in der Regel eher fähigkeitsbezogene Selbstaspekte in Lern- und Leistungssituationen untersucht, weniger Eigenschaften wie das Erscheinungsbild oder die physische Attraktivität.

Darüber hinaus ist auch die Berücksichtigung weiterer Kontext- und Strukturfaktoren des Selbst zu bedenken. Ein Beispiel ist die Selbstkomplexität, die die Anzahl und die Verbundenheit verschiedener Dimensionen des Selbst beschreibt. Bisherige Studien deuten darauf hin, dass eine hoch ausgeprägte Selbstkomplexität ein Puffer für Stress, Depression und psychosomatische Erkrankungen darstellt (Linville, 1987).

Zusammenfassend ist festzuhalten, dass es einigermaßen erstaunlich ist – angesichts der Komplexität des Gegenstandes und der prinzipiell vielfältigen Einflussmöglichkeiten –, überhaupt substantielle Bezüge zwischen sportlicher Aktivität und Selbst herstellen zu können (vgl. für die Selbstkonzeptforschung im Allgemeinen Asendorpf, 2007). Für die weitere Erforschung des dynamischen Zusammenspiels von sportlicher Aktivität und Selbst sind auch noch weitere Faktoren als die bisher erwähnten zu berücksichtigen. Das betrifft insbesondere die Treatmentvariablen trainingswissenschaftlicher Provenienz, die zwar für die physische Dimension Selbst relevant sind, zu einer Veränderung des globalen Selbst aber wenig beitragen. Vielmehr ist die sportliche Aktivität nicht nur als Informationsangebot zum Selbst zu verstehen, sondern auch dementsprechend in Studien zu gestalten und unter Berücksichtigung von Prozess-, Kontext- und Strukturfaktoren zu untersuchen.

Weitere Forschungsbemühungen lohnen sich sicherlich auch in Anbetracht der Vorteile sportlicher Aktivität gegenüber anderen systematischen Interventionen zur Beeinflussung des Selbst, beispielsweise der kognitiven Verhaltenstherapie (Jarry & Ip, 2005). Campbell und Hausenblas (2009) weisen darauf hin, dass mit sportlicher Aktivität (1) eine größere Zahl von Menschen erreicht werden kann, und zwar mit (2) geringeren Kosten, (3) weniger Nebenwirkungen, (4) einer besseren Akzeptanz (weil Sport eine sozial anerkannte Verhaltensweise darstellt) und (5) – wenn einmal die Grundfertigkeiten erlernt sind – mit einer höheren Nachhaltigkeit.

5 Literatur

Alpert, B., Field, T., Goldstein, S. & Perry, S. (1990). Aerobics enhances cardiovascular fitness and agility in preschoolers. *Health Psychology, 9*, 48-56.
Asendorpf, J. (2007). *Psychologie der Persönlichkeit* (4. Aufl.). Heidelberg: Springer.
Asendorpf, J. & Ostendorf, F. (1998). Is self-enhancement healthy? Conceptual, psychometric, and empirical analysis. *Journal of Personality and Social Psychology, 74*, 955-966.
Bielefeld, J. & Baumann, S. (1991). *Körpererfahrung: Grundlagen menschlichen Bewegungsverhaltens* (2. Aufl.). Göttingen: Hogrefe.
Burrmann, U. (2004). Effekte des Sporttreibens auf die Entwicklung des Selbstkonzepts Jugendlicher. *Zeitschrift für Sportpsychologie, 11*, 71-82.
Burrmann, U., Krysmanski, K. & Baur, J. (2002). Sportbeteiligung, Körperkonzept, Selbstkonzept und Kontrollüberzeugungen im Jugendalter. *Psychologie und Sport, 9*, 20-34.
Campbell, A. & Hausenblas, H. (2009). Effects of exercise interventions on body image: A meta-analysis. *Journal of Health Psychology, 14*, 780-793.
Cohen, J. (1988). *Statistical Power Analysis for the Behavioral Sciences* (2nd ed.). Hillsdale, NJ: Erlbaum.
Conzelmann, A. (2008). Entwicklung. In A. Conzelmann & F. Hänsel (Hrsg.), *Sport und Selbstkonzept – Struktur, Dynamik und Entwicklung* (S. 45-60). Schorndorf: Hofmann.
Conzelmann, A. & Müller, M. (2005). Sport und Selbstkonzeptentwicklung. Ein Situationsbericht aus entwicklungstheoretischer Perspektive. *Zeitschrift für Sportpsychologie, 12*, 108-118.
Ekeland, E., Heian, F. & Hagen, K. (2005). Can exercise improve self-esteem in children and young people: A systematic review of randomised controlled trials (Brief record). *British Journal of Sports Medicine, 39*, 792-798.
Ekeland, E., Heian, F., Hagen, K., Abbott, J. & Nordheim, L. (2004). Exercise to improve self-esteem in children and young people (Review). *Cochrane Database of Systematic Reviews 2004, 1*.
Filipp, S.-H. & Mayer, A.-K. (2005). Selbstkonzept-Entwicklung. In J. B. Asendorpf (Hrsg.), *Enzyklopädie der Psychologie: Bd. C/V/3. Soziale, emotionale und Persönlichkeitsentwicklung* (S. 259-334). Göttingen: Hogrefe.
Fox, K. & Corbin, C. (1989). The Physical Self-Perception Profile: Development and preliminary validation. *Journal of Sport & Exercise Psychology, 11*, 408-430.
Germain, J. & Hausenblas, H. (2006). The relationship between perceived and actual physical fitness: A meta-analysis. *Journal of Applied Sport Psychology, 18*, 283-296.
Goffman, E. (1959). *The Presentation of Self in Everyday Life*. Garden City, NY: Doubleday.
Greve, W. (Hrsg.). (2000). *Psychologie des Selbst*. Weinheim: Beltz.
Hannover, B. (1997). *Das dynamische Selbst*. Bern: Huber.
Hannover, B., Pöhlmann, C., Roeder, U. & Kühnen, U. (2005). Eine erweiterte Version des Semantisch-Prozeduralen Interface-Modells des Selbst: Funktion des Mentalen Interface und Implikationen des Modells für motivierte Prozesse. *Psychologische Rundschau, 56*, 99-112.
Hänsel, F. (2007). Körperliche Aktivität und Gesundheit. In R. Fuchs, W. Göhner & H. Seelig (Hrsg.), *Aufbau eines körperlich-aktiven Lebensstils: Theorie, Empirie und Praxis* (S. 23-44). Göttingen: Hogrefe.
Hänsel, F. (2008). Kognitive Aspekte. In A. Conzelmann & F. Hänsel (Hrsg.), *Sport und Selbstkonzept – Struktur, Dynamik und Entwicklung* (S. 26-44). Schorndorf: Hofmann.
Hänsel, F. & Lepper, P. (1997). Fitneßtraining und Veränderungen des Körperselbstkonzeptes. In H. Ilg (Hrsg.), *Gesundheitsförderung: Konzepte, Erfahrungen, Ergebnisse aus sportpsychologischer und sportpädagogischer Sicht* (S. 113-118). Köln: bps.
Jarry, J. & Ip, K. (2005). The effectiveness of stand-alone cognitive-behavioral therapy: A meta-analysis. *Body Image, 2*, 317-331.
Linville, P. (1987). Self-Complexity as a buffer against stress-related illness and depression. *Journal of Personality and Social Psychology, 52*, 663-676.
Markus, H. (1977). Self-schemata and processing information about the self. *Journal of Personality and Social Psychology, 35*, 63-78.
Marsh, H. (1990). The causal ordering of academic self-concept and academic achievement: A multiwave, longitudinal panel analysis. *Journal of Educational Psychology, 82*, 646-656.

Marsh, H., Chanal, J. & Sarrazin, P. (2006). Self-belief does make a difference: A reciprocal effects model of the causal ordering of physical self-concept and gymnastics performance. *Journal of Sport Sciences, 24*, 101-111.

Marsh, H. & Craven, R. (2006). Reciprocal effects of self-concept and performance from a multidimen-sional perspective: Beyond seductive pleasure and unidimensional perspectives. *Perspectives on Psychological Science, 1*, 133-163.

Marsh, H. & Redmayne, R. (1994). A Multidimensional Physical Self-Concept and its Relations to multiple Components of Physical Fitness. *Journal of Sport & Exercise Psychology, 16*, 43-55.

Marsh, H., Richards, G., Johnson, S., Roche, L. & Tremayne, P. (1994). Physical Self-Description Questionnaire: Psychometric Properties and a Multitrait-Multimethod Analysis of Relations to Existing Instruments. *Journal of Sport & Exercise Psychology, 16*, 270-305.

Martin Ginis, K., Lindwall, M. & Prapavessis, H. (2007). Who cares what other people think? Self-presentation in exercise and sport. In G. Tenenbaum & R. C. Eklund (Eds.), *Handbook of sport psychology* (pp. 136-157). Hoboken, NJ: Wiley & Sons.

Martin Ginis, K., Prapavessis, H. & Haase, A. (2008). The effects of physique-salient and physique non-salient exercise videos on women's body image, self-presentational concerns, and exercise motivation. *Body Image, 5*, 164-172.

McDonald, D. & Hodgdon, J. (1991). *Psychological effects of aerobic fitness training*. New York: Springer.

Mrazek, J. (1984). Zufriedenheit mit dem eigenen Körper. In W. Decker & M. Lämmer (Hrsg.), *Kölner Beiträge zur Sportwissenschaft 12* (S. 155-174). St. Augustin: Richarz.

Mummendey, H. (Hrsg.). (1995). *Psychologie der Selbstdarstellung* (2. Aufl.). Göttingen: Hogrefe.

Netz, Y., Wu, M., Becker, B. & Tenenbaum, G. (2005). Physical activity and psychological well-being in advanced age: A meta-analysis of intervention studies. *Psychology and Aging, 20*, 272-284.

Opdenacker, J., Delecluse, C. & Boen, F. (2009). The longitudinal effects of a lifestyle physical activity intervention and a structured exercise intervention on physical self-perceptions and self-esteem in older adults. *Journal of Sport & Exercise Psychology, 31*, 743-760.

Pervin, L., Cervone, D. & John, O. (2005). *Persönlichkeitstheorien*. München: Reinhardt.

Reel, J., Greenleaf, C., Baker, W., Aragon, S., Bishop, D., Cachaper, C. et al. (2007). Relations of body concerns and exercise behavior: A meta-analysis. *Psychological Reports, 101*, 927-942.

Robins, R. & Beer, J. (2001). Positive Illusions About the Self: Short Term Benefits an Long-Term Costs. *Journal of Personality and Social Psychology, 80*, 340-352.

Shavelson, R. J., Hubner, J. J. & Stanton, G. C. (1976). Self-Concept: Validation of construct interpretations. *Review of Educational Research, 46*, 407-441.

Simon, B. & Trötschel, R. (2007). Das Selbst und die soziale Identität. In K. Jonas, W. Stroebe & M. Hewstone (Hrsg.), *Sozialpsychologie* (S. 147-186). Heidelberg: Springer.

Sonstroem, R. (1998). Physical self-concept: Assessment and external validity. *Exercise and Sport Sciences Reviews, 26*, 133-144.

Sonstroem, R. & Morgan, W. P. (1989). Exercise and self-esteem: Rationale and model. *Medicine and Science in Sports and Exercise, 21*, 329-337.

Spence, J., McGannon, K. & Poon, P. (2005). The effect of exercise on global self-esteem: A quantitative review. *Journal of Sport & Exercise Psychology, 27*, 311-334.

Stiller, J. & Alfermann, D. (2007). Die deutsche Übersetzung des Physical Self-Description Questionnaire (PSDQ). *Zeitschrift für Sportpsychologie, 14*, 149-161.

Stiller, J. & Alfermann, D. (2008). Inhalte und Struktur des physischen Selbstkonzepts. In A. Conzelmann & F. Hänsel (Hrsg.), *Sport und Selbstkonzept. Struktur, Dynamik und Entwicklung* (S. 14-25). Schorndorf: Hofmann.

Stiller, J., Würth, S. & Alfermann, D. (2004). Die Messung des physischen Selbstkonzepts (PSK) – Zur Entwicklung der PSK-Skalen für Kinder, Jugendliche und junge Erwachsene. *Zeitschrift für Differentielle und Diagnostische Psychologie, 25*, 239-257.

Taylor, S. & Brown, J. (1988). Illusion and well-being: A social psychological perspective on mental health. *Psychological Bulletin, 103*, 193-210.

Tietjens, M. (2009). *Physisches Selbstkonzept im Sport*. Hamburg: Czwalina.

WHO (2001). *Strengthening mental health promotion* (Fact sheet, No. 220). Geneva: World Health Organization.

Sportliche Aktivität und Depression

Martin Hautzinger & Sebastian Wolf

Depressive Störungen sind durch eine Vielzahl heterogener Symptome gekennzeichnet. Charakteristisch ist, dass körperliche und psychische Symptome gemeinsam vorkommen. Hilfreich ist die Unterscheidung in Symptome auf emotionaler (z.B. Niedergeschlagenheit, Hilflosigkeit), motivationaler (z.B. Rückzug, Interessenverlust), kognitiver (z.B. Pessimismus, zirkuläres Grübeln), vegetativ-somatischer (z.B. innere Unruhe, Schlafstörung), motorischer-behavioraler (Agitiertheit, maskenhaft erstarrte Mimik) und interaktioneller Ebene (z.B. Rückzug, weniger sexuelle Aktivität). Akute Depressionen werden heute durch eine festgelegte Anzahl (> 4) gleichzeitig vorhandener Symptome definiert, die über eine gewisse Zeit andauern müssen und nicht durch andere Erkrankungen bzw. Umstände erklärbar sind (Kasten 1). Der Verlauf, die Schwere (leicht, mittelgradig, schwer) und die besondere Ausprägung der Symptomatik (z.B. somatisch, psychotisch) werden zur Definition von weiteren Untergruppen herangezogen (Hautzinger, 2010).

Kasten 1. *Symptomatologie akuter Depressionen*

Akute Depressive Episode

1. Depressive Stimmung in einem für den Betroffenen deutlich abnormen Ausmaß, die meiste Zeit des Tages, fast jeden Tag, weitgehend unbeeinflusst durch äußere Umstände und *mindestens zwei Wochen* anhaltend.

Bezogen auf den in (1) kodierten Zeitraum zusätzlich:

2. Verlust von Interesse oder Freude an Aktivitäten, die normalerweise angenehm sind
3. Verminderter Antrieb oder erhöhte Ermüdbarkeit
4. Verlust von Selbstvertrauen und Selbstwertgefühl
5. Unbegründete Selbstvorwürfe oder ausgeprägte und unangemessene Schuldgefühle
6. Wiederkehrende Gedanken an den Tod oder Suizid oder suizidales Verhalten
7. Klagen über oder Anzeichen für vermindertes Denk- oder Konzentrationsvermögen wie Unentschlossenheit oder Unschlüssigkeit
8. Änderung der psychomotorischen Aktivität mit Agitiertheit oder Hemmung
9. Schlafstörungen jeder Art
10. Appetitverlust oder gesteigerter Appetit mit entsprechender Gewichtsveränderung

---

Es existieren Subgruppen in der Klassifikation depressiver Störungen, wie beispielsweise die „Depressive Episode mit somatischen Symptomen" (ICD 10), welche mit körperlichen Symptomen einhergehen wie zum Beispiel psychomotorische Veränderungen (in der Regel Hemmung, gelegentlich aber auch Agitation), schwere depressive Symptomatik und Mangel an Reagibilität, depressive (nihilistische) Wahnideen, Schuld- und Selbstvorwürfe, deutlicher Interessenverlust, (terminale) Schlafstörungen, Morgentief, Appetitverlust. Auf diese schweren oder auch jahreszeitlich gebundene affektiver Störungen („Winterdepression" bzw. „saisonal abhängige Depression"), auf Depression in engem zeitlichen Zusammenhang mit der Geburt eines Kindes („Postpartum Depression") oder in Verbindung mit der Menstruation („Prämenstruelle Dysphorische Störung" – vgl. Schwarzler & Hautzinger, 2002) oder andere atypische Subgruppen depressiver Störungen sowie auf die manisch-depressive (bipolare) affektive Störung wird in diesem Kapitel nicht eingegangen.

Zur Störungsdiagnostik, zur Beurteilung des Schweregrads der Störung, zur Dokumentation des Verlaufs bzw. der Veränderungen und zur Diagnostik assoziierter Merkmale stehen zahlreiche, reliable und objektive Messinstrumente, strukturierte bzw. standardisierte Interviews, psychologische Tests, Fragebögen und Skalen sowie Selbst- und Fremdbeurteilungsbögen zur Verfügung (Hautzinger & Meyer, 2002).

1 Epidemiologie

Depression ist eine häufig vorkommende psychische Störung, die zudem in den letzten Jahrzehnten offensichtlich häufiger wird, immer jüngere Altersgruppen erfasst und bereits eine „Volkskrankheit" darstellt. Nach Schätzungen der Weltgesundheitsorganisation werden Depressionen bis zum Jahr 2020 die Krankheit sein, die neben Herz-Kreislauf-Erkrankungen die meisten gesunden und unbeeinträchtigten Lebensjahre rauben werden. Es liegen heute eine ganze Reihe repräsentativer epidemiologischer Studien vor, die übereinstimmende, damit zuverlässige Schätzungen der Häufigkeit und der Risikofaktoren erlauben.

Untersuchungen in Industrienationen kommen zu einer Punktprävalenz für depressive Störungen von 6.3%. Die Jahresprävalenz derselben Störungen liegt bei 11.9%. Dabei liegt die Nichtbehandlungsquote bei über 60% (Jacobi et al., 2004). Die Wahrscheinlichkeit, im Laufe des Lebens eine Depression zu erleiden, liegt bei bis zu 11.1% für Männer und bis zu 23.3% für Frauen. Mehrere internationale Studien sowie die Hochrechnungen der WHO (Weltgesundheitsorganisation, 2004) unterstützen diese Zahlen. Eine aktuelle weltweite Untersuchung zur Gesundheitseinschränkung aufgrund von Depressionen zeigt zudem, dass depressive Erkrankungen stärkere Gesundheitseinbußen zur Folge haben, als Krankheiten wie Asthma, Angina, Arthritis und Diabetes (Moussavi et al., 2007).

2 Therapie der Depression

Akute Depressionen werden mit verschiedenen therapeutischen Methoden behandelt (Hautzinger, 2010). Zum Einsatz kommen pharmakologische Interventionen (Antidepressiva), Wachtherapie, Lichttherapie, Elektrokrampftherapie sowie psychotherapeutische Verfahren wie die Kognitive Verhaltenstherapie (KVT), die Interpersonelle Psychotherapie (IPT) und psychodynamische Verfahren. Wirksamkeitsstudien zeigen keine deutliche Überlegenheit eines bestimmten psychotherapeutischen Verfahrens, wobei kognitive Verhaltenstherapie längerfristig bessere Remissionsraten aufweist als die Behandlung mit klassischen Antidepressiva (Hollon et al., 2005). Die Kombination aus Psychotherapie und Antidepressiva scheint wirksamer zu sein als Psychotherapie allein (Cuijpers, van Straten, Warmerdam & Andersson, 2009). Aktuelle Übersichten und Metaanalysen weisen darauf hin, dass die Effekte von Psychotherapie und Antidepressiva als lediglich moderat einzuschätzen sind (Cuijpers, van Straten, Bohlmeijer, Hollon & Andersson, 2010; Moncrieff, Wessely & Hardy, 2004). Aufgrund der moderaten Effektivität von Standardinterventionen zur Behandlung von akuten Depressionen und der bekannten Nebenwirkungen von Antidepressiva, lohnt es sich, nach alternativen Therapieinterventionen zu suchen, die, wie sportliche Aktivität, nebenwirkungsarm sind und vergleichsweise wenig Kosten verursachen.

3 Der Einfluss von Sport auf Depression

Weshalb und wie sollte Sport bei der Reduzierung oben beschriebener depressiver Symptome wirken? Einige Symptome („Verminderter Antrieb oder erhöhte Ermüdbarkeit", „Änderung der psychomotorischen Aktivität mit Agitiertheit oder Hemmung") stehen konträr zur Ausübung sportlicher Aktivität. Auch empirisch konnte ein negativer Zusammenhang zwischen Depression und körperlicher Aktivität gezeigt werden (Goodwin, 2003). Somit könnte man argumentieren, dass Sporttreiben ganz einfach deshalb akute Depression lindert, weil es mit der Symptomatologie unvereinbar ist. Diese Erklärung ist prinzipiell denkbar, erscheint jedoch, bei der Komplexität und Heterogenität depressiver Störungen (und multipler Konsequenzen sportlicher Betätigung) zu kurz zu greifen. Gehen wir einem möglichen Zusammenhang weiter auf die Spur.

Ein guter körperlicher Zustand und das Erkennen und Wahrnehmen von physischen bzw. physiologischen Sensationen waren wichtige Faktoren, die unsere Vorfahren vor Millionen Jahren benötigten, um sich an damalige Umweltbegebenheiten anzupassen (Flucht, Angriff, Jagd). Hier war körperliche Aktivität elementar wichtig, um „fit zu bleiben" und zudem Voraussetzung, um eine sensible Wahrnehmung für den eigenen Körper zu entwickeln. Beispielsweise musste der menschliche Körper in der Lage gewesen sein, sich – aufgrund bestimmter Reize aus der Umwelt und vom Zentralnervensystem – motorisch zu betätigen (z.B. zu flüchten). Ein vermittelnder Mechanismus, um die Motivation für körperliche Aktivität aufzubauen, könnte die Emotion Freude gewesen sein, die nach erfolgter Betätigung auftritt (Cabanac, 2006; Nesse, 2004). Positiver Affekt ist bekannterweise bei Patienten mit akuten Depressionen deutlich verringert.

Viele Menschen, die sich selbst sportlich betätigen, kennen den (zumindest kurzfristen) stimmungsaufhellenden Effekt, der bei sportlicher Aktivität eintritt. Einige erleben sogar psychische Zustände wie „völliges in sich ruhen", „abschalten aller Gedanken", „hohe Konzentration und Fokus" und „völlige Absorbiertheit", welche auch mit dem psychophysischen Zustand des Flowerlebens umschrieben werden (Jackson, 1996; Jackson & Csikszentmihalyi, 1999). Empirisch konnte der stimmungsaufhellende Effekt durch sportliche Aktivität bestätigt werden (Fox, 1999; Netz, Wu, Becker & Tenenbaum, 2005), wobei der Zusammenhang sehr komplex ist. Beispielsweise führt sportliche Aktivität beim Übergang von aerober in anaerober Energiebereitstellung eher zu negativem Affekt (für einen Literaturüberblick und eine theoretische Einbettung siehe Ekkekakis & Acevedo, 2006).

Nun leben Menschen (insbesondere in westlichen Kulturen) nicht mehr in Umgebungen, in welchen physische Aktivität und ein „physisch fitter" Körper zwingend notwendig sind, um zu überleben oder Erfolg zu haben. In der Tat gibt es in industrialisierten Gesellschaften ein großes Problem mit Übergewicht und Fettleibigkeit (Wang, Monteiro & Popkin, 2002) und ein wichtiger Prädiktor für Übergewicht ist mangelnde sportliche Aktivität (Reichert, Baptista Menezes, Wells, Carvalho Dumith & Hallal, 2009). Wie oben beschrieben, steigt auch die Prävalenz depressiver Erkrankungen stetig an und interessanterweise existiert ein direkter Zusammenhang zwischen Übergewicht bzw. Fettleibigkeit und Depression (de Wit et al., 2010; Ma & Xiao, 2010; Simon et al., 2008). Langzeitstudien legen nahe, dass Übergewicht und Fettleibigkeit eine Ursache für das Auftreten depressiver Symptomatik ist und die depressive Symptomatik mit zunehmenden Gewicht ansteigt (Luppino et al., 2010), wobei Frauen stärker betroffen sind als Männer.

Zusammengefasst lässt sich annehmen, dass Sport akute Depressionen z.B. allein deshalb lindern könnte, weil sich Bewegung konträr zu einem wichtigen Charakteristikum der Depression, der Antriebsarmut, verhält. Auch scheint Sport positive Emotionen auszulösen, was der negativen Emotionalität während depressiver Episoden entgegen steht. Zudem führt körperliche Aktivität zu Gewichtsregulation, was wiederum das Auftreten von Depression verhindern bzw. einen antidepressiven Effekt haben dürfte. Die neurobiologischen und -psychologischen Grundlagen von Depression sind komplex und noch nicht annähernd verstanden (Krishnan & Nestler, 2008). Im Folgenden werden insbesondere diejenigen psychologischen, sozialen und biologischen Faktoren thematisiert, die nachweislich auch durch sportliche Aktivität beeinflusst werden können.

3.1 Selbstwirksamkeit und Selbstwertgefühl

Ein Erklärungsmodell zur Entstehung und Aufrechterhaltung von depressiven Störungen ist das der erlernten Hilflosigkeit (Seligman, 2000). Diverse Studien konnten zeigen, dass die Erfahrung von Nicht-Kontrolle oder Kontrollverlust über aversive oder persönlich relevante Lebensprobleme zu Passivität, Rückzug, Apathie und weiteren Symptomen führt, welche Kardinalsymptome einer Depression sind. Zudem ändert sich die subjektive Sicht über die eigene Person und die Welt an sich. Dinge, die faktisch kontrollierbar wären, empfinden depressive Patienten subjektiv als unkontrollierbar. Diese Einstellung der eigenen Hilflosigkeit wird auf andere Lebensbereiche, die Vergangenheit und Zukunft generalisiert, ebenso auf das Erleben depressiver Symptome. Der (subjektive) Mangel an Selbstkontrollfähigkeiten führt eher zur Antizipation zukünftiger Misserfolge anstatt zukünftiger Erfolge. Auch werden Misserfolge auf internale (in der eigenen Person liegende), globale (alle Lebensbereiche betreffende) und stabile (zeitlich überdauernde) Ursachen zugeschrieben. Es entsteht ein Teufelskreis, der wiederum Hilflosigkeit und Hoffnungslosigkeit zur Folge hat.

Bereits Bandura (1977) postulierte, dass Depressive sich nicht als selbstwirksam einschätzen, also kein Vertrauen und Kompetenzen besitzen, persönlich relevante Ziele auch zu erreichen (kontrollieren zu können). Sportliche Aktivität wiederum könnte Selbstvertrauen und Kompetenzerleben stärken. Beispielsweise werden neue Dinge (Bewegungen, Schläge, Laufschritte, Ausdauer etc.) gelernt oder selbst gesteckte Ziele erreicht (Laufen einer Strecke in einer bestimmten Zeit, Gewichtsabnahme um 4 kg). Diese Erfahrungen könnten somit das körperliche Selbstkonzept „stärken".

In der Literatur zur Wirksamkeit körperlicher Aktivität bei Depressionen werden insbesondere drei Faktoren des Selbstkonzepts diskutiert, die einen Einfluss haben könnten: Selbstwirksamkeit bezogen auf sportliche Aktivität, globales Selbstwertgefühl, also die Einstellungen und Sichtweisen über die eigene Person, und ein prinzipielles Kompetenzerleben. Empirische Studien konnten in der Tat einen positiven Einfluss des Selbstwertes aufgrund sportlicher Aktivität auf depressive Symptomatik zeigen (Blumenthal et al., 1999). Insbesondere Selbstwirksamkeit bezogen auf physische Attribute (z.B. Ausdauerleistung des Körpers) scheint den positiven Effekt von Sport auf Depression zu mediieren (Motl et al., 2005; Ryan, 2008), wobei hier nichtklinische Stichproben untersucht wurden. Eine neue Studie konnte zeigen, dass Selbstwirksamkeit und positive Affekte sich relativ schnell nach dem Beginn sportlicher Aktivität verbessern, wobei Verbesserung des Selbstwertgefühls erst später einsetzt (White, Kendrick & Yardley, 2009). Gut belegt ist mittlerweile der Effekt von Selbstwirksamkeitserfahrungen auf positive Emotionen (Jerome et al., 2002; McAuley, Talbot & Martinez, 1999). Auch scheint Selbstwirksamkeit den positiven Effekt sportlicher Aktivität auf positive Emotionen zu beeinflussen (Netz et al., 2005). Bei übergewichtigen Kindern konnte das Steigern des Selbstwerts aufgrund körperlicher Aktivität depressive Symptome lindern (Petty, Davis, Tkacz, Young-Hyman & Waller, 2009). Interessant ist, dass Selbstwirksamkeitsüberzeugungen bei sportlicher Betätigung v.a. dann ansteigen, wenn die Intensität so gewählt wird, dass die Schwelle von aerober zu anaerober Energiebereitstellung approximiert aber nicht überschritten wird (Ekkekakis & Acevedo, 2006).

3.2 Soziale Unterstützung

Da auf interpersoneller Ebene depressive Patienten eher mit sozialem Rückzug reagieren, könnte das Einbetten in soziale Netzwerke oder einfach der Austausch mit anderen Menschen während der Ausübung sportlicher Aktivität einen antidepressiven Effekt haben. Einige empirische Studien sprechen dafür, dass sportliche Aktivität Zugehörigkeitsgefühle zu sozialen Netzwerken steigern kann (Kurc & Leatherdale, 2009; Rees & Freeman, 2010). Auch scheint soziale Unterstützung antidepressiv zu wirken (von Arx-Wörth & Hautzinger, 1995). Neue empirische Studien finden jedoch keinen Unterschied in der antidepressiven Wirksamkeit sportlicher Aktivität im Gruppen- oder Individualrahmen (Armstrong & Edwards, 2003; Blumenthal et al., 2007; Singh et al., 2005). Somit scheint soziale Unterstützung als mediierender Faktor bei der antidepressiven Wirkung sportlicher Aktivität keine entscheidende Rolle zu spielen. Aufgrund der geringen Anzahl empirischer Studien mit adäquaten methodischen Standards, ist ein „sozialer Effekt" jedoch auch nicht auszuschließen (Mead et al., 2009).

3.3 Ablenkung von störenden Gedanken

Selbstvorwürfe, Grübeln und Gedanken an den Tod sind häufig Symptome depressiver Störungen. Einige Autoren postulieren, dass Sport von diesen Gedanken ablenken und somit zu einer Verbesserung der depressiven Symptomatik führen könnte (Craft & Perna, 2004). Einerseits könnte man annehmen, dass sportartspezifische Überlegungen während des Trainings oder Wettkampfs (z.B. taktische Überlegungen) ein „time-out" für depressives Grübeln bewirken könnten. Andererseits benötigt sportliche Aktivität an sich (neuro-)kognitive Ressourcen (Muskeln müssen bewegt werden, Energie wird verbraucht etc.), welche den Sporttreibenden dann „fehlen", um ihren depressiven Gedanken nachzugehen (Dietrich, 2006). Bei Angstpatienten konnte die Reduktion negativer Gedanken durch sportliche Aktivität gezeigt werden (Breus & O'Connor, 1998). Die empirische Befundlage bei depressiven Probanden ist jedoch mangelhaft. Dennoch konnten einige Studien zeigen, dass sportliche Aktivität bei gesunden (Elbe, Strahler, Krustrup, Wikman & Stelter, 2010) wie auch bei depressiven Probanden (Reinhardt et al., 2008) Flow auslösen kann. Das Erleben von Flow scheint, wie oben beschrieben, ein Zustand zu sein, der ganz allgemein Gedankenkreisläufe unterbricht, eventuell aufgrund der begrenzten (neuro-)kognitiven Ressourcen (siehe oben). Dieser Zustand steht somit konträr zu depressiven Gedanken (Rheinberg, Vollmeyer & Engeser, 2003). Distraktion und Flowerleben könnten auch bei der Ausübung meditativer Techniken auftreten, welche beispielsweise bei achtsamkeitsorientierten Psychotherapieverfahren eingesetzt werden. Achtsamkeitsorientierte Verfahrung bei der Behandlung depressiver Erkrankungen weisen wiederum gute therapeutische Effekte auf (Hofmann, Sawyer, Witt & Oh, 2010). Um zu klären, ob die Ablenkung von grübelnden Gedanken tatsächlich ein einflussreicher

Faktor bei der Reduktion depressiver Symptomatik aufgrund sportlicher Aktivität darstellt, werden weitere empirische Studien zeigen müssen.

3.4 Monoaminmangel

Heute geht man davon aus, dass eine erhöhte Verfügbarkeit von Monoaminen – insbesondere Serotonin (5 HT) – Prozesse anstößt, die in einem weiteren Schritt molekulare und zelluläre Plastizität begünstigen. So interagiert der 5-HT1B Rezeptor mit dem Binding Protein p11, welches im Cortex durch SSRI-Gabe hochreguliert wird und im zingulären Cortex bei depressiven Personen herunter reguliert ist. Eine hirnspezifische Überexpression des p11-Proteins erzeugt wiederum einen antidepressiven Phänotyp (Review: Krishnan & Nestler, 2008), was wiederum durch SSRIs erreicht werden kann. Unbestritten ist die wichtige Rolle des Serotonins, insbesondere ein Mangel von 5 HT, in der Pathophysiologie depressiver Störungen. Jedoch existieren uneinheitliche Befunde darüber, welche Rolle die Polymorphismen des Serotonin Transporter-Gens (5-hydroxyltryptamine transporter, 5-HTT) bei der Entstehung depressiver Symptomatik spielen (Review: Lee, Jeong, Kwak & Park, 2010).

Welche Einflüsse könnte nun Sport auf die Ausschüttung von Monoaminen haben? Überzeugend belegt ist, dass sportliche Aktivität die Tryptophan-Hydroxylase (TPH) aktiviert, ein Enzym, welches für die Biosynthese von Serotonin verantwortlich ist und somit ähnlich wirkt wie klassische Serotoninwiederaufnahmehemmer (Reviews: Cotman, Berchtold & Christie, 2007; van Praag, 2009). Eine neue Studie von Rethorst, Landers, Nagoshi und Ross (2011) konnte zudem zeigen, dass Probanden, die ein s-Allel im 5-HTTLPR Genotyp aufweisen (was mit geringerer serotinerger Aktivität und depressiver Symptomatik einherzugehen scheint) und kaum Sport treiben, mehr depressive Symptome aufweisen als Probanden mit demselben Genotyp, die jedoch regelmäßig Sport treiben.

3.5 Hypothalamus-Hypophysen-Nebennierenrinden-Achse

Viele Studien konnten zeigen, dass die Hypothalamus-Hypophysen-Nebennierenrinden-Achse bei Patienten mit akuten Depressionen hyperaktiv ist (de Kloet, Joels & Holsboer, 2005; Krishnan & Nestler, 2008). Hierdurch kommt es zu einer stärkeren Ausschüttung von Glucocorticoiden (v.a. Kortisol), welche wiederum Auswirkungen auf limbische Strukturen haben. Beispielsweise erhöht Kortisol die Aktivität bestimmter Pyramidenzellen (CA3), welche für die dendritische Atrophie und Blockade von Neurogenese in hippocampalen Strukturen und damit für eine Volumenverringerung des Hippocampus bei Depressiven verantwortlich sein könnte (Lee et al., 2010). Sportliche Aktivität, jedoch nur bei moderater Belastung, kann den Kortisolspiegel senken (Nabkasorn et al., 2006) und könnte dadurch antidepressiv wirken.

3.6 Wachstumsfaktoren und Neurogenese

Die angesprochene Volumenreduktion des Hippocampus hat zu der Hypothese geführt, dass Depression mit einer Abnahme an Wachstumsfaktoren (insbesondere Body-Derived Neurotrophic Factor [BDNF]) einhergehen könnte und damit die Neurogenese, insbesondere an hippocampalen Strukturen, verhindern könnte. BDNF ist ein Protein (aus der Gruppe der Neutrophine), welches vom BDNF-Gen encodiert wird. Insbesondere Tierstudien konnten eine niedrigere BDNF-Signalwirkung im Hippocampus aufgrund von Stress nachweisen. Antidepressiva können die BDNF-Signalwirkung erhöhen oder neutralisieren (Krishnan & Nestler, 2008; Sen, Duman & Sanacora, 2008). Auch hat die direkte Infusion von BDNF bei Ratten „antidepressive" Wirkung (Shirayama, Chen, Nakagawa, Russell & Duman, 2002). Wachstumsfaktoren wie BDNF, aber auch IGF (Insulinlike Growth Factor) und VEGF (Vascular Endothelial Growth Factor), sind zur Bildung neuer Zellen (Neurogenese), zum Schutz bestehender Zellen oder zur Bildung neuer Blutgefäße zur Energieversorgung von Zellen (Angiogenese) verantwortlich und führen so zu neuronaler Plastizität und zum Schutz vor neuronalen Schädigungen. Interessanterweise wird die Ausschüttung von BDNF auch durch das serotonerge System (Ivy, Rodriguez, Garcia, Chen & Russo-Neustadt, 2003) und durch neuroendokrinologische Prozesse mediiert (Krishnan & Nestler, 2008).

Studien, welche die neurobiologischen Auswirkungen von Sport untersuchten, konnten hinsichtlich der Effekte auf Wachstumsfaktoren folgendes zeigen (vgl. Reviews von Cotman et al., 2007; Ernst, Olson, Pinel, Lam & Christie, 2006; van Praag, 2009): Höhere BDNF-Gen-Expression im Hippocampus, höhere BDNF-Serum-Konzentration, höhere IGF-Gen-Expression, höhere IGF- und VEGF-Serum-Konzentration. Aufgrund dieser Befundlage kann angenommen werden, dass sportliche Aktivität zu Genese und Schutz neuer Zellen in hippocampalen Strukturen führt. Dadurch könnte die neuronale Plastizität erhöht, die Funktionen des Hippocampus beeinflusst werden und so antidepressiv wirken. Eine aktuelle Studie konnte beispielsweise zeigen, dass ein BDNF-Polymorphismus den Zusammenhang zwischen sportlicher Aktivität und Depression moderiert (Mata, Thompson & Gotlib, 2010). Mädchen mit einem erhöhten „genetischen" Risiko, an Depressionen zu erkranken (diejenigen mit einem BDNF met Allel als BDNF-Genvariante, welche zu einer geringeren BDNF-Protein Sekretion führt), profitierten von sportlicher Aktivität (zeigten weniger depressive Symptome), wohingegen Mädchen ohne dieses genetisches Risiko nicht von Sport profitieren konnten.

Die „BDNF"-Hypothese bei Depression ist jedoch nicht unumstritten, da die BDNF Signalwirkung in anderen Hirnregionen (z.B. im Nukleus Accumbens) sogar depressiogene Effekte haben kann (Krishnan & Nestler, 2008). Ebenfalls ist noch nicht geklärt, welche Symptome der Depression durch Neuroplastizität im Hippocampus verändert werden. Annehmen könnte man, dass aufgrund der bekannten Funktionsbereiche des Hippocampus, insbesondere die kognitiven Symptome der Depression beeinflusst werden.

3.7 Immunologische Prozesse, Zytokine und zirkadianer Rhythmus

Auch immunologische Prozesse spielen bei Depressionen eine wichtige Rolle. Zytokine fungieren im Immunsystem als Transmitter und steuern Migration von Immunzellen ins Gewebe und können Zielzellen hemmen und aktivieren (Birbaumer & Schmidt, 2010). Zytokine existieren im ZNS und in der Körperperiphere und bilden komplexe Kreisläufe zwischen ZNS, endokrinem System und Immunsystem. Die Interleukine, eine Subgruppe der Zytokine, können Krankheitsverhalten mit Rückzug, Appetitmangel etc. auslösen (hier v.a. pro-inflammatorische Interleukine), mit der adaptiven Funktion ein Pathogen, z.B. ein Virus, zu bekämpfen.

Bei Depression scheint nun die Produktion pro-inflammatorischer Zytokine, vor allem des Interleukin IL 6 erhöht. IL 6 aktiviert wiederum die HPA-Achse, was zu einer erneuten Ausschüttung von Glucocorticoiden führt, die, wie oben beschrieben, bei Depressionen erhöht sind. Pro-inflammatorische Prozesse (systemische Entzündungsreaktion) treten auch bei Übergewicht auf und führen zu Bluthochdruck, veränderten Blutfettwerten (Dyslipidämie) und Insulinresistenz (Cotman et al., 2007). In der Tat werden pro-inflammatorische Prozesse als „der" (biologische) Mediator angesehen, der den Zusammenhang zwischen Fettleibigkeit und Depression erklären könnte (Luppino et al., 2010). Neue Erkenntnisse sprechen zudem dafür, dass pro-inflammatorische Interleukine Wachstumsfaktoren (wie BDNF) hemmen können, was wiederum mit depressiver Symptomatik einhergehen könnte (Cotman et al., 2007). Regelmäßige sportliche Aktivität scheint diese pro-inflammatorischen Prozesse reduzieren zu können (Carroll & Dudfield, 2004; Pedersen, 2006; Pedersen, Akerstrom, Nielsen & Fischer, 2007), wobei viele Studien auch für eine erhöhte Ausschüttung pro-inflammatorischer Zytokine aufgrund „akuter" sportlicher Bewegung sprechen (z.B. Hallberg et al., 2010). Eine aktuelle Studie konnte zeigen, dass Depression mit IL 6 dann korreliert ist, wenn Probanden wenig Sport treiben. Bei Probanden, die regelmäßig Sport treiben, zeigte sich hingegen keine Korrelation (Rethorst, Moynihan, Lyness, Heffner & Chapman, 2011). Die Studienlage scheint für eine Erhöhung pro-inflammatorischer Prozesse durch akute sportliche Aktivität zu sprechen. Bei regelmäßiger moderater sportlicher Aktivität können pro-inflammatorische Prozesse jedoch reduziert werden, was einen antidepressiven Effekt haben könnte.

Zytokine (insbesondere auch pro-inflammatorische Zytokine) haben, neben endokrinologischen Prozessen, einen Einfluss auf den zirkadianen Rhythmus. Das Zusammenspiel dieser Mechanismen beim Schlaf ist hochkomplex und noch nicht vollständig verstanden. Jedoch könnte sportliche Aktivität, vermittelt über die verbesserte Schlafqualität, einen positiven Einfluss auf die depressive Symptomatik haben. Dies scheint entscheidend von Dauer, Intensität und Tageszeit sportlicher Betätigung abzuhängen. Sehr intensives oder überbeanspruchendes Training kann sogar negative Effekte auf die Schlafqualität haben, was mit einer vermehrten Ausschüttung von IL 6 und dadurch assoziierter Hyperaktivität der HPA-Achse zu tun haben könne (Santos, Tufik & De Mello, 2007). Eine aktuelle Studie konnte positive

Effekte moderater sportlicher Aktivität auf Schlafqualität und depressive Symptomatik bei älteren Menschen zeigen (Reid et al., 2010).

3.8 Schlussfolgerung zu den Wirkmechanismen

Nach den berichteten Befunden zu psychologischen und neurobiologischen Modellvorstellungen zur Depression, erscheint es berechtigt, eine antidepressive Wirkung von Sport anzunehmen. Studien zeigen, dass Sport auf neurophysiologischer Ebene ähnliche Effekte zu haben scheint wie Antidepressiva. Einige Autoren vertreten dabei einen „one fits all"-Ansatz und postulieren, dass ein Faktor „hauptsächlich" den Zusammenhang zwischen Sport und Depression erklären könnte (z.B. Ryan, 2008). Das greift unserer Meinung nach zu kurz. In Anbetracht der Heterogenität depressiver Symptomatik und der komplexen Auswirkungen sportlicher Aktivität auf psychophysische Prozesse erscheint es eher wahrscheinlich, dass diverse Faktoren (Persönlichkeit, Selbstwirksamkeit, genetische Polymorphismen, Wachstumsfaktoren etc.) den Zusammenhang moderieren. Es stellt sich jedoch die Frage, ob Sport tatsächlich eine antidepressive Wirkung hat. Im folgenden Kapitel werden deshalb exemplarische empirische Studien und der aktuelle Wissenstand zur Wirksamkeit dargestellt.

4 Wirksamkeitsstudien

Im Folgenden werden Aufbau und Ergebnisse zweier Studien (plus Katamnesen) vorgestellt (Blumenthal et al., 1999; Blumenthal et al., 2007; Hoffman et al., 2011). Diese Studien wurden exemplarisch gewählt, da sie einen hohen methodologischen Standard aufweisen (randomisiert, Plazebogruppe, Verblindung der Assessoren, gute Diagnostik von Depression, hohe Stichprobengröße, Follow-up-Daten nach einem Jahr). Zudem wurde sportliche Aktivität mit der Wirkung von Sertraline verglichen, einer wirksamen Standardmedikation aus der Gruppe der SSRI bei der Behandlung akuter Depressionen. Abschließend wird eine weitere Studie erwähnt, welche sich mit der antidepressiven Wirkung unterschiedlicher Intensitäten sportlicher Aktivität auseinander gesetzt hat (Dunn et al., 2005).

Das Ziel der Studie von Blumenthal und Kollegen (1999) war der Vergleich von Sport und Sertraline zur therapeutischen Wirksamkeit bei akuten Depressionen. Teilnehmer an der Studie waren 156 depressive Probanden im Alter zwischen 55 und 77 Jahren, die sich bisher nicht intensiv sportlich betätigten. Alle wurden mittels unabhängiger, standardisierter Depressionsdiagnostik ausführlich untersucht und im Verlauf beurteilt. Um den körperlichen Fitnesszustand sowie Trainingsparameter zu ermitteln, erfolgte zu Beginn eine Laufbandanalyse zur Messung von EKG, Atemfrequenz und Sauerstoffverbrauch bis zur maximalen körperlichen Erschöpfung. Daraufhin wurden die Probanden drei verschiedenen Gruppen zugewiesen: einer

„Sportgruppe", einer „Medikationsgruppe" und einer „kombinierten Gruppe". Die Gruppen erhielten folgendes Treatment:
a) *Sportgruppe*: drei supervidierte Laufband-Trainings pro Woche für insgesamt 16 Wochen. Auslastung bei 70-85% individueller Herz-Raten-Reserve (maximale Herzrate bei Ausbelastung minus Ruhe-Puls). Ein Training bestand aus zehn Minuten lockeres Aufwärmen, 30 Minuten Joggen im individuellen Herzfrequenzbereich, fünf Minuten „Cool down".
b) *Medikamentengruppe*: Sertraline (Zoloft); zu Beginn 50 mg mit Steigerung im Verlauf der 16 Wochen bis auf max. 200 g. Die Einstellung erfolgte über einen unabhängigen Psychiater. Ärztlicher Kontakt erfolgte in Wochen 2, 6, 10, 14 und 16.
c) *Kombinationsgruppe*: exakt das gleiche Treatment wie a) und b).

Als abhängige Maße wurden vor und nach der Intervention Depression, Selbstwirksamkeit, Angst, Lebenszufriedenheit, dysfunktionale Gedanken und Fitnesszustand (VO_2 max) erhoben. Die Ergebnisse zeigten, dass die sportlich aktiven Gruppen (Gruppen 1 und 3) nach der Intervention bessere Fitnesswerte aufweisen als die Medikationsgruppe. Alle drei Gruppen zeigten signifikante Verbesserungen in der depressiven Symptomatik. Remittiert waren nach der Intervention 60.4% der Probanden (Pbn) der Sportgruppe, 65.5% der Pbn der Medikamentengruppe und 68.8% der Pbn der Kombinationsgruppe. Zudem korrelierte der Fitnesszustand nach der Intervention signifikant mit einem Depressionsmaß (Hamilton's Depressionsskala). Die antidepressive Wirksamkeit von sportlicher Aktivität und Sertraline waren in dieser Studie somit vergleichbar.

Die Studie von Blumenthal et al. (1999) wurde kritisiert, da sie keine Placebogruppe inkludierte. Somit könnten andere Faktoren die positiven Effekte von sportlicher Aktivität erklären (Regression zur Mitte, Aufmerksamkeit der Versuchsleiter etc.). Deshalb wurde in einer weiteren Studie (Blumenthal et al., 2007) eine Placebogruppe hinzugefügt. Zudem wurde die „Sportgruppe" aufgeteilt in eine Gruppe, welche das Laufbandtraining zu Hause durchführte und eine weitere Gruppe, welche das Training, wie in der ersten Studie, im supervidierten Rahmen durchführte, um Effekte der „sozialen Unterstützung" zu kontrollieren. Somit gab es vier Untersuchungsgruppen:
a) *Soziale Sportgruppe*: gleiche Kriterien wie in der Studie von 1999.
b) *Individuelle Sportgruppe*: gleiche Kriterien wie bei a) (gleiche Instruktionen, gleiche Herzfrequenzbereich), nur wurden die Übungen individuell zu Hause durchgeführt.
c) *Medikationsgruppe*: Sertraline (Zoloft); 50 mg bis auf max. 200 g; sechs ärztliche Kontakte mit Psychiater.
d) *Plazebogruppe*: exakt das gleiche Treatment bei c) nur mit Medikament ohne Wirkung (Plazebo).

Die körperliche Fitness der beiden Sportgruppen war nach der 16-wöchigen Intervention signifikant besser als die Fitness der Medikamentengruppen, wobei die soziale Sportgruppe bessere Leistungen erzielte als die individuelle Sportgruppe. Bezüglich der Reduktion depressiver Symptomatik schnitten die drei „Treatment"-Gruppen signifikant besser ab als die Placebogruppe. Die Remissionsraten (erhoben durch klinische Interviews) waren 45% in der sozialen Sportgruppe, 40% in der individuellen Sportgruppe, 47% in der Medikationsgruppe und lediglich 31% in der Placebogruppe. Wenn „Early Responder" (Probanden, die schon 1 Woche nach Interventionsbeginn mit einer sehr ausgeprägten Reduktion der Symptomatik reagierten) von Analysen ausgeschlossen wurden, waren die Effekte stärker bei einer moderaten Effektstärke von 0.3. Die Ausprägung der Depression (leicht vs. moderat) hatte keine Auswirkung auf die Effektivität der drei Treatmentgruppen. Auch in dieser Studie zeigten sich keine Unterschiede in der antidepressiven Wirkung von sportlicher Aktivität und Sertraline. Alle drei Gruppen schnitten besser ab als die Placebogruppe. Die Remissionsraten aufgrund von SSRI-Medikation sind vergleichbar mit anderen pharmakologischen Studien (Arroll et al., 2005; Roose et al., 2004; Trivedi et al., 2006). Soziale Unterstützung, in Form von supervidiertem Gruppentraining, hatte in dieser Studie keinen zusätzlichen bedeutsamen antidepressiven Effekt.

Während nach der 16-wöchigen Intervention insgesamt 44% aller Probanden die Kriterien für eine akute Depression nicht mehr erfüllten (unabhängig von der Untersuchungsgruppe), zeigte die Nachuntersuchung 1 Jahr später eine Remissionsrate von insgesamt 66%. Die vier Gruppen unterschieden sich dann allerdings nicht mehr hinsichtlich der Remissionsraten (Hoffman et al., 2011). Es gab jedoch einen kurvilinearen Zusammenhang zwischen sportlicher Aktivität *nach* der Beendigung der Intervention und Depressionswerten bei der Katamnesemessung. Je mehr sportlicher Aktivität die Probanden pro Woche nachgingen, desto weniger depressive Symptome zeigten sie in der Nacherhebung, wobei Sport über 3 Stunden pro Woche hinaus keine zusätzlichen Effekte mehr hatte (die Kurve flacht nach 150 Minuten ab). Dieser kurvilineare Zusammenhang findet sich *unabhängig* von der Gruppenzugehörigkeit. Interessant ist, dass die Einnahme von Antidepressiva in der Zeit nach der Intervention nicht mit den Depressionswerten in der Katamnese korrelierte.

Eine weitere methodisch anspruchsvolle Studie, untersuchte den antidepressiven Effekt unterschiedlicher Intensitäten bei der Ausübung sportlicher Aktivität (Dunn et al., 2005). Die Intensität wurde operationalisiert anhand des Energieverbauchs der Probanden (7 kcal/kg/Woche vs. 17.5 kcal/kg/Woche) und der Anzahl durchgeführter Sportsitzungen (3-mal vs. 5-mal pro Woche). Als sportliche Aktivität fungierte auch hier Laufbandtraining bzw. Fahrradfahren. Die Intervention dauerte insgesamt 12 Wochen. Sportliche Aktivität über alle experimentellen Gruppen hinweg zeigte sich als wirksam im Vergleich zu einer Kontrollgruppe (Durchführung von Stretching Übungen 3-mal pro Woche). Interessanterweise wies ausschließlich die Experimentalgruppe, welche mit einem Energieverbrauch von 17.5 kcal/kg/Woche trainierte, eine signifikante Reduktion depressiver Symptomatik auf. Ob die Probanden drei- oder fünfmal wöchentlich trainierten, hatte hingegen keinen Effekt. Nach Aussagen der Autoren sind die Ergebnisse in Einklang mit Gesundheitsempfehlungen der amerikanischen Gesundheitsbehörde, welche Erwachsenen empfiehlt, moderat intensive sportliche Aktivität für 30 Minuten an fast allen Tagen der Woche durchzuführen.

Die Studie von Dunn und Kollegen hat jedoch einige Mängel. Die Zuteilung der Probanden in Kontroll- und Experimentalgruppe erfolgte nicht blind. Die Probanden der Kontrollgruppe (Stretching) wussten somit, dass sie in einer experimentellen Bedingung waren, die „nicht wirksam ist". Somit können spezifische Plazebo-Effekte, wie Vertrauen in die Wirksamkeit einer Intervention gar nicht entstehen. Die Unterschiede zwischen Experimental- und Kontrollgruppe könnten aufgrund der aufgeführten Mängel überschätzt sein.

4.1 Schlussfolgerung

Die Studien von Blumenthal und Kollegen (1999, 2007, 2011) entsprechen hohen methodischen Standards. Die Autoren konnten zeigen, dass sportliche Aktivität, operationalisiert als regelmäßiges wöchentliches Laufbandtraining über 4 Monate hinweg, bei einer Auslastung von 70-85% der individuellen Herzratenreserve, vergleichbare Effekte bei der Reduktion depressiver Symptomatik erzielt, wie die Medikation mit Sertraline, einem nachweislich wirksamen selektiven Serotonin-Wiederaufnahme-Hemmer (SSRI). Depressive Probanden, die Sport machten oder Sertraline einnahmen, schnitten jeweils besser ab als Probanden der Plazebo-Kontrollgruppe. Die Nachuntersuchungen sprechen dafür, dass das selbständige Fortführen von sportlicher Aktivität den Erhalt bzw. das Erreichen der Remission über 12 Monate fördert. Die Ergebnisse von Dunn und Kollegen sprechen dafür, dass moderat intensives Training mit einem Energieverbrauch von 17.5 kcal/kg/Woche wirksamer ist als ein deutlich geringerer Energieverbrauch, das jedoch die Häufigkeit sportlicher Aktivität (drei vs. fünf Sitzungen) keinen Unterschied zu machen scheint.

5 Metaanalysen und Überblicksarbeiten

Leider existieren in diesem Bereich nur wenige Studien mit hohen methodischen Standards. Dazu zählen: Kontrollgruppendesign, Vergleich mit aktiven Kontrollbedingungen, randomisierte Zuteilung der Probanden, standardisierte klinische Depressions- und sportmedizinische Diagnostik, Verblindung und Unabhängigkeit der Beurteiler (Diagnostik), standardisierte Interventionen mit Adhärenzkontrollen, Allocation Concealment, Intention-to-Treat Auswertungen, Messungen auf mehreren Modalitätsebenen (ggf. Erhebung physiologischer Daten), keine Überlappung der Behandlungsmethoden sowie ausreichend große Stichproben. Somit war es lange Zeit schwer (und ist es auch heute noch) eine gesicherte Aussage zu treffen, ob sportliche Aktivität tatsächlich einen effektiven Beitrag in der Behandlung akuter Depressionen leisten kann (Lawlor & Hopker, 2001). Bisherige Metaanalysen wiesen Mängel auf, da sie Studien einschließen, die keine randomisierte Zuteilung in Interventions- und Kontrollgruppen vornahmen (Craft & Landers, 1998; Lawlor & Hopker, 2001; Stathopoulou, Powers, Berry, Smits & Otto, 2006), nur ältere Probanden einschlossen (Sjosten & Kivela, 2006) oder nur ausgewählte Publikationsorgane berücksichtigten (Stathopoulou et al., 2006). Im Folgenden werden drei aktuelle Meta-Analysen (Conn, 2010; Krogh, Nordentoft, Sterne & Lawlor, 2011; Rethorst, Wipfli & Landers, 2009) und ein Cochrane Review (Mead et al., 2009) vorgestellt. Tabelle 1 enthält die wesentlichen Ergebnisse in komprimierter Form.

Meta-Analysen zum Einfluss sportlicher Aktivität auf Depression haben das Ziel, alle relevanten Veröffentlichungen zu einem Thema zusammenzutragen, um so eine gesicherte Aussage zur Wirksamkeit machen zu können. Hierfür werden Effektstärken (Rustenbach, 2003) der einzelnen Studien berechnet, miteinander verglichen und ein durchschnittlicher Effekt über alle Studien berechnet. Vergleichende Effektstärken von 0.2 gelten als „klein", Werte von 0.5 deuten auf einen „mittleren" Effekt und Werte von 0.8 auf einen großen Effekt im Vergleich von Interventionen hin. In Tabelle 1 werden die Einschlusskriterien der Metaanalysen, die möglichen Vergleichsprüfungen, die Anzahl der Interventionen/Studien (k), die Effektstärken (ES) mit dem 95% Konfidenzintervall (CI) und ein Heterogenitätsmaß (I^2 oder Q), welches die aufgeklärte Varianz, aufgrund der Varianz zwischen den Studien, widergibt, dargestellt. Hohe Heterogenitätswerte sprechen für Moderatoren, da sich die Effekte stark von Studie zu Studie unterscheiden. Zudem sind statistische signifikante Moderatoreffekte mit Pfeilen (Effekt wird stärker bzw. niedriger) aufgeführt. Effekte, deren obere oder untere Grenze im 95%-Konfidenzintervall 0 nicht einschließt, sind statistisch signifikante Effekte.

Die vier Meta-Analysen in Tabelle 1 unterscheiden sich jeweils in den Einschlusskriterien und somit in den berücksichtigten Einzelstudien und der Studienanzahl. Alle Meta-Analysen berücksichtigen jedoch ausschließlich Studien mit kontrolliert-randomisiertem Studiendesign (RCT). Aufgrund dieses Kriteriums mussten viele publizierte Arbeiten ausgeschlossen werden (z.B. 116 von 144 bei Mead et al., 2009). Mead und Kollegen (2009) inkludierten nur Studien, wenn die Teilnehmer das Kriterium einer klinisch relevanten Depression erfüllten, also nicht nur depressive Symptome aufwiesen. Es zeigte sich ein starker negativer Effekt von -0.8 zugunsten der sportlichen Intervention im Vergleich mit unbehandelten Kontrollgruppen oder Alternativinterventionen. Betrachtete man aber nur Studien, die alle methodischen Standards erfüllten (lediglich drei Studien[1]) sank die Effektgröße auf -0.42 und war nicht mehr signifikant. Es zeigten sich keine Unterschiede zwischen Sport und alternativen Therapien (Kognitive Verhaltenstherapie bzw. antidepressive Medikation).

---

[1] Dunn et al. (2002), Blumenthal et al. (2007), Mather et al. (2002).

Tabelle 1. *Übersicht Metaanalysen*

Studie	Inklusionskriterien	Vergleiche	k	ES	Effekt (ES)/Heterogenität	Moderatoreffekte
Mead et al. (2009)	Alter > 18 Jahre; Nur RCT; Klinische Depression; Allocation Concealment; Intention to Treat; Verblindung der Assessoren	SA vs. Kontrolle (gesamt) SA vs. KVT SA vs. Antidepressiva SA vs. Kontrolle	25 6 2 3	d	-0.82 (95% CI -1.12, -0.51) / I^2 = 77% kein Unterschied kein Unterschied -0.42 (95% CI -0.88, 0.03) n.s.	ES ↑: gemischtes Training
Krogh et al. (2011)	Alter > 18 Jahre; Nur RCT; Klinische Depression diagnostiziert durch Interview	SA vs. Kontrolle SA (klinisches Setting) vs. Kontrolle SA (Remissionsraten) vs. Kontrolle	13 4 5	d	-.40 (95% CI -0.66, -0.14) / I^2 = 57,2% -.47 (95% CI -1.13, 0.18) / I^2 = 79.0% 1.31 (95% CI 0.63, 2.71) / I^2 = 53.5%	ES ↑: Dauer < 10 Wochen
Conn (2010)	Nur RCT; keine klinische Depression; AV: Depressionsmaß; supervidierte oder unsupervidierte Sportintervention	SA supervidiert vs. Kontrolle SA nicht-supervidiert vs. Kontrolle	38 22	d	0.37 (95% CI 0.24, 0.50) / Q = 53.998 0.52 (95% CI 0.28, 0.77) / Q = 61.004	ES ↑: niedrige Intensität ES ↑: gemischtes Training ES ↓: random. Zuteilung ES ↑: in Fitnessclub ES ↑: geringere Wochenfrequenz
Rethorst et al. (2009)	Nur RCT; Depression als abhängiges Maß	Keine klinische Depression vs. Kontrolle Klinische Depression vs. Kontrolle Gesamt vs. Kontrolle	41 17 58	g	-0.59 (95% CI -0.67, -0.50) -1.03 (95% CI -1.21, -0.85) -0.8 (95% CI -0.92, 0.67) / I^2 = 84.35%	ES ↑: 10-16 Wochen (im Vergleich zu 4-9) ES ↑: Intention to treat ES ↑: Allocation Concealment ES ↑: 10-16 Wochen (im Vergleich zu 16 +) ES ↑: kombiniertes Training (Ausdauer und Kräftigung)

Anmerkungen: RCT = randomisiert kontrollierte Studie; AV = Abhängige Variable; SA = Sportliche Aktivität; CI = Konfidenzintervall; k = Anzahl der Interventionen; I^2 bzw. Q = Heterogenitätsmaße; ES = Effektstärke (getestet mit randomisierten Effekten); d = standardisierte Mittelwertdifferenzen (SMD); g = Hedges' g; n.s. = nicht signifikant; KVT = Kognitive Verhaltenstherapie.

Krogh und Kollegen (2011) setzten noch konservativere Einschlusskriterien an. Ziel ihrer Meta-Analyse war es, den Einfluss sportlicher Aktivität bei Patienten zu untersuchen, die ausschließlich durch standardisierte Interviews als „depressiv" diagnostiziert wurden (nicht nur aufgrund von Selbstbeurteilungsskalen wie z.B. dem BDI) und sich in Zentren der klinischen Versorgung befanden (Psychiatrien etc.). Lediglich 13 Untersuchungen wurden in die Analyse eingeschlossen. Die Effektgrößen lagen zwischen -0.40 (psychiatrische Sekundärversorgung) und -0.47 (psychiatrisches Setting) und sind somit als moderat zu klassifizieren.

Erstaunlicherweise berichten Rethorst et al. (2009) andere Ergebnisse als Krogh et al. (2011) und Mead et al. (2009). Die Einschlusskriterien ihrer Meta-Analyse waren deutlich weniger konservativ und beinhaltete dadurch mehr Studien (k = 58). Die Autoren konnten durch die erhöhte statistische Power auch Moderatoranalysen berechnen. Hier widersprechen die Ergebnisse auch denen der Analyse von Krogh et al. (2010) und Mead et al. (2009). Bei Personen, die als klinisch depressiv diagnostiziert wurden (k = 17), wies sportliche Aktivität einen starken Effekt von -1.03 auf. Der Gesamteffekt aller Studien lag bei -0.8, jedoch mit einem großen Konfidenzintervall. Erstaunlich ist ebenfalls, dass in dieser Metaanalyse der Effekt mit steigender methodischer Qualität *ansteigt*.

Eine Meta-Analyse von Conn (2010) untersuchte, im Gegensatz zu den anderen drei Analysen, lediglich den Einfluss sportlicher Aktivität auf depressive Symptomatik und schloss Studien explizit aus, deren Probanden eine *klinische Depression* aufwiesen. Die Effekte waren moderat: 0.37 bei supervidierter Aktivität und 0.52 bei individuell ausgeführter sportlicher Aktivität.

Aufgrund der geringen statistischen Power durch mangelnde Studien hoher methodischer Qualität konnten aussagekräftige Moderatoranalysen in aktuellen Meta-Analysen kaum durchgeführt werden. Somit müssen entsprechende Ergebnisse zu einflussnehmenden Variablen mit Vorsicht interpretiert werden. Drei Moderatoren könnten eine Rolle spielen: die Art, die Dauer und die Intensität des Trainings. In drei von vier Meta-Analysen zeigte sich ein Vorteil des gemischten Trainings (Ausdauer, Kräftigung, Flexibilität) im Vergleich zu reinem aeroben Ausdauertraining (Conn, 2010; Mead et al., 2009; Rethorst et al., 2009). Auch scheint moderat intensives Training und eine eher kürzere Dauer (10-16 Wochen) die Effekte überraschenderweise zu vergrößern, wobei die Studienlage hier uneinheitlich ausfällt und eine Erklärung schwerfällt.

5.1 Schlussfolgerung

Aktuelle Meta-Analysen deuten darauf hin, dass sportliche Aktivität einen moderaten positiven Einfluss auf die Reduktion depressiver Symptomatik haben könnte. Die Effekte unterscheiden sich jedoch in ihrer Größe von Studie zu Studie, was vor allem an unterschiedlichen Einschlusskriterien bzw. methodischen Ansprüchen liegt. Während Krogh et al. (2010) einen nicht signifikanten moderaten Effekt bei Probanden mit klinisch diagnostizierter Depression berichten, finden Rethorst et al. (2009) einen großen Effekt. Noch existieren zu wenige Studien, die angemessenen methodischen Standards entsprechen, was aussagekräftige Moderationsanalysen unmöglich macht. Die hohen Heterogenitätswerte in den meisten Meta-Analysen sprechen jedoch für Moderationseffekte.

6 Gesamtzusammenfassung und kritische Würdigung

Es gibt viele Gründe, die dafür sprechen, dass sportliche Aktivität depressive Symptomatik lindern könnte. Es lassen sich dafür verschiedene psychologische Faktoren, wie Kompetenzerleben, Ablenkung und soziale Kontakte, aber auch neurophysiologische bzw. neuroendokrinologische Prozesse vorbringen. Diese Faktoren weisen zudem Ähnlichkeiten zu den neurophysiologischen Prozessen auf, die mit der Einnahme von Antidepressiva einhergehen. Wirksamkeitsstudien finden moderate bis hohe Effekte, wobei die Wirksamkeit mit steigender methodischer Qualität der Studien abnehmen, wobei auch hier uneinheitliche Befunde vorliegen.

Nach jetzigem Kenntnisstand unterscheidet sich die antidepressive Wirksamkeit von sportlicher Aktivität nicht von anderen Therapiemethoden wie Psychotherapie und Antidepressiva. Einige Studien sprechen dafür, dass durch gemischtes (Ausdauer und Kraft), moderat-intensives und weniger langes (bis max. 16 Wochen) Training bessere Effekte erzielt werden können. Auch Studien, welche sich – unabhängig von depressiven Erkrankungen – mit der Auswirkung sportlicher Aktivität auf positiven Affekt beschäftigen, sprechen für moderates Training (z.B. bei aerober Energiebereitstellung) als besten Prädiktor für positive Emotionen und Selbstwirksamkeitsüberzeugungen. Im Vergleich dazu scheint sehr intensives Training (z.B. bei anaerober Energiebereitstellung) eher zu negativen Gefühlen zu führen. Auch neurophysiologische Prozesse (endokrinologische, immunologische Prozesse) sprechen für moderat intensives Training, welches sich auch positiv auf die Schlafqualität auszuwirken scheint.

Viele Fragen bleiben jedoch noch offen. Insgesamt existieren zu wenige Studien, die den methodischen Standards entsprechen. Somit sind eindeutige, evidenzbasierte Aussagen über die Effektivität zum gegenwärtigen Zeitpunkt noch nicht möglich. Depressionen sind ein sehr heterogenes Krankheitsbild verbunden mit sehr unterschiedlichen Symptomen und vor allem sehr individuellen Entstehungsgeschichten (Hautzinger, 2010). Je nach Ätiologie und Symptomatik bzw. bisherigem Krankheitsverlauf, Episodenanzahl, Schwergrad usw. könnte sich sportliche Aktivität, ebenso wie Psychotherapie bzw. Antidepressivatherapie, unterschiedlich auswirken. Und nicht nur könnten individuelle Faktoren der Probanden einen Effekt haben, auch diverse Attribute sportlicher Aktivität, die wiederum mit individuellen Faktoren interagieren, mögen die antidepressive Wirkung beeinflussen. Profitieren adipöse, atypisch depressive Patienten beispielsweise eher von sportlicher Aktivität als nicht adipöse? Ist die antidepressive Wirkung von Sport im Gruppenrahmen besser bei sozial isolierten Patienten als bei Patienten mit Missbrauchserfahrungen? Welche Rolle spielen Attraktivitätsmerkmale, also äußerlich sichtbare, körperliche Veränderungen, die durch sportliche Aktivität erzielt werden, abhängig vom Geschlecht der Probanden? Kommt der sportlichen Aktivität eher Bedeutung bei der Rückfallprophylaxe bzw. der Erhaltungstherapie als bei der Akutbehandlung zu? Dies sind nur einige Fragen, die bislang nicht untersucht und daher nicht beantwortet werden können.

Ein wichtiger Punkt, der in der bisherigen Literatur kaum Beachtung findet, sind motivationale Faktoren. Warum sollten depressive Patienten denn überhaupt Sport treiben? Was ist der individuelle Anreiz sportlicher Aktivität? Geht es für die Patienten einfach nur um die Reduktion depressiver Symptomatik oder möchten sie abnehmen, ihre Muskeln vergrößern, Menschen kennenlernen, Spaß haben oder einfach etwas Neues lernen? Das Gros aller Studien operationalisiert sportliche Aktivität mit aerobem Ausdauertraining. Ist sportliche Aktivität aber nicht mehr als eintöniges Laufen auf einem Laufband?

Annehmen könnte man, dass sehr basale neurophysiologische Mechanismen, die bei aerobem Ausdauertraining stattfinden, antidepressiv wirken. Andere psychologischen Variablen (Selbstwirksamkeit, soziale Kontakte, Kompetenzerleben, Distraktion usw.) könnten dann stärkeres Gewicht bekommen, wenn der Grund zur Ausübung sportlicher Aktivität über den der Reduktion depressiver Symptomatik hinausgeht. Wie wären die Effekte, wenn sich die Probanden ihre Sportaktivität (z.B. Inlineskates, Fahrradfahren, Joggen oder Schwimmen) selbst aussuchen könnten? Wie wären die Effekte, wenn die Probanden ein Tor schießen, eine neue Schlagtechnik erlernen oder im Wald bei völliger Ruhe walken könnten? Die Frage „Warum soll ich denn überhaupt Sport machen?" könnte nicht nur ein moderierender Einfluss auf die antidepressive Wirkung von Sport haben. Entscheidend ist auch die Frage, wie man depressive Patienten *überhaupt dazu motiviert,* Sport zu machen. Nicht umsonst existieren kaum Studien, die schwer depressive Probanden aus klinisch-psychiatrischen Settings als Stichprobe wählten. Leider ist es weniger anstrengend, ein Antidepressivum einzunehmen, als 40 Minuten Joggen zu gehen.

Alles deutet darauf hin, dass sportliche Aktivität zur Behandlung depressiver Symptomatik einen positiven Effekt haben könnte. Wie stark dieser ist und welche Variablen die Wirkung beeinflussen, ist noch nicht wirklich geklärt. Wahrscheinlich ist, dass der Zusammenhang sehr komplex ist, und in Zukunft die Heterogenität depressiver Störungen, die Komplexität sportlicher Aktivität und mögliche Moderatorbzw. Mediatorprozesse mehr in den Fokus empirischer Forschung rücken müssen.[2]

---

[2] Wir bedanken uns ganz herzlich bei Daniela Günther und Benjamin Wesa für die tatkräftige und kompetente Unterstützung bei der Literaturrecherche.

7 Literatur

Armstrong, K. & Edwards, H. (2003). The effects of exercise and social support on mothers reporting depressive symptoms: A pilot randomized controlled trial. *International Journal of Mental Health Nursing, 12*, 130-138.
Arroll, B., Macgillivray, S., Ogston, S., Reid, I., Sullivan, F., Williams, B. et al. (2005). Efficacy and tolerability of tricyclic antidepressants and SSRIs compared with placebo for treatment of depression in primary care: A meta-analysis. *Annals of Family Medicine, 3*, 449-456.
Bandura, A. (1977). Self-efficacy: toward a unifying theory of behavioral change. *Psychological Review, 84*, 191-215.
Birbaumer, N. & Schmidt, F. R. (2010). *Biologische Psychologie* (7. Auflage). Heidelberg: Springer Medizin.
Blumenthal, J. A., Babyak, M. A., Doraiswamy, P. M., Watkins, L., Hoffman, B. M., Barbour, K. A. et al. (2007). Exercise and pharmacotherapy in the treatment of major depressive disorder. *Psychosomatic Medicine, 69*, 587-596.
Blumenthal, J. A., Babyak, M. A., Moore, K. A., Craighead, W. E., Herman, S., Khatri, P. et al. (1999). Effects of exercise training on older patients with major depression. *Archives of Internal Medicine, 159*, 2349-2356.
Breus, M. J. & O'Connor, P. J. (1998). Exercise-induced anxiolysis: A test of the „time out" hypothesis in high anxious females. *Medicine And Science In Sports and Exercise, 30*, 1107-1112.
Cabanac, M. (2006). Exertion and pleasure from an evolutionary perspective. In E. Acevedo & P. Ekkekakis (Eds.), *Psychobiology of physical activity* (pp. 79-89). Champaign: Human Kinetics.
Carroll, S. & Dudfield, M. (2004). What is the relationship between exercise and metabolic abnormalities? A review of the metabolic syndrome. *Sports Medicine, 34*, 371-418.
Conn, V. S. (2010). Depressive symptom outcomes of physical activity interventions: meta-analysis findings. *Annals of Behavioral Medicine, 39*, 128-138.
Cotman, C. W., Berchtold, N. C. & Christie, L. A. (2007). Exercise builds brain health: Key roles of growth factor cascades and inflammation. *Trends in Neurosciences, 30*, 464-472.
Craft, L. & Landers, D. (1998). The effect of exercise on clinical depression and depression resulting from mental illness: A meta-analysis. *Journal of Sport & Exercise Psychology, 20*, 339-357.
Craft, L. L. & Perna, F. M. (2004). The benefits of exercise for the clinically depressed. *The Primary Care Companion of The Journal of Clinical Psychiatry, 6*, 104-111.
Cuijpers, P., van Straten, A., Bohlmeijer, E., Hollon, S. D. & Andersson, G. (2010). The effects of psychotherapy for adult depression are overestimated: A meta-analysis of study quality and effect size. *Psychological Medicine, 40*, 211-223.
Cuijpers, P., van Straten, A., Warmerdam, L. & Andersson, G. (2009). Psychotherapy versus the combination of psychotherapy and pharmacotherapy in the treatment of depression: A meta-analysis. *Depression and Anxiety, 26*, 279-288.
de Kloet, E. R., Joels, M. & Holsboer, F. (2005). Stress and the brain: From adaptation to disease. *Nature Reviews Neuroscience, 6*, 463-475.
de Wit, L., Luppino, F., van Straten, A., Penninx, B., Zitman, F. & Cuijpers, P. (2010). Depression and obesity: A meta-analysis of community-based studies. *Psychiatry Research, 178*, 230-235.
Dietrich, A. (2006). Transient hypofrontality as a mechanism for the psychological effects of exercise. *Psychiatry Research, 145*, 79-83.
Dunn, A. L., Trivedi, M. H., Kampert, J. B., Clark, C. G. & Chambliss, H. (2002). The DOSE study: A clinical trial to examine efficacy and dose response of exercise as treatment for depression. *Controlled Clinical Trials, 23*, 584-603.
Dunn, A. L., Trivedi, M. H., Kampert, J. B., Clark, C. G. & Chambliss, H. (2005). Exercise treatment for depression: Efficacy and dose response. *American Journal of Preventive Medicine, 28*, 1-8.
Ekkekakis, P. & Acevedo, E. (2006). Affective responses to acute exercise. In E. Acevedo & P. Ekkekakis (Eds.), *Psychobiology of Physical Activity* (pp. 91-109). Champaign: Human Kinetic.
Elbe, A. M., Strahler, K., Krustrup, P., Wikman, J. & Stelter, R. (2010). Experiencing flow in different types of physical activity intervention programs: Three randomized studies. *Scandinavian Journal of Medicine & Science in Sports, 20* (Suppl. 1), 111-117.

Ernst, C., Olson, A. K., Pinel, J. P., Lam, R. W. & Christie, B. R. (2006). Antidepressant effects of exercise: Evidence for an adult-neurogenesis hypothesis? *Journal of Psychiatry & Neuroscience, 31*, 84-92.

Fox, K. R. (1999). The influence of physical activity on mental well-being. *Public Health Nutrition, 2*, 411-418.

Goodwin, R. D. (2003). Association between physical activity and mental disorders among adults in the United States. *Preventative Medicine, 36*, 698-703.

Hallberg, L., Janelidze, S., Engstrom, G., Wisen, A. G., Westrin, A. & Brundin, L. (2010). Exercise-induced release of cytokines in patients with major depressive disorder. *Journal of Affective Disorders, 126*, 262-267.

Hautzinger, M. (2010). *Akute Depression*. Göttingen: Hogrefe.

Hautzinger, M. & Meyer, D. T. (2002). *Diagnostik Affektiver Störungen*. Göttingen: Hogrefe.

Hoffman, B. M., Babyak, M. A., Craighead, W. E., Sherwood, A., Doraiswamy, P. M., Coons, M. J. et al. (2011). Exercise and pharmacotherapy in patients with major depression: One-year follow-up of the SMILE study. *Psychosomatic Medicine, 73*, 127-133.

Hofmann, S. G., Sawyer, A. T., Witt, A. A. & Oh, D. (2010). The effect of mindfulness-based therapy on anxiety and depression: A meta-analytic review. *Journal of Consulting and Clinical Psychology, 78*, 169-183.

Hollon, S. D., DeRubeis, R. J., Shelton, R. C., Amsterdam, J. D., Salomon, R. M., O'Reardon, J. P. et al. (2005). Prevention of relapse following cognitive therapy vs medications in moderate to severe depression. *Archives of General Psychiatry, 62*, 417-422.

Ivy, A. S., Rodriguez, F. G., Garcia, C., Chen, M. J. & Russo-Neustadt, A. A. (2003). Noradrenergic and serotonergic blockade inhibits BDNF mRNA activation following exercise and antidepressant. *Pharmacology Biochemistry and Behavior, 75*, 81-88.

Jackson, S. (1996). Toward a conceptual understanding of the flow experience in elite athletes. *Research Quarterly for Exercise & Sport, 67*, 76-90.

Jackson, S. & Csikszentmihalyi, M. (1999). *Flow in Sports: The keys to optimal experiences and performances*. Champaign, IL, US: Ummen Kinetics Books.

Jacobi, F., Wittchen, H. U., Holting, C., Hofler, M., Pfister, H., Muller, N. et al. (2004). Prevalence, co-morbidity and correlates of mental disorders in the general population: Results from the German Health Interview and Examination Survey (GHS). *Psychological Medicine, 34*, 597-611.

Jerome, G., Marquez, D., McAuley, E., Canaklisova, S., Snook, E. & Vickers, M. (2002). Self-efficacy effects on feeling states in women. *International Journal of Behavioral Medicine, 9*, 139-154.

Krishnan, V. & Nestler, E. J. (2008). The molecular neurobiology of depression. *Nature, 455*, 894-902.

Krogh, J., Nordentoft, M., Sterne, J. A. & Lawlor, D. A. (2011). The effect of exercise in clinically depressed adults: Systematic review and meta-analysis of randomized controlled trials. *The Journal of Clinical Psychiatry, 72*, 529-538.

Kurc, A.R. & Leatherdale, S.T. (2009) The effect of social support and sport on youth physical activity. *Canadien Journal of Public Health, 100*, 60-64

Lawlor, D. A. & Hopker, S. W. (2001). The effectiveness of exercise as an intervention in the management of depression: Systematic review and meta-regression analysis of randomised controlled trials. *British Medical Journal, 322*, 763-767.

Lee, S., Jeong, J., Kwak, Y. & Park, S. K. (2010). Depression research: Where are we now? *Molecular Brain, 3*, 8.

Luppino, F. S., de Wit, L. M., Bouvy, P. F., Stijnen, T., Cuijpers, P., Penninx, B. W. et al. (2010). Overweight, obesity, and depression: A systematic review and meta-analysis of longitudinal studies. *Archives of General Psychiatry, 67*, 220-229.

Ma, J. & Xiao, L. (2010). Obesity and depression in US women: Results from the 2005-2006 National Health and Nutritional Examination Survey. *Obesity, 18*, 347-353.

Mata, J., Thompson, R. J. & Gotlib, I. H. (2010). BDNF genotype moderates the relation between physical activity and depressive symptoms. *Health Psychology, 29*, 130-133.

Mather, A. S., Rodriguez, C., Guthrie, M. F., McHarg, A. M., Reid, I. C. & McMurdo, M. E. (2002). Effects of exercise on depressive symptoms in older adults with poorly responsive depressive disorder: Randomised controlled trial. *The British Journal of Psychiatry, 180*, 411-415.

McAuley, E., Talbot, H. M. & Martinez, S. (1999). Manipulating self-efficacy in the exercise environment in women: Influences on affective responses. *Health Psychology, 18*, 288-294.

Mead, G. E., Morley, W., Campbell, P., Greig, C. A., McMurdo, M. & Lawlor, D. A. (2009). Exercise for depression. *Cochrane Database Systematic Reviews*, CD004366.

Moncrieff, J., Wessely, S. & Hardy, R. (2004). Active placebos versus antidepressants for depression. *Cochrane Database Systematic Reviews*, CD003012.

Motl, R. W., Konopack, J. F., McAuley, E., Elavsky, S., Jerome, G. J. & Marquez, D. X. (2005). Depressive symptoms among older adults: Long-term reduction after a physical activity intervention. *Journal of Behavioral Medicine, 28*, 385-394.

Moussavi, S., Chatterji, S., Verdes, E., Tandon, A., Patel, V. & Ustun, B. (2007). Depression, chronic diseases, and decrements in health: results from the World Health Surveys. *Lancet, 370*, 851-858.

Nabkasorn, C., Miyai, N., Sootmongkol, A., Junprasert, S., Yamamoto, H., Arita, M. et al. (2006). Effects of physical exercise on depression, neuroendocrine stress hormones and physiological fitness in adolescent females with depressive symptoms. *European Journal of Public Health, 16*, 179-184.

Nesse, R. M. (2004). Natural selection and the elusiveness of happiness. *Philosophical Transactions of the Royal Society B: Biological Sciences, 359*, 1333-1347.

Netz, Y., Wu, M. J., Becker, B. J. & Tenenbaum, G. (2005). Physical activity and psychological well-being in advanced age: A meta-analysis of intervention studies. *Psychology And Aging, 20*, 272-284.

Pedersen, B. K. (2006). The anti-inflammatory effect of exercise: Its role in diabetes and cardiovascular disease control. *Essays in Biochemistry, 42*, 105-117.

Pedersen, B. K., Akerstrom, T. C., Nielsen, A. R. & Fischer, C. P. (2007). Role of myokines in exercise and metabolism. *Journal of Applied Physiology, 103*, 1093-1098.

Petty, K. H., Davis, C. L., Tkacz, J., Young-Hyman, D. & Waller, J. L. (2009). Exercise effects on depressive symptoms and self-worth in overweight children: A randomized controlled trial. *Journal of Pediatric Psychology, 34*, 929-939.

Rees, T. & Freeman, P. (2010). Social support and performance in a golf-putting experiment. *The Sport Psychologist, 18*, 333-348.

Reichert, F. F., Baptista Menezes, A. M., Wells, J. C., Carvalho Dumith, S. & Hallal, P. C. (2009). Physical activity as a predictor of adolescent body fatness: A systematic review. *Sports Medicine, 39*, 279-294.

Reid, K. J., Baron, K. G., Lu, B., Naylor, E., Wolfe, L. & Zee, P. (2010). Aerobic exercise improves self-reported sleep and quality of life in older adults with insomnia. *Sleep Medicine, 11*, 934-940.

Reinhardt, C., Wiener, S., Heimbeck, A., Stoll, O., Lau, A. & Schliermann, R. (2008). Flow in der Sporttherapie der Depression – ein beanspruchungsorientierter Ansatz. *Bewegungstherapie und Gesundheitssport, 4*, 147-151.

Rethorst, C. D., Landers, D. M., Nagoshi, C. T. & Ross, J. T. (2011). The association of 5-HTTLPR genotype and depressive symptoms is moderated by physical activity. *Journal of Psychiatric Research, 45*, 185-189.

Rethorst, C. D., Moynihan, J., Lyness, J. M., Heffner, K. L. & Chapman, B. P. (2011). Moderating Effects of Moderate-Intensity Physical Activity in the Relationship Between Depressive Symptoms and Interleukin-6 in Primary Care Patients. *Psychosomatic Medicine*.

Rethorst, C. D., Wipfli, B. M. & Landers, D. M. (2009). The antidepressive effects of exercise: A meta-analysis of randomized trials. *Sports Medicine, 39*, 491-511.

Rheinberg, F., Vollmeyer, R. & Engeser, S. (2003). Die Erfassung des Flow-Erlebens. In J. Stiensmeier Pelster & F. Rheinberg (Hrsg.), *Diagnostik von Motivation und Selbstkonzept* (2. Auflage, S. 261-279). Göttingen: Hogrefe.

Roose, S. P., Sackeim, H. A., Krishnan, K. R., Pollock, B. G., Alexopoulos, G., Lavretsky, H. et al. (2004). Antidepressant pharmacotherapy in the treatment of depression in the very old: A randomized, placebo-controlled trial. *American Journal of Psychiatry, 161*, 2050-2059.

Rustenbach, S. J. (2003). *Metaanalyse. Eine anwendungsorientierte Einführung*. Bern: Hans Huber.

Ryan, M. P. (2008). The antidepressant effects of physical activity: Mediating self-esteem and self-efficacy mechanisms. *Psychology & Health, 23*, 279-307.

Santos, R. V., Tufik, S. & De Mello, M. T. (2007). Exercise, sleep and cytokines: Is there a relation? *Sleep Medicine Review, 11*, 231-239.
Schwarzler, B. & Hautzinger, M. (2002). Premenstrual dysphoric disorder. Recommendation for diagnosis of a distinct affective clinical picture. *Nervenarzt, 73*, 65-70.
Seligman, M. E. P. (2000). *Erlernte Hilflosigkeit* (2. Auflage). Weinheim: Beltz.
Sen, S., Duman, R. & Sanacora, G. (2008). Serum brain-derived neurotrophic factor, depression, and antidepressant medications: meta-analyses and implications. *Biological Psychiatry, 64*, 527-532.
Shirayama, Y., Chen, A. C., Nakagawa, S., Russell, D. S. & Duman, R. S. (2002). Brain-derived neurotrophic factor produces antidepressant effects in behavioral models of depression. *Journal of Neuroscience, 22*, 3251-3261.
Simon, G., Ludman, E., Linde, J., Operskalski, B., Ichikawa, L., Rohde, P. et al. (2008). Association between obesity and depression in middle-aged women. *General Hospital Psychiatry, 30*, 32-39.
Singh, N. A., Stavrinos, T. M., Scarbek, Y., Galambos, G., Liber, C. & Fiatarone Singh, M. A. (2005). A randomized controlled trial of high versus low intensity weight training versus general practitioner care for clinical depression in older adults. *The Journal of Gerontology: Medical Sciences, 60A*, 768-776.
Sjosten, N. & Kivela, S. L. (2006). The effects of physical exercise on depressive symptoms among the aged: A systematic review. *International Journal of Geriatric Psychiatry, 21*, 410-418.
Stathopoulou, G., Powers, M. B., Berry, A. C., Smits, J. A. J. & Otto, M. W. (2006). Exercise interventions for mental health: A quantitative and qualitative review. *Clinical Psychology: Science and Practice, 13*, 179-193.
Trivedi, M. H., Rush, A. J., Wisniewski, S. R., Nierenberg, A. A., Warden, D., Ritz, L. et al. (2006). Evaluation of outcomes with citalopram for depression using measurement-based care in STAR*D: Implications for clinical practice. *American Journal of Psychiatry, 163*, 28-40.
van Praag, H. (2009). Exercise and the brain: Something to chew on. *Trends in Neurosciences, 32*, 283-290.
von Arx-Wörth, N. & Hautzinger, M. (1995) Soziale Unterstützung und Depression. In R. Ningel & W. Funke (Hrsg.), *Soziale Netze in der Praxis*. Göttingen: Verlag für angewandte Psychologie.
Wang, Y., Monteiro, C. & Popkin, B. M. (2002). Trends of obesity and underweight in older children and adolescents in the United States, Brazil, China, and Russia. *American Journal of Clinical Nutrition, 75*, 971-977.
Weltgesundheitsorganisation. (2004). Prevalence, severity, and unmet need for treatment of mental disorders in the world health organization. World mental health survey. *Journal of the American Medical Association, 291*, 2581-2590.
White, K., Kendrick, T. & Yardley, L. (2009). Change in self-esteem, self-efficacy and the mood dimensions of depression as potential mediators of the physical activity and depression relationship: Exploring the temporal relation of change. *Mental Health and Physical Activity, 2*, 44-52.

Sportliche Aktivität und Angst

Andreas Schwerdtfeger

Lässt sich Angst durch sportliche Aktivität reduzieren? Wie gut ist die empirische Basis und wie vertrauenswürdig sind die Studien dazu? Obgleich mittlerweile zahlreiche Forschungsarbeiten zum Zusammenhang von sportlicher Aktivität und Angst vorliegen (neuere narrative Überblicksarbeiten: Buckworth & Dishman, 2002; O'Connor, Raglin & Martinsen, 2000; Paluska & Schwenk, 2000; Salmon, 2001; Smits, Berry, Powers, Greer & Otto, 2008; Ströhle, 2009), muss die Befundlage im Vergleich zu anderen sportpsychologischen Domänen (z.B. sportliche Aktivität und Depression) doch als weniger robust eingeschätzt werden. Zahlreiche Arbeiten sind methodisch angreifbar, und die Wirkmechanismen, die den angstmodulierenden Effekten von sportlicher Aktivität zu Grunde liegen, sind mitunter noch spekulativ. Aber wie in anderen Bereichen der Psychologie auch entwickelt sich das Feld rapide, was nicht zuletzt in der steigenden Anzahl von Metaanalysen und Überblicksarbeiten zum Ausdruck kommt. Somit lässt sich bereits jetzt ein interessantes Zwischenfazit über die Zusammenhänge von sportlicher Aktivität und Angst ziehen. Bevor jedoch auf diesen Kernbereich detaillierter eingegangen wird, soll zunächst der Phänomenbereich der Angst genauer beleuchtet werden.

1 Der Gegenstandsbereich der Angst

Angst kann wohl als die zentrale Emotion im menschlichen Erleben bezeichnet werden (Krohne, 2010). Sie ist im Leben eines Menschen allgegenwärtig und eine normale Reaktion in potenziell bedrohlichen Situationen. Angst versetzt uns in die Lage, in solchen Situationen schnell und adäquat zu reagieren. Somit kommt der Angst eine gesunde und adaptive Rolle zu. Gleichwohl gibt es auch Menschen, die ein übersteigertes Angsterleben haben, das deren Lebensqualität, Wohlbefinden und Leistungsfähigkeit erheblich einschränkt. Angststörungen erleben etwa 15% der Menschen im Laufe ihres Lebens (Perkonigg & Wittchen, 1995). Somit zählen Angsterkrankungen zu den häufigen psychischen Störungen. Hierunter fallen beispielsweise die Panikstörung und die Generelle Angststörung. Die Panikstörung wird uns im weiteren Verlauf des Kapitels nochmals begegnen, weshalb sie an dieser Stelle kurz beschrieben werden soll. Bei der Panikstörung handelt es sich um wiederkehrende episodische Angstattacken, die von verschiedenen somatischen Symptomen begleitet werden (z.B. Kurzatmigkeit, Schwindel, Herzklopfen, Zittern, Übelkeit). Diese Angstattacken treten teilweise völlig unerwartet auf und werden nicht durch spezifische Situationen ausgelöst, die normalerweise Angst hervorrufen.

Neben Angststörungen als Krankheitsbild unterscheidet man im Normalbereich grundsätzlich zum einen die Angst als aktueller emotionaler Zustand (Zustandsangst oder State-Angst) und zum anderen die Angst als überdauerndes Persönlichkeitsmerkmal (Ängstlichkeit, Eigenschaftsangst oder Trait-Angst). Während die Zustandsangst einen intraindividuell variierenden affektiven Zustand beschreibt, der in Abhängigkeit verschiedener Situationen zu einem Erregungszustand der Person führt, beschreibt Ängstlichkeit die „intraindividuell relativ stabile, aber interindividuell variierende Tendenz, Situationen als bedrohlich wahrzunehmen und hierauf mit einem erhöhten Angstzustand zu reagieren" (Krohne, 2010, S. 17).

1.1 Angstmessung

Angst lässt sich auf verschiedenen Ebenen des Erlebens und Verhaltens messen (Tabelle 1). Die am häufigsten untersuchte Ebene ist der Selbstbericht. Hierbei gibt eine Person an, wie viel bzw. wie häufig sie Angst erlebt. Verschiedene Fragebogen und Skalen sind entwickelt worden, um die subjektiv empfundene Angst zu messen. Ein sehr oft eingesetztes Instrument im Bereich Sport und Angst ist beispielsweise das State-Trait Angstinventar (STAI; Spielberger, 1983; deutsche Version: Laux, Glanzmann, Schaffner & Spielberger, 1981). Mit diesem Instrument lässt sich die situationsabhängige Zustandsangst (z.B. „Ich bin aufgeregt", „Ich bin nervös"; Einschätzung der Intensität) ebenso messen wie die habituelle Ängstlichkeit (z.B. „Enttäuschungen nehme ich so schwer, dass ich sie nicht vergessen kann"; Einschätzung der Häufigkeit). Ein weiteres, relativ häufig eingesetztes Instrument ist die Manifest Anxiety Scale (MAS; Taylor, 1953; deutsche Version: Lück & Timaeus, 1969). Eine alternative Operationalisierung der Angst wird teilweise auch mit Neurotizismusskalen [z.B. aus dem NEO-FFI; Costa & McCrae, 1992 (deutsche Version: Borkenau & Ostendorf, 1993)] versucht. Neurotizismus oder emotionale Labilität sind jedoch breitere Konstrukte, die neben Ängstlichkeit auch generelle negative Affektivität (Depressivität, Gereiztheit etc.) mit einschließen.

Eine solche Konfundierung der Konstrukte findet sich jedoch auch in anderen Skalen zur Erfassung der Angst (z.B. die häufig eingesetzten Instrumente STAI und MAS). Problematisch ist hier insbesondere die Konfundierung der Skalen mit Items, die eher depressive Tendenzen erfassen (z.B. „Ich fühle mich niedergeschlagen"). Entsprechend müssen die Befunde zu sportlicher Aktivität und Angst immer auch unter diesem unklaren konzeptuellen Blickwinkel heraus betrachtet werden. Vereinzelt werden auch kürzere Angstskalen aus Befindlichkeitsfragebogen herangezogen [z.B. aus der Profile of Mood Scale, POMS; McNair, Lorr & Droppelman, 1971 (deutsche Version: Bullinger, Heinisch, Ludwig & Geier, 1990) oder dem Positive and Negative Affect Schedule, PANAS; Watson, Clark & Tellegen, 1988; deutsche Version: Krohne, Egloff, Kohlmann & Tausch, 1996)]. Obgleich hier die starke Überlappung mit dem Konstrukt Depressivität nicht zutrifft, ist doch all diesen Instrumenten gemeinsam, dass sie die Angst nur aus subjektiver Sicht der Person erfassen. Obwohl diese Ebene sicher die aussagekräftigste und valideste Messebene darstellt (Krohne, 2010), manifestiert sich Angst ebenso auf anderen Reaktionsebenen, die im Folgenden kurz dargestellt werden sollen.

Tabelle 1. *Verschiedene Erfassungsebenen der Angst* (adaptiert nach Krohne, 2010)

Messebene	Variable (Beispiel)
Subjektive Ebene (Selbstbericht)	State-Trait Angstinventar (STAI), Taylor Manifest Anxiety Scale (MAS), Neurotizismus-Subskala des NEO-FFI, Profile of Mood Scale (POMS), Positive and Negative Affect Schedule (PANAS)
Verhaltensmäßig-expressive Ebene (beobachtbares Verhalten)	Mimik, Gestik, Vokalisation, motorische Reaktionen (zittern, Unruhe), reaktionszeitbasierte Verfahren (z.B. impliziter Assoziationstest)
Physiologische Ebene	Zentralnervöse Parameter (z.B. Ruheaktivität im EEG), Blutdruck, Herzrate, Muskelanspannung, Hautleitfähigkeit, Hoffman-Reflex, Schreckreflex

Angst äußert sich im objektiv erfassbaren Verhalten von Individuen. Die behavioral-expressive Ebene beinhaltet beispielsweise die Erfassung von Mimik (z.B. Zusammenziehen der Augenbrauen, Öffnen des Mundes), Gestik (z.B. nervöse Handbewegungen, Körperstellung), Vokalisation (z.B. Versprecher, Stottern) oder weiteren motorischen Reaktionen (z.B. zittern, motorische Unruhe) mittels Verhaltensbeobachtung oder bestimmter Sensoren (z.B. Bewegungssensoren). In neuerer Zeit versucht die Forschung darüber hinaus durch Reaktionszeitexperimente Angst und Ängstlichkeit zu erfassen (z.B. Egloff & Schmukle, 2002). Diese reaktionszeitbasierten Verfahren sind frei von subjektiven Verzerrungen und ermöglichen eher eine implizite (d.h. verbal nicht beschreibbare) Erfassung der Angst. Da eine Messung auf Verhaltensebene relativ zeitintensiv und messmethodisch herausfordernd sein kann (kann das Verhalten wirklich objektiv mit der nötigen Zuverlässigkeit erfasst werden?), ist diese Art der Angsterfassung in der Literatur zum Zusammenhang von Sport und Angst beim Menschen bislang kaum anzutreffen.

Schließlich besteht auch die Möglichkeit physiologische Angstindikatoren zu untersuchen. Hierzu werden beispielsweise Parameter des autonomen Nervensystems (z.B. Herzrate, Blutdruck, Hautleitfähigkeit), des Zentralnervensystems (z.B. bestimmte Kennwerte des Elektroencephalogramms) oder des endokrinen Systems (z.B. das Hormon Cortisol) abgeleitet. Im Zustand der Angst kommt es gewöhnlich zu einer Aktivitätssteigerung in vielen dieser physiologischen Indikatoren. Die Auswahl der physiologischen Variable bedarf jedoch genauerer Überlegungen, da einzelne Parameter nicht nur sensitiv für den Angstzustand einer Person sind, sondern auch auf andere emotionale Zustände, wie beispielsweise Freude, Überraschung oder Ärger ansprechen (zum Problem der emotionsspezifischen physiologischen Aktivität siehe Levenson, 2003; Stemmler, 2000). Bei Ableitung einzelner physiologischer Variablen lassen sich somit eher Intensitätsaspekte abbilden, die für Emotionen, Anstrengung oder generelle Aktiviertheit gleichermaßen eine Indikatorfunktion besitzen. Wichtig ist noch der Hinweis, dass sowohl mit den behavioral-expressiven als auch mit den physiologischen Indikatoren der Angst primär Zustände erfasst werden können und keine Dispositionen (z.B. Ängstlichkeit).

2 Sportliche Aktivität und Angst: Forschungsstrategien und exemplarische Befunde

Beeinflusst Sport tatsächlich unser Angsterleben? Die Beantwortung dieser Frage hängt ganz wesentlich auch von der verwendeten Untersuchungsmethode ab. Die Studien unterscheiden sich hierbei teilweise beträchtlich voneinander. Daher soll an dieser Stelle ein kurzer Überblick über die Forschungsstrategien gegeben und einige exemplarische Befunde rezitiert werden.

2.1 Epidemiologische Untersuchungsansätze

Zunächst einmal können breit angelegte Umfragestudien einen ersten Eindruck der Befundlage vermitteln. Beispielsweise kam eine repräsentative Umfrage unter etwa 7 000 Bundesbürgern zwischen 18 und 79 Jahren (Schmitz, Kruse & Kugler, 2004) zu dem Ergebnis, dass die überwiegende Anzahl von Personen mit einer Angststörung – verglichen mit gesunden Probanden ohne klinischen Befund – sportlich inaktiv war (63%). Weiterhin konnten De Moor, Beem, Stubbe, Boomsma und de Geus (2006) anhand einer Studie an 19 288 Zwillingspaaren zeigen, dass Probanden, die berichteten sportlich aktiv gewesen zu sein (erfasst über einen MET-Wert von ≥ 4), niedrigere Ängstlichkeits- und Neurotizismuswerte aufwiesen als Nichtsportler. Die Größe dieser Effekte war allerdings gering, jedoch unabhängig vom Alter und Geschlecht.

Obgleich epidemiologische Studien einen ersten Hinweis darauf geben, dass sportliche Aktivität und Angst in negativer Weise miteinander verbunden sind, so haben sie dennoch entscheidende Nachteile. Zum einen dürfte die Erfassung der sportlichen Aktivität mittels Selbstbericht Fehlern und Verzerrungen unterworfen sein (z.B. Bussmann, Ebner-Priemer & Fahrenberg, 2009) und zum anderen erlauben sie keine Schlussfolgerung bezüglich der Kausalität der Effekte. So könnten geringere Angstwerte bei sporttreibenden Personen auf eine Reihe anderer Faktoren zurückzuführen sein (z.B. Persönlichkeitsunterschiede, genetische Unterschiede, unterschiedliche Einstellungen oder eine generell bessere Gesundheit).

2.2 Experimentelle Ansätze

Den Königsweg zur Aufdeckung kausaler Effekte stellt zweifellos das kontrollierte Experiment dar. Hierbei werden die Probanden zufällig auf eine oder mehrere Trainingsbedingungen und eine Kontrollbedingung aufgeteilt. Auf diese Weise kann sichergestellt werden (ausreichende Stichprobengröße vorausgesetzt), dass weitere mögliche Einflussgrößen auf die abhängige Variable der Angst die Ergebnisse nicht systematisch verzerren.

Beispielsweise rekrutierten Wipfli, Landers, Nagoshi und Ringenbach (2011) für ihre Studie 72 inaktive Probanden und teilten sie zufällig auf zwei Bedingungen auf. In der einen Bedingung absolvierten sie dreimal in der Woche für je 30 Minuten ein moderat-intensives Fahrradergometertraining (mit 70% der maximalen Herzrate). In der Kontrollbedingung führten die Probanden in der gleichen Zeit Dehn- und Yogaübungen durch. Beide Programme erstreckten sich über 7 Wochen, und die Zustandsangst wurde vor und nach dem Programm erfasst. Die Angst nahm in beiden Gruppen signifikant ab. Dieser Effekt war in der Fahrradergometer-Bedingung zwar etwas stärker ausgeprägt als in der ruhigeren Dehnungs-Bedingung, dieser Unterschied war jedoch nicht signifikant. Da in dieser Untersuchung eine Gruppe ohne Behandlung fehlte (z.B. Wartekontrollgruppe), ist nicht auszuschließen, dass die bloße Beschäftigung der Probanden die Effekte vermittelt haben könnte.

Einen alternativen Zugang zur Testung kausaler Effekte stellt das Messwiederholungsdesign dar. Hierbei bildet jede Person ihre eigene Kontrollperson und durchläuft somit verschiedene Experimental- und Kontrollbedingungen hintereinander. Hierbei sollte die Reihenfolge der verschiedenen Bedingungen randomisiert werden, um Reihenfolgeeffekte (Trainingseffekte, Sensitivierung aufgrund wiederholter Fragebogenbearbeitung, zunehmende Vertrautheit mit der Prozedur etc.) ausschließen zu können. Eine solche Studie ist beispielsweise von McAuley, Mihalko und Bane (1996) vorgelegt worden. Die Autoren untersuchten 34 Studenten in unterschiedlichen Bedingungen. Die erste Bedingung beinhaltete ein aerobes Training im Labor (Laufband) mit relativ hoher Intensität (70% der maximalen Sauerstoffaufnahme; VO_2 peak) und einer Dauer von 25 Minuten. In einer natürlichen Bedingung absolvierten die Probanden eine von ihnen präferierte Sportart (z.B. Joggen, Stepping) mit einer ähnlichen Zeitdauer. Schließlich wurde eine 40-minütige Ruhebedingung implementiert. Vor, während und 15 Minuten nach jeder Intervention wurde die Zustandsangst erfasst. Es zeigte sich, dass in der Ruhebedingung keine signifikante Veränderung in der Angst zu beobachten war. Hingegen zeigten die beiden Sportbedingungen signifikante angstreduzierende Effekte. Diese Studie ist besonders interessant, weil neben prä-/post-Vergleichen auch die Angst während der Sportausübung erfasst wurde. In der Labor- und natürlichen Bedingung begleitete hierzu ein Forschungsassistent die Versuchsteilnehmer und erfragte deren Angsteinschätzung. Während der sportlichen Betätigung in der Laborbedingung kam es zunächst zu einem Angstanstieg, der jedoch nach dem Training von einem signifikanten Angstabfall abgelöst wurde. In der natürlichen Bedingung zeigte sich während der sportlichen Aktivität hingegen keine signifikante Veränderung. Einen Angstanstieg zu Beginn eines moderaten oder intensiveren Fahrradergometertrainings konnten auch Raglin und Wilson (1996) beobachten. Dieser Effekt war aber nur bei jenen Probanden zu beobachten, die zu Beginn relativ niedrige Angstwerte aufwiesen.

2.3 Klinische Kontexte

Im vorherigen Abschnitt wurden Studien vorgestellt, die Effekte von sportlichem Training auf Angst bei nicht-klinischen Stichproben untersuchten. Interessant ist nun die Frage, ob Angststörungen in einem ähnlichen Zusammenhang mit sportlicher Aktivität stehen. Im Rahmen einer Fallkontrollstudie, die in eine längsschnittlich angelegte Kohortenstudie eingebettet war, untersuchten Pasco et al. (2011), ob ältere Personen (60 Jahre oder älter), die an einer psychischen Erkrankung litten, in der Vergangenheit weniger körperlich aktiv waren. In dieser Studie wurden alle körperlichen Aktivitäten eingeschlossen, die im Alltag der Probanden ausgeführt wurden (einschließlich Haushaltsaktivitäten und sportliche Betätigung). Somit unterscheidet sich diese Studie von der Mehrzahl derer, die ausschließlich sportliche (aeroben) Tätigkeiten untersuchten. Es stellte sich heraus, dass körperliche Aktivität ein protektiver Faktor für die Ausbildung einer psychischen Störung war. Die Effekte waren durchaus substanziell: Ein Anstieg der körperlichen Aktivität um eine Standardabweichung halbierte das Risiko für eine psychische affektive Störung in den nächsten 4 Jahren. Die Autoren kontrollierten hierbei den Einfluss verschiedener konfundierender Variablen (chronische Erkrankungen, eingeschränkte Mobilität, Body-Mass-Index, sozioökomomischer Status, Familienstand, Rauchen).

Einen experimentellen Ansatz verfolgten auch Broocks et al. (1998). In ihrer Studie teilten sie 46 Patienten mit Panikstörung zufällig auf ein progressives Lauftraining, eine Medikamentenbedingung (Clomipramin; ein Medikament, das der Wirkgruppe der trizyklischen Antidepressiva zugerechnet wird und die Wiederaufnahme von Serotonin und Noradrenalin hemmt und somit anxiolytisch wirkt) sowie eine Placebobedingung (wirkungsloses Medikament) auf. Die Intervention dauerte 10 Wochen. Obgleich in der Sportgruppe die höchste Dropout-Rate zu verzeichnen war (31%), zeigten sich hier ähnlich starke angstreduzierende Effekte wie in der Clomipramin-Bedingung, was als ein starker Hinweis für die Effektivität sportlicher Aktivität als Behandlungsansatz zur Angstreduktion gewertet werden kann.

In Kürze. Epidemiologische und experimentelle Arbeiten konvergieren dahingehend, dass sportliche Aktivität mit verminderter Angst assoziiert ist. Experimentelle Evidenzen lassen vermuten, dass es sich hierbei tatsächlich um einen kausalen Effekt handeln könnte. Während der Ausübung sportlicher Aktivität kann es jedoch zu einer vorübergehenden Angsterhöhung kommen, die möglicherweise durch kognitive Faktoren (Bewertungsprozesse, Ziele, Selbstwirksamkeit etc.) vermittelt wird. Studien mit klinischen Stichproben (Angstpatienten) berichten ebenfalls von angstreduzierenden Effekten sportlicher Aktivität.

2.4 Die Effekte akuter und regelmäßiger sportlicher Aktivität

Neben der Frage der unterschiedlichen Forschungsdesigns müssen die Effekte eines akuten (d.h. einmaligen) Trainings von denen eines regelmäßigen (d.h. langfristigen) Trainings unterschieden werden. Diese Unterscheidung ist aus folgenden Gründen wichtig: Zum einen impliziert die Wahl der Interventionsdauer auch die Entscheidung darüber, ob Effekte auf die Zustandsangst, Eigenschaftsangst oder klinische Angst untersucht werden sollen; zum anderen lassen sich durch eine detailliertere Analyse der Interventionsdauer Empfehlungen für die Mindestdauer sportlicher Interventionsprogramme ableiten. Sollen also Effekte von sportlicher Aktivität auf veränderungssensitive Affekte (z.B. die Zustandsangst) untersucht werden, so ist es durchaus sinnvoll, relativ kurzdauernde Sporteinheiten zu implementieren. Wird jedoch das Ziel verfolgt, relativ stabile und überdauernde psychologische Variablen durch sportliche Aktivität zu verändern (z.B. die Eigenschaftsangst), dann sollte das Versuchsdesign auch längerfristig angelegt sein, wie beispielsweise ein sportliches Training über mehrere Wochen.

In der Literatur finden sich sowohl Studien, die die Auswirkungen akuter Sporteinheiten auf die Angst untersuchten (z.B. Cox, Thomas, Hinton & Donahue, 2004; Hale, Koch & Raglin, 2002; Knapen et al., 2009; McAuley et al., 1996), als auch solche, die langfristige Trainingseinheiten über mehrere Wochen und Monate hinweg analysierten (z.B. Broocks et al., 1998; Fremont & Craighead, 1987; Steptoe, Edwards, Moses & Mathews, 1989). Summarisch lassen die Befunde folgende Schlussfolgerungen zu:

1. Ein einmaliges sportliches Training von etwa 20-30 Minuten Dauer scheint mit einer Reduktion der Zustandsangst verbunden zu sein und dieser Effekt scheint auch 1-1.5 Stunden nach dem Training noch nachweisbar zu sein (z.B. Cox et al., 2004; Raglin & Wilson, 1996).
2. Längerfristige Trainingsprogramme (typischerweise 3-4 Trainingseinheiten pro Woche über einen Zeitraum von 7-10 Wochen) scheinen sich sowohl auf die Zustandsangst, als auch auf die Eigenschaftsangst positiv auszuwirken (z.B. Steptoe et al., 1989).

In Kürze. Es scheint sich zu bestätigen, dass sowohl akute als auch längerfristig ausgeübte sportliche Aktivität mit angstreduzierenden Effekten verbunden ist. Die Effekte akuter Trainingseinheiten scheinen auch längere Zeit anzuhalten (bis etwa 1.5 Stunden nach Trainingsende), und bei regelmäßig – über längere Zeiträume durchgeführten Trainingsprogrammen – scheint sich die angstreduzierende Wirkung zu verstetigen und auch die dispositionelle Ängstlichkeit zu umfassen.

3 Metaanalysen zum Zusammenhang von sportlicher Aktivität und Angst

Mittlerweile liegen eine Vielzahl von Studien zum Zusammenhang von sportlicher Aktivität und Angst vor, wovon nur ein paar exemplarische Arbeiten in den vorangegangenen Abschnitten hervorgehoben wurden. Um die vielen Befunde diverser Arbeiten der vergangenen Jahrzehnte zu integrieren, bieten sich sogenannte Metaanalysen an, die eine robuste Schätzung der Stärke der Zusammenhänge durch eine aggregierte statistische Auswertung erlauben. Die hierbei erhaltenen Effektstärken kennzeichnen standardisierte Effekte, die im Sinne eines Gruppenunterschieds in Standardabweichungen interpretiert werden können. In Anlehnung an Cohen (1988) lassen sich Effekte folgendermaßen interpretieren: Ein Wertebereich von 0.20-0.50 kennzeichnet einen kleinen Effekt, Werte zwischen 0.50 und 0.80 kennzeichnen einen mittleren Effekt und Werte ≥ 0.80 einen großen Effekt.

Es liegen mehrere publizierte Metaanalysen zum Zusammenhang von sportlicher Aktivität und Angst vor (z.B. Conn, 2010; Herring, O'Connor & Dishman, 2010; Larun, Nordheim, Ekeland, Hagen & Heian, 2006; Long & van Stavel, 1995; Petruzzello et al., 1991; Schlicht, 1994; Wipfli, Rethorst & Landers, 2008). Die Datengrundlage dieser Metaanalysen variiert zwischen 16 und 104 eingeschlossenen Primärstudien mit 1 191 bis maximal 3 566 Probanden. Die Effektstärken und umliegenden Konfidenzintervalle der Metaanalysen sind summarisch in Abbildung 1 veranschaulicht. Es handelt sich hierbei vorwiegend um Effektgrößen, die für die Untersuchung von Stichprobenunterschieden in besonderer Weise geeignet sind (Hedges' g; Conn, 2010; Herring et al., 2010; Petruzzello et al., 1991; Wipfli et al., 2008). Vereinzelt werden jedoch auch gewichtete Korrelationen herangezogen (Schlicht, 1994). Es sollte noch erwähnt werden, dass einige Autoren die Effektgrößen in Richtung einer Angstabnahme mit negativem Vorzeichen versehen, während andere Autoren bei Bestätigung der Hypothese einer Angstabnahme die Effektgrößen mit positivem Vorzeichen angeben. Um eine Vergleichbarkeit zu gewährleisten, werden in diesem Kapitel alle Effektgrößen, die eine Angstabnahme bei sportlicher Aktivität indizieren mit negativem Vorzeichen versehen.

Von den sieben Überblicksarbeiten berichten alle bis auf zwei Arbeiten (Larun et al., 2006; Schlicht, 1994) einen signifikanten Effekt der sportlichen Aktivität auf die Angst, wobei die Metaanalyse von Larun et al. (2006) einen tendenziell signifikanten Effekt ausweist. Die Größe der Effekte muss jedoch als relativ klein eingestuft werden. Der Median der Effektgrößen über alle sieben Studien liegt bei -0.29. Es fällt auf, dass mit zunehmender Anzahl der aufgenommenen Studien die Konfidenzintervalle der Effektgrößen kleiner werden und entsprechend die Schätzungen genauer ausfallen.

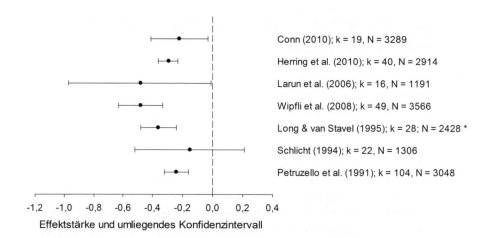

Abbildung1. *Effektstärken der Metaanalysen zum Zusammenhang von sportlicher Aktivität und Angst* (k entspricht der Anzahl der Studien und N der zugrunde liegenden Stichprobengröße; * aufgrund unvollständiger Angaben sind hier nur die Ergebnisse von Studien mit Gruppenvergleichen wiedergegeben [between-subjects designs], der mittlere Effekt für Prä-Post-Designs wird mit -0.45 angegeben [k = 15; N = 889])

Bei der Interpretation der Effekte sollte beachtet werden, dass die in Abbildung 1 aufgelisteten Metaanalysen durchaus unterschiedliche Zielsetzungen verfolgen. So analysierten Larun et al. nur Studien mit Kindern und Jugendlichen zwischen 11 und 19 Jahren, wohingegen die anderen Studien Erwachsene (Personen ab 18 Jahren) untersuchten. Darüber hinaus nahmen Conn (2010) sowie Wipfli et al. (2008) nur jene Studien auf, die eine randomisierte Zuweisung zu einer oder mehreren Experimental- und Kontrollbedingungen realisiert hatten, wobei Conn (2010) darüber hinaus ausschließlich Studien mit gesunden Probanden (keine Angstpatienten) auswertete. Conn konnte eine Effektgröße von -0.22 sichern und Wipfli und Kollegen von -0.48. Auch Herring et al. (2010) nahm nur Studien mit randomisierter Bedingungszuweisung auf, wobei sich die Stichproben dieser Arbeiten jedoch aus chronisch erkrankten Patienten zusammensetzten. Weiterhin gingen hier nur Studien ein, deren Interventionen sich über mindestens 3 oder mehr Wochen erstreckten. Die Effektgröße lag hier mit -0.29 zwischen denen von Conn (2010) und Wipfli et al. (2008). Zusammenfassend muss die methodische Qualität, der in diesen drei Metaanalysen aggregierten randomisierten Kontrollgruppenstudien, als relativ hoch beurteilt werden.

Long und van Stavel (1995) untersuchten ausschließlich die Effekte von länger andauernder sportlicher Aktivität (mindestens 20 Minuten Dauer, 2-3 Mal pro Woche über einen Zeitraum von mindestens 6 Wochen). Hierbei analysierten sie zwei Arten von Studien: Solche mit einer Aufteilung der Probanden auf verschiedene Bedingungen (ermöglicht die Vergleiche zwischen verschiedenen Personengruppen, k = 28 Studien; siehe Abbildung 1) und solche mit der wiederholten Darbietung unterschiedlicher Interventionen innerhalb desselben Probandenkollektivs (sogenannte Prä-Post Designs, k = 15 Studien). In Abbildung 1 sind aufgrund fehlender Angaben der Autoren nur erstere enthalten. Die Effekte waren in Studien mit Messwiederholungsdesigns größer (-0.45) als in Studien mit Aufteilung der Probanden auf verschiedene Bedingungen (-0.36). Dieser Unterschied ist erwartungskonform, da bei Vergleichen zwischen unterschiedlichen Gruppen zusätzliche Varianz zwischen den Personen die wahren Effekte überdecken kann.

Eine der frühesten und bis dato umfassendsten Metaanalysen (i.S.v. Anzahl aufgenommener Studien) stammt von Petruzzello et al. (1991). Die Autoren konnten 104 Studien mit insgesamt 3 048 Probanden identifizieren, die Zusammenhänge von sportlicher Aktivität und Angst untersucht hatten. Sie fanden einen signifikanten angstreduzierenden Effekt von moderater Höhe (-0.24), der insbesondere für aerobes, im Gegensatz zu nicht-aerobem Training galt. Im Gegensatz zu den anderen Metaanalysen gingen Petruzzello et al. (1991) auch auf physiologische Angstindikatoren ein. Hier zeigte sich, dass die Effekte von sportlicher Aktivität sogar noch stärker waren (-0.56) als bei den Analysen subjektiv berichteter Angst. Somit konvergieren die Befunde dahingehend, dass verschiedene Indikatoren der Angst durch sportliche Aktivität vermindert werden können.

In Kürze. Metaanalysen erbrachten zum großen Teil reliable angstreduzierende Effekte von sportlicher Aktivität. Der Median der Effektgrößen liegt bei -0.29, was als moderat einzustufen ist. Die Effekte sind nicht nur auf den Selbstbericht beschränkt, sondern sind auch auf der physiologischen Messebene nachweisbar.

3.1 Moderatoranalysen

Obgleich die Befunde der Metaanalysen insgesamt relativ konsistent erscheinen und darüber hinaus keine Hinweise für Alters- oder Geschlechtseffekte gefunden werden konnten, ist die Suche nach weiteren moderierenden Faktoren notwendig und interessant. So wäre es für Interventionsprogramme wichtig zu erfahren, unter welchen Bedingungen oder bei welchen Personen die stärksten Effekte zu erwarten sind. Auch für die Planung zukünftiger empirischer Studien ist eine genauere Kenntnis dieser Faktoren sehr wichtig.

Tatsächlich konnten in den Metaanalysen verschiedene Moderatoren identifiziert werden. So wurde unter anderem untersucht, ob die Eigenschafts- oder die Zustandsangst stärker von sportlicher Aktivität beeinflusst wird. Eine abschließende Beantwortung dieser Frage wird nicht zuletzt durch die Heterogenität der Befunde erschwert. Während zum einen festgestellt wurde, dass die Effekte auf die Eigenschaftsangst stärker ausfielen als auf die Zustandsangst (Herring et al., 2010; Petruzzello et al., 1991), konnten Long und van Stavel (1995) keinen substanziellen Unterschied beobachten. Hier fällt jedoch ein entscheidendes methodisches Problem auf: Die Effekte werden wesentlich vom jeweiligen Studiendesign abhängen. Wie bereits in Abschnitt 2.4 herausgestellt wurde, sollten sich kurzdauernde (akute) Trainingseinheiten vorwiegend auf die Zustandsangst auswirken (z.B. Petruzzello et al., 1991), während bei längerdauernden Interventionen Effekte sowohl auf die Zustands- wie auf die Eigenschaftsangst wahrscheinlicher werden. Petruzzello und seine Kollegen fanden beispielsweise, dass Effekte auf die Eigenschaftsangst erst nach etwa 7-wöchigem Training auftraten. Eine solche Wirkungsweise ist sehr plausibel, da dispositionelle Variablen deutlich weniger änderungssensitiv sind und sich eher langfristig modifizieren lassen (siehe hierzu auch die Befunde von Steptoe et al., 1989). Interessant ist auch die Frage, ob die Effekte für Angstpatienten von denen nichtklinischer Stichproben differieren. Hier zeigt sich der Befund, dass die angstreduzierende Wirkung sportlicher Aktivität in klinischen Stichproben stärker ausgeprägt ist als in der Normalbevölkerung (Conn, 2010). Dieses Ergebnis ist sicher auch auf methodische Aspekte zurückzuführen. Da in Patientenkollektiven deutlich höhere Angstwerte anzutreffen sind, ist die Wahrscheinlichkeit eines angstreduzierenden Effekts aufgrund sportlichen Trainings hier größer. In der gesunden Bevölkerung finden sich hingegen sehr häufig niedrige Angstwerte, die sich durch eine Intervention kaum weiter reduzieren lassen (Bodeneffekt!).

Von besonderer Relevanz ist auch die Frage nach der zeitlichen Erstreckung und Intensität des sportlichen Trainings. Im Einzelnen ist man der Frage nachgegangen, inwieweit die Intensität sportlicher Aktivität (wie beanspruchend ist das Training?), die Dauer der Trainingseinheiten (wie viele Minuten dauert das Training?) und der gesamten Intervention (wie viele Wochen dauert die Intervention?) einen Einfluss auf die Effekte ausüben. Bezüglich der Intensität unterscheidet man gewöhnlich sportliche Aktivität von geringer (maximale Herzrate [HR] 50-63%; VO_2 peak 20-39%), moderater (max. HR 64-76%; VO_2 peak 40-59%) und hoher Intensität (max. HR 77-93%; VO_2 peak 60-84%; für eine weiterführende Einteilung siehe auch Smits, Berry, Powers et al., 2008). Dosiseffekte werden in nahezu allen Metaanalysen beschrieben. Generell zeigt sich, dass sportliche Aktivität eine höhere Intensität haben sollte (moderat bis hoch), um angstreduzierende Effekte wahrscheinlicher werden zu lassen. Ein Training von geringer Intensität ist hingegen übereinstimmend als nahezu wirkungslos beschrieben worden. Zudem konnte gesichert werden, dass stärkere Effekte dann resultieren, wenn die sportliche Aktivität über einen längeren Zeitraum aufrechterhalten wird. Petruzzello et al. (1991) beispielsweise berichten von stärkeren Effekten ab einer Dauer von neun Wochen. Allerdings konnten nicht alle Metaanalysen diesen Befund bestätigen. Bei Interventionen mit chronisch kranken Patienten scheint sogar eine kürzere Interventionsdauer positiver zu wirken, möglicherweise aufgrund der damit einhergehenden besseren und kontinuierlicheren Mitarbeit seitens der Patienten (Herring et al., 2010). Schließlich konvergieren die Befunde dahingehend, dass die jeweilige Dauer einer Trainingseinheit mit mindestens 20-30 Minuten anberaumt werden sollte, um eine Angstreduktion zu bewirken.

Obgleich diese Befunde scheinbar nahelegen, dass ein zunehmendes Maß an sportlicher Aktivität in linearer Weise mit einer Angstreduktion verbunden ist, ist ein sehr intensives Training möglicherweise sogar kontraproduktiv. Die von Ekkekakis und Acevedo (2006) publizierte Dual-Mode-Theorie postuliert beispielsweise für Aktivitäten, die unterhalb der aerob-anaeroben Schwelle liegen, relativ konsistente positive Veränderungen im Affekt, wobei sowohl neurophysiologische als auch kognitive Faktoren (Bewertungen, Selbstwirksamkeit etc.) eine bedeutsame Rolle spielen. Für Aktivitäten nahe an der aerob-anaeroben Schwelle wird hingegen eine relativ starke Variabilität angenommen, wobei sowohl positive als auch negative affektive Veränderungen – je nach kognitiver Verarbeitung – dominieren können. Schließlich sollen bei sehr intensiven sportlichen Aktivitäten jenseits der aerob-anaeroben Schwelle negative Affekte aufgrund starker interozeptiver Informationen wahrscheinlicher werden. Diese Informationen könnten – ähnlich wie stark emotionale oder intensive sensorische Reize – über subkortikale Bahnen die Amygdala auf direktem Wege stimulieren und somit negative Befindenseffekte erklären.

Tatsächlich finden sich auch in der Metaanalyse von Wipfli et al. (2008) Hinweise für negative Effekte intensiver sportlicher Aktivität auf die Angst. Die Autoren berichten von einem – allerdings nicht signifikanten! – quadratischen Zusammenhang beider Variablen im Sinne einer U-Funktion. Entsprechend sollte ein Training von mittlerer Intensität positive Effekte auf die Angst haben, während vergleichsweise geringe Intensität oder sehr hohe Intensitäten weitgehend wirkungslos wären. Hier werden jedoch weitere Studien mit einem möglichst breit angelegten Intensitätsbereich benötigt, um den von Wipfli et al. (2008) dokumentierten quadratischen Zusammenhang absichern zu können.

Von großer praktischer Relevanz für die Konzeption von Programmen zur Angstreduktion scheint auch die Art des sportlichen Trainings zu sein. Generell ist aerobes Training mit stärkeren Effekten verbunden als etwa Krafttraining (z.B. Petruzzello et al., 1991). Weiterhin berichtet Conn (2010) von stärkeren Effekten, wenn das Training unter Aufsicht oder in einem institutionalisierten Setting (z.B. Fitnessstudio) durchgeführt wird verglichen mit einem selbstorganisierten Training. Hier dürften sicherlich motivationale Effekte oder das Ausmaß der Selbstverpflichtung seitens der sportausübenden Personen wichtige Parameter sein. Conn (2010) konnte darüber hinaus beobachten, dass Programme, die ausschließlich auf die sportliche Aktivität fokussieren, bessere Effekte aufweisen als Programme, die die Veränderung mehrerer Gesundheitsverhaltensweisen zum Ziel hatten. Aus diesen Befunden wird deutlich, dass reine Sportprogramme unter Supervision die besten Erfolgsaussichten für eine angestrebte Angstreduktion haben sollten.

Schließlich fällt nach Studium der Metaanalysen auf, dass die Effekte am stärksten ausgeprägt sind, wenn die Experimentalgruppe mit einer Warte- oder No-Intervention-Kontrollgruppe kontrastiert wird (z.B. Petruzzello et al., 1991). Die Effekte scheinen sich aber deutlich zu verringern, wenn sportliche Aktivität alternativen Interventionen gegenübergestellt wird (siehe bei Wipfli et al., 2011 in Abschnitt 2.2). Das ist zu erwarten, spiegelt der Vergleich mit anderen Behandlungen doch einen viel stringenteren Test der Wirksamkeit wider. Alternative Behandlungsprogramme umfassen beispielsweise die kognitive Verhaltenstherapie, die medikamentöse Therapie oder diverse Entspannungsverfahren. Wenn ein Sportprogramm vorgibt, angstreduzierende Effekte vorzuweisen, dann sollte dessen Wirksamkeit mit der anderer etablierter Interventionen vergleichbar sein. In der Tat finden einige Metaanalysen keine substanziellen Unterschiede in der Wirksamkeit von sportlicher Aktivität und anderen alternativen Behandlungsangeboten (z.B. Petruzzello et al., 1991). Insbesondere Wipfli et al. (2008) haben systematische Vergleiche mit etablierten alternativen Interventionen zur Angstreduktion durchgeführt. Die Befunde sind im Überblick in Tabelle 2 veranschaulicht. Die angeführten Effektgrößen sind Schätzer für einen direkten Vergleich mit der sportlichen Aktivität (d.h., positive Effektgrößen sprechen für einen schlechteren Effekt sportlicher Aktivität gegenüber einem alternativen Interventionskonzept, während negative Effektgrößen einen besseren Effekt indizieren).

In der Gesamtschau zeigt sich, dass sportliche Aktivität mit einer signifikant stärkeren Angstreduktion verbunden ist, als nahezu alle anderen alternativen Behandlungskonzepte. Interessant ist dabei, dass sportliche Aktivität gleich effektiv in der Reduktion von Angst zu sein scheint wie kognitive Verhaltenstherapie. Lediglich die medikamentöse Therapie scheint etwas besser zu wirken. Wipfli und Kollegen sprechen aufgrund dieser überzeugenden Befunde von einem „first grade evidence" (also einer besonders sicheren Evidenz) für eine Angstreduktion im Rahmen sportlicher Interventionsprogramme. Es gilt hier allerdings zu beachten, dass die Anzahl der Studien mit systematischen Vergleichen verschiedener Interventionen noch vergleichsweise gering ist und die Befunde daher noch als vorläufig deklariert werden müssen. Allerdings zeichnet sich bereits ab, dass Sport eine sehr wirksame Therapie von Angstzuständen und Angststörungen sein könnte.

Tabelle 2. *Effektgrößen verschiedener Angstbehandlungen verglichen mit sportlicher Aktivität* (adaptiert nach Wipfli et al., 2008)

Treatment	k	Effektgröße
Kognitive/Verhaltenstherapie	2	0.00
Gruppentherapie	3	-0.09
körperliche Übungen mit geringer Belastung (z.B. Yoga, Dehnübungen)	6	-0.15
Entspannung/Meditation	9	-0.23
Stressbewältigungstraining	5	-0.45
Medikamentöse Therapie	2	0.11
Musiktherapie	1	-0.05
Gesamt	28	-0.19*

t-Test für eine Stichprobe, $p < .05$; k = Anzahl der Studien

In Kürze. Moderator-Analysen lassen vermuten, dass akute Sporteinheiten primär die Zustandsangst reduzieren können. Bei mehrwöchigen Trainingsprogrammen können auch Effekte auf die Eigenschaftsangst beobachtet werden. Stärkere Effekte lassen sich bei Probanden erzielen, die über höhere Angstwerte verfügen (z.B. Angstpatienten). Dauer, Art und Intensität des Trainings haben ebenfalls einen moderierenden Einfluss. Sportprogramme sollten mindestens 20-30 Minuten je Einheit betragen, aerobe Trainingseinheiten umfassen und von moderater bis hoher Intensität sein. Zu intensives Training kann hingegen den angstreduzierenden Effekt unterminieren. Die Ausübung in einem institutionalisierten Setting unter Supervision ist mit günstigeren Effekten assoziiert. Sport ist ähnlich effektiv in der Reduktion von Angst zu sein wie die kognitive Verhaltenstherapie und nur geringfügig schlechter als die medikamentöse Behandlung, wenngleich vergleichende Studien bislang rar sind.

4 Wirkmechanismen und vermittelnde Prozesse

Nachdem die Frage des Zusammenhangs von sportlicher Aktivität und Angst nun weitgehend beantwortet wurde, schließt sich unmittelbar die Frage nach den Wirkmechanismen sportlicher Aktivität an. Wie sind also die angstvermindernden Effekte zu erklären? Bereits seit längerem wird in der Literatur kontrovers über diese Frage diskutiert (z.B. Petruzzello et al., 1991; Salmon, 2001; Smits, Berry, Powers et al., 2008). Es kann nicht Aufgabe dieses Kapitels sein, sämtliche Erklärungsmodelle zur anxiolytischen Wirkungsweise sportlicher Aktivität detailliert zu beschreiben. Stattdessen sollen nur die prominentesten aktuellen Theorien und Modelle an dieser Stelle angesprochen werden. Für einen umfassenderen Überblick sei der interessierte Leser auf Petruzzello et al. (1991) oder Salmon (2001) verwiesen.

Grundsätzlich lassen sich *psychologische* und *physiologische* Erklärungsmodelle unterscheiden. Physiologische Modelle gehen davon aus, dass sportliche Aktivität physiologische Veränderungen nach sich zieht, die wiederum psychologische Konsequenzen haben. Diese Theorien wenden sich zunehmend dem Gehirn bzw. dessen neurochemischen Prozessen zu. Beispielsweise ist gezeigt worden, dass sportliche Aktivität die an der Oberfläche des Kopfes abgeleitete Gehirnaktivität (gemessen über ein Elektroencephalogramm, EEG) verändert. Demnach scheinen insbesondere die langsamen Frequenzen im EEG (die sogenannten Alpha-, Theta- und Delta-Aktivitäten) durch sportliches Training erhöht zu werden (z.B. Petruzzello, Ekkekakis & Hall, 2006). Diese langsamen Frequenzen treten bevorzugt im Ruhezustand und bei tiefer Entspannung auf, was darauf hindeuten könnte, dass sportliche Aktivität zentralnervös dämpfend bzw. beruhigend wirkt. Weiterhin hat man die sogenannte Hemisphärenasymmetrie in Bezug auf sportliche Aktivität untersucht. Die Forschung zur Hemisphärenasymmetrie analysiert insbesondere Unterschiede in der präfrontalen Aktiviertheit zwischen der linken und der rechten Hemisphäre. Zahlreiche Studien konnten zeigen, dass eine stärkere rechts-frontale Aktivierung (in rechten vorderen Arealen des Gehirns) mit negativen Emotionen, die mit einem Rückzug oder einer

Verhaltenshemmung einher gehen, assoziiert ist, während eine stärkere links-frontale Aktivierung mit Annäherungs- und Appetenzverhalten in Verbindung steht (für einen aktuellen Überblick: Harmon-Jones, Gable & Peterson, 2010). Bezüglich der Wirkung sportlicher Aktivität finden sich nun Hinweise dafür, dass nach intensivem aerobem Training (mit mindestens 70% der maximalen Sauerstoffaufnahme) eine stärkere links-frontale Aktivierung zu beobachten ist, die wiederum mit positiven Veränderungen im Affekt einherzugehen scheint (zusammenfassend: Petruzzello et al., 2006). Somit scheint sportliche Aktivität zu einer „gesünderen" Gehirnaktivierung zu führen, die wiederum dem Erleben positiver Affekte förderlich ist.

Neben der Untersuchung elektrophysiologischer Veränderungen im Rahmen sportlicher Aktivität hat auch die zentrale Katecholaminhypothese zu zahlreichen interessanten Befunden geführt. Leitend ist hier der Gedanke, dass sportliches Training die Aktivität verschiedener Neurotransmittersysteme beeinflusst (für einen Überblick: Meeusen, 2006). Von besonderer Relevanz scheinen hier die Neurotransmitter Noradrenalin, Dopamin und Serotonin zu sein, die auch Ziele pharmakologischer Behandlungen bei psychischen Störungen darstellen. Medikamentöse Therapien, die die Verfügbarkeit von zentralem Serotonin erhöhen (sogenannte selektive Serotonin-Wiederaufnahmehemmer), zeigen beispielsweise antidepressive und anxiolytische Wirkung (z.B. Greist & Jefferson, 2000). Ausgehend von Tierversuchen, wonach sportliches Training mit einer erhöhten serotonergen Neurotransmission verbunden sein könnte (z.B. Broocks, Schweiger & Pirke, 1991; Chaouloff, 1997), wurde die Hypothese postuliert, dass habituelles Sporttreiben zu einer adaptiven Herunter-Regulation bestimmter Serotoninrezeptoren führt (Broocks et al., 2003). Im Rahmen einer experimentellen Studie konnten Wipfli et al. (2011) nachweisen, dass ein 7-wöchiges Ausdauertraining verglichen mit einer Dehnübungsbedingung mit einer stärkeren Abnahme von Serotonin im Blut verbunden war. Dieser Befund scheint zunächst den Annahmen einer serotoninsteigernden Wirkung sportlicher Aktivität zu widersprechen. Allerdings muss hier beachtet werden, dass Serotonin im Blut nicht zwangsläufig auf das Serotonin im Gehirn rückschließen lässt. So scheinen nämlich selektive Serotonin-Wiederaufnahmehemmer ebenso mit einer reduzierten Serotoninkonzentration im Blut assoziiert zu sein (z.B. Moreno et al., 2006).

Eine interessante Sichtweise zur neurobiologischen Wirkungsweise sportlicher Aktivität vermitteln darüber hinaus Cotman und Berchtold (2002) in ihrer Überblicksarbeit. Auch sie bringen die psychologischen Effekte sportlicher Aktivität in Zusammenhang mit neurobiologischen Prozessen. So konvergieren Befunde dahingehend, dass die Plastizität des Gehirns durch sportliches Training positiv verändert werden kann. Tierstudien belegen beispielsweise eindrucksvoll, dass körperliche Aktivität den Wachstumsfaktor BDNF (Brain-Derived Neurotrophic Factor) positiv beeinflusst. BDNF scheint eine Schlüsselrolle zu spielen für die synaptische Übertragung, die neuronale Konnektivität und die generelle Plastizität des Gehirns. Die Wirkungen dieses Proteins nach körperlichem Training lassen sich übrigens nicht nur in motorisch-sensorischen Gehirnregionen beobachten, sondern besonders auch in Arealen, die mit kognitiven Funktionen in Verbindung stehen (z.B. Hippocampus, Cortex). In einer Studie an Panikpatienten konnten Ströhle et al. (2010) kürzlich nachweisen, dass die BDNF-Konzentration bei diesen Patienten tatsächlich deutlich niedriger war als bei gesunden Kontrollprobanden und dass ein sportliches Training die Konzentration dieses Proteins signifikant anheben konnte. Zusammenfassend scheinen also verschiedene Gehirnprozesse, die für Angst von besonderer Wichtigkeit sind, von sportlicher Aktivität positiv verändert zu werden. Darüber hinaus scheint sportliche Aktivität die neuronalen Strukturen und Effizienz des Gehirns positiv zu beeinflussen. Somit könnte sportliche Aktivität negative Effekte von Stressoren auf das Gehirn abfedern und der Entstehung von psychischen Störungen entgegenwirken (Salim et al., 2010). An dieser Stelle sei nochmals auf die Studie von Pasco et al. (2011) verwiesen, wonach regelmäßige körperliche Aktivität das Risiko für affektive Störungen über einen 4-Jahreszeitraum deutlich verringerte.

Andere Theorien messen den psychologischen Faktoren eine bedeutsamere Rolle zu. Beispielsweise ist postuliert worden, dass sportliche Aktivität von der Beschäftigung mit negativen Gedanken ablenkt und daher anxiolytisch wirkt (sogenannte Distraktions-Hypothese; z.B. Bahrke & Morgan, 1978; Breus & O'Connor, 1998). Neben der Distraktions-Hypothese wird außerdem postuliert, dass sportliche Aktivität die Selbstwirksamkeit und den Selbstwert erhöht (z.B. Bodin & Martinsen, 2004; Petruzzello et al., 1991). Selbstwirksamkeit und Selbstwert sind als gesundheitsprotektive Faktoren in die Literatur eingegangen. Sie sind weitgehend inkompatibel mit der Angst und könnten daher die anxiolytischen Effekte sportlicher Aktivität durchaus erklären.

In neuerer Zeit wird darüber hinaus ein weiterer kognitiver Wirkmechanismus diskutiert, der besonders bei klinisch auffälligen Ängsten eine Rolle spielen könnte: Man geht davon aus, dass Angst durch eine gesteigerte Sensitivität gegenüber physiologischen Prozessen ausgelöst wird. Tatsächlich findet man bei Panikpatienten häufig Berichte über starke physiologische Symptome (z.B. Herzrasen), die ihrerseits stark angstauslösend sind, ohne dass diese Symptome tatsächlich objektiv nachweisbar sein müssen (Margraf, Taylor, Ehlers, Roth & Agras, 1987). Scheinbar nehmen Angstpatienten auch geringe physiologische Veränderungen als sehr belastend bzw. aversiv wahr mit der Folge, dass sich dadurch die Angst verstärkt. Diese besondere körperbezogene Sensitivität ist als Angstsensitivität in die Literatur eingeführt und besonders bei Panikpatienten beobachtet worden (z.B. McNally, 2002; Smits, Powers, Cho & Telch, 2004). Es könnte nun sein, dass es im Rahmen eines sportlichen Trainings zu einer Konfrontation mit diesen angstauslösenden physiologischen Veränderungen kommt und die Patienten dadurch lernen, diese Signale nicht mehr als bedrohlich wahrzunehmen. Demnach würden die Effekte von sportlichem Training auf ähnlichen Mechanismen beruhen wie etwa die Exposition angstauslösender Reize in der Verhaltenstherapie.

Tatsächlich finden sich erste Hinweise darauf, dass die Angstsensitivität durch sportliches Ausdauertraining positiv beeinflusst werden kann. Smits, Berry, Rosenfield et al. (2008) teilten 60 Probanden mit erhöhten Werten in der Angstsensitivität zufällig auf drei Bedingungen auf. In der einen Bedingung durchliefen die Probanden ein 2-wöchiges Laufbandtraining (70% der maximalen Herzrate) mit drei Trainingseinheiten pro Woche, in der zweiten Bedingung wurde zusätzlich ein Training in kognitiver Umstrukturierung implementiert, und eine dritte Gruppe bildete schließlich eine Wartekontrollgruppe. Die Autoren konnten eindrucksvolle Befunde sichern. Sowohl in der Bedingung „Training", als auch in der kombinierten Bedingung „Training plus kognitive Umstrukturierung" konnten deutliche Reduktionen in der Angst und Angstsensitivität gegenüber der Wartegruppe festgestellt werden. Diese Effekte können als besonders groß eingestuft werden (d = 2.15) und bestanden auch noch eine Woche nach Trainingsende. Darüber hinaus zeigte sich, dass die Veränderung in der Angstsensitivität den Effekt auf die Angst zum Teil vermittelte, d.h. die anxiolytischen Effekte des sportlichen Trainings ließen sich zumindest teilweise auf eine verminderte Angstsensitivität zurückführen. Diese Befunde belegen eindrucksvoll, dass sportliches Training die Verarbeitung angstauslösender physiologischer Veränderungen positiv beeinflussen kann. Eine zusätzliche Modifikation negativer Gedanken (kognitive Umstrukturierung) zeigte keinen zusätzlichen Nutzen. Somit scheint sportliches Training eine effiziente Therapie von Angststörungen (insbesondere Panikstörungen) darzustellen, bei der die Patienten lernen, die physiologischen Veränderungen in ihrem Körper nicht mehr als angstbehaftet sondern als normale Reaktion auf metabolisch bedingte Anforderungen wahrzunehmen.

In Kürze. Die angstreduzierenden Effekte sportlicher Aktivität können sowohl durch physiologische als auch psychologische Faktoren erklärt werden. Sportliche Aktivität beeinflusst beispielsweise die serotonerge Neurotransmission in ähnlicher Weise wie Psychopharmaka und fördert darüber hinaus die Plastizität und Konnektivität des Gehirns und scheint mit einer vorteilhafteren Aktivierung des Gehirns verbunden zu sein. Weiterhin steigert sportliche Aktivität die Selbstwirksamkeit und den Selbstwert und lenkt von negativen Ereignissen und Denkinhalten ab. Neuere Befunde legen außerdem nahe, dass sportliches Training möglicherweise zu einem weniger angstbehafteten Umgang mit physiologischen Aktivierungsvorgängen führt und somit dabei helfen könnte, den Teufelskreis von Angst und physiologischer Reaktivität zu durchbrechen.

5 Fazit und Ausblick

Die Forschung der letzten Dekaden zum Phänomenbereich Angst und sportliche Aktivität hat vielfältige und interessante Befunde hervorgebracht. Die Ergebnisse verschiedener Studien konvergieren dahingehend, dass sportliches Ausdauertraining mit reduzierter Angst verbunden ist. Dieser Effekt ist besonders dann zu beobachten, wenn

1. aerobes Training von zumindest moderat-intensiver Intensität und jede Trainingseinheit für mindestens 20-30 Minuten durchgeführt wird;

2. die Probanden zu Beginn des Programms erhöhte Angstwerte aufweisen (z.B. klinische Stichproben);
3. die Programme sich nur auf den Bereich der sportlichen Aktivität konzentrieren und in einem institutionalisierten Setting implementiert werden.

Trotz dieser viel versprechenden Befunde muss die Forschung auf diesem Gebiet noch unter Vorbehalt interpretiert werden. Viele der bislang durchgeführten Studien halten einem methodenkritischen Blick nicht unbedingt stand. So gibt es noch vergleichsweise wenig methodisch einwandfreie Studien mit randomisierter Gruppenzuteilung und adäquaten Kontrollbedingungen (z.B. Brooks et al., 1998; Wipfli et al., 2011). Hier sind Studien gefordert, die sportliche Trainingsbedingungen unterschiedlicher Intensität einer Kontrollgruppe und anderen alternativen Behandlungsprogrammen (z.B. Entspannungstraining, kognitive Verhaltenstherapie) gegenüberstellen, um die anxiolytische Wirkung besser beurteilen zu können. Darüber hinaus sind die Stichprobengrößen bisheriger Studien oft sehr klein und erlauben somit keine robusten Effektschätzungen. Bislang liegen auch zu wenige Studien mit Kindern und Jugendlichen vor. In der Metaanalyse von Larun et al. (2006) zeigten sich hier weniger robuste und zudem stark heterogene Effekte von sportlicher Aktivität auf die Angst. Aufgrund steigender psychischer Erkrankungen im Kindes- und Jugendalter (z.B. Ravens-Sieberer et al., 2008) besteht hier eindeutig Nachholbedarf.

Des Weiteren sind bislang fast ausschließlich Studien mit subjektiver Angsterfassung publiziert worden. Einige wenige Arbeiten haben auch physiologische Angstindikatoren hinzugezogen, wobei hier oft das Problem der Validität der Indikatoren besteht. Dessen ungeachtet sollten mehr physiologisch orientierte Studien durchgeführt werden, um der Forderung einer multimodalen Erfassung, wie sie neuerdings verstärkt gefordert wird, gerecht zu werden (z.B. Eid & Diener, 2006; Fahrenberg & Wilhelm, 2009). Ebenso sollte die Datenerhebung auf behavioral-expressive Parameter ausgeweitet oder eine Angstmessung über Fremdberichte konzipiert werden. Ein weiterer wichtiger methodischer Aspekt umfasst die zeitliche Erfassung der Angst. Die meisten der bislang durchgeführten Studien erfassten die Angst nur vor und nach der sportlichen Aktivität, ohne das psychische Geschehen während des Trainings genauer zu untersuchen. Dieses Vorgehen birgt jedoch die Gefahr, dass verminderte Angstwerte nach dem Training möglicherweise fehlattribuiert werden (als kausaler Effekt des Trainings). Es ist jedoch wiederholt nachgewiesen worden, dass es während der Ausübung intensiver sportlicher Aktivität zu einer vorübergehenden Steigerung der Angst kommen kann; die reduzierten Angstwerte nach Beendigung des Aktivität könnten demnach lediglich durch das Training selbst hervorgerufene Kontrasteffekte darstellen (Ekkekakis, 2005). Hieraus ergibt sich die Notwendigkeit, in zukünftigen Studien die Angst zu mehreren Messzeitpunkten sowohl vor und nach, als auch während des Trainings zu erfassen, um die Dynamik der Angstveränderung besser zu verstehen.

Bisherige Studien mit Angstpatienten und Patienten im Allgemeinen lassen auf höhere Dropout-Raten bei Sportprogrammen schließen. Obgleich die positiven psychologischen Effekte sportlicher Aktivität in verschiedenen Metaanalysen sichergestellt werden konnten, scheint die Adhärenz mit diesen Behandlungsprogrammen verbesserungsbedürftig. Ebenso unsicher ist bislang, welche Personen bzw. Patienten am meisten von sportlichen Interventionsprogrammen profitieren oder für welche Personen alternative Behandlungsprogramme die bessere Wahl darstellen würden. Hier besteht eine nicht zu unterschätzende Herausforderung für zukünftige Forschung.

Schließlich bedarf die Untersuchung der Wirkmechanismen weiterer Anstrengungen. Insbesondere im Bereich der Hirnforschung sind hier in der Zukunft Fortschritte zu erwarten. Eine besondere Herausforderung stellt bis dato noch der Befund dar, dass das Ausmaß an Zugewinn an körperlicher Fitness nicht mit dem angstreduzierenden Effekt von sportlicher Aktivität assoziiert zu sein scheint (z.B. Steptoe et al., 1989). Entsprechend muss auch weiterhin die Suche nach vermittelnden psychologischen Variablen vorangetrieben werden. Eine integrative Testung sowohl psychologischer als auch physiologischer Erklärungsmodelle wäre hier sicher fruchtbar, steht aber bislang noch aus.

Ungeachtet der hier skizzierten Problembereiche der Forschung zeigt sich nach bisherigem Kenntnisstand, dass sportliches Training angstreduzierend wirkt. Die Effekte sind ähnlich stark wie die anderer etablierter Behandlungsansätze, und das salutogenetische Potenzial dürfte insbesondere bei der Behandlung von Angststörungen längst noch nicht ausgereizt sein.

6 Literatur

Bahrke, M. & Morgan, W. (1978). Anxiety reduction following exercise and meditation. *Cognitive Therapy and Research, 2*, 323-333.
Bodin, T. & Martinsen, E. (2004). Mood and self-efficacy during acute exercise in clinical depression. A randomized, controlled study. *Journal of Sport and Exercise Psychology, 26*, 623-633.
Borkenau, P. & Ostendorf, F. (1993). *NEO-Fünf-Faktoren Inventar (NEO-FFI) nach Costa und McCrae. Handanweisung.* Göttingen: Hogrefe.
Breus, M. & O'Connor, P. (1998). Exercise-induced anxiolysis: A test of the „time out" hypothesis in high anxious females. *Medicine & Science in Sports & Exercise, 30*, 1107-1112.
Broocks, A., Bandelow, B., Pekrun, G., George, A., Meyer, T., Bartmann, U. et al. (1998). Comparison of aerobic exercise, clomipramine, and placebo in the treatment of panic disorder. *American Journal of Psychiatry, 155*, 603-609.
Broocks, A., Meyer, T., Opitz, M., Bartmann, U., Hillmer-Vogel, U., George, A. et al. (2003). 5-HT1A responsivity in patients with panic disorder before and after treatment with aerobic exercise, clomipramine or placebo. *European Neuropsychopharmacology, 13*, 153-164.
Broocks, A., Schweiger, U. & Pirke, K. (1991). The influence of semistarvation-induced hyperactivity on hypothalamic serotonin metabolism. *Physiology and Behavior, 50*, 385-388.
Buckworth, J. & Dishman, R. (2002). *Exercise psychology.* Champaign, IL: Human Kinetics.
Bullinger, M., Heinisch, M., Ludwig, M. & Geier, S. (1990). Skalen zur Erfassung des Wohlbefindens: Psychometrische Analysen zum „Profile of Mood States" (POMS) und zum „Psychological General Well-being Index" (PGWI). *Zeitschrift für Differentielle und Diagnostische Psychologie, 11*, 53-61.

Bussmann, J., Ebner-Priemer, U. & Fahrenberg, J. (2009). Ambulatory Activity Monitoring. *European Psychologist, 14*, 142-152.
Chaouloff, F. (1997). Effects of acute physical exercise on central serotonergic systems. *Medicine & Science in Sports & Exercise, 29*, 58-62.
Cohen, J. (1988). *Statistical power analysis for the behavioral sciences* (2nd ed.). Hillsdale, NJ: Erlbaum.
Conn, V. (2010). Anxiety outcomes after physical activity interventions: Meta-analysis findings. *Nursing Research, 59*, 224-231.
Costa, P. & McCrae, R. (1992). The NEO PI-R professional manual. Psychological Odessa, Florida: Assessment Resources.
Cotman, C. & Berchtold, N. (2002). Exercise: A behavioral intervention to enhance brain health and plasticity. *Trends in Neuroscience, 25*, 295-301.
Cox, R., Thomas, T., Hinton, P. & Donahue, O. (2004). Effects of acute 60 and 80% VO_2 max bouts of aerobic exercise on state anxiety of women of different age groups across time. *Research Quarterly for Exercise & Sport, 75*, 165-175.
Egloff, B. & Schmukle, S. (2002). Predictive validity of an Implicit Association Test for assessing anxiety. *Journal of Personality and Social Psychology, 83*, 1441-1455.
Eid, M. & Diener, E. (2006). *Handbook of multimethod measurement in psychology*. Washington, DC: American Psychological Association.
Ekkekakis, P. (2005). Exercise and affect – The study of affective responses to acute exercise: The dual mode theory. In R. Stelter & K. Roessler (Eds.), *New approaches to sport and exercise psychology* (pp. 119-146). Oxford, United Kingdom: Meyer & Meyer Sport.
Ekkekakis, P. & Acevedo, E. (2006). Affective responses to acute exercise: Toward a psychobiological dose-response model. In E. Acevedo & P. Ekkekakis (Eds.), *Psychobiology of physical activity* (pp. 91-109). Champaign, IL: Human Kinetics.
Fahrenberg, J. & Wilhelm, F. (2009). Psychophysiologie und Verhaltenstherapie. In J. Margraf & S. Schneider (Hrsg.), *Lehrbuch der Verhaltenstherapie* (3. Aufl., S. 163-179). Berlin: Springer.
Fremont, J. & Craighead, L. (1987). Aerobic exercise and cognitive therapy in the treatment of dysphoric moods. *Cognitive Therapy and Research, 11*, 241-251.
Greist, J. H. & Jefferson, J. W. (2000). Anxiety disorders. In H. H. Goldman (Eds.), *Review of general psychiatry* (5th ed., pp. 284-300). New York, NY: McGraw-Hill.
Hale, B. S., Koch, K. R. & Raglin, J. S. (2002). State anxiety responses to 60 minutes of cross training. *British Journal of Sports Medicine, 36*, 105-107.
Harmon-Jones, E., Gable, P. & Peterson, C. (2010). The role of asymmetric frontal cortical activity in emotion-related phenomena: A review and update. *Biological Psychology, 84*, 451-462.
Herring, M., O'Connor, P. & Dishman, R. (2010). The effect of exercise training on anxiety symptoms among patients: A systematic review. *Archives of Internal Medicine, 170*, 321-331.
Knapen, J., Sommerijns, E., Vancampfort, D., Sienaert, P., Pieters, G., Haake, P. et al. (2009). State anxiety and subjective well-being responses to acute bouts of aerobic exercise in patients with depressive and anxiety disorders. *British Journal of Sports Medicine, 43*, 756-759.
Krohne, H. W. (2010). *Psychologie der Angst: Ein Lehrbuch* (1. Aufl.). Stuttgart: Kohlhammer.
Krohne, H., Egloff, B., Kohlmann, C. & Tausch, A. (1996). Untersuchungen mit einer deutschen Version der „Positive and Negative Affect Schedule" (PANAS). *Diagnostica, 42*, 139-156.
Larun, L., Nordheim, L., Ekeland, E., Hagen, K. & Heian, F. (2006). Exercise in prevention and treatment of anxiety and depression among children and young people. *Cochrane Database of Systematic Reviews, 3*, CD004691. Verfügbar unter: doi:10.1002/14651858.CD004691.pub2.
Laux, L., Glanzmann, P., Schaffner, P. & Spielberger, C. (1981) *Das State-Trait-Angstinventar (Testmappe mit Handanweisung, Fragebogen STAI-G Form X 1 und Fragebogen STAI-G Form X 2.)*. Weinheim: Beltz.
Levenson, R. (2003). Autonomic specificity and emotion. In R. Davidson, K. Scherer & K. Goldsmith (Eds.), *Handbook of Affective Sciences* (pp. 212-224). New York, NY: Oxford University Press.
Long, B. & van Stavel, R. (1995). Effects of exercise training on anxiety: A meta-analysis. *Journal of Applied Sport Psychology, 7*, 167-189.
Lück, H. & Timaeus, E. (1969). Skalen zur Messung Manifester Angst (MAS) und Sozialer Wünschbarkeit (SDS-E und SDS-CM). *Diagnostica, 15*, 134-141.

Margraf, J., Taylor, B., Ehlers, A., Roth, W. & Agras, W. (1987). Panic attacks in the natural environment. *Journal of Nervous and Mental Disease, 175*, 558-565.
McAuley, E., Mihalko, S. & Bane, S. (1996). Acute exercise and anxiety reduction: Does the environment matter? *Journal of Sport and Exercise Psychology, 18*, 408-419.
McNair, D., Lorr, M. & Droppelman, L. (1971). *Manual: Profile of mood states.* San Diego, CA: Educational and Industrial Testing Services.
McNally, R. (2002). Anxiety sensitivity and panic disorder. *Biological Psychiatry, 52*, 938-946.
Meeusen, R. (2006). Physical activity and neurotransmitter release. In E. Acevedo & P. Ekkekakis (Eds.), *Psychobiology of physical activity* (pp. 129-144). Champaign, IL: Human Kinetics.
Moor, M. de, Beem, A., Stubbe, J., Boomsma, D. & Geus, E. de (2006). Regular exercise, anxiety, depression and personality: A population-based study. *Preventive Medicine, 42*, 273-279.
Moreno, J., Campos, M., Lara, C., López, G., Pavón, L., Hernández, M. et al. (2006). Tryptophan and serotonin in blood and platelets of depressed patients: Effect of an antidepressant treatment. *Salud Mental, 29*, 1-8.
O'Connor, P., Raglin, J. & Martinsen, E. (2000). Physical activity, anxiety and anxiety disorders. *International Journal of Sport Psychology, 31*, 136-155.
Paluska, S. & Schwenk, T. (2000). Physical activity and mental health: Current concepts. *Sports Medicine, 29*, 167-180.
Pasco, J., Williams, L., Jacka, F., Henry, M., Coulson, C., Brennan, S. et al. (2011). Habitual physical activity and the risk for depressive and anxiety disorders among older men and women. *International Psychogeriatrics, 23*, 292-298.
Perkonigg, A. & Wittchen, H. (1995). Epidemiologie von Angststörungen. In S. *Kasper & H. Möller (Hrsg.), Angst- und Panikerkrankungen* (S. 137-156). Stuttgart: Fischer.
Petruzzello, S., Ekkekakis, P. & Hall, E. (2006). Physical activity, affect, and electroencephalogram studies. In E. Acevedo & P. Ekkekakis (Eds.), *Psychobiology of physical activity* (pp. 111-128). Champaign, IL: Human Kinetics.
Petruzzello, S., Landers, D., Hatfield, B., Kubitz, K. & Salazar, W. (1991). A meta-analysis on the anxiety-reducing effects of acute and chronic exercise. Outcomes and mechanisms. *Sports Medicine, 11*, 143-182.
Raglin, J. & Wilson, M. (1996). State anxiety following 20 minutes of bicycle ergometer exercise at selected intensities. *International Journal of Sports Medicine, 17*, 467-471.
Ravens-Sieberer, U., Wille, N., Erhart, M., Bettge, S., Wittchen, H., Rothenberger, A. et al. (2008). Prevalence of mental health problems among children and adolescents in Germany: Results of the BELLA study within the National Health Interview and Examination Survey. *European Child & Adolescent Psychiatry, 17*, 22-33.
Salim, S., Sarraj, N., Taneja, M., Saha, K., Tejada-Simon, M. et al. (2010). Moderate treadmill exercise prevents oxidative stress-induced anxiety-like behavior in rats. *Behavioral Brain Research, 208*, 545-552.
Salmon, P. (2001). Effects of physical exercise on anxiety, depression, and sensitivity to stress: A unifying theory. *Clinical Psychology Review, 21*, 33-61.
Schlicht, W. (1994). Does physical exercise reduce anxious emotions? A meta-analysis. *Anxiety, Stress & Coping: An International Journal, 6*, 275-288.
Schmitz, N., Kruse, J. & Kugler, J. (2004). The association between physical exercises and health-related quality of life in subjects with mental disorders: Results from a cross-sectional survey. *Preventive Medicine, 39*, 1200-1207.
Smits, J., Berry, A., Powers, M., Greer, T. & Otto, M. (2008). The promise of exercise interventions for the anxiety disorders. In M. Zvolensky & J. Smits (Eds.), *Anxiety in health behaviors and physical illness* (pp. 81-104). New York, NY: Springer.
Smits, J., Berry, A., Rosenfield, D., Powers, M., Behar, E. & Otto, M. (2008). Reducing anxiety sensitivity with exercise. *Depression and Anxiety, 25*, 689-699.
Smits, J., Powers, M., Cho, Y. & Telch, M. (2004). Mechanism of change in cognitive-behavioral treatment of panic disorder: Evidence for the fear of fear mediational hypothesis. *Journal of Consulting and Clinical Psychology, 72*, 646-652.
Spielberger, C. (1983). *State-Trait Anxiety Inventory: A comprehensive bibliography.* Palo Alto, CA: Consulting Psychologists Press.

Stemmler, G. (2000). Emotionsspezifische physiologische Aktivität. In J. Otto, H. Euler & H. Mandl (Hrsg.), *Emotionspsychologie. Ein Handbuch* (S. 479-490). Weinheim: Beltz.
Steptoe, A., Edwards, S., Moses, J. & Mathews, A. (1989). The effects of exercise training on mood and perceived coping ability in anxious adults from the general population. *Journal of Psychosomatic Research, 33*, 537-547.
Ströhle, A. (2009). Physical activity, exercise, depression and anxiety disorders. *Journal of Neural Transmission, 116*, 777-784.
Ströhle, A., Stoy, M., Graetz, B., Scheel, M., Wittmann, A., Gallinat, J. et al. (2010). Acute exercise ameliorates reduced brain-derived neurotrophic factor in patients with panic disorder. *Psychoneuroendocrinology, 35*, 364-368.
Taylor, J. A. (1953). A personality scale of manifest anxiety. *Journal of Abnormal and Social Psychology, 48*, 285-290.
Watson, D., Clark, L. & Tellegen, A. (1988). Development and validation of brief measures of positive and negative affect: The PANAS scales. *Journal of Personality and Social Psychology, 54*, 1063-1070.
Wipfli, B., Landers, D., Nagoshi, C. & Ringenbach, S. (2011). An examination of serotonin and psychological variables in the relationship between exercise and mental health. *Scandinavian Journal of Medicine & Science in Sports, 21*, 474-481.
Wipfli, B., Rethorst, C. & Landers, D. (2008). The anxiolytic effects of exercise: A meta-analysis of randomized trials and dose-response analysis. *Journal of Sport & Exercise Psychology, 30*, 392-410.

Sportliche Aktivität und Schizophrenie

Ralf Brand & Daniela Kahlert

Selbst regelmäßige und wohldosierte sportliche Aktivität heilt keine Schizophrenie. Als therapiebegleitende und rehabilitative Maßnahme vermag Sporttreiben jedoch positiven Einfluss auf körperliche, seelische und soziale Aspekte von Gesundheit zu nehmen. Einige wenige Untersuchungen beschäftigen sich mit diesem Thema und zeigen, dass die regelmäßige Teilnahme an Sportprogrammen auch für Schizophreniebetroffene möglich ist. Angesichts des Schweregrads der Erkrankung ist dies keine Selbstverständlichkeit. Die Studienergebnisse verweisen überdies darauf, dass positive gesundheitliche Auswirkungen, ähnlich denen bei nicht erkrankten Personen, erzielt werden können. Aufgrund der vielfältigen Erscheinungs- und Verlaufsformen schizophrener Erkrankungen sollte sich die zukünftige Forschung jedoch darum bemühen, die gefundenen Effekte spezifischer auf die Erscheinungsbilder der psychischen Störung zu beziehen. Wenn dies in zukünftigen Studien dann noch unter strengerer Beachtung einiger untersuchungsmethodischer Grundregeln geschähe und sich die bisherigen Hinweise auf positive Effekte erhärteten, dann ließe sich mit einiger Wahrscheinlichkeit eine Aufnahme strukturierter Sportprogramme etwa in den Empfehlungskatalog der sozialgesetzlich begünstigten soziotherapeutischen Maßnahmen oder auch in psychiatrische Behandlungsrichtlinien erreichen.

1 Präzisierung des Gegenstandsbereichs

Dieser erste Abschnitt dient dazu die begrifflichen Grundlagen und den Wissenshintergrund zu schaffen, der zur besseren Einordnung der in Abschnitt 2 differenziert dargestellten empirischen Befunde notwendig ist.

1.1 Schizophrenie

Im internationalen Klassifikationssystem psychischer Störungen der Weltgesundheitsorganisation (ICD-10) ist Schizophrenie im Kapitel F20–F29 „Schizophrenie, schizotype und wahnhafte Störungen" verzeichnet (Dilling, Mombour, Schmidt, 2005). Die Hauptgruppe Schizophrenie (F20) umfasst eine sehr heterogene Gruppe schwerer psychischer Störungen (Untergruppen F20.0–F20.9), die sich durch jeweils verschiedene Muster von Funktionsstörungen (Prägnanztypen) in sieben Funktionsbereichen auszeichnen. Tabelle 1 fasst die Bandbreite solcher Funktionsstörungen zusammen. Sie ist genauso wie viele Informationen in diesem Abschnitt einer Überblicksdarstellung zur Schizophrenie von Gaebel und Wölwer (2010) entnommen.

Als *Positivsymptome* werden die in der Tabelle genannten Beeinträchtigungen der Bereiche 2-4 (inhaltliches und formales Denken, Ich-Funktionen und Wahrnehmung) deshalb bezeichnet, weil im Vergleich zur ungestörten Funktion eine übersteigerte Funktion vorliegt. Demgegenüber sind *Negativsymptome* durch eine Funktionsminderung charakterisiert (Bereiche 5-7; Intentionalität und Antrieb, Psychomotorik, Affektivität). Störungen im Bereich Aufmerksamkeit werden der Domäne *Allgemeine kognitive Funktionsfähigkeit* zugerechnet.

Tabelle 1. *Störungen psychischer Funktionen bei schizophrenen Erkrankungen* (Gaebel & Wölwer, 2010, S. 8)

Funktionsbereich	Beispiele für Störungen bei Schizophrenie
1. Aufmerksamkeit	Basale Prozesse der Informationsaufnahme, -verarbeitung und -speicherung (Problemlösen, Planen, Lernen und Gedächtnis), soziale Wahrnehmung (z.B. Fehlinterpretationen von sozialen Situationen), mangelnde Empathie
2. Inhaltliches Denken und formales Denken	Wahn (z.B. Kontrollwahn, Beeinflussungswahn); Gedankenabreißen oder Einschieben in den Gedankenfluss (führt oft zu Zerfahrenheit, Danebenreden oder Neologismen), Konkretismus, Assoziationslockerung
3. Ich-Funktionen	Gedankenlautwerden, Gedankeneingebung, Gedankenentzug, Gedankenausbreitung
4. Wahrnehmung	Halluzinationen (insbesondere kommentierende oder dialogische Stimmen, die über den Patienten und sein Verhalten sprechen)
5. Intentionalität und Antrieb	Apathie[1]
6. Psychomotorik	Haltungsstereotypien
7. Affektivität	Verflachter oder inadäquater Affekt, Depression, Anhedonie[2] (hat oft sozialen Rückzug zur Folge)

Anmerkungen: [1] Apathie: Unempfindlichkeit gegenüber äußeren Reizen, Teilnahme- und Leidenschaftslosigkeit. [2] Anhedonie: Nicht empfundenes Vergnügen oder verminderte positive Reaktion in Momenten, die eigentlich vergnüglich und positiv sind.

Zur klinischen Diagnose einer Schizophrenie muss mindestens ein Symptom aus den Bereichen Ich-Funktionen (z.B. Gedankenausbreitung), Wahrnehmung (z.B. Stimmenhören) oder inhaltliches Denken (z.B. Beeinflussungswahn) seit 1 Monat oder länger aufgetreten sein. Alternativ rechtfertigen auch zwei Symptome aus den Bereichen Wahrnehmung (Halluzinationen), formale Denkstörung (z.B. Assoziationslockerung), Psychomotorik (z.B. ausgeprägte Bewegungsarmut) oder Negativsymptome (z.B. verflachter Affekt) eine Diagnose. Dabei muss ausgeschlossen werden, dass diese Symptomatik zum Beispiel durch hirnorganische Veränderungen oder durch Drogenkonsum verursacht ist. Im Durchschnitt erlebt 1 von 100 Personen irgendwann in ihrem Leben eine schizophrene Episode. Bei einer Einwohnerzahl von etwa 82.3 Millionen Menschen in Deutschland werden pro Jahr etwa 15 600 Neuerkrankungen diagnostiziert (Gaebel & Wölwer, 2010).

Möglicherweise haben Männer ein etwas größeres Erkrankungsrisiko als Frauen (Tandon, Keshavan, Nasrallah, 2008: etwa im Verhältnis von 1.4 zu 1.0). Der typische Verlauf einer Erkrankung (Abbildung 1) beginnt mit einem häufig etwa 5 Jahre dauernden Prodromalstadium, das durch unspezifische psychische Veränderungen gekennzeichnet ist (z.B. depressive Stimmung und Selbstzweifel, Konzentrationsstörungen, deutlicher Abfall zum Beispiel der beruflichen Leistungsfähigkeit, Rückzug aus sozialen Kontakten). Ungefähr 1 Jahr vor der ersten voll ausgeprägten Psychose kommen oft schon mehrere Episoden mit zunächst noch vorübergehenden, schwachen psychotischen Symptomen vor (z.B. magisches Denken, paranoide Ideen, übersteigertes Misstrauen). Die erste voll ausgeprägte Krankheitsepisode beginnt mit einer über Wochen bis Monate andauernden Akutphase, die fast immer eine stationäre Behandlung erfordert. Im Vordergrund steht hier die medikamentöse Kontrolle der psychotischen Symptome. Die nachfolgende postakute Stabilisierungsphase erfordert eine im Durchschnitt 3- bis 6-monatige, in der Regel ambulante Weiterbetreuung bei konsequenter Fortführung der antipsychotischen Medikation. In dieser Phase kommen vermehrt psychotherapeutische und psychosoziale Maßnahmen zum Tragen. Insofern die Einsicht der Betroffenen in die Behandlungsnotwendigkeit krankheitsbedingt eingeschränkt ist, geht es hier zum einen darum die Behandlungsbereitschaft der Erkrankten zu fördern. Zum anderen, vor allem aber, sollen die Patienten dazu in die Lage versetzt werden, mit wahrscheinlichen Stressfaktoren (z.B. Konflikte in Familie und Umwelt) umzugehen, weil solche ein erhebliches Rückfallrisiko darstellen. Im Vordergrund der psycho- und soziotherapeutischen Behandlung steht das Entwickeln, Einüben und Trainieren von Problemlösungs- und individuellen Bewältigungsstrategien angesichts von Alltagsstressoren.

Es folgt eine Phase der (oft nur partiellen oder temporären) *Remission*, die mehrere Monate oder sogar Jahre dauern kann und das Nachlassen von Krankheitssymptomen bezeichnet. Statistisch betrachtet, kommt es bei etwa drei Viertel der Betroffenen – im Zeitraum von 11 Jahren nach Erstmanifestation der Erkrankung – zu durchschnittlich drei Rückfällen mit akut psychotischer Symptomatik, die stationäre Behandlungen von jeweils mindestens 14 Tage erfordern (An der Heiden, Könnecke, Maurer, Ropeter & Häfner, 2005). Selbst wenn bei günstiger Krankheitsentwicklung eine *Erholungs- und Genesungsphase* eintritt, erfordert die Behandlung der Schizophrenie aufgrund der längerfristigen, manchmal lebenslangen Rückfallprophylaxe häufige therapeutische Kontakte. Für den Einzelfall zuverlässige Prognosen über den wahrscheinlichen Krankheitsverlauf sind bis heute nicht möglich.

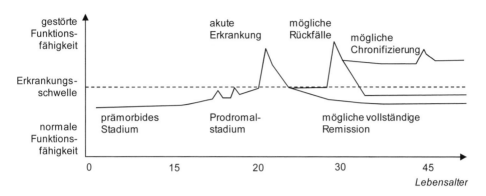

Abbildung 1. *Entwicklungsstadien schizophrener Erkrankungen* (Gaebel & Wölwer, 2010, S. 11)

Mit Blick auf die in diesem Buchkapitel zu behandelnde Literatur sind außerdem noch die folgenden Besonderheiten wichtig: Im ICD-10 Kapitel F20–F29 stellt Schizophrenie (F20) die häufigste und auch schwerste Diagnose dar. Nicht selten, mit einer Vorkommenshäufigkeit zwischen 8-33%, ist aber auch die im selben Kapitel verzeichnete schizoaffektive Störung (F25), in der neben der deutlichen Positivsymptomatik vor allem auch starke affektive Symptome auftreten. Außerdem gibt es so genannte schizophrene Spektrumsstörungen (F21-F23), in denen die charakteristischen Symptomatiken abgeschwächt, zeitlich vorübergehend oder nur in Ausschnitten vorliegen. Zusammengefasst können sämtliche genannten Erscheinungsformen als *Gruppe der schizophrenen Störungen* (oder schizophrene Erkrankungen) bezeichnet werden.

Bei Schizophrenieerkrankten besteht die hohe Wahrscheinlichkeit, dass gleichzeitig mindestens eine weitere Erkrankung vorliegt. Vor allem sind dies begleitende Suchterkrankungen (Nikotinabhängigkeit, Alkoholismus, Drogenabhängigkeit, insbesondere in Form von Cannabiskonsum; Tandon et al., 2008) und körperliche Begleiterkrankungen (insbesondere metabolisches Syndrom; Leucht, Burkard, Henderson, Maj & Sartorius, 2007). Solche *Komorbiditäten* stehen in oftmals ungünstiger Wechselwirkung mit der antipsychotischen Medikation. Sie beeinflussen unter anderem den Schweregrad *medikamentöser Nebenwirkungen*, die bei klassischen Antipsychotika in schwerwiegenden motorischen Beeinträchtigungen (z.B. kleinschrittiger Gang, abnorme unwillkürliche Bewegungen) sowie sexuellen Funktionsverlusten, bei den mittlerweile häufiger eingesetzten sogenannten Antipsychotika der zweiten Generation, insbesondere in einer deutlichen Gewichtszunahme bestehen.

1.2 Gesundheit, Lebensqualität und Sportprogramme für Schizophrenieerkrankte

Zur Gliederung unseres Beitrages beziehen wir uns auf den von der Weltgesundheitsorganisation vorgeschlagenen mehrdimensionalen Gesundheitsbegriff (WHO, 1986), demzufolge Gesundheit einen Bestandteil des alltäglichen Lebens darstellt, der sich in Zuständen körperlichen, psychischen und sozialen Wohlbefindens äußert und der mit einer aktiven und produktiven Teilhabe der Person am sozialen Leben, sowie der Möglichkeit zur Verwirklichung persönlicher Lebensziele einhergeht. Diese Begriffsfassung bildet auch den Ausgangspunkt aktueller psychiatrischer Richtlinien, denen zufolge die Behandlung und Versorgung von Personen mit schizophrenen Erkrankungen maßgeblich auf das Erhalten oder Wiedererlangen einer bestmöglichen *Lebensqualität* zielt (bestimmt durch das Ausmaß, in dem ein vom Individuum gewünschter Zustand an körperlichem, psychischem und sozialem Wohlbefinden auch erreicht wird). Im Besonderen geht es bei der Behandlung schizophrener Störungen darum (vgl. Gaebel & Wölwer, 2010) akute Symptome und Folgeerscheinungen zu lindern, die soziale Leistungsfähigkeit der Erkrankten wiederherzustellen („Recovery") sowie deren noch vorhandene Ressourcen zur selbstbestimmten und selbstverantwortlichen Lebensgestaltung zu stärken („Empowerment").

Inwieweit Sport dazu einen Beitrag leisten kann, gilt es in den folgenden Abschnitten zu klären. Bisherige Untersuchungen analysierten fast ausschließlich die Effekte wenig intensiver Fitnesstrainings, also die von *Gesundheitsportprogrammen*. Diese sind strukturierte und bewegungszentrierte Sportangebote, mit denen positive Auswirkungen auf die Gesundheit in möglichst großer Bandbreite erzielt werden können. Solche Auswirkungen umfassen Veränderungen in allen drei genannten Dimensionen von Gesundheit. Zum Beispiel wäre dies ein zweimal wöchentlich stattfindendes Walking-Angebot, das sowohl der Verbesserung der Ausdauerleistungsfähigkeit (körperliche Dimension), als auch der Linderung depressiver Gemütslagen (psychische Dimension), als auch der gesellschaftlichen Wiedereingliederung von langzeit-stationär behandelten Patienten in Alltagszusammenhänge (soziale Dimension) dienen könnte. Von nicht-sportlichen, einfachen Lebensstilaktivitäten ausgehende Effekte wurden bislang noch nicht untersucht (der Begriff Lebensstilaktivitäten fasst alltägliche körperlich aktive Verhaltensweisen, wie zum Beispiel Spazierengehen oder Gartenarbeit zusammen).

Eine weitere begriffliche Präzisierung dient der Abgrenzung verschiedenartiger Sportprogramme, die zur Beeinflussung der psychischen Gesundheit allgemein und auch bei Schizophrenieerkrankten durchgeführt werden können. Differenziert werden zwei Erscheinungsformen von *sportpsychologischen Interventionen* (Brand, 2008). Eine sportpsychologische Intervention vom Typ 1 (Psychologische Intervention zum Verhaltensbereich körperliche Aktivität) bedient sich vorwiegend gesprächsorientierter Mittel, um einen positiven Einfluss auf das mit sportlicher Aktivität verbundene Denken und Erleben zu nehmen. Beispielsweise würde es bei solchen

Interventionen darum gehen, Schizophreniebetroffene erst einmal zur regelmäßigen Teilnahme an Sportprogrammen zu motivieren. Sportpsychologische Interventionen vom Typ 2 (Sportinterventionen mit psychologischer Zielsetzung) lassen sich demgegenüber dadurch charakterisieren, dass die körperliche Aktivität als solche das Mittel darstellt, mit dem positive und vor allem psychische Konsequenzen erreicht werden sollen. Dies wäre zum Beispiel der Fall, wenn das mit einer Sporteinheit verbundene subjektive Erleben, vielleicht das Gefühl eine sportliche Aufgabe gemeistert zu haben, depressionslindernde Folgen nach sich führte.

2 Gesundheitsbezogene Auswirkungen von Sportprogrammen

Die publizierte wissenschaftliche Literatur zu den Effekten von Sportprogrammen zur Behandlung schizophrener Erkrankungen lässt sich gut überblicken. Im Vergleich zu anderen psychischen Störungen (z.B. Depression) ist die Anzahl von in den internationalen Literaturdatenbanken recherchierbaren (empirischen) Originalarbeiten deutlich kleiner.

Insbesondere die Arbeitsgruppe um den Sportpsychologen Guy Faulkner an der University of Toronto in Kanada trägt seit etwas mehr als 10 Jahren regelmäßig zur Zusammenfassung und Bewertung der vorhandenen Erkenntnisse bei. Ein in den früheren Überblicksartikeln (Faulkner & Biddle, 1999; Faulkner & Sparkes, 1999; Faulkner & Taylor, 2005) immer wieder formulierter Appell war, methodisch hochwertigere und damit empirisch aussagekräftigere wissenschaftliche Untersuchungen durchzuführen und zu publizieren. In einem kürzlich erschienenen Cochrane-Review können Gorczynski und Faulkner (2010) die Ergebnisse von drei exakt auf das Thema zugeschnittenen, randomisierten kontrollierten Effektstudien (RCTs) zusammentragen. Im nächsten, vermutlich 2012 erscheinenden Review (Faulkner, Gorczynski & Arbour-Nicitopoulos, in Vorbereitung) werden schon vier RCTs und einige Hinweise auf noch nicht abgeschlossene registrierte Trials enthalten sein.

Bis heute liegen keine epidemiologischen Befunde vor, die auf einen Zusammenhang zwischen früherem sportlich aktivem Verhalten und nachfolgenden Diagnosen über schizophrene Störungen hindeuten würden (Kirkbride & Jones, 2011). Es kann davon ausgegangen werden, dass mittlerweile neurobiologische Untersuchungen zum Zusammenhang zwischen körperlicher Aktivität und Schizophrenie zumindest begonnen wurden. Eine dementsprechende Literaturrecherche verblieb jedoch (weitgehend) ergebnislos. So konzentrieren sich unsere Darstellungen ausschließlich auf das aus RCTs gewonnene *Faktenwissen über die Effekte von Sportprogrammen* bei Probanden mit klinisch diagnostizierter Schizophrenie. Ergebnisse aus quasi-experimentellen Untersuchungen (und aus Studien mit noch „schwächeren" Designs) belassen wir unberücksichtigt. Weil in solchen Untersuchungen auf die zufällige Zuweisung von Probanden auf Untersuchungsbedingungen verzichtet wird, kann bei der Interpretation von Ergebnissen die Alternativerklärung nicht ausgeschlossen werden, dass unbekannte Personenmerkmale den Effekt verursacht haben (wenn Versuchspersonen selbst entscheiden dürfen, ob sie lieber an einem Sportprogramm oder z.B. an einer psychotherapeutischen Intervention ohne sportliche Aktivitäten teilnehmen wollen, könnte allein schon die Erwartung, dass man an einer für sich angenehmen Intervention teilnehmen darf, den späteren Effekt erklären).

Die folgende Darstellung ist nach fünf Themenbereichen untergliedert. Sie ist aus den in Abschnitt 1.2 dargestellten begrifflichen Grundlagen abgeleitet und soll vor allem auch einen Vorschlag zur *Systematisierung des Forschungsfeldes* liefern.

2.1 Auswirkungen auf die wahrgenommene Lebensqualität

Nach Begriffsfassung der WHO ist mit Lebensqualität eine subjektive Kategorie gemeint, in der sich die persönlichen Wahrnehmungen über den eigenen körperlichen und psychischen Zustand sowie über die bestehenden zwischenmenschlichen Beziehungen und die soziale Rolle im Leben bündeln (The WHOQOL Group, 1995). Konkretisiert wird dies mit Hilfe des Kultur- und Wertesystems, in dem ein Mensch lebt, und in Bezug auf dessen Ziele, Erwartungen, Standards und Angelegenheiten. Wie bereits in Abschnitt 1.1 erwähnt, stellt die Wiederherstellung, Aufrechterhaltung oder Verbesserung von Lebensqualität eines der übergeordneten Ziele in der Versorgung von Schizophrenieerkrankten dar.

Aktuell sind zwei RCTs publiziert (Acil, Dogan & Dogan, 2008; Duraiswamy, Thirthalli, Nagendra & Gangadhar, 2007), die die Auswirkungen sportpsychologischer Interventionen vom Typ 2 auf die Lebensqualität von Personen mit schizophrener Erkrankung näher untersuchen. Die Untersuchung von Duraiswamy et al. (2007) wurde in Bangalore (Indien) an einer Stichprobe von 41 Personen im Alter zwischen 18 und 55 Jahren durchgeführt. Alle Teilnehmer befanden sich entweder in stationärer oder ambulanter Behandlung. Welche Formen schizophrener Störungen und welche Schweregrade in der Stichprobe repräsentiert waren, kann dem Untersuchungsbericht nicht entnommen werden. Ebenso fehlen genauere Angaben zum Krankheitsstadium. Dass alle Teilnehmer unter antipsychotischer Medikation standen, deutet jedoch darauf hin, dass es sich wohl um eine nach-akute Behandlungsphase handelt. Zusätzlich zu dem jeweils vorgesehenen individuellen Therapieplan (zu dem keine Details berichtet sind) wurden Teilnehmende einer von zwei Untersuchungsbedingungen zufällig zugewiesen. Die eine Hälfte der Probanden erhielt 15 Mal Yoga-Unterricht (innerhalb von 3 Wochen, an jeweils 5 Wochentagen, je 1 Stunde pro Tag). Die einzelnen Übungen sind im Originalartikel genannt. Die andere Hälfte der Stichprobe nahm an einem terminlich analog gestalten fitnessorientierten Sportprogramm teil. Jede Sport-Trainingseinheit begann mit 10 Minuten Walking und 5 Minuten Jogging. Dann folgten gymnastische Übungen zuerst 20 Minuten im Stehen, dann 20 Minuten im Sitzen (exaktere Beschreibungen in der Originalquelle). Alle Einheiten beider Untersuchungsgruppen wurden von derselben Person angeleitet. Nach den 15 Einheiten Unterricht (Yoga) bzw. Training (Sport) führten Teilnehmer die erlernten Programme 3 Monate lang selbständig fort. Das Einhalten der Übungszeiten wurde kontrolliert.

Zur Beschreibung der Programmauswirkungen auf die Lebensqualität wurde die Kurzform des entsprechenden WHO-Instruments eingesetzt (WHOQOL-BREF; Skevington, Lotfy & O'Connell, 2004; vgl. Angermayer, Kilian & Matschinger, 2000). Mit diesem Instrument kann die körperliche, psychische, soziale und umweltbezogene Facette von Lebensqualität ermittelt werden. Die Eingangsmessung wurde vor der Gruppenaufteilung, die Wiederholungsmessung nach der 3-monatigen Selbständigkeitsphase durchgeführt. Es fanden keine Follow-up Betrachtungen statt.

Als Ergebnis der Untersuchung von Duraiswamy et al. (2007) kann festgehalten werden, dass bei den Teilnehmern der Yoga-Gruppe am Ende der Untersuchung signifikant größere Zugewinne an Lebensqualität (standardisierte Mittelwertunterschiede zwischen $d = 0.58$ und 0.68) als bei der Sportgruppe erreicht wurden (der mittlere Zugewinn für die körperliche, psychische und umweltbezogene Facette in der Sportgruppe lässt sich im Durchschnitt mit $d = 0.23$ beziffern; die Messwerte in der sozialen Dimension verschlechterten sich um $d = -0.37$; ob es sich bei den in der Sportintervention erreichten Veränderungen um signifikante Effekte handelt, kann dem Untersuchungsbericht nicht entnommen werden). Gorczynski und Faulkner (2010) bestätigen mit ihren statistisch komplexeren (meta-analytischen) Nachberechnungen der Daten aus der Studie von Duraiswamy et al. (2007) ebenfalls die Überlegenheit der Yoga-Intervention gegenüber dem fitnessorientierten Sportprogramm. Offen bleibt, inwiefern die Überlegenheit des Yoga-Programms auf einen Stichprobeneffekt zurückzuführen ist. Möglich wäre, dass die Teilnehmenden dem Yoga-Programm, aufgrund ihres indischen kulturellen Hintergrunds, mit vergleichsweise größerer Wirksamkeitserwartung entgegentraten und dass dies die gefundenen Effekte zumindest zum Teil erklären kann.

Eine zweite Untersuchung, in der Effekte auf die wahrgenommene Lebensqualität schizophrener Patienten berichtet werden, stammt von Acil und Kollegen (2008). Die insgesamt 30 Teilnehmenden (im Alter zwischen 21 und 45 Jahren) wurden zufällig einer von zwei Untersuchungsbedingungen zugeordnet. Für die Interventionsgruppe wurde eine sportpsychologische Intervention vom Typ 2 angeboten, in der über einen Zeitraum von 10 Wochen hinweg, dreimal pro Woche jeweils 40 Minuten fitnessorientiert trainiert wurde. Jede Trainingseinheit begann mit 10 Minuten Lockerungs- und Aufwärmübungen, dann wurden je 25 Minuten die allgemeine Ausdauerleistungsfähigkeit mit Übungen niederer bis moderater Intensität durchgeführt, dann folgte ein 5-minütiger Cooldown. Die Probanden in der Vergleichsgruppe erhielten keine über die jeweilige Standardbehandlung (ohne Sport) hinausgehende Intervention. Alle Teilnehmenden standen unter antipsychotischer Medikation. Sie befanden sich zum Teil in stationärer, zum Teil schon in ambulanter Behandlung. Nähere Angaben zu den in der Stichprobe repräsentierten Störungsformen, zu Krankheitsstadien, Störungsschweregraden oder Medikationsplänen sind nicht enthalten.

Zur Ermittlung von Einflüssen auf die wahrgenommene Lebensqualität wurde auch in dieser Studie der WHOQOL-BREF eingesetzt (siehe oben). Die Messungen fanden vor Interventionsbeginn und unmittelbar im Anschluss an die 10-wöchige Trainingsphase statt. Eine Follow-up Untersuchung scheint nicht durchgeführt worden zu sein. Im Unterschied zur Arbeit von Duraiswamy et al. (2007) sind in dieser Studie auch einige methodische Untersuchungsaspekte nur unvollständig beschrieben. Zum Beispiel bleibt unklar, ob die Patienten regelmäßig an den Trainingseinheiten teilnahmen. Auch werden die Möglichkeiten des Untersuchungsdesigns zur statistischen Absicherung von Interventionseffekten von den Autoren leider nicht ausgeschöpft (beschrieben werden lediglich Veränderungen innerhalb der beiden Untersuchungsgruppen, auf einen statistischen Vergleich der beiden Gruppen wird verzichtet).

Wenn die Untersuchungsergebnisse aus diesen Gründen auch mit einiger Vorsicht zu betrachten sind, sind sie dennoch berichtenswert. Auch hier finden sich für die Sportgruppenteilnehmer signifikante Verbesserungen in der körperlichen und psychischen Facette der wahrgenommenen Lebensqualität. Den standardisierten Mittelwertunterschieden zufolge fallen diese mit $d = 0.84$ für die körperliche und $d = 0.85$ für die psychische Facette größer als im RCT von Duraiswamy et al. (2007) aus.

Die empirischen Fakten zum Beitrag von Sportinterventionen auf die wahrgenommene Lebensqualität von Schizophreniepatienten lassen sich wie folgt zusammenfassen. Yoga, eine indische philosophische Lehre für die eine Verbindung von Meditationsformen und körperlichen Übungen charakteristisch ist, ließe sich im weiteren Sinne durchaus auch als eine Art Sportintervention begreifen. Denn Yoga umfasst neben meditativen Elementen in der Regel auch Atem-, Entspannungs- und Kräftigungsübungen, die so auch in (niedrig-intensiven Varianten von) Gesundheitssportprogrammen vorkommen. Im Hinblick auf die wahrgenommene Lebensqualität bei Schizophrenieerkrankten ist die Interventionsform klassisch fitnessorientierten Sportinterventionen möglicherweise überlegen. Es wurde jedoch schon hervorgehoben, dass die berichteten positiven Auswirkungen (insbesondere auch die gezeigte Überlegenheit zur fitnessorientierten Sportintervention) ihren Ursprung auch in der Betrachtung einer indischen Stichprobe haben könnten. Andererseits erlaubt dies jedoch nicht den Rückschluss, dass die gefundenen Effekte in anderem kulturellen Umfeld ausbleiben.

Zusammenfassend deuten die beiden vorliegenden Studien zumindest darauf hin, dass an Schizophrenie erkrankte Personen, die an fitnessorientierten Sportprogrammen teilnehmen, von solchen Interventionen, vor allem mit Blick auf die körperliche und psychische Facette von Lebensqualität, profitieren können.

2.2 Auswirkungen auf körperliche Aspekte von Gesundheit

Eine unerwünschte Nebenwirkung besonders der neueren antipsychotischen Medikamente der zweiten Generation, die zur Behandlung schizophrener Erkrankungen unerlässlich sind, ist eine *starke Körpergewichtszunahme* der Betroffenen. Den Darstellungen von Gaebel und Wölwer (2010) zufolge lassen einige Medikamente etwa die Hälfte der Personen innerhalb 1 Jahres mindestens 10% an Körpergewicht zunehmen. Hinzu kommt, dass einige ungesunde Lebensgewohnheiten (z.B. Bewegungsmangel, Rauchen) überproportional häufig vorkommen. Dies könnte zumindest einen Teil der Erklärung für die große Zahl Schizophrenieerkrankter liefern, die gleichzeitig am so genannten metabolischen Syndrom leiden (gleichzeitiges Bestehen von abdomineller Fettleibigkeit, Bluthochdruck, ungünstig veränderten Blutfettwerten und Insulinresistenz; vgl. Vancampfort, Knapen, Probst, van Winkel, Deckx, Maurissen et al., 2010). Bei der medikamentösen Behandlung ist die Frage nach der Körpergewichtsregulation insbesondere zur Einschätzung möglicher Nebenwirkungen deshalb schon früh von Bedeutung. Im ungünstigen (und nicht seltenen) Fall beeinflusst Übergewicht den allgemeinen Gesundheitszustand der Betroffenen so maßgeblich, dass es von Anfang an separat behandelt werden muss.

Eine naheliegende Möglichkeit zur Regulation des Körpergewichts stellt die Erhöhung des Kalorienverbrauchs („Fettverbrennung") mittels körperlicher Aktivität dar. Nach aktuellem Stand der Dinge existieren zwei RCTs (Beebe, Tian, Morris, Goodwin, Allen & Kuldau, 2005; Marzolini, Jensen & Melville, 2009), die direkten Rückschluss auf den Therapiebeitrag des Sporttreibens zur Regulation des Körpergewichts bei Schizophrenieerkrankten erlauben.

Beebe et al. (2005) greifen in ihren Auswertungen auf die Daten von 10 zufällig auf zwei Untersuchungsbedingungen verteilten Schizophrenieerkrankten im Alter zwischen 40 und 63 Jahren zurück. Alle Teilnehmenden befanden sich zum Zeitpunkt der Untersuchung in ambulanter Behandlung und standen unter antipsychotischer Medikation (nähere Informationen zu Art und Schweregrad oder Krankheitsstadium der Patienten fehlen). 4 Probanden bildeten die Interventionsgruppe. Sie absolvierten zusätzlich zur für sie vorgesehenen Standardbehandlung ein Walking-Trainingsprogramm, das unter hoch standardisierten Bedingungen auf Laufergometern durchgeführt wurde. Trainiert wurde dreimal pro Woche, 16 Wochen lang, jeweils 30 Minuten. Angaben zur Trainingsintensität werden nicht berichtet. Die Hälfte der Teilnehmer nahm an mehr als zwei Drittel aller Trainingstermine teil. 6 Personen bildeten die Vergleichsgruppe, in der die Probanden die jeweils für sie vorgesehene Standardbehandlung (ohne Sport) fortführten. Der Body Mass Index (BMI) und der Körperfettanteil (in Prozent, relativ zur Körpergesamtmasse) wurden vor der zufälligen Aufteilung der Probanden auf die beiden Untersuchungsbedingungen und ein zweites Mal nach den 16 Wochen Training erfasst. Follow-ups wurden nicht erhoben. Mit Blick auf den BMI besteht für die Sporttreibenden nach Abschluss des Trainingsprogramms, verglichen mit der Kontrollgruppe, kein Vorteil. Angesichts des niedrigen Trainingsumfangs und den wahrscheinlich geringen Belastungsintensitäten war dies jedoch auch nicht unbedingt zu erwarten. Jedoch konnte ein in der Sportbedingung um durchschnittlich 1.3% reduzierter Körperfettanteil festgestellt werden. Eine Veränderung, die gegenüber dem mit einem Plus von 0.14% nahezu unverändert bleibenden Körperfettanteil bei den Vergleichspersonen statistisch signifikant ist.

Marzolini et al. (2009) beobachten in ihrem RCT 7 Schizophreniekranke (im Durchschnittsalter von 44 ± 3 Jahren), die zusätzlich zu der für sie vorgesehenen Behandlung einer Sportbedingung zugeteilt wurden, und vergleichen sie mit 6 Personen, die ohne Sport weiterbehandelt werden. Das Sportangebot war Teil einer gemeindenahen (also nicht klinischen) Versorgung von ambulant behandelten Personen. Insofern ist wahrscheinlich, dass es sich um remittende Patienten handelt, allerdings fehlen zur Zusammensetzung der Stichprobe – wie bei allen Untersuchungen bisher – auch hier genauere Angaben. Die Probanden der Interventionsgruppe trainierten 12 Wochen lang, je zweimal die Woche, für jeweils 90 Minuten in einem hoch strukturierten Sportprogramm (10 Minuten Warmmachen, 20 Minuten kraftorientiertes Training mit Gewichten, 60 Minuten allgemeines Ausdauertraining und 5 Minuten Cooldown). Die Trainierenden nahmen durchschnittlich an 72% der angebotenen Trainingseinheiten teil. Sie wurden außerdem aufgefordert, zusätzlich noch einmal pro Woche selbständig Sport zu treiben. Auch in dieser Studie wurde der BMI gemessen (einmal vor Zuteilung der Probanden auf die beiden Untersuchungsgruppen, ein zweites Mal nach dem 12-wöchigen Interventionszeitraum; kein Follow-up). Auch hier zeigten sich für den BMI keine statistisch signifikanten Veränderungen.

Über beide RCTs bliebe also zunächst einmal festzuhalten, dass sich das Körpergewicht von Schizophrenieerkrankten durch Sportprogramme mit den beschriebenen (wahrscheinlich unterschwelligen) Belastungsparametern nicht reduzieren ließ.

Ein günstigeres Bild ergibt sich jedoch, wenn die Effekte von kombinierten Sport- und Ernährungsprogrammen betrachtet werden (was allerdings den Nachteil birgt, dass die Effekte eines jeweils günstig veränderten Aktivitäts- und Essverhaltens nicht getrennt voneinander bestimmt werden können). Hier kommt ein weiteres Cochrane-Review von Faulkner, Cohn und Remington (2007) zu dem Ergebnis, dass solche kombinierten Programme zur Vermeidung von Übergewicht bei Schizophrenieerkrankten den medikamentösen Interventionen zur Gewichtsregulierung vergleichbare Effekte liefern. Zur Behandlung bereits bestehenden Übergewichts lässt sich sogar festhalten, dass nur die kombinierten Sport-/Ernährungsprogramme zu einer signifikanten Gewichtsreduktion führen und eine allein medikamentöse Behandlung nicht mehr erfolgreich ist.

Über die Bedeutung regelmäßigen Sporttreibens für die Therapie von Schizophreniekranken lässt sich also festhalten, dass sportliche Aktivität in Kombination mit einem Ernährungsprogramm einen wichtigen Therapiebestandteil zur Reduktion und nachfolgend zur Kontrolle zu großen Körpergewichts liefern kann. Einschränkend wäre allerdings zu bemerken, dass die Ergebnisse auf sehr kleinen Stichproben beruhen, und dass (deshalb) auch nichts über möglicherweise unterschiedliche Indikationen für unterschiedliche Patientengruppen (z.B. schwer Übergewichtige) gesagt werden kann.

2.3 Auswirkungen auf soziale Aspekte von Gesundheit

Soziale Aspekte von Gesundheit betreffen zum Beispiel die Fähigkeit von Menschen, sich an Formen des zwischenmenschlichen Austauschs zu beteiligen oder sich gut in Gruppen einzubringen. Genauere Analysen zu den möglichen Auswirkungen von Sportinterventionen auf die soziale Gesundheit, die über das allgemeine Erleben von Lebensqualität in sozialen Situationen hinausgehen (vgl. Abschnitt 2.1), wurden bisher in zwei RCTs angestellt, und zwar in der bereits zitierten Studie von Duraiswamy et al. (2007) und aufbauend darauf in der Studie von Behere, Arasappa, Jagannathan, Varambally, Venkatasubramanian, Thirthalli et al. (2011). Zur Konstruktoperationalisierung wurde in beiden Untersuchungen die Social Occupational Functioning Scale (SOFS; Saraswat, Rao, Subbakrishna & Gangadhar, 2006) verwendet, ein psychometrisch überprüftes Screening-Instrument, mit dem insbesondere die Fähigkeit von Schizophreniepatienten eingeschätzt werden soll, in Lebensumwelten außerhalb des stationären Klinikbetriebs zurecht zu kommen.

Aus den von Duraiswamy et al. (2007) angegebenen deskriptiven Daten lassen sich in der Yoga-Gruppe größere Veränderungen (standardisierte Mittelwert-Differenz $d = 0.77$) als in der fitnessorientiert Sport treibenden Gruppe ($d = 0.35$) feststellen. Den Angaben zufolge weichen die SOFS-Werte der beiden Gruppen am Ende der Intervention signifikant voneinander ab und verweisen auf einen Vorteil der Yoga-Gruppe. Die statistisch komplexeren (meta-analytischen) Nachauswertungen von Gorczynski und Faulkner (2010) führen zu einem anderen Ergebnis. Sie fassen zusammen, dass sich die beobachteten Verbesserungen in den beiden Gruppen nicht signifikant voneinander unterscheiden (denn das hierfür nachträglich ermittelte 95%-Konfidenzintervall schließt die Zahl null mit ein).

Die Studie von Behere et al. (2011) prüft noch einmal Effekte des von Duraiswamy et al. (2007) vorgeschlagenen Yoga-Programms, vergleicht diese nun jedoch mit einem Gesundheitssportprogramm und vor allem einer Kontrollbedingung ohne Intervention (Wartekontrollgruppe). In beiden Interventionsgruppen sollten Teilnehmende die für sie vorgesehenen Übungen zunächst 1 Monat gemeinsam mit einem Trainer (in Trainingsgruppen) und anschließend 2 Monate lang alleine zu Hause durchführen. Die Daten der insgesamt 66 Teilnehmer (im Alter zwischen 18 und 60 Jahren; Hinweise zur Störungsform und Krankheitsstadien fehlen; der Schweregrade wurde über den Clinical Global Impression Score ≤ 3 definiert) wurden einmal zu Beginn, dann nach dem 2-monatigen selbständigen Training und abschließend noch einmal 4 Monate später erhoben. Für die Yoga-Gruppe zeigt sich eine signifikante Verbesserung der SOFS-Werte für den ersten 2-monatigen Zeitraum (die standardisierte Mittelwert-Differenz liegt bei $d = 0.61$). Die Werte nach 4 Monaten bleiben tendenziell ($p < .10$) signifikant verbessert. Überraschenderweise zeigt sich für die

Teilnehmenden in der Wartekontrollgruppe ebenfalls eine signifikante positive Veränderung für den 2-monatigen ($d = 0.34$) und eine tendenzielle Verbesserung für den 4-monatigen Zeitraum. Die Werte in der Gesundheitssportgruppe bleiben zu beiden Messzeitpunkten unverändert. Leider berichten die Autoren keine statistischen Zwischengruppenvergleiche und beschreiben lediglich die dargestellten Veränderungen innerhalb der Gruppen.

Die Beurteilung der zur sozialen Gesundheit vorliegenden Erkenntnisse fällt aus verschiedenen Gründen schwer. In erster Linie, weil in den Originalarbeiten von Duraiswamy et al. (2007), wie dann auch bei Behere et al. (2011), inferenzstatistische Analysen der Zwischengruppeneffekte fehlen. In der Untersuchung von Duraiswamy et al. (2007) werden nur zwei Interventionsbedingungen (Yoga und fitnessorientiertes Sporttreiben) miteinander verglichen, die Vergleichsmöglichkeit zu einer Gruppe ohne bewegungsbezogene Intervention fehlt. In der Studie von Behere et al. (2011) ist diese Möglichkeit gegeben, der Vergleich liefert allerdings verwirrende Befunde (die fitnessorientierte Sportintervention bleibt ohne Wirkung, wohingegen sich die Werte bei der Gruppe ohne Intervention zu verbessern scheinen). Bei allen weiter oben (Abschnitt 2.1) schon dargestellten Vorbehalten bliebe aus unserer Sicht festzuhalten, dass unter Umständen die beschriebene Yoga-Interventionen, nicht jedoch ein fitnessorientiertes Gesundheitssportprogramm der dargestellten Qualität, zu einer Verbesserung sozialer gesundheitlicher Effekte führen kann. Über die Gründe dafür, ließe sich angesichts der lückenhaften Darstellungen in den Originaluntersuchungen nur mutmaßen.

2.4 Auswirkungen auf die psychische Gesundheit

Der Aspekt psychische Gesundheit betont den individuellen Zustand des gedanklichen und gefühlsmäßigen Erlebens. Eben dieses Erleben ist bei schizophrenen Erkrankungen fundamental gestört. Massive Funktionseinbußen in verschiedenen Bereichen (siehe Tabelle 1) stellen die Haupt-Diagnosemerkmale der Erkrankung dar. Es ist deshalb nicht verwunderlich, dass fast alle bisher dargestellten RCTs (Beebe et al., 2005; Behere et al., 2011, Duraiswamy et al., 2007; Marzolini et al., 2009) direkte Rückschlüsse auf die Auswirkungen von sportlicher Aktivität auf diesen Gesundheitsaspekt erlauben.

In den Untersuchungen von Beebe et al. (2005), Behere et al. (2011) und Duraiswamy et al. (2007) wird der Grad der psychischen Gesundheit – im Sinne einer Nicht-Beeinträchtigung durch krankheitsspezifische Symptome – mit der international etablierten *Positive And Negative Syndrome Scale* (*PANSS*; Kay, Fiszbein & Opler, 1987) beschrieben. Dabei handelt es sich um ein strukturiertes psychiatrisches Interview, zu dessen Durchführung etwa 30-40 Minuten Zeit aufgewendet werden müssen und mit dem die Symptomausprägungen der vergangenen 7 Tage erfasst werden. Die PANSS liefert drei Messwerte: Die Symptome Sinnestäuschungen, formale Denkstörung, Halluzinationen, Erregung, Größenwahn, Feindseligkeit und

Misstrauen/Verfolgungswahn werden der Positivskala (vgl. Abschnitt 1.1: Positiv- und Negativsymptome), Affektverarmung, emotionale Isolation, mangelnde Beziehungsfähigkeit, passiv-apathische-soziale Isolation, erschwertes abstraktes Denkvermögen, mangelnde Spontaneität und Gesprächsfähigkeit sowie stereotypisches Denken der Negativskala zugeordnet. Auf einer psychopathologischen Globalskala werden Angst, Schuldgefühle, Gespanntheit, Manieriertheit und Posieren, Depression, verlangsamte Motorik, Unkooperativität, ungewöhnliche Denkinhalte, Desorientiertheit, Aufmerksamkeitsschwäche, mangelnde Urteils- und Einsichtsfähigkeit, Störung der Willensbildung, mangelnde Impulskontrolle, Selbstbezogenheit, aktive soziale Meidung und leibliche Befindlichkeitsstörungen erfasst. Manchmal wird die Ausprägung der genannten Symptome auch ohne Zuordnung zu einer der drei Skalen in einem PANSS-Gesamtwert ausgedrückt.

In den Daten der Untersuchung von Beebe et al. (2005), die den durch eine sportpsychologische Intervention möglichen Zugewinn im Vergleich zur Standardbehandlung ohne Sport erlauben, werden statistisch signifikante Verbesserungen sowohl im Bereich der Negativ- als auch der Positivsymptome sichtbar (exakte Werte für die Globalskala oder den PANSS-Gesamtwert sind nicht berichtet). Die statistisch belastbarsten Schätzer der Effektgröße liefern die von Gorzynski und Faulkner (2010) ermittelten meta-analytischen Nachberechnungen. Sie ermitteln Score-Verbesserungen für die Negativskala zwischen 5.89 und 11.11 Punkten sowie für die Positivskala zwischen 0.27 und 4.73 Punkten (95%-Konfidenzintervalle). Aus den von Beebe et al. (2005) berichteten Werten lässt sich berechnen, dass dies Punktwertverbesserungen von ca. 20% auf der PANSS-Negativskala und rund 13% auf der Positivskala entspricht. Die Autoren der Originalstudie ordnen beide Veränderungen als klinisch relevante Verbesserungen ein.

Bei Duraiswamy et al. (2007; Yoga- vs. Sportprogramm) ergeben sich auf der Ebene des PANSS-Gesamtwerts standardisierte Mittelwertunterschiede (vor und nach Intervention) für die Yoga-Übenden von $d = 1.51$ und für die fitnessorientiert Sporttreibenden von $d = 0.82$. Den Berechnungen der Originalautoren, wie auch den meta-analytischen Nachberechnungen von Gorczynski und Faulkner (2010) zufolge ist die Yoga- der Sportintervention signifikant überlegen. Ob es sich bei der Veränderung innerhalb der Sportgruppe um eine signifikante Verbesserung handelt ist unklar. Der Vorteil der Yoga-Intervention geht dabei maßgeblich auf Verbesserungen in der PANSS-Negativskala zurück. Auf dieser Skala (aber nicht auf der Positivskala) sind die in der Yoga-Gruppe erreichten Verbesserungen signifikant größer als in der Sportgruppe (die wahren Werte variieren in einem PANSS-Messwertebereich zwischen 1.69 und 9.43). Wiederum sind keine Angaben enthalten, die einen entscheiden ließen, ob es sich bei den in der Sportgruppe erreichten Symptomverbesserungen von $d = 0.68$ auf der Positivskala und $d = 0.61$ auf der Negativskala um signifikante Veränderungen handelt.

Die Studie von Behere et al. (2011; Yoga- vs. Sportprogramm vs. Wartekontrollgruppe) berichtet positive Veränderungen für die Yoga-Übenden sowohl für die

PANSS-Positivskala (nach 2 Monaten: $d = 0.35$; nach 4 Monaten: $d = 0.32$) als auch für die PANSS-Negativskala (nach 2 Monaten: $d = 0.70$; nach 4 Monaten: $d = 0.70$).
In der Untersuchung von Marzolini et al. (2008; Sportprogramm vs. Standardbehandlung ohne Sport) wurde psychische Gesundheit mit dem *Mental Health Inventory* (*MHI*; Veit & Ware, 1983), auch hier über die Nicht-Beeinträchtigung durch Krankheitssymptome, operationalisiert. Bei diesem Instrument handelt es sich um einen Fragebogen mit 18 Items, den Probanden entweder alleine oder mit Hilfe eines Untersuchers ausfüllen können. Das MHI ist kein speziell auf Schizophrenie bezogenes Instrument. Berichtet wird häufig ein MHI-Gesamtwert, der aus den im Fragebogen enthaltenen Subskalen Angst, Depression, Verhaltenskontrolle, positiver Affekt und genereller Stress zusammengestellt werden kann. Auf Ebene des Gesamtwerts resultiert im RCT von Marzolini et al. (2008) keine signifikante Verbesserung. Auf den MHI-Subskalen Depression (die wahren Werte variieren hier zwischen 6.70 und 28.30) und Angst (mit Werteveränderungen zwischen 0.80 und 15.20) werden die erhofften Veränderungen jedoch deutlich (angegeben sind die 95%-Konfidenzintervalle aus den meta-analytischen Nachberechnungen von Gorczinsky & Faulkner, 2010). Eine Einordnung der klinischen Bedeutsamkeit dieser Messwertveränderungen fällt schwer, weil die in der Untersuchung von Marzolini et al. (2008) realisierte sehr kleine Stichprobengröße (verglichen werden 6 Betroffene in der einen mit 4 Betroffenen in der anderen Untersuchungsbedingung) kaum statistische Power liefert.

Zusammengenommen ist festzuhalten, dass eine Teilnahme an fitnessorientierten Sportprogrammen wahrscheinlich zu einer Linderung zumindest der Negativsymptomatik und vielleicht zu einer Verbesserung der Positivsymptomatik beiträgt. Dieses Ergebnisbild gleicht dem aus methodisch schwächeren Untersuchungen herauslesbaren (vgl. Holley, Crone, Tyson & Lovell, 2010, für ein neueres Review auch über solche Studien).

2.5 Auswirkungen auf psychische Determinanten des Gesundheitsverhaltens

Alle bis hierher besprochenen Untersuchungen analysierten die Auswirkungen von Typ 2, also solchen sportpsychologischen Interventionen, in denen das Erleben sportlicher Aktivität das Mittel zur Erreichung der angestrebten psychischen Effekte darstellt (vgl. Abschnitt 1.2). Vor kurzem wurde das nach unserem Kenntnisstand erste RCT zu einer sportpsychologischen Intervention vom Typ 1 für Schizophrenieerkrankte publiziert (Beebe, Smith, Burk, McIntyre, Dessieux, Tavakoli et al., 2010). Dort wurde untersucht, ob eine spezielle gesprächsbasierte Intervention dazu geeignet ist, psychische Determinanten der Gesundheitsverhaltensänderung günstig zu beeinflussen. Aus der Gruppe relevanter kognitiver Determinanten (Brand, 2010, für einen kurzen Überblick) wurden als abhängige Variablen die auf die selbständige Durchführung eines Walking-Programms gerichteten *Selbstwirksamkeits- und Konsequenzerwartungen* untersucht.

Als Selbstwirksamkeitserwartung bezeichnet man die Überzeugung einer Person, ein Verhalten auch angesichts von Hindernissen (objektiven oder auch subjektiven Barrieren) initiieren und aufrechterhalten zu können. Konsequenzerwartungen bezeichnen (hier) die persönlichen Abwägungen eines Individuums über die für und gegen eine Verhaltensänderung sprechenden Argumente. Es existiert eine Fülle empirischer Untersuchungen mit gesunden Menschen, die zeigen, dass positiv ausgeprägte Selbstwirksamkeits- und Konsequenzerwartungen wichtige Prädiktoren für körperlich aktiveres Verhalten sind (z.B. Hagger, Chatzisarantis & Biddle, 2002, für metaanalytische Befunde).

Beebe et al. (2010) untersuchten 97 Frauen und Männer im Alter zwischen 21 und 72 Jahren mit schizophrener Spektrumsstörung (ohne nähere Angaben zum Schweregrad oder zum Krankheitsstadium). Alle Probanden befanden sich in ambulanter Behandlung und standen unter antipsychotischer Medikation. Sie wurden zufällig entweder der Interventions- oder der Vergleichsgruppe zugeteilt. Es gab zwei Messzeitpunkte, einen zu Beginn und einen am Ende des Interventionszeitraumes. Die Teilnehmer der Interventionsgruppe besuchten in Gruppengrößen von je 8 oder 9 Personen viermal in wöchentlichem Abstand stattfindende Interventionssitzungen, die allein der Vorbereitung von selbständig durchzuführenden regelmäßigen Walking-Einheiten dienten. Die einzelnen Interventionssitzungen waren daraufhin ausgerichtet, Information zum Beispiel zur richtigen Kleiderwahl zu übermitteln, oder die Bedeutung eines zunächst langsamen Einstiegs und nachfolgend schrittweiser Erhöhung der Walking-Distanz zu betonen. Vor allem aber unterstützten die Anleitenden bei der individuellen Aktivitätsplanung und beim Erarbeiten je vernünftiger Trainingsziele. Unter anderem ging es auch darum, zielhinderliche Situationen (Barrieren) zu antizipieren sowie Ratschläge zu deren Bewältigung zu geben. Alle Teilnehmenden erhielten eine Broschüre, in der sämtliche Informationen zum späteren Nachlesen noch einmal zusammengefasst waren. Außerdem wurden Taschenkalender ausgehändigt, in die die geplanten Walking-Einheiten mit den ins Auge gefassten Zielen eingetragen wurden, und die von den Versuchspersonen an auffälliger Stelle zuhause zum Nachlesen präsent gehalten werden sollten. Die Probanden der Vergleichsgruppe trafen sich ebenfalls an 4 aufeinanderfolgenden Wochen – einmal pro Woche, in Kleingruppen von 8-9 Personen – mit denselben Anleitenden, die auch die Interventionsgruppen führten. Jedoch wurden hier nicht-sportbezogene Informationen, z.B. zur Raucherentwöhnung, zu Entspannungstechniken oder Möglichkeiten der Freizeitgestaltung übermittelt. Außerdem wurden soziale Kontaktübungen, Musik oder Spiele, alles ohne Bezug zum Thema Sport oder körperliche Betätigung, angeboten. Durch diese Art des Angebots sollte erreicht werden, dass Interventions- und Kontrollgruppenteilnehmer vergleichbar viel Zeit mit den anleitenden Personen verbringen und auch ähnlich viel Zuwendung durch diese erhalten.

Die Ergebnisse von Beebe et al. (2010) belegen für die Interventionsteilnehmer am Ende der Maßnahme signifikant höhere Selbstwirksamkeitserwartungen. Außerdem ist der Treatmenteffekt Gruppe × Zeit bei $p = .07$ zumindest tendenziell signifikant. Die standardisierten Mittelwertunterschiede zwischen Vor- und Nachtestung betragen in der Interventionsgruppe $d = 0.23$ und in der Vergleichsgruppe $d = -0.38$. Die Selbstwirksamkeitseinbußen in der Vergleichsgruppe waren im Durchschnitt größer als die Selbstwirksamkeitszugewinne in der Interventionsgruppe.

Für die Konsequenzerwartungen resultierten bei den Vergleichsprobanden am Ende der Intervention, entgegen den ursprünglichen Untersuchungserwartungen, signifikant höhere (im Sinne einer Verhaltensänderung günstiger ausgeprägte) Werte. Mit einem standardisierten Mittelwertunterschied von $d = 0.40$ fällt die Veränderung innerhalb der Vergleichsgruppe sogar größer aus, als alle im Bereich der Selbstwirksamkeitserwartungen beobachteten Veränderungen. Die Interaktion Gruppe × Zeit ist hier allerdings nicht signifikant, so dass es sich nicht um einen zuverlässig interpretierbaren Interventionseffekt handelt. Eine plausible Erklärung für den signifikanten Gruppenunterschied am Ende des Interventionszeitraumes gibt es trotzdem. In der Vergleichsbedingung gaben vor Beginn der Maßnahmen mehr Probanden als in der Interventionsbedingung zu Protokoll, demnächst sportlich aktiv werden zu wollen. Dazu passt, dass unter den Vergleichspersonen bereits vor Maßnahmenbeginn signifikant höhere Konsequenzerwartungen gemessen wurden. Dies erlaubt zumindest die Mutmaßung, dass in dieser Probandengruppe vielleicht eine größere Zahl Probanden selbstgesteuert mit sportlicher Aktivität begonnen haben und vielleicht auch positive Erlebnisse gesammelt haben. Dies könnte dann die Ausbildung positiverer Konsequenzerwartungen günstig beeinflusst haben. Unter Umständen ist es den Vergleichsprobanden dann ohne gezielte Unterstützung durch die gesprächsorientierte Intervention aber nicht gelungen, die „Hürden des Alltags" zu überwinden und das neue Verhalten auf Dauer in ihrer Lebensweise zu etablieren. Dies könnte erklären, weshalb gleichzeitig die Selbstwirksamkeitserwartungen (wie oben gezeigt) so deutlich eingebrochen sind.

Beebe et al. (2010) verzichteten auf die Erfassung des tatsächlichen Sportverhalten ihrer Probanden, so dass keine Aussagen darüber möglich sind, ob die mit der sportpsychologischen Intervention erreichten günstigen Veränderungen im Bereich der Selbstwirksamkeitserwartungen tatsächlich auch zur Gesundheitsverhaltensänderung führten. Festgehalten werden kann allerdings, dass sportpsychologische Interventionen vom Typ 1 auch bei Patienten mit schizophrener Spektrumsstörung durchgeführt werden und zumindest kurzzeitig (Follow-up Messungen, die auf dauerhafte Veränderungen schließen ließen, sind nicht berichtet) wichtige kognitive Voraussetzungen günstig beeinflussen können.

Es ist zu erwarten, dass die Arbeitsgruppe um Lora Humphrey Beebe bald die Effekte einer zweistufigen Intervention für Schizophrenieerkrankte präsentieren kann, in der zuerst psychische Determinanten der Verhaltensänderung adressiert werden (sportpsychologische Intervention vom Typ 1) bevor Teilnehmende dann in eine weiterführende sportpsychologische Intervention vom Typ 2 übergeleitet werden. Die Inhalte dieser WALC-S (Walk, Address sensations, Learn about exercise,

Cue exercise for Schizophrenia spectrum disorders) Intervention sind jedenfalls publiziert (Beebe & Smith, 2010).

3 Fazit und Ausblick

Über die aktuelle Faktenlage zum Beitrag von Sportmaßnahmen im Rahmen der Therapie von Schizophreniepatienten lässt sich zusammenfassend vor allem festhalten, dass die Mahnungen früherer Kommentatoren (Faulkner & Biddle, 1999; Faulkner & Taylor, 2005), es müssten vor allem methodisch hochwertigere Effektstudien durchgeführt werden, auf Resonanz gestoßen sind: Seither wurden erste RCTs publiziert, die insgesamt darauf hindeuten, dass therapiebegleitend angebotene Sportprogramme einen effektiven Beitrag zur Gesundheit von Schizophrenieerkrankten liefern können. Zurückhaltung ist trotzdem geboten. Denn einige, in zukünftigen Untersuchungsplänen noch auszumerzende Mängel – Lösungsansätze sind weiter unten dargestellt – schränken den bisher erreichten Erkenntnisgewinn noch ein.

Im Einzelnen weisen die Daten darauf hin, dass Sportprogramme die Negativsymptomatik bei Schizophrenieerkrankten reduzieren und sich eventuell sogar auch lindernd auf die Positivsymptome auswirken. Auch mit Blick auf das übergeordnete Therapieziel, der Wiederherstellung und Aufrechterhalten von Lebensqualität, deuten sich günstige Auswirkungen strukturierter Sportinterventionen (möglicherweise besonders Yoga) an: Teilnehmende scheinen vor allem mit Blick auf die psychische und körperliche Facette der Lebensqualität zu profitieren. In der Behandlung von körpergewichtsbezogenen Begleiterkrankungen, die in der Behandlung von Schizophrenen häufig als Folge der notwendigen antipsychotischen Medikation entstehen, lassen sich mit kombinierten Sport-/Ernährungsprogrammen sogar bessere Effekte erreichen, als wenn medikamentös interveniert wird. Schließlich konnte gezeigt werden, dass bei Personen mit schizophrener Spektrumsstörung (d.h. bei Patienten, die durch inkomplette und/oder „mildere" Formen schizophrener Symptomatik betroffen sind) auch gesprächsbasierte sportpsychologische Interventionen vom Typ 1 dazu geeignet sind, zentrale kognitive Determinanten der Gesundheitsverhaltensänderung (vor allem die Selbstwirksamkeitserwartung), ähnlich wie dies bei Gesunden geschehen kann, günstig zu beeinflussen.

Ein wichtiges Ziel weiterer Forschungsarbeit sollte sein, die (wahrscheinlichen) Effekte von Sportprogrammen für Schizophreniekranke mit optimierten Untersuchungsdesigns so nachzuzeichnen, dass solche Interventionen in den Empfehlungskatalog der sozialgesetzlich begünstigten soziotherapeutischen Maßnahmen, vielleicht sogar in die psychiatrischen Behandlungsrichtlinien aufgenommen werden können. Angesichts der zuletzt in wenigen Jahren erreichten Fortschritte scheint sich diese Chance für die nächste Dekade zu eröffnen. Die folgenden fünf Punkte könnten dabei helfen, dementsprechend optimierte, zukünftige Forschung anzuleiten:
1. Mit Ausnahme der Untersuchungen von Beebe et al. (2010) und Behere et al. (2011) basieren sämtliche bisherigen RCTs noch auf kleinen Stichproben (zwi-

schen 4 und 20 Probanden pro Gruppe). Eine Ursache dafür sind ganz sicher die kleinen Prävalenzzahlen, mit denen schizophrene Erkrankungen vorkommen. Deshalb sollten *multizentrische Untersuchungen* – mit Untersuchungsgruppen an mehreren Standorten (z.B. in mehreren Regionen Deutschlands) – begonnen werden, um eine breitere Datengrundlage und somit mehr statistische Power zu gewinnen.

2. Bei den in den dargestellten RCTs untersuchten Probandengruppen handelte es sich „nur" insofern um *merkmalshomogene Stichproben*, als für sämtliche Teilnehmer eine klinische Diagnose aus dem Formenkreis der schizophrenen Erkrankungen bestand. Einzige Ausnahme bildet die Untersuchung von Beebe et al. (2010), in der man sich auf Personen mit schizophrener Spektrumsstörung beschränkte. Angesichts der Verschiedenartigkeit unterschiedlicher schizophrener Störungen und der sehr unterschiedlichen Störungsschweregrade ist anzunehmen, dass nicht alle Arten von Sportprogrammen für sämtliche Personen gleichermaßen angemessen und wirksam sind. Im Augenblick erlauben die Daten noch keinerlei Rückschluss darauf, ob es mehr oder weniger günstige Zeitpunkte im Krankheitsverlauf oder bestimmte Symptomkonstellationen gibt, in denen Sportprogramme besonders vielversprechend (oder vielleicht doch kontraindiziert) sind.

3. Mit Ausnahme der Untersuchung von Beebe et al. (2010), die sich auf die sozialkognitive Theorie von Lernen und Verhalten bezieht, mangelt es sämtlichen bisherigen Interventionsstudien an theoretischer Fundierung. Potentielle *Wirkmechanismen* bleiben unausgesprochen und werden auch nicht untersucht. Entsprechendes Wissen würde vor allem eine zielgeleitete Spezifizierung von Interventionsinhalten ermöglichen.

4. Dies würde sich gleichermaßen positiv auf empirischer Ebene niederschlagen und könnte Untersuchungen zu den *„active ingredients"* (wirkmächtigen Bestandteile) bereits existierender Interventionen folgen. Beispielsweise könnte dann für das von Duraiswamy et al. (2007) vorgeschlagene Yoga-Programm geklärt werden, ob vor allem die darin enthaltenen Atem- und Entspannungsübungen (u.a. meditativen Elemente) oder die bewegungszentrierten Anteile effektiv sind.

5. Neben einer strengeren Beachtung grundsätzlicher Methodenstandards sollten sich zukünftige Untersuchungen dann vor allem noch besser an internationale Standards zur Berichterstattung über klinische Effektstudien halten, zum Beispiel die *Consolidated Standards of Reporting Trials (www.consort-statement. org)*. Sämtliche bisher vorliegenden Darstellungen sind lückenhaft und erschweren deshalb Einordnungen über die Belastbarkeit ihrer Befunde.

Abschließend soll noch ein kurzer Hinweis zur Praxis des Sporttreibens mit Schizophreniekranken, zu den Folgerungen, die sich aus den präsentierten wissenschaftlichen Befunden ableiten lassen, gegeben werden: Belastbares empirisches

Wissen zu mehr oder weniger günstigen Sportarrangements, zu Belastungsformen, zu Kontraindikationen oder besonders vielversprechenden Ansatzpunkten eines Sporttreibens mit Schizophreniekranken liegt bisher nicht vor. Dementsprechend sollten sich Praxishandelnde daran orientieren, was für ihre Patienten krankheitsbedingt noch möglich ist und vor allem daran, was einem das (möglichst sportwissenschaftlich informierte) Wissen raten würde. Es gibt keinerlei Hinweis darauf, dass professionell vermittelte, wohldosierte Sportprogramme für Schizophreniekranke andere, als auch die für sonstige Personengruppen bekannten Nachteile (z.B. Verletzungsgefahr, Überbelastung) bietet. Krankheitsspezifische negative Auswirkungen sind bis heute nicht bekannt.

4 Literatur

Acil, A. A., Dogan, S. & Dogan, O. (2008). The effects of physical exercise to mental state and quality of life in patients with schizophrenia. *Journal of Psychiatric and Mental Health Nursing, 15,* 808-815.

An der Heiden, W., Könnecke, R., Maurer, K. Ropeter, D. & Häfner, H. (2005). Depression in the long-term course of schizophrenia. *European Archives of Psychiatry and Clinical Neuroscience, 255,* 174-184.

Angermayer, M. C, Kilian, R. & Matschinger, H. (2000). *WHOQOL-100 und WHOQOL-BREF. Handbuch für die deutschsprachige Version der WHO Instrumente zur Erfassung von Lebensqualität.* Göttingen: Hogrefe.

Beebe, L. H. & Smith, K. (2010). Feasibility of the Walk, Address, Learn and Cue (WALC) intervention for schizophrenia spectrum disorders. *Archives of Psychiatric Nursing, 24,* 54-62.

Beebe, L. H., Smith, K., Burk, R., McIntyre, K., Dessieux, O., Tavakoli, A. et al. (2010). Effect of a motivational intervention on exercise behavior in persons with schizophrenia spectrum disorders. *Community Mental Health Journal. Advance online publication.* DOI: 10.1007/s10597-010-9363-8

Beebe, L. H., Tian, L., Morris, N., Goodwin, A., Allen, S. S. & Kuldau, J. (2005). Effects of exercise on mental and physical health parameters of persons with schizophrenia. *Issues in Mental Health Nursing, 26,* 661-676.

Behere, R.V., Arasappa, R., Jagannathan, A., Varambally, S., Venkatasubramanian, G., Thirthalli, J. et al. (2011). Effect of yoga therapy on facial emotion recognition deficits, symptoms and functioning in patients with schizophrenia. *Acta Psychiatrica Scandinavica, 123,* 147-153.

Brand, R. (2008). *Sportpsychologische Interventionen und Gesundheitsverhalten.* Saarbrücken: VDM.

Brand, R. (2010). *Sportpsychologie.* Wiesbaden: VS Verlag.

Dilling, H., Mombour, W. & Schmidt, M. H. (Hrsg.) (2005). *Internationale Klassifikation psychischer Störungen. ICD-10 Kapitel V (F). Diagnostische Kriterien für Forschung und Praxis.* Bern: Verlag Hans Huber.

Duraiswamy, G., Thirthalli, J., Nagendra, H. R. & Gangadhar, B. N. (2007). Yoga therapy as an add-on treatment in the management of patients with schizophrenia – a randomized controlled trial. *Acta Psychiatrica Scandinavia, 116,* 226–232.

Faulkner, G. & Biddle, S. (1999). Exercise as an adjunct treatment for schizophrenia: A review of the literature. *Journal of Mental Health, 8,* 441-457.

Faulkner, G., Cohn, T. & Remington, G. (2007). Interventions to reduce weight gain in schizophrenia. *Cochrane Database of Systematic Reviews, Issue 1.* Art. No.: CD005148.

Faulkner, G., Gorczynski, P. & Arbour-Nicitopoulos, K. (in prep.). Exercise as an adjunct treatment for Schizophrenia. In P. Ekkekakis (Ed.), *Routledge handbook of physical activity and mental health.* London: Routledge.

Faulkner, G. & Sparkes, A. (1999) Exercise as therapy for schizophrenia. *Journal of Sport & Exercise Psychology, 21,* 52–69.

Faulkner, G. & Taylor, A. H. (2005). *Exercise, health and mental health: Emerging relationships.* London: Routledge.
Gaebel, W. & Wölwer, W. (2010). *Schizophrenie.* Berlin: Robert Koch-Institut.
Gorczynski, P. & Faulkner, G. (2010). Exercise therapy for schizophrenia. *Cochrane Database of Systematic Reviews, Issue 5.* Art. No.: CD004412.
Hagger, M. S., Chatzisarantis, N. L. D. & Biddle, S. J. H. (2002). A meta-analytic review of the theories of reasoned action and planned behavior in physical activity: Predictive validity and the contribution of additional variables. *Journal of Sport & Exercise Psychology*, 24, 3-32.
Holley, J., Crone, D., Tyson, P. & Lovell, G. (2010). The effects of physical activity on psychological well-being for those with schizophrenia: A systematic review. *British Journal of Clinical Psychology, 50*, 84-105.
Kay, S. R., Fiszbein, A. & Opler, L. A. (1987). The Positive and Negative Syndrome Scale for schizophrenia. *Schizophrenia Bulletin, 13*, 261-276.
Kirkbride, J. B. & Jones, P. B. (2011). The prevention of schizophrenia. What can we learn from eco-epidemiology? *Schizophrenia Bulletin, 37*, 262-271.
Leucht, S., Burkard, T., Henderson, J., Maj, M. & Sartorius, N. (2007). Physical illness and schizophrenia: A review of the literature. *Acta Psychiatrica Scandinavia, 116*, 317-333.
Marzolini, S., Jensen, B. & Melville, P. (2009). Feasibility and effects of a group-based resistance and aerobic exercise program for individuals with severe schizophrenia: A multidisciplinary approach. *Mental Health and Physical Activity, 2*, 29-36.
Saraswat, N., Rao, K., Subbakrishna, D. K. & Gangadhar, B. N. (2006). The Social Occupational Functioning Scale (SOFS): A brief measure of functional status in persons with schizophrenia. *Schizophrenia Research, 81*, 301-309.
Skevington, S. M., Lotfy, M. & O'Connell, K. A. (2004). The World Health Organization's WHOQOL-BREF quality of life assessment: psychometric properties and results of the international field trial. A report from the WHOQOL group. *Quality of Life Research,13*, 299-310.
Tandon, R., Keshavan, M. S. & Nasrallah, H. A. (2008). Schizophrenia, „Just the facts": Epidemiology and etiology. *Schizophrenia Research, 102*, 1-18.
WHOQOL Group (1995). The World Health Organization quality of life assessment (WHOQOL). Position paper from the World Health Organization. *Social Science & Medicine, 41*, 1403-1409.
Vancampfort, D., Knapen, J., Probst, M., van Winkel, R., Deckx, S., Maurissen, M. et al. (2010). Considering a frame of reference for physical activity research related to the cardiometabolic risk profile in schizophrenia. *Psychiatry Research, 177*, 271-279.
Veit, C. T. & Ware, J. E. (1983). The structure of psychological distress and well-being in general populations. *Journal of Consulting and Clinical Psychology, 51*, 730-742.
WHO (1986). *Ottawa Charta for Health Promotion.* Ottawa: WHO.

Sportliche Aktivität und Essstörungen

Almut Zeeck & Sabine Schlegel

1 Einleitung

Essstörungen wie die Anorexia nervosa und die Bulimia nervosa sind schwerwiegende psychische Erkrankungen, die hauptsächlich Mädchen und Frauen im Alter zwischen 13 und 35 Jahren betreffen. Sie zeichnen sich durch eine ausgeprägte Unzufriedenheit mit dem eigenen Körper und die überwertige Idee aus, zu viel Gewicht zu haben. Während das zentrale Kriterium für eine Anorexia nervosa ein selbst herbeigeführtes Untergewicht ist (Body Mass Index unter 17.5 kg/m²), sind es bei der Bulimia nervosa Essanfälle, bei denen die Kontrolle über das Essverhalten verloren geht. Um einer Gewichtszunahme entgegenzusteuern, werden Maßnahmen wie selbstinduziertes Erbrechen, Hungerphasen, Sporttreiben oder Abführmittel eingesetzt. Bei der Anorexia nervosa besteht eine Körperbildstörung in der Form, dass sich die Betroffenen auch bei deutlichem Untergewicht noch als „zu dick" erleben. Sie versuchen daher, ihr Gewicht immer weiter zu reduzieren. Eine Möglichkeit, das eigene Gewicht zu beeinflussen, ist körperliche Aktivität. Daher kommt – zumeist „exzessive" – sportliche Betätigung bei Essstörungen häufig vor.

Gesunde oder ungesunde körperliche Aktivität?

In welcher Form ist Sporttreiben aber gesund und wann ist es schädlich oder pathologisch? Das US Department of Health and Human Services (2008) empfiehlt für 18- bis 64-Jährige eine wöchentliche Mindestdosis an körperlicher Aktivität von entweder 150 moderaten Minuten oder 75 intensiven Minuten – oder eine Mischung aus beiden Intensitätsformen. Die Minutenanzahl kann durch mehrere kleine Blöcke von mindestens 10 Minuten akkumuliert werden. Zusätzlich werden zwei Einheiten Krafttraining der großen Muskelgruppen pro Woche vorgeschlagen. Auf den Ernährungs- und Trainingszustand wird jedoch kein Bezug genommen, auch nicht auf eine obere Grenze oder auf die Art und Weise *wie* Sport betrieben werden sollte. Was die Definition von *ungesundem* Sporttreiben angeht, findet sich in der Literatur eine große Zahl unterschiedlicher Begriffe (Adkins & Keel, 2005). Hier seien nur einige Bezeichnungen aus der überwiegend englischsprachigen Literatur genannt: „exzessive exercise", „compulsive exercise", „exercise dependence", „overcommitted exercise", „obligatory exercise" und „exercise preoccupation". Hinsichtlich der Kriterien für ungesundes Sporttreiben besteht inzwischen Einigkeit darüber, dass die Quantität nicht der entscheidende Aspekt ist, der gesunde von ungesunder sportlicher Aktivität unterscheidet, sondern die Qualität. Letztere umfasst die Art und Weise der Durchführung, den subjektiven Stellenwert den Sport für ein Individuum hat, emotionale Aspekte und zu Grunde liegende Ziele und Erwartungen (Adkins & Keel, 2005; Cook & Hausenblas, 2008; Mond, Hay, Rodgers & Owen, 2006).

Als Extrembeispiel für ungesundes Sporttreiben können Menschen gelten, die diesen weiter betreiben, auch wenn dadurch gesundheitliche und soziale Schäden entstehen. Sie betreiben – im Rahmen einer Essstörung oder auch unabhängig von dieser – so exzessiv und „besessen" Sport, dass vorgeschlagen wird, in diesem Falle von „Sportsucht" als einem eigenständigen Störungsbild zu sprechen. Vor allem in den 80er und 90er Jahren des letzten Jahrhunderts wurde am Beispiel von Langstreckenläufern intensiv über Ähnlichkeiten von Sportsucht und Anorexia nervosa diskutiert: Beide Gruppen seien leistungsorientiert, perfektionistisch, bestrebt dünn zu sein und machen das Laufen bzw. das Gewicht zu ihrem zentralen Lebensinhalt, auch wenn es soziale Beziehungen und die Gesundheit gefährdet (z.B. Coen & Ogles, 1993; Yates, Leehey & Shisslak, 1983). Bei den für eine Sportsucht vorgeschlagenen Kriterien spielen vor allem die oben angesprochenen qualitativen Aspekte eine Rolle (Art und Weise des Sporttreibens, dahinter stehende Ziele und Erwartungen). Morgan (1979) definierte „Sportsucht" in Anlehnung an andere Süchte über folgende drei Aspekte: (a) den Zwang, täglich zu trainieren; (b) das Erleben von „Entzugssymptomen" beim Auslassen von Trainingseinheiten (Reizbarkeit, Ängstlichkeit, Depressivität); und (c) eine Fortsetzung des Trainings, auch wenn es sozial und medizinisch problematisch ist (z.B. trotz Konflikten in der Familie oder Verletzungen).

De Coverley Veale (1987) schlug eine Unterscheidung zwischen primärer und sekundärer Sportsucht vor, wobei mit Letzterer gemeint ist, dass das exzessive Sporttreiben im Rahmen einer Essstörung auftritt. Andere Autoren stellen Sportsucht als eigenständiges, von einer Essstörung unabhängiges Phänomen grundsätzlich in Frage (Keski-Rahkonen, 2001) oder problematisieren die Begriffe „primär" und „sekundär" (Blaydon, Lindner & Kerr, 2002). So könne man sich „süchtige" Langstreckenläufer vorstellen, die sekundär ein ungesundes Essverhalten entwickeln, um läuferisch aufgrund eines „optimierten Gewichts" erfolgreicher zu werden. Hier wäre die Essstörung als sekundär und die Sportsucht als primär anzusehen. Bis heute gibt es noch keine allgemein gültigen, validierten Kriterien für eine Sportsucht (zur Übersicht: Breuer & Kleinert, 2009).

Auf der anderen Seite kann man auch fragen: Wann ist ein Essverhalten, also z.B. das Einhalten von Diäten, nur eine Form selektiver Nahrungsauswahl und ab wann wird es schädlich oder gar pathologisch? Und ab wann ist ein Untergewicht als krankhaft anzusehen? Die Klärung dieser Fragen ist wichtig, um entscheiden zu können, ab wann ein Sportler/eine Sportlerin unter einer klinisch bedeutsamen Essstörung leidet. Leistungssport geht mit einem erhöhten Risiko für die Entwicklung einer Essstörung einher (Torstveit, Rosenvinge & Sundgot-Borgen, 2008) – es ist aber auch von einer Grauzone auszugehen, in welcher die Unterscheidung zwischen klinisch bedeutsamem Störungsbild und vorübergehender Verhaltensauffälligkeit sehr schwierig ist. So gibt es sicherlich Sportler, welche ungesunde Methoden der Gewichtsregulation vorübergehend im Kontext ihres Sports einsetzen, später aber wieder aufgeben können und keine Essstörung im eigentlichen Sinne entwickeln.

Ursachen ungesunden Essverhaltens und Sporttreibens

Wie kommt es eigentlich zur Entstehung von Essstörungen – oder auch exzessivem, ungesunden Sporttreiben? Hier spielen sowohl kulturelle, individuell-psychologische, genetische, als auch biologisch-physiologische Prozesse eine Rolle. Die Häufigkeit von Essstörungen und „sportsüchtigem" Verhalten muss dabei vor allem vor dem Hintergrund des gesellschaftlichen Kontextes gesehen werden (Stice, 2002). Schlankheit und körperliche Fitness gelten als Ideale, welche in unserer Gesellschaft mit Attraktivität, Erfolg und Gesundheit verbunden werden. Ihre Bedeutung hat im Verlauf des letzten Jahrhunderts stark zugenommen (Wiseman, Gray, Mosimann & Ahrens, 1992). Menschen, die für diese Ideale besonders empfänglich sind, sind in der Gefahr, sie zu verinnerlichen und ihr Selbstwerterleben von ihnen abhängig zu machen (Keery, van den Berg & Thompson, 2004). Diäten und Sport werden dann eingesetzt, um den Körper und das eigene Erscheinungsbild zu beeinflussen.

Diätverhalten ist wiederum aufgrund der induzierten biologisch-physiologischen Prozesse mit einem erhöhten Risiko verbunden, eine Essstörung zu entwickeln (Wilson, 2002). Ein ähnlicher Zusammenhang wurde von Epling und Pierce (1988) für exzessive sportliche Aktivität postuliert: Exzessive Aktivität mindert in der Anfangsphase den Appetit. Menschen mit Anorexia nervosa können sportliche Aktivität daher zur Kontrolle ihres Hungergefühls einsetzen. Zunehmende Unterernährung wiederum führt zu vermehrter körperlicher Aktivität (Ehrlich et al., 2009), so dass ein Prozess gegenseitiger Verstärkung zwischen Diätverhalten und exzessiver Bewegung entstehen kann.

Die Beziehung zwischen Sport und Essstörungen darf aber nicht nur von der Seite der Pathologie her gesehen werden. Es finden sich inzwischen gute Belege dafür, dass sportliche Aktivität helfen kann, ein besseres Körpergefühl zu entwickeln (Hausenblas & Fallon, 2006). Im Weiteren finden sich Hinweise darauf, dass regelmäßige sportliche Aktivität mit einem erniedrigten Risiko für die meisten psychischen Störungen, einschließlich Essstörungen, einhergeht (Ströhle et al., 2007) und Depressivität sowie Angst positiv beeinflusst (Hautzinger & Wolf, 2012; Schwerdtfeger, 2012). Da Menschen mit Essstörungen häufig eine Komorbidität mit Angst und Depression aufweisen, könnte Sport vor diesem Hintergrund auch positive Wirkungen haben.

Insgesamt sind die Zusammenhänge zwischen sportlicher Aktivität und Essstörungen bis heute nicht eindeutig geklärt. Sie sind vermutlich deutlich komplexer, als ursprünglich angenommen wurde (Eisler & Le Grange, 1990; Hausenblas & Fallon, 2002). Im Folgenden soll nach einer kurzen Übersicht über die verschiedenen Formen von Essstörungen ein Überblick über den aktuellen Forschungsstand und die klinische Bedeutung von sportlicher Aktivität bei Essstörungen sowie mögliche therapeutische Konsequenzen gegeben werden. Das Thema Essstörungen bei Leistungssportlern kann an dieser Stelle nicht behandelt werden, da es den Rahmen des Kapitels sprengen würde. Die zentralen Fragen werden sein: (1) Ist Sporttreiben bei Essstörungen ein fester Bestandteil der Pathologie – oder aber ein Bewältigungsversuch, der positiv zu sehen ist? (2) Sollte sportliche Aktivität bei Essstörungen unterbunden werden – oder kann sie therapeutisch genutzt werden?

2 Essstörungen: Eine Übersicht

Bei den Essstörungen unterscheidet man in den Klassifikationssystemen psychischer Störungen (ICD 10 und DSM IV) zwei Hauptformen: Die Anorexia nervosa und die Bulimia nervosa. Übergewicht (Adipositas) gilt nicht als psychische Erkrankung im engeren Sinne. 1994 wurde ferner eine Untergruppe Übergewichtiger, welche an Essanfällen mit Kontrollverlust leidet, als eigene Essstörungs-Entität mit der Bezeichnung „Binge-Eating-Störung" in die Forschungskriterien des amerikanischen Klassifikationssystems DSM IV mit aufgenommen.

Die *Anorexia nervosa* ist durch ein selbst herbeigeführtes Untergewicht charakterisiert (Body Mass Index < 17.5 kg/m²; bei Kindern und Jugendlichen Unterschreiten der 10. Altersperzentile). Trotz des Untergewichts besteht eine Angst vor einer Gewichtszunahme bzw. davor, „zu dick zu sein". Zwei Formen werden unterschieden: eine „restriktive" Form, bei welcher das Untergewicht durch eine eingeschränkte Nahrungszufuhr und eventuell zusätzliches Sporttreiben bedingt ist, sowie eine „aktive" Form („purging-Typ"), wenn selbstinduziertes Erbrechen oder ein Medikamentenmissbrauch (Abführmittel, Diuretika, Schilddrüsenhormone etc.) hinzukommen. – Die *Bulimia nervosa* ist durch Episoden mit Essanfällen gekennzeichnet sowie Maßnahmen, welche einer Gewichtzunahme entgegensteuern sollen wie selbstinduziertes Erbrechen, Hungerphasen, exzessives Sporttreiben oder Abführmittelmissbrauch. Auch wenn die Betroffenen in der Regel normalgewichtig sind, besteht auch hier eine große Furcht vor dem „Dickwerden". Gedanken an Essen und Körpergewicht können das Leben so dominieren, dass es um Einkaufen, Essanfälle und Erbrechen herum organisiert wird. – Die *Binge-Eating-Störung* ist durch Essanfälle und unkontrolliertes Essverhalten charakterisiert, ohne dass, wie bei der Bulimie, entgegensteuernde Verhaltensweisen eingesetzt werden.

Während unter der Anorexia nervosa und Bulimia nervosa zu 90% Frauen leiden, sind bei der Binge-Eating-Störung Frauen und Männer ungefähr gleich häufig betroffen. Anorexia nervosa und Bulimia nervosa beginnen meistens in der Pubertät und Adoleszenz und treten damit vor allem bei jungen Menschen im Alter zwischen 14 und 35 Jahren auf. Anorexia und Bulimia nervosa sind Erkrankungen der reichen Industrienationen, d.h. „kulturgebundene Erkrankungen". Sie kommen in Entwicklungsländern, wenn überhaupt, dann nur in wohlhabenden Familien vor – dort, wo ein Nahrungsüberangebot besteht. Sie sind multifaktoriell bedingt und man unterscheidet prädisponierende (genetische, familiäre, individuelle), auslösende (z.B. erster Auslandsaufenthalt, Scheidung der Eltern) und aufrechterhaltende Faktoren (z.B. vermehrte Zuwendung). Als Risikofaktoren können chronische Konflikte in der Familie, starke Gewichtssorgen, geringe emotionale Unterstützung, sexuelle Traumatisierung, ein geringes Selbstwertgefühl sowie ein Übergewicht in der Kindheit mit frühem Diätverhalten angesehen werden (Jacobi, Hayward, de Zwaan, Kraemer & Agras, 2004). Protektive Faktoren hingegen sind ein positives Selbstwert- und Körpererleben sowie unterstützende soziale Beziehungen. Als Risikogruppen für die Entwicklung von Essstörungen gelten Menschen in Berufen, bei welchen niedrige Gewichtsvorgaben eine Rolle spielen, so z.B. Models und Leistungssportler (Jacobi, Hayward, de Zwaan, Kraemer & Agras, 2004). Bei der Anorexia und der Bulimia nervosa kommt es in ca. 50% der Fälle zu Heilungen und in ca. 20% zur Chronifizierung. Die Anorexia nervosa hat mit einer 12-fach erhöhten Sterberate eine hohe Mortalität.

Die Folgen von Essstörungen können gravierend sein, da sie meistens über viele Jahre verlaufen und in einer entscheidenden Entwicklungsphase auftreten. Es kann zu sozialer Isolation und dem Verlust wichtiger Beziehungen kommen, zu deutlicher Beeinträchtigung der Leistungsfähigkeit in Schule, Ausbildung oder Beruf und auch zu körperlichen Folgen wie einer Osteoporose und schweren Zahnschäden. Die Behandlung von Essstörungen erfolgt über Psychotherapie. Zu einer Übersicht über das Thema sowie einen ausführlichen Überblick über Behandlungsansätze und deren Wirksamkeit siehe die Behandlungsleitlinien Essstörungen (AWMF, 2011) oder das „Handbuch Essstörungen und Adipositas" (Herpertz, de Zwaan & Zipfel 2008).

Ergänzend soll noch der Begriff der *Anorexia athletica* erwähnt werden. Er wurde von Pugliese, Lifshitz, Grad, Fort und Marks-Katz (1983) und später von Sundgot-Borgen (1993) definiert und beschreibt eine der Anorexia nervosa vergleichbare Störung bei Sportlern, welche mit einem Gewichtsverlust, einer ausgeprägten Angst vor Gewichtszunahme und gewichtsregulierenden Maßnahmen wie selbstinduziertem Erbrechen und Abführmittelabusus einhergeht. Das Gewicht liegt mindestens 5%[1] unter dem – bezogen auf Alter und Größe – zu erwartenden Normalgewicht für die weibliche Bevölkerung (Sundgot-Borgen, 1994). Der Sportler hält die Energiezufuhr geringer, als aufgrund des sportlichen Trainings erforderlich wäre. Sundgot-Borgen (1993) geht davon aus, dass es sich um subklinische Fälle der „klassischen" Störungen Anorexia und Bulimia nervosa handelt. Die Bezeichnung verweist unseres Erachtens auf die Unsicherheit darüber, ob Essstörungen bei Sportlern als eigene Entität zu betrachten sind.

---

[1] Bei der Anorexia nervosa: < 15% unter dem zu erwartenden Gewicht.

3 Sportliche Aktivität bei Essstörungen

3.1 Charakteristika sportlicher Aktivität bei Essstörungen

Schon in den ersten Beschreibungen der Anorexia nervosa in den Jahren 1873 und 1874 wurde „Überaktivität" als eine der Auffälligkeiten der Erkrankung erwähnt (Beumont, Arthur, Russell & Touyz, 1994). In der aktuellen Version des Internationalen Klassifikationssystems Psychischer Störungen (ICD 10; Kapitel V) wird „übertriebene körperliche Aktivität" als eine der Verhaltensweisen genannt, durch welche ein Gewichtsverlust herbeigeführt werden kann („Kriterium 2"). Bei der Bulimia nervosa ist sportliche Aktivität im Kriterienkatalog der ICD 10 nicht erwähnt. Im amerikanischen Klassifikationssystem DSM IV ist es umgekehrt: Bei der Definition der Anorexia nervosa findet körperliche Aktivität keine Erwähnung, wohl aber bei der Bulimia nervosa. „Übermäßige körperliche Betätigung" wird unter „Kriterium B" („wiederholte Anwendung von unangemessenen, einer Gewichtszunahme gegensteuernden Maßnahmen") aufgeführt. „Übermäßige" oder „exzessive" körperliche Aktivität wird im DSM IV darüber definiert, dass sie zur Vernachlässigung wichtiger anderer Aktivitäten führt, zu unangemessenen Zeiten und an unpassenden Orten ausgeübt sowie trotz Verletzungen oder anderer medizinischer Komplikationen fortgesetzt wird.

In der Literatur findet sich im Zusammenhang mit Essstörungen am häufigsten der Begriff „exzessives Sporttreiben", um schädliche oder pathologische sportliche Aktivitäten zu umschreiben. Davis, Katzman und Kirsh (1999) definierten „exzessives Sporttreiben" bei adoleszenten Patientinnen mit Anorexia nervosa als eine anstrengende sportliche Aktivität, die mindestens sechsmal pro Woche für mehr als 1 Stunde über eine Periode von mindestens 1 Monat ausgeführt wird, ein Kriterium, das in der Folge auch in anderen Studien zu Essstörungen verwendet wurde[2]. Ähnlich wie bei der Definition von Sportsucht zeigt sich jedoch, dass weniger der Umfang, als die „Qualität" (z.B. Ausmaß an Zwanghaftigkeit, Ziele und Erwartungen) des Sporttreibens mit essstörungstypischen Denkmustern und Verhaltensweisen in Zusammenhang steht (Adkins & Keel, 2005). Die Kriterien des DSM IV greifen daher zu kurz und wurden auch wiederholt kritisiert (z.B. Cook & Hausenblas, 2008).

Essgestörte Patienten treiben häufig schon vor Beginn der Essstörung Sport (siehe unten). Die Art des Sporttreibens ändert sich in der Regel aber, wenn Sport im Rahmen einer Essstörung „funktionalisiert" wird: Statt Volleyballspielen oder Tennis geht es zunehmend um eine repetitive Routine, die nun meist nicht mehr in der Gruppe, sondern alleine praktiziert wird (Laufen, Radfahren, Besuch eines Fitnessstudios) (Long, Smith, Midgley & Cassidy, 1993). Ziel ist häufig das „Abarbeiten einer Kalorienschuld" (Beumont et al. 1994), wobei einige Patienten ein genaues Monitoring des Kalorienverbrauchs und der Kalorienaufnahme durchführen. Es wird

---

[2] Diese Kriterien beziehen sich auf die Anorexia nervosa, die mit einer körperlichen Beeinträchtigung einhergeht; sie hätten für gesunde und normalgewichtige Menschen keine Gültigkeit.

meist ein strenges Trainingsprogramm durchgehalten, das allenfalls im Sinne einer Zunahme des Trainingsumfangs verändert werden darf, ohne dass es zu Anspannung und Schuldgefühlen kommt. Das Sporttreiben wird von den Patientinnen als belastender Zwang empfunden, dem sie sich ausgeliefert fühlen. Die Erfahrung zeigt, dass viele Patientinnen mit Anorexia nervosa bei zunehmendem Untergewicht mit sportlichen Aktivitäten wieder aufhören, weil sie körperlich zu sehr geschwächt sind.

Bei der Bulimie findet sich häufig ein Muster, bei welchem sich Phasen mit restriktivem Essverhalten und sportlicher Aktivität mit Phasen abwechseln, in welchen Essanfälle und selbstinduziertes Erbrechen im Vordergrund stehen – also ein Schwanken zwischen übermäßiger Kontrolle und Kontrollverlust. Patienten mit einer Binge-Eating-Störung sind hingegen deutlich seltener sportlich aktiv und meist übergewichtig.

Unterschieden werden muss „sportliche Aktivität" von einer Hyperaktivität im Sinne ständiger Bewegungsunruhe und dem Unvermögen, still zu sitzen (Beumont et al. 1994), welche bei ausgeprägtem Untergewicht auftreten und sehr quälend sein kann. Der Zusammenhang von Starvation (Hungerzustand) und damit verbundenen niedrigen Leptinwerten und Hyperaktivität ist in Tierversuchen wiederholt gezeigt worden (zur Übersicht: Hebebrand et al., 2003). Auch bei Jugendlichen mit Anorexia nervosa konnte der Grad an Hyperaktivität durch das Ausmaß an Nahrungsrestriktion und den Angstpegel vorhergesagt werden (Holtkamp, Hebebrand & Herpertz-Dahlmann, 2004). Die Bewegungsunruhe lässt bei einer positiven Energiebilanz (und damit steigenden Leptinspiegeln und Gewicht) wieder nach (Ehrlich et al., 2009).

Exzessive Bewegung um Energie zu verbrauchen, kann sich bei essgestörten Patientinnen auch durch intensive Bewegung im Alltag zeigen. Dies kann Spazierengehen mit erhöhtem Tempo sein, Treppenlaufen oder ständiges „In-Bewegung-Sein". Der Übergang zwischen bewusst intendierter Bewegung und physiologisch begründeter Hyperaktivität kann dabei fließend sein. In ihrem Artikel „I am not physically active, I only go for walks" greifen Bratland-Sanda, Sundgot-Borgen, Ro, Rosenvinge, Hoffart und Martinsen (2010a) diese Problematik auf.

3.1.1 Häufigkeit exzessiven Sporttreibens bei Essstörungen

Ca. 40%-70% der Menschen mit Essstörungen treiben „exzessiv" Sport (Shroff et al., 2006), wobei die Angaben je nach untersuchter Stichprobe variieren. In der mit Abstand größten vorliegenden Untersuchung an 1 857 Patienten fand sich exzessives Sporttreiben mit 54% am häufigsten beim „purging" Subtyp der Anorexia nervosa. Dieser Subtyp umfasst untergewichtige Patientinnen, welche restriktives Essen, selbstinduziertes Erbrechen oder Abführmittel zur Gewichtsregulation einsetzen, aber nicht unter Essanfällen leiden (Shroff et al., 2006). Deutlich geringer war die Rate des exzessiven Sporttreibens bei Patientinnen mit Bulimia nervosa (20%). Zu der Frage, ob essgestörte Menschen im Durchschnitt grundsätzlich sportlich aktiver sind als die allgemeine Bevölkerung, finden sich in vergleichenden Studien widersprüchliche Befunde (Bratland-Sanda et al., 2010a; Cook & Hausenblas, 2008; Pinkston et al., 1996). Bei fast allen empirischen Untersuchungen zum Thema besteht das Problem darin, dass exzessives Sporttreiben unterschiedlich definiert und meist in einer Form erfasst wird, die fehleranfällig ist: über Selbstauskünfte, retrospektiv und bezogen auf eine begrenzte Zeitspanne (z.B. sportliche Aktivität in den letzten 28 Tagen).

3.1.2 Zusammenhang von exzessiver Sportaktivität und Essstörungspathologie

Exzessives bzw. zwanghaftes Sporttreiben wird bei essgestörten Patienten mit einer insgesamt schwereren Psychopathologie (Bratland-Sanda et al., 2010b; Davis et al., 1999; Solenberger, 2001), niedrigerem BMI (Shroff et al., 2006), einer größeren Körperunzufriedenheit (Brewerton et al., 1995; Solenberger, 2001), einem schlechteren Therapieergebnis (Dalle Grave et al., 2008), einem höheren Risiko für einen chronischen Verlauf (Strober, Freeman & Morrell, 1997) und längeren Klinikaufenthalten (Solenberger, 2001) in Verbindung gebracht. Es ist aber nicht geklärt, ob exzessives Sporttreiben als Ausdruck eines problematischen und mit schlechterem Verlauf assoziierten Persönlichkeitsmerkmals (Zwanghaftigkeit, Perfektionismus) anzusehen ist, einen Bewältigungsversuch bei schwererer Pathologie darstellt oder aber den schlechteren Verlauf direkt verursacht.

Mehrere Studien weisen darauf hin, dass ein großer Teil der essgestörten Patienten schon vor Beginn der Essstörung sportlich sehr aktiv war (Beumont et al. 1994; Calogero & Pedrotty, 2004; Davis, Kennedy, Ravelski & Dionne, 1994). Davis et al. (1994) warnen deshalb davor, sportliche Überaktivität nur als Folge der Essstörung und damit als „sekundär" zu verstehen. Sie nehmen synergistische Effekte von vermehrter sportlicher Aktivität und von Diätverhalten an. Beide Verhaltensweisen könnten sich gegenseitig verstärken sowie neurobiologische Prozesse anstoßen, die bei entsprechender Vulnerabilität ein pathologisches Potential bergen. Elbourne und Chen (2007) betonen in ihrem „Continuum Model of Obligatory Exercise" zusätzlich den dimensionalen Aspekt: Auch sie nehmen an, dass sich sportliche Aktivität und restriktives Essverhalten gegenseitig verstärken und dann in der Interaktion mit Zwanghaftigkeit und/oder übermäßiger Beschäftigung mit Figur und Gewicht zu einer manifesten Essstörung führen, in welcher übermäßiges Sporttreiben ein zentrales Symptom darstellt. Am anderen Ende des Spektrums befänden sich Sportler, welche nur leicht zwanghafte Züge, geringe Gewichtssorgen und keine Essstörung aufweisen.

Eine ganze Reihe von Untersuchungen beschäftigte sich mit der Frage, ob intensive sportliche Aktivität einen Risikofaktor für die Entstehung einer Essstörung darstellt. In den meisten Fällen wurden dafür studentische Stichproben untersucht. Einige Studien zeigen positive (und möglicherweise protektive) Wirkungen von sportlicher Aktivität auf bei Essstörungen relevante Bereiche wie Selbstwert, Selbstwirksamkeit und Körpererleben (Biddle, 1993; Fulkerson, Keel, Leon & Dorr, 1999; Wilkens, Boland & Albinson, 1991). Andere Studien wiederum fanden erhöhte Raten pathologischen Essverhaltens sowie höhere Werte für Zwanghaftigkeit, Schlankheitsdruck, Perfektionismus und Körperunzufriedenheit bei Studenten, die regelmäßig Sport trieben (Gulker, Laskis & Kuba, 2001; Hausenblas & Carron, 1999; Johnson, Powers & Dick, 1999; Seigel & Hetta, 2001). Es scheint auch in diesen Untersuchungen weniger das Ausmaß an sportlicher Aktivität entscheidend zu sein, sondern wie und mit welchen Zielen und Erwartungen Sport betrieben wird (z.B. Boyd et al., 2007; Cook & Hausenblas, 2008; Mond & Calogero, 2009; Mond et al., 2006). Mehrere Untersuchungen deuten darauf hin, dass vor allem zwanghaftes Sporttreiben mit einer Esspathologie in Zusammenhang steht (Ackard, Brehm & Steffen, 1998, 2002; Matheson & Crawford-Wright, 2000; Pinkston et al., 1996; Seigel & Hetta, 2001) und zwar dann, wenn es mit dem Ziel verbunden ist, Aussehen und Gewicht zu beeinflussen (Adkins & Keel, 2005).

Fasst man die bislang vorliegenden Studien zusammen, dann sind die Gründe für das Sporttreiben und die Funktion sportlicher Aktivität mit den an sie geknüpften Erwartungen die wesentlichen Aspekte, durch welche sich gesundes und ungesundes Sporttreiben unterscheiden lassen. Einschränkend ist jedoch zu sagen, dass sich nach unserem Kenntnisstand keine Längsschnittstudien über längere Zeiträume finden, die Aussagen zu kausalen Zusammenhängen erlauben würden.

3.1.3 Zusammenhang des exzessiven Sporttreibens mit Persönlichkeitsaspekten

Exzessives Sporttreiben wird bei Essstörungen mit Suchtverhalten auf der einen Seite (Cook & Hausenblas, 2008) und Zwanghaftigkeit auf der anderen Seite in Zusammenhang gebracht (Davis & Kaptein, 2006; Shroff et al., 2006), ferner mit Perfektionismus (Forsberg & Lock, 2006; Shroff et al., 2006) und Ängstlichkeit (Holtkamp et al., 2004; Shroff et al., 2006). Davis et al. (1999) zeigten, dass bei Essstörungen sowohl zwanghafte als auch abhängige Persönlichkeitszüge mit einem höheren Ausmaß an pathologischen Einstellungen zu sportlicher Aktivität zusammenhängen. Dalle Grave et al. (2008) fanden eine Assoziation zwischen exzessivem Sporttreiben und niedriger Abhängigkeit von Belohnung („reward dependence") sowie geringen Werten für Neugier („novelty seeking"), was sie als Hinweis auf eher rigide Charakterzüge diskutieren sowie eine größere Toleranz für Monotonie und soziale Isolation. Holtkamp et al. (2004), die bei 30 adoleszenten Patientinnen mit Anorexia nervosa eine Beziehung zwischen Ängstlichkeit und dem Ausmaß an sportlicher Aktivität fanden, nehmen an, dass repetitive sportliche Betätigung als eine Bewältigungsstrategie bei vermehrter Angst zu verstehen ist. Während Peñas-Lledó et al. (2002) ebenfalls höhere Werte von Angst und auch Somatisierung bei exzessiv Sport treibenden Patientinnen mit Anorexia nervosa zeigten, konnten andere Studien diesen Zusammenhang nicht replizieren (Dalle Grave et al., 2008).

Von methodischer Seite muss erneut bedacht werden, dass es sich bei vielen Studien um Querschnittuntersuchungen und Gruppenvergleiche handelt (exzessives Sporttreiben vs. nicht exzessives Sporttreiben), die nicht berücksichtigen, dass das

Ausmaß an sportlicher Aktivität ein Kontinuum darstellt, sich über den Verlauf einer Essstörung verändern kann und vermutlich von einer Vielzahl an Variablen beeinflusst wird.

Insgesamt sprechen die bisherigen Befunde aber dafür, dass zwanghaft-perfektionistische Persönlichkeitszüge dazu prädisponieren, Sport im Rahmen einer Essstörung in schädlichem Maße zu funktionalisieren. Auch Ängstlichkeit scheint mit vermehrtem Sporttreiben assoziiert zu sein, wobei bislang nicht geklärt ist, ob Ängstlichkeit zu einer „pathologischeren" Einstellung zum Sport führt oder sportliche Aktivität als Bewältigungsstrategie genutzt wird.

3.1.4 Gründe für exzessives Sporttreibens bei Essstörungen

Wie oben schon beschrieben, sind die Gründe, warum Sport betrieben wird, für den Zusammenhang mit einem gestörten Essverhalten bedeutsamer, als Häufigkeit, Intensität und Dauer des Sporttreibens (Hausenblas et al., 2002). Es werden vor allem folgende Gründe als charakteristisch diskutiert:

- Kalorienverbrauch und Gewichtsregulation (z.B. Davis et al., 1994; Long et al., 1993; Mond & Calogero, 2009)
- Beeinflussung von Figur und Attraktivität (z.B. Mond & Calogero, 2009)
- Regulation negativer Stimmung (z.B. Boyd et al., 2007; Bratland-Sanda et al., 2010b; De Young & Anderson, 2010; Peñas-Lledó et al., 2002; Pieters, Probst & Vanderlinden, 2007; Vansteelandt, Rijmen, Long et al., 1993)
- Beeinflussung negativen Körpererlebens (z.B. Beumont, et al. 1994; Sundgot-Borgen & Torstveit, 2004)
- Reduktion von Angespanntheit und Angst (z.B. Bratland-Sanda et al., 2010b; Holtkamp et al., 2004; Peñas-Lledó et al., 2002)

Die Befunde der bislang vorliegenden Untersuchungen zur Gewichtung dieser Aspekte sind widersprüchlich. Die Beeinflussung von Gewicht und Aussehen erwies sich z.B. in der Studie von Bratland-Sanda (2010b) als weniger bedeutsam, als die Regulation von negativen Affekten (Traurigkeit, Depressivität, Stress und Ängstlichkeit). Boyd et al. (2007) fanden bei einem Vergleich zwischen Gesunden und Essgestörten keinen Unterschied bei den Gründen „Stimmungsregulation" und „Gewichtskontrolle". Unterschiede zeigten sich aber bei Aspekten, die mit Sportsucht und pathologischem Sporttreiben assoziiert werden: Die essgestörte Gruppe fühlte sich z.B. schlechter, wenn sie ihren Trainings-Plan nicht erfüllte und setzte sportliche Aktivitäten trotz Verletzung fort. DiBartolo et al. (2007) fanden bei der Unterscheidung zwischen „intrinsischen" Gründen (Gesundheit und Spaß) und von ihnen als „extrinsisch"[3] bezeichneten Gründen (Gewicht und Aussehen), dass intrinsische Gründe mit weniger Essstörungspathologie, einem geringeren Ausmaß an Körperbildstörung und

---

[3] Nach DiBartolo et al. (2007) ist ein Grund „intrinsisch", wenn er aus den psychischen Bedürfnissen eines Individuums heraus entspringt (z.B. Spaß, Befriedigung, Bezogenheit) und „extrinsisch", wenn er auf äußere Verhaltensfolgen (Belohnung oder Anerkennung) zurückzuführen ist.

besserer psychischer und physischer Gesundheit korrelierten. „Extrinsische" Gründe hingegen waren mit mehr Essstörungssymptomen, stärkerer Depressivität und einem niedrigeren Selbstwerterleben assoziiert. Die Unterscheidung zwischen „extrinsisch" und „intrinsisch" ist allerdings nicht unproblematisch. So ist bei den meisten Menschen mit Essstörungen ein Wunsch nach Schlankheit und Gewichtsreduktion weniger von außen motiviert, als ein zentrales inneres Anliegen, welches mit Sicherheit, Kontrolle und Erfolg verknüpft wird (auch wenn eine Internalisierung äußerer Normen vorausging). Ferner ist zu vermuten, dass sich Gründe für das Sporttreiben über die Zeit verändern können: War sportliche Aktivität anfangs noch mit dem Ziel verknüpft, Gewicht abzunehmen und von anderen deswegen bewundert zu werden, könnte sie später zu einer Gewohnheit werden, die für die Regulation negativer Stimmung und Anspannung eingesetzt wird (Long et al., 1993). Das Ausmaß, zu welchem ein Grund als „intrinsisch" oder „extrinsisch" anzusehen ist, ist also abhängig von seiner Bedeutung für das Individuum und kann sich je nach Zeit und Situation verändern (Ingledew, Markland & Sheppard, 2004). Es gibt im Weiteren Hinweise auf geschlechtsspezifische Unterschiede: so stand der Grund „Sport zu treiben, um die Figur und das Gewicht zu beeinflussen" in einer Studie von Ingledew et al. (1995) bei Männern in engem Zusammenhang mit realem Übergewicht, bei Frauen hingegen mit dem Ausmaß an Körperunzufriedenheit. Sporttreiben um Gewicht und Figur zu beeinflussen findet sich ferner häufiger bei Frauen (McDonald & Thompson, 1992).

Nur wenige Autoren beschäftigen sich mit möglichen „positiven Gründen" sportlicher Aktivität bei Essstörungen, auch wenn die Frage, inwieweit sportliche Aktivität als Bewältigungsstrategie anzusehen ist, wiederholt diskutiert wurde (Beumont et al. 1994; Bratland-Sanda et al., 2010b; Holtkamp et al., 2004). Bislang finden sich auch keine Verlaufsstudien über längere Zeiträume, welche eine Veränderung von Gründen für das Sporttreiben über die Zeit und ihre Zusammenhänge mit Veränderungen psychischer Variablen (Selbstwert, Köpererleben, Affektregulation) sowie Symptomen einer Essstörung untersuchten. Aber auch unabhängig von Aspekten der Bewältigung wäre von Interesse zu prüfen, inwieweit Sport bei essgestörten Menschen auch gesunden Bedürfnissen wie dem Erleben von Kompetenz und Selbstwirksamkeit, Selbstbestimmtheit, sozialer Bezogenheit und Spaß an körperlicher Bewegung entspringt.

3.2 Therapeutische Ansätze

Die Nutzung von Sport als therapeutische Intervention ist bei Essstörungen bislang nicht systematisch etabliert (Alfermann & Pfeffer, 2009). Im Gegenteil: Sporttreiben wird bei Essstörungen in der Regel als negativ angesehen; Patientinnen wird davon abgeraten und in stationären Programmen wird er teilweise ganz verboten – ein Umstand, der schon von Beumont aufgegriffen und kritisiert wurde (Beumont et al. 1994). Vor allem bei Patientinnen mit Anorexia Nervosa wird in der Regel befürchtet, dass sportliche Aktivität eine Gewichtszunahme behindert und ein pathologisches Verhalten – hier Sporttreiben, um trotz körperlicher Gefährdung und Untergewicht den Energieverbrauch zu erhöhen – unterstützt wird. Dabei findet sich nur eine Studie aus den 80er Jahren (Kaye, Gwitrsman, Obarzanek & George, 1988), die anhand von 11 anorektischen Patientinnen zeigte, dass diejenigen mit höherer körperlicher Aktivität einen höheren Kalorienverbrauch hatten. Die Autoren folgerten: „The data suggest that the rate of weight gain can be accelerated and the cost of hospitalization decreased by restricting exercise in anorectics during refeeding" (S. 989). Bis heute ist es in stationären Therapieprogrammen für Patientinnen mit Anorexia nervosa meist üblich, körperliche Aktivität streng zu begrenzen und nach den Hauptmahlzeiten Bettruhe einhalten zu lassen, um die Patientinnen von Sportübungen und Bewegung abzuhalten, welche sie nach den Mahlzeiten häufig kompensatorisch einsetzen.

Hausenblas, Cook und Chittester (2008) nehmen an, dass die skeptische Haltung gegenüber dem Einsatz von Sport bei Essstörungen vor allem in einem mangelnden Wissen darüber begründet liegt, wie dysfunktionales Bewegungsverhalten modifiziert oder – abhängig von der Gewichtsentwicklung und medizinischen Situation – so gefördert werden kann, dass es einen Gesundungsprozess unterstützt (Cook & Hausenblas, 2008). Beumont et al. (1994) stellten einige Gründe zusammen, weshalb ein supervidiertes sporttherapeutisches Programm bei essgestörten Patienten – hier während einer stationären Behandlung – sinnvoll sein kann:

1. Die ständige Kontrolle des Bewegungsverhaltens der Patienten bringt das Behandlungsteam in eine autoritäre Position und Patienten in die Versuchung, heimlich aktiv zu sein – eine Supervision des Verhaltens und dessen aktive Modifikation sind daher vorzuziehen.
2. Die meisten Patienten können nicht realistisch einschätzen, wie sehr sie körperlich aktiv sind und warum dies schädlich sein könnte, so dass Psychoedukation hilfreich ist.
3. Die Station ist ein künstliches Milieu. Nach Entlassung müssen Patienten den Energiebedarf und das Ausmaß sportlicher Aktivität wieder selber bestimmen und sollten daher schon in der Klinik einen Umgang damit lernen, der sie gut auf die Alltagssituation vorbereitet.

Drei Studien versuchten zu erfassen, wie an auf die Behandlung von Essstörungen spezialisierten Zentren mit exzessivem Sporttreiben umgegangen wird (Bratland-Sanda et al., 2009; Davies, Parekh, Etelapaa, Wood & Jaffa, 2008; Hechler, Beumont, Touyz, Marks & Vocks, 2005). Bratland-Sanda et al. (2009) befragten Zentren in England, Norwegen, Dänemark und Schweden ($N = 41$). Die meisten sehen exzessive sportliche Aktivität als wichtiges Thema und potentiell schädigendes Verhalten an und berücksichtigen es in der Diagnostik essgestörter Patienten. Sportliche Aktivität als Intervention wird eher bei Übergewicht und Binge-Eating als wichtig erachtet, nicht so sehr bei Anorexia und Bulimia nervosa. Es werden aber auch positive Aspekte sportlicher Aktivität gesehen. Die meisten Zentren gaben an, auf exzessives

Sporttreiben therapeutisch zu reagieren, obwohl unklar bleibt, wie genau dabei vorgegangen wurde. Auch in der Untersuchung von Hechler et al. (2005) sahen die meisten der 33 befragten Zentren, die vor allem aus Australien, Asien, aber auch den USA, Canada und Europa kamen, die Frage nach sportlicher Aktivität ihrer essgestörten Patientinnen als wichtig an. Die meisten setzten Psychoedukation, das In-Frage-Stellen dysfunktionaler Grundannahmen und Selbst-Monitoring – meist orientiert an kognitiv-behavioralen Strategien – zur Handhabung ein. Interventionen mit direkter körperlicher Aktivität wie Stretching, Aerobic oder spezifische sporttherapeutische Programme wurden kaum angeboten. Davies et al. (2008) befragten 43 Zentren in England. Auch hier fand sich kein einheitliches Vorgehen. So schwankten beispielsweise die BMI-Grenzen, ab wann sportliche Aktivität erlaubt wird, stark (zwischen BMI 15.0 und 18.5). Einige Zentren boten Psychoedukation an, andere eine stadien- oder gewichtsabhängige Restriktion von Sport, wieder andere erlaubten die schrittweise Teilnahme an Sport als Belohnung für eine Gewichtszunahme.

Sportbezogene oder sporttherapeutische Interventionen müssen dabei von anderen körper- und bewegungstherapeutischen Interventionen unterschieden werden (z.B. Verfahren wie Konzentrativer Bewegungstherapie, Tanztherapie, Entspannungstherapie), welche in der Behandlung von Essstörungen viel weiter verbreitet sind und nicht auf eine Veränderung des Sportverhaltens oder die Nutzung von Sport im engeren Sinne abzielen. Sport- und bewegungstherapeutische Interventionen setzen aber beide an der Körpererfahrung an und könnten vergleichbare Wirkungen haben, was eine Verbesserung der Körperwahrnehmung und Akzeptanz des eigenen Körpers angeht. Bislang liegen jedoch keine vergleichenden Studien vor. Auch steht eine Identifikation möglicher spezifischer oder auch unspezifischer Wirkfaktoren noch aus.

Zu Effekten angeleiteter sportlicher Aktivität bei Essstörungen findet sich bislang nur ein systematisches Review (Hausenblas et al., 2008). Die Autoren identifizierten sechs Studien (bis Februar 2007: Calogero et al., 2004; Calogero, Wah & Pedrotty, 2003; Sundgot-Borgen, Rosenvinge, Bahr & Sundgot Schneider, 2002; Szabo & Green, 2002; Thien, Thomas, Markin & Birmingham, 2000; Tokumura, Yoshiba, Tanaka, Nanri & Watanabe, 2003). Eine siebte Studie wurde erwähnt, aber aus der Bewertung ausgeschlossen, da sie zwar über eine Intervention berichtete, aber nicht über Daten bzw. erreichte Effekte (Carraro, Cognolato & Bernardis, 1998). Hausenblas et al. (2008) leiten ab, dass angeleitete körperliche Aktivität als eine innovative, praktische und wirksame Intervention angesehen werden kann. Allerdings werden in einer Studie keine Fallzahlen angegeben (Calogero et al., 2003) und drei Studien beinhalten nur sehr kleine Stichproben ($N < 10$ pro Studienarm), so dass die Ergebnisse kaum Aussagekraft besitzen. Nur zwei vergleichende Studien untersuchten eine größere Anzahl an Fällen (Calogero et al., 2004; Sundgot-Borgen et al., 2002). Auch nach 2007 finden sich kaum weitere Studien. Bratland-Sanda (2010b) berichten über Effekte einer stationären Sportgruppe, ohne sie jedoch mit einer Kontrollgruppe zu vergleichen und für ein weiteres sporttherapeutisches Programm liegen bislang nur Pilotdaten vor (Schlegel et al., eingereicht). Insgesamt muss die empirische Evidenz für die Wirksamkeit von Sport bei Essstörungen daher noch als sehr dürftig angesehen werden. Hinzu kommt, dass die bislang untersuchten Programme kaum vergleichbar sind. Sie unterscheiden sich im Hinblick auf das Setting (ambulant, stationär), die Zielgruppe (Anorexia nervosa, Bulimia nervosa oder gemischte Gruppen), die Orientierung am BMI (zum Teil mindest-BMI-Vorgaben, zum Teil gestufte Programme, die eine Gewichtszunahme begleiten sollen), die Inhalte (körperliches Training vs. therapeutische Elemente, die auf eine Veränderung der Gründe für das Sporttreiben abzielen) und die Zielsetzung (Reduktion exzessiven Sporttreibens, Verbesserung von Haltung und Muskelaufbau, Veränderung der Gründe für das Sporttreiben, Verbesserung der Körperwahrnehmung).

3.2.1 Ziele von Sport-Interventionen bei Essstörungen

Die Ziele von sportbezogenen oder sporttherapeutischen Interventionen bei essgestörten Patienten können in drei große Bereiche unterteilt werden:

- Reduktion schädlicher sportlicher Aktivitäten mit zwanghaft-süchtigen Zügen und dysfunktionalen Zielen und Erwartungen (Calogero et al., 2004; Vandereycken, Depreitere & Probst, 1987)
- Nutzung von sportlicher Aktivität zur Erreichung positiver Effekte insbesondere im Bereich Affektregulation und Körperwahrnehmung
- Gezielte Unterstützung des Muskelaufbaus, einer gesunden Haltung, der Dehnbarkeit und physiologischen Fettverteilung bei untergewichtigen Patienten mit Anorexia nervosa während der Phase der Gewichtszunahme (Beumont et al. 1994; Thien et al., 2000)

Die Zielsetzung einer sporttherapeutischen Intervention kann in Abhängigkeit von der körperlichen Situation und der jeweiligen Symptomatik unterschiedlich sein und muss auch berücksichtigen, ob jemand früher oder aktuell im Leistungssport aktiv war oder ist.

Fast alle bislang entwickelten Programme beinhalten, Patienten im Sinne der Psychoedukation über ungesunde, aber auch über förderliche Verhaltensmuster und Ziele sportlicher Aktivität aufzuklären, sei es in einer einmaligen Einheit (Bratland-Sanda et al., 2010b) oder im Sinne eines fortlaufenden Elementes der Intervention (Calogero et al., 2004). Sporttherapeutische Interventionen im engeren Sinne zielen in der Regel darauf ab, über bloße körperliche Aktivität hinaus eine realistische Wahrnehmung eigener Grenzen und Belastbarkeit zu unterstützen (Carraro et al., 1998; Vandereycken et al., 1987), das Körpererleben und köperbezogene Selbstkonzept zu verbessern (Sundgot-Borgen et al., 2004; Vandereycken et al., 1987) und den gegenseitigen Austausch der Patientinnen über ihre Erfahrungen zu ermöglichen (Calogero et al., 2004). Die Teilnehmerinnen sollen statt eines Zwanges wieder Spaß und Freude an sportlicher Aktivität erleben (Vandereycken et al., 1987) und erfahren, dass Sport in der Gemeinschaft positiv sein kann (Beumont et al., 1994; Calogero et al., 2004; Carraro et al., 1998; Vandereycken et al., 1987). Allgemein zu erwartende Effekte wären eine Reduktion von depressiver und ängstlicher Stimmung, eine Reduktion von Anspannung sowie ein Zuwachs an Selbstvertrauen und ein positiverer Bezug zum eigenen Körper (Hausenblas et al., 2008) – also die günstige Beeinflussung von Aspekten, welche als prädisponierende und aufrechterhaltende Faktoren bei Essstörungen gelten.

In Bezug auf anorektische Patientinnen wird beschrieben, dass ein Angebot von Bewegung und sportlicher Aktivität helfen kann, die Ängste vor einer Gewichtszunahme zu reduzieren, u.a. durch eine Beeinflussung körperlicher Sensationen wie Blähungen und Völlegefühl bei erhöhter Kalorienaufnahme (Carraro et al., 1998; Sundgot-Borgen et al., 2004). Die bisherigen Erfahrungen mit einem im stationären Rahmen durchgeführten supervidierten Sport-Programm in Australien sind positiv und die Autoren beschreiben nach Einführung eine bessere Compliance der Patientinnen sowie deutlich weniger Konfrontation, Gegeneinander und Heimlichkeit in der Dynamik zwischen Patientinnen und Behandlungsteam (Beumont et al., 1994; Touyz, Lennerts, Arthur & Beumont, 1993).

Die Sorge, dass körperliche Aktivität die notwendige Gewichtszunahme bei Anorexia nervosa behindert (Kaye et al., 1988), scheint sich nicht zu bestätigen (Birmingham, Hlynsky, Whiteside & Geller, 2005; Calogero et al., 2004). Seit der Studie von Kaye et al. (1988) findet sich unseres Wissens nach keine Studie, die negative Effekte von Programmen zu strukturierter, regelmäßiger sportlicher Aktivität bei Essstörungen zeigte (Bratland-Sanda et al., 2009).

3.2.2 Wirksamkeit und Inhalte von Sportinterventionen bei Essstörungen

Calogero und Pedrotty (2004) verglichen in einer naturalistischen Kohortenstudie 127 essgestörte Patientinnen, die während ihrer stationären Behandlung an einer sporttherapeutischen Intervention teilnahmen, mit 127 Patientinnen, die das nicht taten. Die Patientinnen waren im Durchschnitt 4 Wochen in Behandlung. In der Interventionsgruppe nahmen sie viermal pro Woche an einer 60-minütigen Sporttherapiegruppe teil. Die Stunden bestanden aus Aufwärmung, sportlicher Aktivität (Stretching, Yoga, Pilates, Gleichgewichtstraining, Krafttraining, Ballspielen etc.), „cool-down" und einem abschließenden verbalen Austausch über die gemachten Erfahrungen. Das sporttherapeutische Programm war in drei Stufen gegliedert: zunächst lag der Focus auf der Körperwahrnehmung und dem Achten auf körperliche Grenzen und es wurden die Gründe für das Sporttreiben thematisiert. In der nächsten Stufe wurde die Intensität und Häufigkeit der sportlichen Aktivität gesteigert und die Teilnehmerinnen aufgefordert, gezielt auf dysfunktionale Ziele und Gedanken zu achten (Selbstmonitoring). In der letzten Stufe sollten die Teilnehmerinnen zunehmend selbständiger sportlich aktiv sein und an spezifischen eigenen Schwierigkeiten (z.B. exzessivem Laufen) arbeiten. Von Seiten des Gruppenleiters und des stationären Behandlungsteams erfolgte eine wöchentliche Einschätzung, ob eine Patientin in die nächste Stufe aufgenommen werden kann. Alle Patientinnen wurden kontinuierlich medizinisch überwacht. Die Anorexiegruppe nahm bei Teilnahme an der sporttherapeutischen Intervention nicht weniger, sondern 40% mehr zu als die Kontrollgruppe. Die Autoren vermuten, dass das Programm die Compliance erhöhte, die Angst vor dem Essen verminderte und Sporttreiben nicht unkontrolliert erfolgte (was in der Kontrollgruppe möglicherweise der Fall war). Die Autoren konnten auch zeigen, dass sich die Gründe für Sporttreiben nach der Teilnahme zum Gesunden hin veränderten. Einschränkend ist zu sagen, dass die Gruppen nicht randomisiert waren (die Teilnahme an der Intervention war freiwillig und es ist nicht auszuschließen, dass die Nicht-Teilnehmerinnen weniger motiviert waren) und es wurde keine Katamnese durchgeführt, so dass die Nachhaltigkeit der Veränderung unklar bleibt.

Calogero und Pedrotty (2004) weisen aufgrund ihrer Erfahrungen auf folgende Aspekte hin: Ein Sportprogramm sollte engmaschig supervidiert sein, damit Essgestörte aus ihrem pathologischen Verhalten herausfinden können oder nicht in ein solches hineinrutschen. Die Patientinnen sollten möglichst in einer Gruppe Sport treiben und sich regelmäßig über ihren Umgang und ihre Erfahrungen austauschen, um die gemachten Erfahrungen zu teilen und ihre Einstellungen zu modifizieren. Die Autoren warnen ferner davor, die Teilnahme an einem Sportprogramm im Sinne einer Konditionierung (also Belohnung und Bestrafung für die Gewichtsentwicklung) einzusetzen, da Sport für die Patienten sowieso schon mit diesen Aspekten verbunden sei (man darf nur Essen, wenn man Sport getrieben hat, muss sich mit einem exzessiven Lauftraining „bestrafen", wenn das Mittagessen zu viel war etc.).

Sundgot-Borgen et al. (2002) verglichen in einer randomisiert-kontrollierten Studie zur Therapie der Bulimia nervosa das „Standardverfahren" kognitive Verhaltenstherapie ($n = 14$) mit Ernährungsmanagement ($n = 17$) sowie einer Kontrollgruppe ($n = 15$) und in einem zweiten Schritt mit angeleiteter sportlicher Aktivität ($n = 12$). Die sportliche Aktivität bestand nach einer 2-stündigen Einführung aus einem 1-stündigen Gruppenangebot pro Woche (16 Termine). Dieses beinhaltete 45 Minuten Laufen, Langlaufen oder Schwimmen mit anschließendem 15-minütigem „cool-down" und Stretching. Die Teilnehmerinnen wurden angehalten, zusätzlich mindestens zweimal pro Woche für 35 Minuten sportlich aktiv zu sein. Das Essverhalten wurde in dieser Gruppe nicht thematisiert. Die angeleitete Sportgruppe war zu den Katamnesezeitpunkten (6 und 18 Monate nach der Intervention) der kognitiv-behavioralen Behandlung überlegen, was eine Reduktion von Schlankheitsdruck, Körperunzufriedenheit und bulimischer Symptomatik angeht. Die Autoren vermuten neben direkten Effekten (Verbesserung des Körpererlebens) auch indirekte Effekte über eine Verbesserung des allgemeinen Wohlbefindens und Selbstbildes sowie der Stresstoleranz und plädieren für eine Integration von Sport in das therapeutische Vorgehen bei der Behandlung der Bulimia nervosa.

In der Studie von Tokumura et al. (2003) wurden 12- bis 17-jährige Anorexiepatientinnen ($N = 17$) untersucht, die einen BMI von durchschnittlich 18.8 kg/m² aufwiesen. Sie wurden in zwei Gruppen randomisiert. Die Interventionsgruppe nutzte fünfmal pro Woche das Fahrradergometer unter Supervision (an der anaeroben

Schwelle). Aus methodischen Gründen ist die Studie kaum interpretierbar. Es ließen sich aber keine negativen Auswirkungen der Intervention im Sinne einer geringeren Gewichtszunahme in der Interventionsgruppe feststellen. Szabo und Green (2002) verglichen 7 Anorexiepatientinnen, welche während einer stationären Behandlung ein zusätzliches Krafttraining mit Hanteln durchführten (14-tägig über 8 Wochen) mit einer Gruppe von 7 Anorexiepatientinnen ohne diese Intervention und einer Kontrollgruppe. Es zeigte sich kein Vor-, aber auch kein Nachteil des Programms. Auch die Befunde dieser Studie sind aufgrund der Fallzahl kaum zu verwerten. Das Gleiche gilt für eine Untersuchung von Thien et al. (2000), in der die Interventionsgruppe (Anorexiepatientinnen) ein langsam nach BMI gesteigertes Programm mit Stretching, isometrischen Übungen und später Elementen eines kardiovaskulären und Krafttrainings erhielt. Nach Dropouts konnten nur noch 5 Patientinnen der Interventionsgruppe mit 7 der Gruppe ohne Intervention verglichen werden.

Beumont et al. (1994) führten für stationäre Patientinnen mit Anorexia nervosa ein gestuftes anaerobes Trainingsprogramm von 3 Stunden pro Woche durch und beschrieben positive Erfahrungen. Das Programm führte zu keiner Beeinträchtigung der Gewichtszunahme der Patientinnen (Touyz et al., 1993). In weiteren Publikationen wurden Programme für Anorexia nervosa und Bulimia nervosa beschrieben, die aber nicht empirisch überprüft wurden (Carraro et al., 1998; Duesund & Skarderud, 2003). Die Programme passen die Art der sportlichen Aktivität jeweils der körperlichen Situation der Patientinnen an und betonen soziale und positive Körper-Erfahrungen.

Long und Hollin (1995) berichten über 6 Patientinnen mit Anorexia nervosa, welche exzessiv Sport betreiben, und von welchen 4 durch ein kognitiv-behaviorales Vorgehen (Selbstmonitoring sportlicher Aktivität, Motivation zur Veränderung, schrittweise Reduktion des Sports) ihr exzessives Sporttreiben aufgeben konnten. Hier handelte es sich nicht im engeren Sinne um eine sporttherapeutische Intervention, sondern um die Beeinflussung eines dysfunktionalen Verhaltens durch die üblichen kognitiv-behavioralen Interventionsstrategien.

Zur Behandlung der Binge-Eating-Störung finden sich bislang nur zwei Studien, welche methodisch ebenfalls problematisch sind (Fossati et al., 2004; Levine, Marcus & Moulton, 1996), da sie nur Empfehlungen beinhalteten, die täglichen Aktivitäten selbständig zu steigern (z.B. Treppen steigen statt Fahrstuhlfahren) und regelmäßig Sport zu treiben. Die Umsetzung durch die Teilnehmer und die Nachhaltigkeit der Wirkung wurde jeweils nicht überprüft.

Zusammenfassend kann man sagen, dass die ersten empirischen Hinweise *für* den Einsatz sportbezogener Interventionen bei Essstörungen sprechen und diese auch theoretisch gut begründet werden können. Viele Fragen sind aber noch unbeantwortet, so die Frage danach, wer von welcher Art der Intervention am besten profitiert: Sollte man z.B. denen, die exzessiv Sport treiben, und solchen, die das nicht tun, unterschiedliche Angebote machen? Oder profitieren sie gerade in einer gemeinsamen Gruppe? Wie bedeutsam sind einzelne Elemente wie der verbale Austausch, die

Art der angebotenen sportlichen Aktivität und klare Anweisungen zum Umgang mit Sport im Alltag? Welche Dosis und Frequenz sollte eine Gruppe haben? In welchem Stadium der Erkrankung sind sporttherapeutische Interventionen in welcher Form indiziert? Braucht es unterschiedliche Programme je nach Zielsetzung (Verbesserung von Haltung und Muskelkraft; Veränderung der Gründe für das Sporttreiben und Anleitung zu gesundem Sporttreiben; Nutzung von Sport zur Beeinflussung der Stimmung und zur Stressreduktion)? Und welche „effective ingredients" sollte ein sporttherapeutisches Vorgehen auf jeden Fall beinhalten, um effektiv zu sein?

4 Zusammenfassung

Intensives, „exzessives Sporttreiben" ist bei Essstörungen ein häufiges Verhaltensmuster, welches sich vor allem bei der Anorexia nervosa und Patientinnen mit zwanghaft-perfektionistischen Persönlichkeitszügen findet. Dabei besteht ein Kontinuum von bewusstem, zwanghaftem Sporttreiben zur Gewichtsregulation bis hin zu einer hungerbedingten Bewegungsunruhe. Sportliche Aktivität kann bei essgestörten Menschen aber auch der positiven Beeinflussung des Körpererlebens und negativer Stimmungslagen dienen.

Bei einer Beurteilung der Funktion sportlicher Aktivität ist eine genaue Exploration der zu Grunde liegenden Ziele und Erwartungen von entscheidender Bedeutung. Therapeutisch sollten pathologische Muster und Motive sportlicher Aktivität reduziert und gesunde gefördert werden, was am ehesten über supervidierte sporttherapeutische Interventionen erfolgen kann. Bislang finden sich jedoch nur wenige, zu diesem Zweck entwickelte Programme.

5 Literatur

Ackard, D. M., Brehm, B. J. & Steffen, J. J. (2002). Exercise and eating disorders in college-aged women: Profiling excessive exercisers. *Eating Disorders, 10*, 31-47.

Adkins, E. C. & Keel, P. K. (2005). Does „excessive" or „compulsive" best describe exercise as a symptom of bulimia nervosa? *International Journal of Eating Disorders, 38*, 24-29.

Alfermann, D. & Pfeffer, I. (2009). Sport, Bewegung und psychische Gesundheit (Editorial). *Zeitschrift für Sportpsychologie, 16*, 115-116.

American College of Sports Medicine (ACSM) (2007). Position stand: The female athlete triad. *Medicine & Science in Sports & Exercise, 39*, 1867-1882.

AWMF – Arbeitsgemeinschaft der Wissenschaftlichen Medizinischen Fachgesellschaften (2011). S3-Leitlinie Diagnostik und Therapie der Essstörungen. Zugriff am 5.05.2011 unter http://www.awmf.org/leitlinien/aktuelle-leitlinien.html.

Beumont, P. J., Arthur, B., Russell, J. D. & Touyz, S. W. (1994a). Excessive physical activity in dieting disorder patients: Proposals for a supervised exercise program. *International Journal of Eating Disorders, 15*, 21-36.

Biddle, S. (1993). Children, exercise and mental health. *International Journal of Sport Psychology, 24*, 200-216.

Birmingham, C., Hlynsky, J., Whiteside, L. & Geller, J. (2005). Caloric requirement for refeeding inpatients with anorexia nervosa: The contribution of anxiety, exercise, and cigarette smoking. *Eating and Weight Disorders, 10*, e6-9.

Blaydon, M. J., Lindner, K. J. & Kerr, J. H. (2002). Metamotivational characteristics of eating-disordered and exercise-dependent triathletes: An application of reversal theory. *Psychology of Sport and Exercise, 3*, 223-236.
Boyd, C., Abraham, S. & Luscombe, G. (2007). Exercise behaviors and feelings in eating disorder and non-eating disorder groups. *European Eating Disorders Review, 15*, 112-118.
Bratland-Sanda, S., Rosenvinge, J. H., Vrabel, K. A. R., Norring, C., Sundgot-Borgen, J. & Martinsen, E. W. (2009). Physical activity in treatment units for eating disorders: Clinical practice and attitudes. *Eating and Weight Disorders, 14*, 106-112.
Bratland-Sanda, S., Sundgot-Borgen, J., Ro, O., Rosenvinge, J. H., Hoffart, A. & Martinsen, E. W. (2010a). „I'm not physically active – I only go for walks": Physical activity in patients with longstanding eating disorders. *International Journal of Eating Disorders, 43*, 88-92.
Bratland-Sanda, S., Sundgot-Borgen, J., Ro, O., Rosenvinge, J. H., Hoffart, A. & Martinsen, E. W. (2010b). Physical activity and exercise dependence during inpatient treatment of longstanding eating disorders: An exploratory study of excessive and non-excessive exercisers. *International Journal of Eating Disorders, 43*, 266-273.
Breuer, S. & Kleinert, J. (2009). Primäre Sportsucht und bewegungsbezogene Abhängigkeit – Beschreibung, Erklärung und Diagnostik. In D. Batthyany & A. Pritz (Hrsg.), *Rausch ohne Drogen* (S. 191-218). Wien: Springer.
Brewerton, T. D., Stellefson, E. J., Hibbs, N., Hodges, E. L. & Cochrane, C. E. (1995). Comparison of eating disorder patients with and without compulsive exercising. *International Journal of Eating Disorders, 17*, 413-416.
Calogero, R., Wah, R. & Pedrotty, K. (2003). Targeting exercise abuse in women with eating disorders: A test of an innovative treatment program. *The Renfrew Perspective*, (summer), 12-14.
Calogero, R. M. & Pedrotty, K. N. (2004). The Practice and Process of Healthy Exercise: An Investigation of the Treatment of Exercise Abuse in Women with Eating Disorders. *Eating Disorders, 12*, 273-291.
Carraro, A., Cognolato, S. & Bernardis, A. L. (1998). Evaluation of a programme of adapted physical activity for ED patients. *Eating and Weight Disorders, 3*, 110-114.
Coen, S. & Ogles, B. (1993). Psychological characteristics of the obligatory runner: A critical examination of the anorexia analogue hypothesis. *Journal of Sport & Exercise Psychology, 15*, 338-354.
Cook, B. J. & Hausenblas, H. A. (2008). The role of exercise dependence for the relationship between exercise behavior and eating pathology: Mediator or moderator? *Journal of Health Psychology, 13*, 495-502.
Dalle Grave, R., Calugi, S. & Marchesini, G. (2008). Compulsive exercise to control shape or weight in eating disorders: Prevalence, associated features, and treatment outcome. *Comprehensive Psychiatry, 49*, 346-352.
Davies, S., Parekh, K., Etelapaa, K., Wood, D. & Jaffa, T. (2008). The inpatient management of physical acitvity in young people with anorexia nervosa. *European Eating Disorders Review, 16*, 334-340.
Davis, C. & Kaptein, S. (2006). Anorexia nervosa with excessive exercise: A phenotype with close links to obsessive-compulsive disorder. *Psychiatry Research, 142*, 209-217.
Davis, C., Katzman, D. K. & Kirsh, C. (1999). Compulsive physical activity in adolescents with anorexia nervosa: A psycho-behavioral spiral of pathology. *The Journal of Nervous and Mental Disease, 187*, 336-342.
Davis, C., Kennedy, S. H., Ravelski, E. & Dionne, M. (1994). The role of physical activity in the development and maintenance of eating disorders. *Psychological Medicine, 24*, 957-967.
De Coverley Veale, D. (1987). Exercise dependence. *British Journal of Addiction, 82*, 735-740.
De Young, K. & Anderson, D. (2010). The importance of the function of exercise in the relationship between obligatory exercise and eating and body image concerns. *Eating Behaviors, 11*, 62-64.
DiBartolo, P. M., Lin, L., Montoya, S., Neal, H. & Shaffer, C. (2007). Are there ‚healthy' and ‚unhealthy' reasons for exercise? Examining individual differences in exercise motivations using the function of exercise scale. *Journal of Clinical Sport Psychology, 1*, 93-120.
Duesund, L. & Skarderud, F. (2003). Use the body and forget the body: Treating anorexia nervosa with adapted physical activity. *Clinical Child Psychology and Psychiatry, 8*, 53-72.

Ehrlich, S., Burghardt, R., Schneider, N., Broecker-Preuss, M., Weiss, D., Merle, J. et al. (2009). The role of leptin and cortisol in hyperactivity in patients with acute and weight-recovered anorexia nervosa. *Progress in Neuropsychopharmacology and Biological Psychiatry, 33*, 658-662.

Eisler, I. & Le Grange, D. (1990). Excessive exercise and anorexia nervosa. *International Journal of Eating Disorders, 9*, 377-386.

Elbourne, K. & Chen, J. (2007). The continuum model of obligatory exercise? A preliminary investigation. *Journal of Psychosomatic Research, 62*, 73-80.

Epling, W. & Pierce, W. (1988). Activity-based anorexia: A biobehavioral perspective. *International Journal of Eating Disorders, 7*, 475-485.

Forsberg, S. & Lock, J. (2006). The relationship between perfectionism, eating disorders and athletes: A review. *Minerva Pediatrica, 58*, 252-236.

Fossati, M., Amati, F., Painot, D., Reiner, M., Haenni, C. & Golay, A. (2004). Cognitive-behavioral therapy with simultaneous nutritional and physical activity education in obese patients with binge eating disorder. *Eating and Weight Disorders, 9*, 134-138.

Fulkerson, J. A., Keel, P. K., Leon, G. R. & Dorr, T. (1999). Eating-disordered behaviors and personality characteristics of high school athletes and nonathletes. *International Journal of Eating Disorders, 26*, 73-79.

Gulker, M., Laskis, T. & Kuba, S. (2001). Do excessive exercisers have a higher rate of obsessive-compulsive symptomatology? *Psychology, Health & Medicine, 6*, 387-398.

Hausenblas, H. A. & Carron, A. V. (1999). Eating disorder indices and athletes: An integration. *Journal of Sport & Exercise Psychology, 21*, 230-258.

Hausenblas, H. & Fallon, E. (2006). Exercise and body image: A meta-analysis. *Psychology and Health, 21*, 33-47.

Hausenblas, H. A., Cook, B. J. & Chittester, N. I. (2008). Can exercise treat eating disorders? *Exercise and Sport Sciences Reviews, 36*, 43-47.

Hausenblas, H. A. & Fallon, E. A. (2002). Relationship among body image, exercise behavior, and exercise dependence symptoms. *International Journal of Eating Disorders, 32*, 179-185.

Hautzinger, M. & Wolf, S. (2012) . Sportliche Aktivität und Depression. In R. Fuchs & W. Schlicht (Hrsg.), *Seelische Gesundheit und sportliche Aktivität*. Göttingen: Hogrefe.

Hebebrand, J., Exner, C., Hebebrand, K., Holtkamp, C., Casper, R., Remschmidt, H. et al. (2003). Hyperactivity in patients with anorexia nervosa and in semistarved rats: Evidence for a pivotal role of hypoleptinemia. *Physiology & Behavior, 79*, 25-37.

Hechler, T., Beumont, P., Touyz, S., Marks, P. & Vocks, S. (2005). Die Bedeutung körperlicher Aktivität bei Anorexia nervosa: Dimensionen, Erfassung und Behandlungsstrategien aus Expertensicht. *Verhaltenstherapie, 15*, 140-147.

Herpertz, S., de Zwaan, M. & Zipfel, S. (2008). *Handbuch Essstörungen und Adipositas*. Heidelberg: Springer Verlag.

Holtkamp, K., Hebebrand, J. & Herpertz-Dahlmann, B. (2004). The contribution of anxiety and food restriction on physical activity levels in acute anorexia nervosa. *International Journal of Eating Disorders, 36*, 163-171.

Ingledew, D. K., Hardy, L. & de Sousa, K. (1995). Body shape dissatisfaction and exercise motivations. *Journal of Sports Sciences, 13*, 60.

Ingledew, D., Markland, D. & Sheppard, K. (2004). Personality and self-determination of exercise behavior. *Personality and Individual Differences, 36*, 1921-1932.

Jacobi, C., Hayward, C., de Zwaan, M., Kraemer, H. & Agras, W. (2004). Coming to terms with risk factors for eating disorders: Application of risk terminology and suggestions for a general taxonomy. *Psychological Bulletin, 130*, 19-65.

Johnson, C., Powers, P. S. & Dick, R. (1999). Athletes and eating disorders: The National Collegiate Athletic Association Study. *The International Journal of Eating Disorders, 26*, 179-188.

Kaye, W., Gwitrsman, H., Obarzanek, E. & George, D. (1988). Relative importance of caloric intake needed to gain weight and level of physical activity in anorexia nervosa. *American Journal of Clinical Nutrition, 47*, 989-994.

Keski-Rahkonen, A. (2001). Exercise dependence – a myth or a real issue? *European Eating Disorders Review, 9*, 279-283.

Levine, M. D., Marcus, M. D. & Moulton, P. (1996). Exercise in the Treatment of Binge Eating Disorder. *International Journal of Eating Disorders, 19*, 171-177.
Long, C. G. & Hollin, C. R. (1995). Assessment and management of eating disordered patients who over-exercise: A four-year follow-up of six single case studies. *Journal of Mental Health, 4*, 309.
Long, C. G., Smith, J., Midgley, M. & Cassidy, T. (1993). Over-exercising in anorexic and normal samples: Behaviour and attitudes. *Journal of Mental Health, 2*, 321-327.
Matheson, H. & Crawford-Wright, A. (2000). An examination of eating disorder profiles in student obligatory and non-obligatory exercisers. *Journal of Sports Medicine, 23*, 42-50.
McDonald, K. & Thompson, J. K. (1992). Eating disturbance, body image dissatisfaction, and reasons for exercising: Gender differences and correlational findings. *International Journal of Eating Disorders, 11*, 289-292.
Mond, J. M. & Calogero, R. M. (2009). Excessive exercise in eating disorder patients and in healthy women. *Australian & New Zealand Journal of Psychiatry, 43*, 227-234.
Mond, J. M., Hay, P. J., Rodgers, B. & Owen, C. (2006). An update on the definition of „excessive exercise" in eating disorders research. *International Journal of Eating Disorders, 39*, 147-153.
Morgan, W. (1979). Negative addiction in runners. *The Physician and Sportsmedicine, 7*, 57-70.
Peñas-Lledó, E., Vaz Leal, F. J. & Waller, G. (2002). Excessive exercise in anorexia nervosa and bulimia nervosa: Relation to eating characteristics and general psychopathology. *International Journal of Eating Disorders, 31*, 370-375.
Pinkston, M., Martz, D., Domer, F., Curtin, L., Bazzini, D., Smith, L. et al. (1996). Psychological, nutritional, and energy expenditure differences in college females with anorexia nervosa vs. comparable-mass controls. *Eating Behaviors, 2*, 169-181.
Pugliese, M., Lifshitz, F., Grad, G., Fort, P. & Marks-Katz, M. (1983). Fear of obesity: A cause of short stature and delayed puberty. *New England Journal of Medicine, 309*, 513-518.
Schlegel, S., Hafner, D., Hartmann, A., Fuchs, R. & Zeeck, A. (2011). Eine ambulante sporttherapeutische Gruppe für Patienten mit Essstörungen (eingereicht).
Schwerdtfeger, A. (2012). Sportliche Aktivität und Angst. R. Fuchs & W. Schlicht (Hrsg.), *Seelische Gesundheit und sportliche Aktivität*. Göttingen: Hogrefe.
Seigel, K. & Hetta, J. (2001). Exercise and eating disorder symptoms among young females. *Eating and Weight Disorders, 6*, 32-39.
Shroff, H., Reba, L., Thornton, L. M., Tozzi, F., Klump, K. L., Berrettini, W. H. et al. (2006). Features associated with excessive exercise in women with eating disorders. *International Journal of Eating Disorders, 39*, 454-461.
Solenberger, S. E. (2001). Exercise and eating disorders. A 3-year inpatient hospital record analysis. *Eating Behaviors, 2*, 151-168.
Stice, E. (2002). Socio-cultural influences on body image and eating disturbance. In C. Fairburn & K. Brownell (Eds.), *Eating disorders and obesity* (2nd ed., pp. 103-107). New York: The Guilford Press.
Strober, M., Freeman, R. & Morrell, W. (1997). The long-term course of severe anorexia nervosa in adolescents: survival analysis of recovery, relapse, and outcome predictors over 10-15 years in a prospective study. *The International Journal of Eating Disorders, 22*, 339-360.
Ströhle, A., Höfler, M., Pfister, H., Müller, A.-G., Hoyer, J., Wittchen, H. et al. (2007). Physical activity and prevalence and incidence of mental disorders in adolescents and young adults. *Psychological Medicine, 37*, 1657-1666.
Sundgot-Borgen, J. (1993). Prevalence of eating disorders in elite female athletes. *International Journal of Sport Nutrition, 3*, 29-40.
Sundgot-Borgen, J. (1994). Eating disorders in female athletes. *Sports Medicine, 17*, 176-188.
Sundgot-Borgen, J., Rosenvinge, J. H., Bahr, R. & Sundgot Schneider, L. (2002). The effect of exercise, cognitive therapy, and nutritional counseling in treating bulimia nervosa. *Medicine & Science in Sports & Exercise, 34*, 190-195.
Sundgot-Borgen, J. & Torstveit, M. K. (2004). Prevalence of eating disorders in elite athletes is higher than in the general population. *Clinical Journal of Sports Medicine, 14*, 25-32.
Szabo, C. P. & Green, K. (2002). Hospitalized anorexics and resistance training: Impact on body composition and psychological well-being. A preliminary study. *Eating and Weight Disorders, 7*, 293-297.

Thien, V., Thomas, A., Markin, D. & Birmingham, C. L. (2000). Pilot study of a graded exercise program for the treatment of anorexia nervosa. *International Journal of Eating Disorders, 28*, 101-106.

Thompson, R. & Trattner-Sherman, R. (2010). *Eating disorders in sports*. New York: Routledge.

Tokumura, M., Yoshiba, S., Tanaka, T., Nanri, S. & Watanabe, H. (2003). Prescribed exercise training improves exercise capacity of convalescent children and adolescents with anorexia nervosa. *European Journal of Pediatrics, 162*, 430-431.

Torstveit, M. K., Rosenvinge, J. H. & Sundgot-Borgen, J. (2008). Prevalence of eating disorders and the predictive power of risk models in female elite athletes: a controlled study. *Scandinavian Journal of Medicine & Science in Sports, 18*, 108-118.

Touyz, S., Lennerts, W., Arthur, B. & Beumont, P. (1993). Anaerobic exercise as an adjunct to refeeding patients with anorexia nervosa: does it compromise weight gain? *European Eating Disorders Review, 1*, 177-181.

US Department of Health and Human Services (2008). 2008 Physical activity guidelines for Americans. Zugriff am 03.06.2011 unter http://www.health.gov/paguidelines/guidelines/default.aspx.

Vandereycken, W., Depreitere, L. & Probst, M. (1987). Body-oriented therapy for anorexia nervosa patients. *American Journal of Psychotherapy, 16*, 252-259.

Vansteelandt, K., Rijmen, F., Pieters, G., Probst, M. & Vanderlinden, J. (2007). Drive for thinness, affect regulation and physical activity in eating disorders: A daily life study. *Behaviour Research and Therapy, 45*, 1717-1734.

Wilkens, J., Boland, F. & Albinson, J. (1991). A comparison of male and female university athletes and non-athletes on eating disorder indices: Are athletes protected? *Journal of Sport Behavior, 14*, 129-143.

Wilson, T. (2002). The controversy over dieting. In C. Fairburn & K. Brownell (Eds.), *Eating disorders and obesity* (2nd ed., pp. 93-97). New York: The Guilford Press.

Wiseman, C., Gray, J., Mosimann, J. & Ahrens, A. (1992). Cultural expectations of thinness in women: An update. *International Journal of Eating Disorders, 11*, 85-89.

Yates, A., Leehey, K. & Shisslak, C. (1983). Running – an analogue of anorexia? *New England Journal of Medicine, 308*, 251-255.

Sportliche Aktivität und ADHS

Harald Seelig

Aus einer Vielzahl von Studien ist der positive Einfluss von sportlicher Aktivität auf die psychische Gesundheit abzulesen (Ahn & Fedewa, 2011). Präventiv wie kurativ gilt körperlich-sportliche Aktivität als Ressource, die einer negativen Entwicklung von psychischen Störungen entgegenwirken kann. Diese Evidenzen auf die Aufmerksamkeitsdefizit-/Hyperaktivitätsstörung (ADHS) zu übertragen, stellt allerdings eine Herausforderung dar. Die ADHS ist ein Amalgam von Störungssymptomen, komorbiden Erkrankungen und Einschränkungen im biopsychosozialen Bereich, dessen Einzelkomponenten sich wechselseitig beeinflussen können und nicht isoliert, sondern als komplexe Einheit betrachtet werden müssen. Wie viele andere Störungsbilder verursacht ADHS eine Minderung der Lebensqualität und eine Einschränkung der persönlichen Entwicklung. Hierbei ist zu beachten, dass die ADHS keine „Kinderkrankheit" ist – sie kann auch bis ins Erwachsenenalter hinein auftreten. Neben den individuellen Problematiken für Betroffene bringt ADHS auch für das soziale Umfeld wie Familie oder Schule eine erhebliche psychosoziale Problematik mit sich. Angesichts des hohen individuellen und sozialen Leidensdrucks sowie der Einsicht, dass es sich bei der ADHS um eine behandlungsbedürftige psychische Störung handelt, ist eine gesundheitspolitische Relevanz vorhanden. Der Versuch, die ADHS durch sportliche Aktivität positiv zu beeinflussen, legitimiert sich hierdurch, wie auch durch die Tatsache, dass sportliche Aktivität – bei nachgewiesenem Nutzen – eine kostengünstige, nebenwirkungsfreie und sozial akzeptierte Behandlungsalternative wäre.

1 ADHS

Die Beschreibung des Phänomens „ADHS" durchlief bis dato eine (medizin-)historische Entwicklung, die in den letzten beiden Dekaden große Fortschritte hinsichtlich einer exakteren Klassifikation und Diagnostik hervorbrachte. Gleichzeitig scheint diese Entwicklung aufgrund von anhaltenden Kontroversen noch nicht abgeschlossen zu sein (Kooij et al., 2010; Rothenberger & Neumärker, 2005). Ein deutliches Anzeichen hierfür ist die Tatsache, dass für die Diagnose zwei verschiedene Klassifikationssysteme existieren. Am weitesten verbreitet sind Diagnosen gemäß den Klassifikationskriterien des Diagnostic and Statistical Manual of Mental Disorders (4th edition; DSM-IV). Während das DSM-IV vornehmlich im US-amerikanischen Raum zur Beschreibung der *ADHS* genutzt wird, werden in Europa mehrheitlich die diagnostischen Kriterien gemäß der International Classification of Diseases (10th edition; ICD-10) zur Beschreibung der *Hyperkinetischen Störung (HKS)* herangezogen.

1.1 Diagnose von ADHS/HKS

Die Leitsymptome der ADHS/HKS sind Unaufmerksamkeit, Hyperaktivität sowie Impulsivität, die bereits in der Kindheit auftreten und negative Konsequenzen für die intellektuelle Entwicklung und/oder Einschränkungen bei schulischen Leistungen, in sozialen Interaktionen sowie in Alltagssituationen nach sich ziehen. Tabelle 1 enthält die stichwortartigen Symptombeschreibungen, die beiden Klassifikationssystemen zugrunde liegen. *Unaufmerksamkeit* (U1-U9 in Tabelle 1) beschreibt das Ausmaß an Ablenkbarkeit und mangelnder Fokussierung, wie sie z.b. durch Vergesslichkeit, Flüchtigkeitsfehler oder den vorzeitigen Abbruch bei der Bearbeitung von Aufgaben, aber auch durch Vermeidung konzentrationspflichtiger Situationen erkennbar wird. *Hyperaktivität* (H1-H5 in Tabelle 1) ist charakterisiert durch exzessive Ruhelosigkeit. Diese zeigt sich vor allem in Situationen, in denen ein ruhiges Verhalten angemessen wäre, und kommt in einem Übermaß an desorganisierter motorischer Aktivität (z.B. Zappeln, Lärmen) zum Ausdruck. Kennzeichen der *Impulsivität* (H6-H9) sind Verhaltensweisen, die auf ein Fehlen von (angemessener) Verhaltenskontrolle hinweisen (z.B. vorschnelles und unreflektiertes Handeln, „Ins-Wort-Fallen" oder ungeduldiges Verhalten). Diagnostisch auffällig sind diese Symptome, wenn entsprechende Verhaltensweisen für das Alter und den Entwicklungsstand unangemessen häufig zu beobachten sind. Für eine Diagnose von ADHS sollten diese Symptome bereits vor dem 7. Lebensjahr zeitstabil (mindestens 6 Monate lang) auftreten und sich in unterschiedlichen Lebensbereichen (Schule, Familie) zeigen.

Beide Klassifikationssysteme basieren auf übereinstimmenden Symptombeschreibungen, unterscheiden sich aber hinsichtlich der Festlegung, bei welcher Symptomkonstellation eine ADHS/HKS zu identifizieren ist. Im DSM-IV werden drei Subtypen der ADHS unterschieden: a) *der Mischtyp* (für den vorausgesetzt wird, dass mindestens sechs der neun Unaufmerksamkeitssymptome U1-U9 und mindestens sechs der neun Hyperaktivitäts-/Impulsivitätssymptome H1-H9 beobachtet werden); b) *der unaufmerksame Typ* (mindestens sechs Unaufmerksamkeitssymptome, gleichzeitig weniger als sechs Symptome der Hyperaktivität/Impulsivität); und c) *der hyperaktiv-impulsive Typ* (mindestens sechs Symptome der Hyperaktivität/Impulsivität, gleichzeitig weniger als sechs Unaufmerksamkeitssymptome). Nach der ICD-10 liegt eine Hyperkinetische Störung (HKS) vor, wenn gleichzeitig mindestens sechs von neun Unaufmerksamkeitssymptomen (U1-U9), mindestens drei von fünf Hyperaktivitätssymptomen (H1-H5) und mindestens eines der vier Impulsivitätssymptome (H6-H9) erkennbar sind. Außerdem ist gefordert, dass die Beobachtung der entsprechenden Verhaltensweisen von mehr als einer Person aus unterschiedlichen Lebensbereichen berichtet werden. Somit überschneidet sich (wenn auch nicht ganz deckungsgleich) die diagnostizierte HKS mit dem *Mischtyp* nach DSM-IV. Diagnosen gemäß ICD-10 können als konservativer eingestuft werden, weil sie aus einer „DSM-IV-Perspektive" nur eine Subgruppe von ADHS-Betroffenen erfassen. Eine offensichtliche Rolle spielt dieser Unterschied bei der Beurteilung und dem Vergleich von Prävalenzen, welche folglich für die HKS (nach ICD-10) niedriger ausfallen als für die ADHS (nach DSM-IV) (Döpfner, Breuer, Wille, Erhart & Ravens-Sieberer, 2008). Weit schwieriger einzuschätzen ist die Tragweite dieses Unterschieds bezüglich seiner klinischen Bedeutsamkeit und wissenschaftlichen Validität (Biederman & Faraone, 2005; Lahey et al., 2006; Lee et al., 2008; Schachar et al., 2007). Insgesamt lässt sich aber konstatieren, dass die Fall-Identifikationen von ADHS für wissenschaftliche Studienzwecke auf Basis beider Klassifikationssysteme vergleichbar zuverlässig sind (Schlack, Hölling, Kurth & Huss, 2007, S. 830).

Tabelle 1. *Symptomumschreibungen zur Diagnose der Hyperkinetischen Störung (ICD-10) und der Aufmerksamkeitsdefizit-/Hyperaktivitätsstörung (DSM IV) (modifiziert nach Lahey et al., 2006)*

	Unaufmerksamkeit (Symptomumschreibung)		**Hyperaktivität & Impulsivität** (Symptomumschreibung)
U1	unaufmerksam gegenüber Details/ macht Flüchtigkeitsfehler	H1	zappelt häufig mit Händen oder Füssen oder rutscht auf dem Stuhl herum
U2	hat Schwierigkeiten, die Aufmerksamkeit aufrecht zu erhalten	H2	verlässt häufig den Platz in Situationen, in denen Sitzenbleiben erwartet wird
U3	scheint häufig nicht zu zuhören	H3	läuft herum oder klettert exzessiv in Situationen, in denen dies unpassend ist
U4	führt Anweisungen/Aufgaben unvollständig aus oder bricht Bearbeitung ab	H4	hat häufig Schwierigkeiten, ruhig zu spielen oder sich ruhig zu beschäftigen
U5	wirkt unorganisiert	H5	ist häufig "auf Achse" oder handelt oftmals, als wäre er/sie "getrieben"
U6	vermeidet häufig Aufgaben, die länger dauernde geistige Anstrengungen erfordern	H6	redet häufig übermäßig viel
U7	verliert häufig Gegenstände, die für Aufgaben oder Aktivitäten benötigt werden	H7	platzt häufig mit Antworten heraus, bevor die Frage zu Ende gestellt ist
U8	lässt sich oft durch äußere Reize leicht ablenken	H8	kann nur schwer warten, bis er/sie an der Reihe ist
U9	ist bei Alltagstätigkeiten häufig vergesslich	H9	unterbricht und stört andere häufig

Am Anfang des diagnostischen Vorgehens steht die Exploration der Symptomatik, die neben dem Auftreten der Leitsymptome die Häufigkeit, Intensität und situative Variabilität von Symptomen beschreibt. Hierbei werden klinische Interviews und/ oder standardisierte Fragebögen eingesetzt, um betroffene Personen sowie ggf. Eltern, Lehrer/Erzieher von betroffenen Kindern zu symptomatischen Verhaltensweisen zu befragen. Gängige Fragebogenverfahren für die Untersuchung von Kindern sind zum Beispiel die *Conners-Scale* (Huss et al., 2002), der *Fremd- und Selbstbeurteilungsfragebogen für Hyperkinetische Störunge*n (FBB-HKS, SBB-HKS; Döpfner & Lehmkuhl, 2000a) oder der *Strengths and Difficulties Questionnaire* (SDQ; Goodman, 1997). Zur Diagnose von ADHS bei Erwachsenen werden z.B. die *Wender Utah Rating Scale* (WURS-k), die *ADHS-Selbstbeurteilungsskala* (ADHS-SB), die *Conners Adult ADHD Rating Scales* (CAARS) oder die *Adult Self-Report Scale* (ASRS) der WHO eingesetzt (vgl. Rösler et al., 2006). Ergebnisse von Studien, die auf unterschiedlichen Fragebogenverfahren fußen, können als vergleichbar angesehen werden, weil diese unterschiedlichen Verfahren in der Regel hoch miteinander korrelieren (Schlack et al., 2007, S. 830). Vorgreifend ist anzumerken, dass bei den meisten der unten dargestellten Studien lediglich die Erfassung der Symptomatik als Kriterium der Stichprobenzuweisung herangezogen wurde. Dies ist für eine wissenschaftliche Betrachtung durchaus sinnvoll, wenngleich im klinischen Sinne unzureichend. Für klinische Diagnosen müssen weitere Schritte im Sinne einer Differenzialdiagnose zwingend folgen, um akkurate individuelle Diagnosen hinsichtlich der Intensität der Symptomatik, der Generalisierung in verschiedenen Lebensbereichen (Familie, Schule, Freizeit) sowie assoziierter Störungen bzw. Komorbidität vorzunehmen (Remschmidt & Heiser, 2004). Dies ist wichtig, weil sich die Behandlung der ADHS je nach auftretender komorbider Störung unterscheidet bzw. es sich in manchen Fällen bei diesen Störungen um die Primärdiagnose handeln kann (insbesondere Angststörungen und Depression) (Frölich, Lehmkuhl & Döpfner, 2010; Remschmidt, 2005). Eine Differenzialdiagnostik soll eine Abgrenzung gegenüber zusätzlicher Störungsbilder gewährleisten, bei denen vorrangig andere Behandlungsansätze zu verfolgen sind (Steinhausen, 2000, S. 21ff.). Weiterführende Diagnoseschritte beinhalten körperliche, neurophysiologische sowie psychologische Untersuchungen mit dem Ziel, entwicklungsbedingte Störungen, organische Psychosyndrome, kognitive Leistungsfähigkeit, körperliche Symptomatik, psychosoziale Umstände und Anpassung zu beschreiben. Diese so genannte *multiaxiale Klassifikation* dient der Einschätzung der Gesamtpersönlichkeit und -entwicklung des Kindes und seiner Umgebung (Schulte-Körne, 2008).

1.2 Ursachen und Behandlung

Zum Verständnis der ADHS wird ein komplexes, biopsychosoziales Modell herangezogen, in dem den genetischen und biologischen Faktoren hauptsächlich eine verursachende Rolle und den psychosozialen Faktoren eine Bedeutung für den Schweregrad und die Aufrechterhaltung der Störung zugesprochen wird (Döpfner, 2009, S. 435). Aktuell wird davon ausgegangen, dass genetische Faktoren den stärksten Einfluss auf die Entwicklung der Störung haben. Biologische Faktoren beziehen sich auf Schädigungen oder Einschränkungen der Hirnstrukturen, die neurobiologische und

-psychologische Prozesse beeinträchtigen. Nachgewiesene biologische Risikofaktoren sind: Frühgeburtlichkeit, Nikotin und Alkohol während der Schwangerschaft, neurochemische bzw. -anatomische Veränderungen und Dysfunktionen des Gehirn (frontosubkortikale Regelkreise) sowie Störungen im Dopamin-Haushalt des Gehirns (Banaschewski, Roessner, Uebel & Rothenberger, 2004). Auf der neuropsychologischen Ebene sind Reaktionsstörungen (z.b. Hemmungen von dysfunktionalem Verhalten) und Störungen von exekutiven Funktionen zu erkennen. Psychosoziale Faktoren beeinflussen den Schweregrad und den längerfristigen Verlauf der Symptomatik. Hierbei gelten geringer sozioökonomischer Status, ungünstige familiäre Bedingungen, überbelegte Wohnungen und psychische Störung der Mutter als Risikofaktoren (Döpfner, 2009, S. 436). Neuere Ansätze gehen davon aus, dass die mangelnde Verhaltenshemmung nicht nur durch ein grundlegendes Defizit, sondern auch durch eine motivationale Störung bedingt ist. Bei ADHS-Kindern wird eine erhöhte Abneigung gegen Belohnungsverzögerungen (delay of reinforcement gratification) angenommen, die sich darin manifestiert, Situationen zu vermeiden, von denen derlei Verzögerungen zu erwarten wären (delay aversion) (Johansen, Aase, Meyer & Sagvolden, 2002; Volkow et al., 2010).

Die Leitlinien zur Behandlung der ADHS betonen die Bedeutung eines multimodalen Therapieansatzes (Kooij et al., 2010; Remschmidt, 2005). Diese beinhalten Elterntraining, intensive Psychoedukation, verhaltenstherapeutische Psychotherapie und Pharmakotherapie. Bei medikamentöser Behandlung werden mehrheitlich Stimulanzien (Amphetamin, Atomoxetin und vor allem Methylphenidat-Präparate wie z.B. Ritalin) eingesetzt. Die Wirkung dieser Stimulanzien setzt ungefähr 30 Minuten nach Einnahme ein und hält zwischen 2 und 4 Stunden an. Die Wirksamkeit von medikamentösen Therapien ist empirisch belegt und besitzt im Vergleich zu allen anderen Therapieformen die größte Kurzzeit-Effektivität (Banaschewski et al., 2006; Döpfner, 2009). Längerfristige medikamentöse Behandlung erweist sich ebenfalls als effektiv, allerdings können vergleichbare überdauernde Behandlungserfolge auch durch andere Therapieformen (z.B. Verhaltenstherapie und/oder multimodale Therapie) erzielt werden (Connors et al., 2001; Jensen et al., 2007).

1.3 Prävalenz und Persistenz

Die Angaben zu Prävalenzraten der ADHS sind unterschiedlich. Differenzen ergeben sich durch die verschiedenen Klassifikationssysteme, die Güte der jeweiligen Studie und die geografische Herkunft der Daten. Unter Berücksichtigung dieser Faktoren haben Polanczyk, de Lima, Horta, Biederman und Rohde (2007) die weltweite Prävalenz von ADHS bei Kindern und Jugendlichen meta-regressionsanalytisch auf 5.29% beziffert. Auf Basis des *Kinder- und Jugendgesundheitssurvey* (*KiGGS*) ist in Deutschland von einer Gesamtprävalenz (nach DSM-IV-Klassifikation) von 4.8% bei Kindern und Jugendlichen im Alter von 3-17 Jahren auszugehen (Huss, Hölling, Kurth & Schlack, 2008; Schlack et al., 2007). Es zeigt sich, wie prinzipiell in Studien dieser Art, ein deutlicher Geschlechtsunterschied. Die in Tabelle 2 angegebene Odds Ratio bedeutet, dass die Wahrscheinlichkeit einer ADHS bei Jungen um das 4.8-fache höher ist als bei Mädchen. Gleichzeitig tritt ADHS signifikant häufiger in Familien mit niedrigem sozialen Status auf. Zudem scheint die Prävalenz mit dem Alter zu variieren. Ein deutlicher Zuwachs der ADHS Prävalenz ist beim Übergang vom Kindergarten- ins Grundschulalter zu verzeichnen, weil ADHS-typische Probleme vermutlich erst bei Schuleintritt augenfällig werden und/oder erst dann eine fachliche Diagnose gestellt wird.

Tabelle 2. *Prävalenz der ADHS in der KIGGS-Studie und Ergebnisse der binären Regressionsanalyse mit ADHS als abhängige Variable* (modifiziert nach Huss et al., 2008, S. 55)

		ADHS-Fälle in % (95% CI)	n	Odds Ratio (95% CI)
Alter	3–6 Jahre	1.5 (1.1–2.1)	52	1.09 (1.07–1.11)
	7–10 Jahre	5.3 (4.6–6.2)	185	
	11–13 Jahre	7.1 (6.1–8.2)	194	
	14–17 Jahre	5.6 (4.8–6.6)	236	
Geschlecht	Jungen	7.9 (7.1–8.7)	545	4.80 (3.77–6.12)
	Mädchen	1.8 (1.4–2.2)	122	1.00 (Referenz)
Sozialer Status	niedrig	6.4 (5.4–7.5)	220	2.27 (1.70–3.04)
	mittel	5.0 (4.3–5.7)	319	1.60 (1.22–2.10)
	hoch	3.2 (2.6–4.1)	125	1.00 (Referenz)
Gesamt		4.8 (4.4–5.3)	667	

Geschätzt wird, dass ungefähr ein bis zwei Drittel der ADHS-Kinder auch als Erwachsene noch von ADHS-Symptomen betroffen sind (Tischler, Schmidt, Petermann & Koglin, 2010). Allerdings wandelt sich die Symptomatik im Lebenslauf (Schmidt & Petermann, 2008). Mit dem Älterwerden treten verstärkt die Aufmerksamkeits- und Konzentrationsstörungen in den Vordergrund, während die Hyperaktivität von außen seltener erkennbar wird. Aus der Meta-Regression von Simon, Czobor, Balint, Meszaros und Bitter (2009) ergibt sich eine weltweite Prävalenz der ADHS bei Erwachsenen von 2.5%. Für Erwachsene in Deutschland geben Fayyad et al. (2007) die Prävalenz der ADHS mit 3.1% an.

1.4 Begleitstörungen und Komorbidität

Bei 60-80% der ADHS-betroffenen Kinder und Jugendlichen bestehen gleichzeitig oder als Folge der ADHS psychiatrische Begleitstörungen (Frölich et al., 2010; Konrad & Rösler, 2009). Am häufigsten finden sich Störung des Sozialverhaltens, schulische Leistungsdefizite/Lernstörungen, Intelligenzminderung, depressive Störungen, Tic-Störungen und Angststörungen (Tabelle 3). Bemerkenswert sind die metaanalytischen Befunde von Witthöft, Koglin und Petermann (2010), die auf Basis von acht epidemiologischen Studien (N = 29 980 Kinder und Jugendliche; Alter: 6-16 Jahre) eine generell hohe Komorbidität von ADHS und aggressivem Verhalten (bzw. oppositionellem Verhalten) berichten: Das in diesem Fall errechnete mittlere Odds Ratio (OR) von 21.0 (*95% CI*: 17.1-25.7) bedeutet, dass die Wahrscheinlichkeit, dass beide Störungen gemeinsam auftreten, 21-mal höher ausfällt, als dass ausschließlich eine dieser Störungen ohne die jeweils andere auftritt (Witthöft et al., 2010, S. 221).

Tabelle 3. *Die wichtigsten komorbiden Störungen bei Kindern, Jugendlichen und Erwachsenen mit ADHS* (Konrad & Rösler, 2009, S. 1303)

Komorbide Störung	Häufigkeit bei Kindern und Jugendlichen mit ADHS	Häufigkeit bei Erwachsenen mit ADHS
Oppositionelle Störung des Sozialverhaltens	~ 50%	Siehe antisoziale PS
Depressive Störungen, bipolare Störungen	10–40%	~ 40%, Unsicherheit bei bipolaren Störungen wegen Überlappung der Diagnose-Kriterien
Angststörungen Tic-Störungen Teilleistungsstörungen	20–25% < 30% 10–25%	< 20%
Persönlichkeitsstörungen: Antisoziale, Emotionalinstabile, Selbstunsichere oder Zwanghafte PS		~35% (Einzeldiagnose), Mehrfachdiagnosen sind häufig
Nikotin-, Alkohol- und Drogensucht		~ 30%
„Restless legs"	höher als bei Kindern ohne ADHS	Schätzung ~ 5%
Essstörungen (Frauen)		~ 4%
Verschiedene somatische, internistische Leiden		~ 50% (Muskulatur/Skelett) ~ 40% (gastrointestinale Störungen) ~ 30% (metabolische Störungen)

Anmerkungen: ADHS = Aufmerksamkeitsdefizit-/Hyperaktivitätsstörung; *PS* = Persönlichkeitsstörungen.

Neben psychiatrischen Begleitstörungen berichten klinische und epidemiologische Studien bei 30-50% der ADHS-Kindern komorbide, entwicklungsbedingte Koordinationsstörung (*developmental coordination disorder, DCD*), die zu (alltags-)motorischen Defiziten bzw. zu beobachtbarer motorischer Ungeschicklichkeit führen (Fliers et al., 2008; Kastner & Petermann, 2009).

Es kann davon ausgegangen werden, dass bei Erwachsenen mit ADHS ebenfalls komorbide Störungen häufig auftreten. In querschnittlichen Untersuchungen liegt der Anteil von Patienten mit mindestens einer komorbiden psychiatrischen Diagnose zwischen 67% und 86% und in Langzeituntersuchungen bei 51%. Empirisch nachgewiesen sind Substanzmissbrauch, affektive Störungen, Schlafstörungen und dissoziales Verhalten/dissoziale Persönlichkeitsstörungen (Sobanski & Alm, 2004).

2 Befunde zu sportlicher Aktivität und ADHS

Aus der sportwissenschaftlichen Perspektive ist die Untersuchung von Zusammenhängen zwischen körperlich-sportlicher Aktivität und ADHS mit der Frage nach dem potenziellen therapeutischen Nutzen von Sport und Bewegung verknüpft. Diese Verknüpfung stützt sich im Wesentlichen auf drei Perspektiven: a) Die bestehende Befundlage (z.B. die Meta-Analyse von Allison, Faith & Franklin, 1985) liefert Hinweise auf positive Effekte von sportlicher Aktivität auf das Verhalten von ADHS-Kindern (Verringerung von störendem Verhalten); b) Die zweite eher indirekte Perspektive bezieht sich auf Studien, die einen positiven Nutzen bei Personen ohne ADHS belegen (z.B. positive Effekte von Sport auf Schulerfolg; vgl. Trudeau & Shephard, 2010). Beinhalten diese Studien Kriteriumsvariablen, die mit ADHS-Symptomatiken in Verbindung gebracht werden, erscheint es lohnenswert zu untersuchen, ob ADHS-typische Defizite, wie z.B. geringerer Schulerfolg, durch sportliche Aktivität positiv beeinflusst werden können; c) Drittens besteht die Hoffnung, andere Therapieformen durch Sport teilweise oder gänzlich ersetzen zu können. Schließlich wäre eine „Sporttherapie" nebenwirkungsärmer, sozial akzeptierter und vermutlich auch kostengünstiger als etwa die Verhaltenstherapie oder die medikamentöse Behandlung bei ADHS (Barkley, 2004, S. 53). Während im Folgenden Studien aufgeführt sind, die sich den Bereichen a) und b) zuordnen lassen, sind dem Autor keine sportbezogenen Studien bekannt, die – im Sinne von c) – den Ansprüchen einer systematisch vergleichenden Wirksamkeitsprüfung genügen.

Nach einer längeren Pause steigt seit einigen Jahren die Anzahl publizierter Studien, die sich mit dem Zusammenhang von sportlicher Aktivität und ADHS befassen. Trotz des zunehmenden wissenschaftlichen Interesses sind entsprechende empirische Belege leider (noch) wenig belastbar. Dies ist meist auf suboptimale Untersuchungsdesigns zurückzuführen, welche vor allen Dingen unter der Schwierigkeit leiden, geeignete Stichproben heranziehen zu können. Die Auswahl der im Folgenden dargestellten Studien basiert auf einer Recherche in einschlägigen Datenbanken (MEDLINE, PSYINFO, PSYNDEX, SPORTDiscus, PUBMED). Ausgewählt wurden Studien, aus denen sich Evidenzen zum Zusammenhang zwischen sportlicher Aktivität und ADHS ergeben. Es sind erstaunlich wenige. Nicht eingeschlossen wurden Studien, die bereits bei in der Metaanalyse von Allison et al. (1985) eingeschlossen wurden. Ebenfalls verzichtet wird auf die Ergebnisdarstellung von Einzelfallstudien. Aufgrund der verbleibenden geringen Anzahl von Studien wird im Folgenden nicht differenziert, welche exakten Diagnosen (ICD-10 vs. DSM-IV) bei den untersuchten ADHS-Stichproben gestellt wurden. Geschlechtsbezogene Differenzen werden ebenfalls nicht näher diskutiert, weil systematische Untersuchungen hierzu sehr selten sind, bzw. weil die meisten Stichproben ausschließlich aus männlichen Teilnehmern bestehen. Studien zum Zusammenhang zwischen sportlicher Aktivität und ADHS bei Erwachsenen waren nicht aufzufinden.

2.1 Art und Ausmaß der sportlichen Aktivität von ADHS-Patienten

Auffällige, unangemessene motorische Unruhe ist eines der Leitsymptome für ADHS. Sie tritt insbesondere in Situationen auf, in denen ein „Stillsitzen" oder „ruhiges Warten" erforderlich wäre (Antrop, Roeyers, van Oost & Buysse, 2000). Deshalb könnte vermutet werden, dass sich betroffene Kinder aufgrund dieser symptomatischen motorischen Unruhe generell mehr bewegen als nicht betroffene. Die Ergebnisse von Tsujii et al. (2007) zeigen aber, dass sich ADHS-Kinder (ohne Medikation) im Schulalltag im gleichen Umfang bewegen wie nicht betroffene Schüler (1 Woche lang per Akzelerometer gemessen). Der entscheidende Unterschied im Bewegungsaufkommen findet sich lediglich in Unterrichtssituationen, in denen es erforderlich wäre, während des Unterrichts still zu sitzen. Wie aber verhält es sich außerhalb der Schul- bzw. Unterrichtszeiten? Hinweise zum Bewegungsverhalten in der Freizeit lassen sich aus einer bemerkenswerten prospektiven Kohortenstudie (*Raine-Study*) ableiten, in der die Entwicklung von Kindern seit ihrer Geburt wissenschaftlich begleitet wird (Howard et al., 2011). Zum aktuellen Followup-Messzeitpunkt (14 Jahre nach Geburt) wurden die Fürsorgeberechtigten (meist Eltern) unter anderem nach dem Vorliegen einer ADHS-Diagnose sowie zum Sport- und Bewegungsverhalten ihrer Kinder befragt. Bei 6% der insgesamt $N = 1799$ Jugendlichen lag eine ADHS-Diagnose vor. Regressionsanalysen (mit ADHS als Kriteriumsvariable) ergaben, dass die Wahrscheinlichkeit einer ADHS-Diagnose bei Jugendlichen, die mindestens zweimal pro Woche sportlich aktiv sind, etwa halb so groß ist wie bei Gleichaltrigen ohne ADHS-Diagnose. Die entsprechenden Odds-Ratios liegen – je nach Berücksichtigung anderer Moderatorvariablen wie z.B. Geschlecht und sozioökomischer Status – zwischen $OR = 0.47$ und $OR = 0.55$. Erkennbar wird hier ein klarer negativer Zusammenhang: Je mehr sportliche Aktivität, umso seltener ADHS-Diagnosen.

Für den Fall, dass ADHS Kinder und Jugendliche Sport treiben, erleben und gestalten sie dies offenbar anders als ihre unbelasteten Altersgenossen (Harvey et al., 2009): Zum einen besitzen sie andere sportspezifische Zielsetzungen, weniger realistische Einschätzungen der eigenen Leistungen, eher externale Attribution von sportlichen (Fehl-)Leistungen, weniger altersgemäßes (Fach-)Wissen über die eigene Sportart und besonders hervorzuheben: schlechtere Voraussetzungen für (motorisches) Lernen. Gemeint sind damit eingeschränkte Detailaufmerksamkeit, geringe Planungstiefe der sportlichen Aktivität und geringe Orientierung an Vorbildern. Zum zweiten zeigen sie auch beim Sporttreiben ADHS-symptomatische, problematische Verhaltensweisen. Bei vielen Sportarten gefährdet dieses Verhalten die Erreichung von Trainingszielen, den Wettkampferfolg, die eigene Gesundheit (Verletzungsgefahr) oder das soziale Gefüge einer Trainingsgruppe oder Mannschaft (vgl. Johnson & Rosen, 2000). Die für viele Sporttreibende wichtige, positiv besetzte Sozialkomponente des Sports stellt sich für ADHS-Betroffene oft anders dar. Laut Lopez-Williams et al. (2005) lassen sich soziale Beziehungen (Akzeptanz durch Gruppe und Peers) innerhalb von Mannschaften durch Könnens-Niveau und (soziale) Verhaltensweisen vorhersagen: Je leistungsschwächer und verhaltensauffälliger ADHS-Kinder auftreten, desto geringer die Akzeptanz durch die anderen Mannschaftsmitglieder. Es ist anzunehmen, dass Kindern diese soziale Dynamik als Ausgrenzung erleben und dadurch Abbrüche der sportlichen Aktivitäten wahrscheinlicher werden. In Folge dieser sozialen Problematik wird verständlich, warum ADHS-Jungen in der Studie von Harvey et al. (2009) Sportaktivitäten bevorzugen, bei denen der individuelle Vollzug im Vordergrund steht – wohingegen die unbelastete Teilstichprobe eher gruppenorientierte Aktivitäten favorisiert.

2.2 Motorische Performanz von ADHS-Patienten

Wie oben bereits erwähnt, leiden 30-50% von ADHS-betroffenen Kindern unter entwicklungsbedingten Koordinationsstörungen, die motorische Defizite nach sich ziehen. Studien, die derlei Defizite bei ADHS nachweisen konnten (Fliers et al., 2008, 2009) konzentrierten sich hierbei auf überwiegend alltagsnahe grob- und feinmotorische Koordinationsanforderungen. Ausgehend von diesen Ergebnissen lässt sich vermuten, dass bei ADHS auch sportspezifische motorische Defizite auftreten. In ihrem Review kommen Harvey und Reid (2003) zur Schlussfolgerung, dass Kinder mit ADHS tendenziell schlechtere (sportspezifische) Bewegungsfertigkeiten und geringere körperliche Fitness besitzen als altersgleiche Kinder ohne ADHS. ADHS-Kinder zeigen insbesondere geringere Ballspielfertigkeiten und eine Überschätzung der eigenen motorischen und sportlichen Leistungen. Außerdem zeichnet sich ab, dass Beeinträchtigungen der Gleichgewichtsfähigkeit bei ADHS-Kindern vorliegen könnten. Die Ergebnisse von Fliers et al. (2010) deuten ebenfalls in diese Richtung: In dieser Studie wiesen ADHS-Kinder ($n = 32$; Alter $M = 11.0$ Jahre) generell geringere (sport-)motorische Leistungen auf als vergleichbare Kinder ohne ADHS ($n = 50$; Alter $M = 9.1$ Jahre). Im Einzelnen unterschieden sie sich hinsichtlich der Handkoordination, der Ballfertigkeit und des Gleichgewichts. Weitere Studien zeigen, dass Kinder und Jugendliche mit ADHS Beeinträchtigungen der Bewegungsentfaltung und -aufrechterhaltung (*motor impersistence*; Tantillo, Kesick, Hynd & Dishman, 2002) sowie geringere sensomotorische Kapazitäten (Shum & Pang, 2009), geringere Reaktionsfähigkeit bei großmotorischen Bewegungsaufgaben (Pedersen, Heath & Surburg, 2007), geringere großmotorische Bewegungsfertigkeiten (*locomotion*) und tendenziell geringere aerobe Kapazität (Harvey et al., 2009; Verret, Gardiner & Béliveau, 2010) besitzen als Kinder und Jugendliche ohne ADHS.

Harvey et al. (2007) untersuchten großmotorische Bewegungsfertigkeiten (*locomotion*) und Ballfertigkeiten (*object control*) bei ADHS-Kindern ($n = 22$; Alter: 6-12 Jahre). Die zentrale Fragestellung dieser Studie galt dem möglichen Einfluss von Medikamenten (Methylphenidat) auf die motorische Leistungsfähigkeit. Diese Studie hatte ein randomisiertes, doppelt verblindetes, placebo-kontrolliertes Überkreuzdesign mit zwei Messzeitpunkten im Abstand von 2 Wochen: Je die Hälfte der Teilnehmer der ADHS-Gruppe bekam 1 Woche lang vor dem ersten Messzeitpunkt entweder Ritalin oder ein Placebo verabreicht. Danach wurde die Verabreichung vor dem zweiten Messzeitpunkt entsprechend überkreuz variiert. Die Zuweisung zur Verabreichungsreihenfolge war randomisiert. Verglichen wurden diese beiden Teilgruppen mit einer durch *matching* parallelisierten, ADHS-freien Kontrollgruppe, die ohne Medikation blieb und zu beiden Messzeitpunkten einbestellt wurde. Während sich signifikante Unterschiede zwischen Kontroll- und ADHS-Gruppe(n) hinsichtlich Bewegungsfertigkeiten, Ballfertigkeiten und eines daraus errechneten Gesamtwertes ergaben, ließen sich keine signifikanten Unterschiede zwischen der Medikations- und der Placebo-Bedingung nachweisen. ADHS-Kindern erzielten schlechtere motorische Leistungen als die Kinder ohne ADHS, und zwar unabhängig davon, ob sie unter Medikamenteneinfluss standen oder nicht.

2.3 Effekte von Sport und Bewegung auf die motorische Performanz bei ADHS-Patienten

Die einzige auffindbare systematische Interventionsstudie zu Aspekten der motorischen Performanz ist die Studie von Verret, Guay, Berthiaume, Gardiner und Beliveau (2010). In einem quasi-experimentellen Kontrollgruppendesign wurde überprüft, ob ein Sportprogramm zu einer Verbesserung der motorischen Performanz, der kognitiven Performanz und dem Verhalten (dazu siehe unten) führt. Insgesamt $N = 21$ ADHS Kinder im Alter von 11-12 Jahren wurden in zwei ad-hoc Gruppen zugewiesen. Zwischen zwei Messzeitpunkten absolvierte die Interventionsgruppe ein 10-wöchiges, angeleitetes Sportprogramm (3-mal pro Woche), die Kontrollgruppe wurde lediglich zu den beiden Messzeitpunkten einbestellt und gemessen. Das Sportprogramm bestand aus einer Mischung von Ausdauer-, Kräftigungs- und Geschicklichkeitsübungen mit der Maßgabe, eine mindestens mittlere Trainingsintensität anzusteuern. Alle Kinder in der Kontrollgruppe waren regulär in medikamentöser Behandlung, wohingegen nur 30% der Kinder der Interventionsgruppe Medikamente einnahmen. Die Eltern aller Kinder wurden gebeten, die potenzielle Medikamentengabe 12 Stunden vor den Messzeitpunkten auszusetzen. Während der 10 Wochen dazwischen sollte die übliche Medikamentendosis aber nicht verändert werden. Insgesamt konnte gezeigt werden, dass sportliche Aktivität die motorische Leistungsfähigkeit bei ADHS-Betroffenen verbessert. Im Einzelnen fanden sich bei der Interventionsgruppe signifikante Steigerungen der muskulären Kapazität (Liegestützen) und der *locomotion* (Gesamtwert einer Testbatterie, die aus verschiedenen Lauf- und Sprungaufgaben bestand) sowie tendenziell verbesserte *object control* (Gesamtwert verschiedener Aufgaben zur Ballfertigkeit wie Werfen, Fangen und Kicken), während bei der unbehandelten Kontrollgruppe im gleichen Zeitraum keine Veränderungen eintraten.

Aus diesen Studienergebnissen lässt sich ableiten, dass motorische Defizite von ADHS Kindern durch (geeignetes) sportliches Training wirksam verringert werden können. Vermutlich könnte eine möglichst frühzeitige Sportintervention helfen, bereits bestehende (entwicklungsbedingte) Defizite zu kompensieren und einer weiteren defizitären Entwicklung vorzubeugen.

2.4 Effekte von Sport und Bewegung auf die kognitive Performanz bzw. den Schulerfolg bei ADHS-Patienten

Kognitive Leistungsfähigkeit ist durch das Ausmaß an exekutiver Funktionskapazität abschätzbar. Grundlegende exekutive Funktionen sind kognitive Flexibilität, Vigilanz, Fokussierung, Planungsfähigkeit und Verhaltenshemmung. Einschränkungen des Arbeitsgedächtnisses und zentraler exekutiver Funktionen bei ADHS-betroffenen Kindern sind metaanalytisch bestätigt (Alderson, Rapport & Kofler, 2007; Martinussen, Hayden, Hogg-Johnson & Tannock, 2005; Willcutt, Doyle, Nigg, Faraone & Pennington, 2005).

Zusammenhänge zwischen körperlicher Aktivität und der exekutiven Funktionskapazität (EF) bei ADHS-betroffenen Jungen wurden von Gapin und Etnier (2010) untersucht. Die Studienteilnehmer ($N = 18$; Alter 8-12 Jahre) absolvierten verschiedene Tests zur Erfassung ihrer Planungsfähigkeit, Verhaltenshemmung, Arbeitsgedächtniskapazität und Verarbeitungsgeschwindigkeit (als Maße der EF). Im Anschluss wurden sie gebeten, 2 Wochen lang täglich einen Bewegungssensor (Akzelerometer) zu tragen. Erfasst wurde das Ausmaß moderater und kräftiger körperlicher Aktivität (*moderate-to-vigorous intensity activity; MVPA*). Die MVPA erwies sich als signifikanter Prädiktor für die EF ($R^2 = .28$).

In der Studie von Medina et al. (2010) wurden in einem prä-post-Design verschiedene kognitive Performanzmaße zur Einschätzung der Vigilanz und der Impulsivität/Verhaltenshemmung erhoben. Zwischen zwei Messzeitpunkten wurde mit den Teilnehmern (25 ADHS-Jungen; Alter 7-15 Jahre; 9 davon ohne und 16 mit Medikation) ein intensives Intervalltraining (30 Minuten Laufband) durchgeführt. Im Ergebnis waren signifikante Verbesserungen der kognitiven Leistungen nach dem Training zu erkennen – unabhängig vom Medikamentenstatus.

Defizite im schulischen bzw. akademischen Bereich (*academic achievement*) sind typische Folgen bei Kindern, Heranwachsenden und Erwachsenen mit ADHS (Meta-Analyse von Frazier, Youngstrom, Glutting & Watkins, 2007). Studien, bei denen Zusammenhänge von Sport und Bewegung und akademischen Leistungen bei ADHS systematisch untersucht wurden, sind aktuell nicht vorzufinden. Dass sportliche Aktivität positiv auf akademische Leistungen einwirken könnte, lässt sich beim augenblicklichen Forschungsstand nur indirekt vermuten, wenn in Betracht gezogen wird, dass akademische Leistung generell auch durch kognitive Performanz determiniert wird (Gathercole & Alloway, 2008).

Ähnlich wie für motorische Defizite darf vermutet werden, dass durch eine (frühe) Förderung der sportlichen Aktivität von ADHS Kindern akute kognitive Defizite gemindert werden und hierdurch die längerfristige kognitive Entwicklung positiv beeinflusst wird. Dies steht im Einklang mit den Befunden von Halperin und Healey (2011), die in ihrem Review den besonderen Nutzen von Sport und Spiel für die neuronale Entwicklung von ADHS Kindern belegen.

2.5 Effekte von Sport und Bewegung auf das Verhalten bei ADHS-Patienten

Die Symptomatik der ADHS offenbart sich in dysfunktionalem Verhalten in Lebensbereichen, bei denen Aufmerksamkeit, konzentrierte Ruhe und Zurückhaltung benötigt werden, um den Anforderungen dieser Bereiche gerecht zu werden. Systematische Untersuchungen hierzu sind selten. Studien, die überprüfen, ob körperliche Aktivität das Auftreten von dysfunktionalem Verhalten vermindern sind in der Mehrzahl Einzelfallstudien, die eher anekdotisch belegen, dass es etwa zu Verbesserungen des schulischen Verhaltens (*on task behavior*) kommt, wenn vor dem Unterricht Sport getrieben wird (Allison et al., 1995). Eine der wenigen systematischen Interventionsstudien ist die oben bereits beschriebene Studie von Verret et al. (2010), in der die Wirkung eines 10-wöchigen Sportprogramms auf das Verhalten von ADHS-Kindern untersucht wurde. Mittels Fragebogen (Child Behavior Checklist; CBCL) wurden vor und nach der Interventionsphase potenzielle Probleme in verschiedenen Verhaltensbereichen anhand der Einschätzung durch Eltern und Lehrer erfasst.

Abbildung 1 zeigt, dass sich bei ADHS-Kindern, die an einem Sportprogramm (mittlere Intensität, 3-mal pro Woche) teilnahmen, das Problemverhalten insbesondere in den Bereichen „Sozialverhalten" und „Aufmerksamkeit" – im Verglich zur Kontrollgruppe ohne Sportprogramm – signifikant reduzierte. In ähnlicher Form untersuchte Wendt (2000) eine Gruppe von ADHS-Kindern ($n = 13$), die an einem 6-wöchigen Sportprogramm (intensive Sportaktivitäten, 5- bis 7-mal pro Woche) teilnahmen. Im Vergleich zu ADHS-Kindern der Kontrollgruppe ($n = 11$; kein Sportprogramm), konnten signifikant positive Verhaltensänderungen nachgewiesen werden.

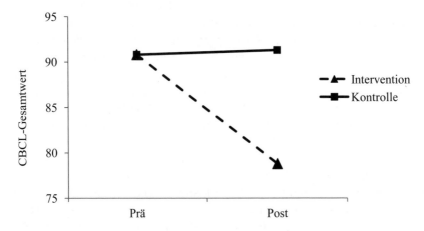

Abbildung 1. *Veränderungen der Mittelwerte des Child Behavior Checklist (CBCL)-Gesamtwerts in der Interventions- und (unbehandelten) Kontrollgruppe (je n = 9)* (modifiziert nach Verret et al., 2010)

Haffner, Roos, Goldstein, Parzer und Resch (2006) nutzten eine randomisierte Kontrollgruppenstudie mit Überkreuzdesign, um Effekte eines Yogaprogramms mit denen eines Bewegungstrainings zu vergleichen. Insgesamt wurden 20 ADHS-diagnostizierte Kinder nach einer Baseline-Untersuchung zufällig in zwei Gruppen aufgeteilt. Die erste Gruppe (B-Y-Gruppe, $n = 11$) erhielt ein 8-wöchiges Bewegungstraining und wurde nach einer zwischenzeitlichen 6-wöchigen Trainingspause in einem ebenfalls 8-wöchigen Kurs in Hatha-Yoga unterwiesen. Die zweite Gruppe (Y-B-Gruppe, $n = 9$) absolvierte das Interventionsprogramm in umgekehrter Reihenfolge. Inhalte der Yogakurse waren Körperhaltungsübungen, Atemübungen und meditative Übungen während das Bewegungstraining spielorientierte Trainingsformen (Ball-, Lauf-, Geschicklichkeitsspiele und ähnliches) beinhaltete. Zu drei Messzeitunkten (Baseline, Trainingspause und nach den Interventionen) wurde das Ausmaß an Verhaltensauffälligkeiten mittels des Fremdbeurteilungsfragebogen für Hyperkinetische Störungen (FBB-HKS) erhoben, der von den Eltern, Lehrern und Erziehern beantwortet wurde. Abbildung 2 zeigt die zeitlichen Verläufe des FBB-HKS-Gesamtwertes bei beiden Gruppen.

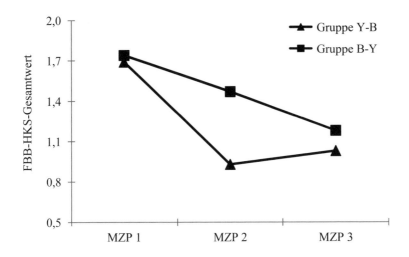

Abbildung 2. *Mittelwerte des FBB-HKS-Gesamtwerts beider Gruppen (Yoga-Bewegungstraining bzw. Bewegungstraining-Yoga) im zeitlichen Verlauf* (modifiziert nach: Haffner et al., 2006, S. 42 f.)

Beide Interventionsformen führten zu signifikanten Reduktionen von symptomatischen Verhaltensproblemen von einem anfänglich auffälligen Bereich (Werte > 1.5[1]) hin zu Werten, die auf geringe Verhaltensauffälligkeit schließen lassen. Darüber hinaus belegen Haffner et al. (2006) eine signifikante Wirksamkeitsüberlegenheit des Yogaprogramms gegenüber dem Bewegungstraining. Diese Ergebnisse legen nahe, dass Yoga als Interventionsform bei ADHS erfolgreich eingesetzt werden kann. Wenngleich in dieser Studie eine bessere Wirksamkeit von Yoga zu vermerken ist, kann trotzdem festgehalten werden, dass sich auch das Bewegungstraining als geeignete Maßnahme zur Reduktion von ADHS Problemverhalten erwiesen hat.

2.6 Gesamtbetrachtung

Die dargestellten systematischen Studien sind aufgrund der geringen Stichprobengrößen eher als explorativ einzuschätzen. Von besonderem Interesse sind sicherlich die Befunde zum Zusammenhang zwischen sportlicher Aktivität und dem ADHS-symptomatischen Verhalten, aus denen abgeleitet werden kann, dass sportliche Aktivität positiv auf das Verhalten einwirkt. Für eine Einschätzung, ob Sport und Bewegung eine Alternative zu anderen Behandlungsformen (Medikamente, Verhaltensthe-

---

[1] Nach Döpfner und Lehmkuhl (2000a) entspricht der HKS-Wert einer gemittelten Häufigkeitseinschätzung von Einzelsymptomen (Mittelwert über alle Items) und Werte kleiner als 0.5 bedeuten, dass im Mittel keine Symptome auftreten (=„gar nicht"). Entsprechend werden Wertebereiche wie folgt zur mittleren Häufigkeitseinschätzung kategorisiert: 0.5-1.5 = ein wenig, 1.5-2.5 = ziemlich/weitgehend, 2.5-3.0 = sehr/besonders.

rapie) darstellt, fehlen allerdings zurzeit wissenschaftliche Belege. Des Weiteren zeigen sich positive Effekte von sportlicher Aktivität auf die motorische und kognitive Leistungsfähigkeit von ADHS-Kindern, weswegen sportliche Aktivität auch als ein Beitrag zur Kompensation von Begleitstörungen verstanden werden kann. Weitere Hinweise auf die Beeinflussung von Komorbitäten lassen sich aus der Studie von Kiluk, Weden und Culotta (2009) ableiten, die signifikant negative Zusammenhänge zwischen Sportengagement und Ängstlichkeit bzw. Depressivität bei ADHS-Kindern berichten. Wenngleich keine Evidenzen gefunden werden konnten, dass sich sportliche Aktivität im Vergleich zu anderen Interventionen auf die motorische und kognitive Performanz besser oder zumindest gleich stark auswirken, so ist zumindest im Fall von komorbiden motorischen Defiziten davon auszugehen, dass Sport eine geeignete und effiziente Behandlungsform darstellt. ADHS-Kinder unterscheiden sich hinsichtlich der körperlichen Trainierbarkeit nicht von anderen Kindern. Bei ihnen führt sportliches Training zur Steigerung der Fitness und zur Verbesserung der motorischen Leistungsfähigkeit, und zwar auch unabhängig davon, ob diese Kinder Medikamente zu sich nehmen oder nicht.

3 Ausblick

Die wissenschaftlich ermittelten ADHS-Prävalenzen von ca. 5% fallen deutlich geringer aus, als das aktuelle mediale Interesse an der ADHS-Problematik erwarten lässt. Diese eher erfreuliche Tatsache, ist zum einen sicherlich für betroffene Patienten wie auch deren Umfeld wenig tröstlich. Zum zweiten ist hierin die Schwierigkeit für Rekrutierung größerer Stichproben bei systematischen Studien begründet. Resultate von Untersuchungen mit kleinen, nicht randomisierten Stichproben sind aus methodischer Sicht häufig problematisch (ausführlich dazu: Harvey & Reid, 2005). Ein direkter Vergleich von Befunden unterschiedlicher Studien wird erschwert durch die Art der Diagnose (z.B. hyperkinetische Störung vs. vorwiegend unaufmerksamer Typ), die Wahl der Diagnosekriterien (ICD-10, DSM-IV) und die „Diagnosequelle" (Eltern, Lehrer, Psychologen, Ärzte). Weitere Faktoren wie das Alter, Geschlecht, medikamentöse Behandlung oder komorbide Störungen könnten die Untersuchungsergebnisse ebenfalls beeinflussen. Gleichzeitig ist insbesondere bei Interventionsstudien die Ausprägung der sportlichen Aktivität (Art, Häufigkeit, Umfang, Intensität) näher zu spezifizieren.

Vorsichtig zu bewerten sind deshalb die positiven Befunde zur Dämpfung von ADHS-symptomatischen Verhaltensweisen durch sportliche Aktivität. Die Rolle von sportlicher Aktivität bei der Behandlung dieser Symptome und einer erhofften Remission von ADHS ist sicher in künftigen Studien noch weiter zu klären.

Mit einiger Sicherheit kann aber sportliche Aktivität dazu genutzt werden, komorbide Störungen zu kompensieren. Befunde aus Studien zeigen bereits heute, dass ADHS-Begleiterscheinungen durch Sport „gemildert" und damit zu einer Verbesserung der gesamten Lebenssituation beigetragen werden kann.

Bei Vorliegen einer ADHS sind die auftretenden psychosozialen Probleme oft mit weitreichenden Folgen verbunden. Klar ist, dass sportorientierte Interventionen bei ADHS auf diese Aspekte hin abgestimmt sein müssen und zunächst der Behandlung der akuten Symptomatik (z.B. aggressives Verhalten) Vorrang einzuräumen ist. Für eine zielgruppenorientierte Gestaltung von sportlichen Aktivitäten sind die Befunde aus der Studie von Harvey et al. (2009) besonders aufschlussreich, belegen sie doch den Umstand, dass ADHS-Kinder ihr Sporttreiben anders erleben als nicht-betroffene Altersgenossen (Fehleinschätzung der eigenen Leistung, geringere Planungstiefe, Individualsport bevorzugt usw.). Ansätze für eine ADHS-gerechte Gestaltung finden sich im Bereich psychomotorischer Therapien (Sporttherapie, Ergotherapie) oder multimodaler Ansätze, bei denen Bewegung und Körperarbeit als zusätzliche Erfahrungsfelder für ADHS-Betroffene genutzt werden (Döpfner & Kinnen, 2009; Haffner et al., 2006; Hamsen, Beudels & Hölter, 2004; Panten, 2005). Noch besteht ein Mangel an ADHS-spezifischen Sportprogrammen, die durch eine systematische Trainingsgestaltung den Aus- und Aufbau körperlicher und geistiger Leistungsfähigkeiten und -fertigkeiten gezielt ansteuern. Auf Ebene der körperlichen Trainingsparameter wären die Besonderheiten der ADHS-Betroffenen ebenso zu berücksichtigen, wie dies bereits bei anderen Zielgruppen (z.B. Angstpatienten) auch schon verwirklicht wird. Für die Berücksichtigung der psychologischen Besonderheiten sei zum Schluss noch eine Überlegung herausgestellt: Wie die Arbeiten von Johansen et al. (2002) und Volkow et al. (2010) verdeutlichen, besitzen ADHS-Betroffene eine geringere Fähigkeit zum Belohnungsaufschub (*delay of reinforcement gratification* bzw. *delay aversion,* vgl. Döpfner, 2009, S. 437). Diese geringere Fähigkeit resultiert meist darin, Aufgaben vorzeitig abzubrechen bzw. längerfristig dauernde Tätigkeiten erst gar nicht zu beginnen. Deswegen wäre zu bedenken, ob bei Sportprogrammen für ADHS-Betroffene neben eher individuellen (statt gruppenorientierten Angeboten) vor allem auch solche zu berücksichtigen sind, die – zumindest am Anfang – leicht erkennbare und schnell zu realisierende Zielerreichungen beinhalten und dadurch unmittelbare Erfolgserlebnisse vermitteln können.

4 Literatur

Ahn, S. & Fedewa, A. (2011). A meta-analysis of the relationship between children's physical activity and mental health. *Journal of Pediatric Psychology.* Advance online publication. doi:10.1093/jpepsy/jsq107

Alderson, R., Rapport, M. & Kofler, M. (2007). Attention-deficit/hyperactivity disorder and behavioral inhibition: A meta-analytic review of the stop-signal paradigm. *Journal of Abnormal Child Psychology, 35,* 745-758.

Allison, D., Faith, M. & Franklin, R. (1995). Antecedent exercise in the treatment of disruptive behavior: A meta-analytic review. *Clinical Psychology: Science and Practice, 2,* 279-303.

Antrop, I., Roeyers, H., Oost, P. V. & Buysse, A. (2000). Stimulation seeking and hyperactivity in children with ADHD. *Journal of Child Psychology and Psychiatry, 41,* 225-231.

Banaschewski, T., Coghill, D., Santosh, P., Zuddas, A., Asherson, P., Buitelaar, J. et al. (2006). Long-acting medications for the hyperkinetic disorders. *European Child & Adolescent Psychiatry, 15,* 476-495.

Banaschewski, T., Roessner, V., Uebel, H. & Rothenberger, A. (2004). Neurobiologie der Aufmerksamkeitsdefizit-/Hyperaktivitätsstörung (ADHS). *Kindheit und Entwicklung, 13*, 137-147.
Barkley, R. A. (2004). Adolescents with attention-deficit/hyperactivity disorder: An overview of empirically based treatments. *Journal of Psychiatric Practice, 10*, 39-56.
Biederman, J. & Faraone, S. (2005). Attention-deficit hyperactivity disorder. *The Lancet, 366*, 237-248.
Conners, C. K., Epstein, J. N., March, J. S., Angold, A., Wells, K. C., Klaric, J. et al. (2001). Multimodal treatment of ADHD in the MTA: An alternative outcome analysis. *Journal of the American Academy of Child & Adolescent Psychiatry, 40*, 159-167.
Döpfner, M. (2009). Hyperkinetische Störung und oppositionelles Trotzverhalten. In S. Schneider & J. Margraf (Hrsg.), *Lehrbuch der Verhaltenstherapie* (S. 429-451). Berlin, Heidelberg: Springer Verlag.
Döpfner, M., Breuer, D., Wille, N., Erhart, M. & Ravens-Sieberer, U. (2008). How often do children meet ICD-10/DSM-IV criteria of attention deficit-/hyperactivity disorder and hyperkinetic disorder? Parent-based prevalence rates in a national sample-Results of the BELLA study. *European Child & Adolescent Psychiatry, 17*, 59-70.
Döpfner, M. & Kinnen, C. (2009). Hyperkinetische Störung. In A. Lohaus & H. Domsch (Hrsg.), *Psychologische Förder- und Interventionsprogramme für das Kindes- und Jugendalter* (S. 18-34). Berlin, Heidelberg: Springer.
Döpfner, M. & Lehmkuhl, G. (2000). *Diagnostik-System für psychische Störungen im Kindes- und Jugendalter nach ICD-10 und DSM-IV (DISYPS-KJ)* (2., erweiterte Aufl.). Bern: Huber.
Fayyad, J., De Graaf, R., Kessler, R., Alonso, J., Angermeyer, M., Demyttenaere, K. et al. (2007). Cross-national prevalence and correlates of adult attention-deficit hyperactivity disorder. *The British Journal of Psychiatry, 190*, 402-409.
Fliers, E., de Hoog, M., Franke, B., Faraone, S., Rommelse, N., Buitelaar, J. & Nijhuis-van der Sanden, M. (2010). Actual motor performance and self-perceived motor competence in children with attention-deficit hyperactivity disorder compared with healthy siblings and peers. *Journal of Developmental & Behavioral Pediatrics, 31*, 35-40.
Fliers, E., Rommelse, N., Vermeulen, S. Altink, M., Buschgens, C., Faraone, S. et al. (2008). Motor coordination problems in children and adolescents with ADHD rated by parents and teachers: Effects of age and gender. *Journal of Neural Transmission, 115*, 211-220.
Fliers, E., Vermeulen, S., Rijsdijk, F., Altink, M., Buschgens, C., Rommelse, N. et al. (2009). ADHD and poor motor performance from a family genetic perspective. *Journal of the American Academy of Child & Adolescent Psychiatry, 48*, 25-34.
Frazier, T. W., Youngstrom, E. A., Glutting, J. J. & Watkins, M. W. (2007). ADHD and Achievement. *Journal of Learning Disabilities, 40*, 49 -65.
Frölich, J., Lehmkuhl, G. & Döpfner, M. (2010). Medikamentöse Behandlungsalgorithmen bei Aufmerksamkeitsdefizit-Hyperaktivitätsstörungen unter Berücksichtigung spezifischer Komorbiditäten. *Zeitschrift für Kinder- und Jugendpsychiatrie und Psychotherapie, 38*, 7-20.
Gapin, J. & Etnier, J. L. (2010). The relationship between physical activity and executive function performance in children with attention-deficit hyperactivity disorder. *Journal of Sport & Exercise Psychology, 32*, 753-763.
Gathercole, S. E. & Alloway, T. P. (2008). *Working memory and learning: A teacher's guide*. California: Sage Publishing
Goodman, R. (1997). The strengths and difficulties questionnaire: A research note. *Journal of Child Psychology and Psychiatry, and Allied Disciplines, 38*, 581-586.,
Haffner, J., Roos, J., Goldstein, N., Parzer, P. & Resch, F. (2006). Zur Wirksamkeit körperorientierter Therapieverfahren bei der Behandlung hyperaktiver Störungen: Ergebnisse einer kontrollierten Pilotstudie. *Zeitschrift für Kinder- und Jugendpsychiatrie und Psychotherapie, 34*, 37-47.
Halperin, J. M. & Healey, D. M. (2011). The influences of environmental enrichment, cognitive enhancement, and physical exercise on brain development: Can we alter the developmental trajectory of ADHD? *Neuroscience & Biobehavioral Reviews, 35*, 621-634.
Hamsen, R., Beudels, W. & Hölter, G. (2004). Aufmerksamkeitsdefizit- und Hyperaktivitätsstörungen (ADHD) im Kindesalter: Zur Entwicklung bewegungsorientierter Interventionsmodelle. *Zeitschrift für Sportpsychologie, 11*, 91-102.

Harvey, W. J. & Reid, G. (2003). Attention-deficit/hyperactivity disorder: A review of research on movement skill performance and physical fitness. *Adapted Physical Activity Quarterly, 20*, 1-25.
Harvey, W. J. & Reid, G. (2005). Attention-deficit/hyperactivity disorder: APA research challenges. *Adapted Physical Activity Quarterly, 22*, 1-20.
Harvey, W. J., Reid, G., Bloom, G. A., Staples, K., Grizenko, N., Mbekou, V. et al. (2009). Physical activity experiences of boys with and without ADHD. *Adapted Physical Activity Quarterly, 26*, 131-150.
Harvey, W., Reid, G., Grizenko, N., Mbekou, V., Ter-Stepanian, M. & Joober, R. (2007). Fundamental movement skills and children with attention-deficit hyperactivity disorder: Peer comparisons and stimulant effects. *Journal of Abnormal Child Psychology, 35*, 871-882.
Howard, A. L., Robinson, M., Smith, G. J., Ambrosini, G. L., Piek, J. P. & Oddy, W. H. (2011). ADHD is associated with a „western" dietary pattern in adolescents. *Journal of Attention Disorders, 15*, 403 -411.
Huss, M., Hölling, H., Kurth, B.-M. & Schlack, R. (2008). How often are German children and adolescents diagnosed with ADHD? Prevalence based on the judgment of health care professionals: Results of the German health and examination survey (KiGGS). *European Child & Adolescent Psychiatry, 17*, 52-58.
Huss, M., Stadler, C., Salbach, H., Mayer, P., Ahle, M. & Lehmkuhl, U. (2002). ADHS im Lehrerurteil: Ein Vergleich von Klinik- und Normstichprobe anhand der Conners-Skalen. *Kindheit und Entwicklung, 11*, 90-97.
Jensen, P., Arnold, L., Swanson, J., Vitiello, B., Abikoff, H., Greenhill, L. et al. (2007). 3-year follow-up of the NIMH MTA study. *Journal of the American Academy of Child & Adolescent Psychiatry, 46*, 989-1002.
Johansen, E. B., Aase, H., Meyer, A. & Sagvolden, T. (2002). Attention-deficit/hyperactivity disorder (ADHD) behaviour explained by dysfunctioning reinforcement and extinction processes. *Behavioural Brain Research, 130*, 37-45.
Johnson, R. C. & Rosen, L. A. (2000). Sports behavior of ADHD children. *Journal of Attention Disorders, 4*, 150 -160.
Kastner, J. & Petermann, F. (2009). Entwicklungsbedingte Koordinationsstörung. *Psychologische Rundschau, 60*, 73-81.
Kiluk, B., Weden, S. & Culotta, V. (2009). Sport participation and anxiety in children with ADHD. *Journal of Attention Disorders, 12*, 499-506.
Konrad, K. & Rösler, M. (2009). Aufmerksamkeitsdefizit-/Hyperaktivitätssyndrom in der Lebensspanne. *Der Nervenarzt, 80*, 1302-1311.
Kooij, S., Bejerot, S., Blackwell, A., Caci, H., Casas-Brugue, M., Carpentier, P. et al. (2010). European consensus statement on diagnosis and treatment of adult ADHD: The European Network Adult ADHD. *BMC Psychiatry, 10*. doi: 10.1186/1471-244X-10-67
Lahey, B. B., Pelham, W. E., Chronis, A., Massetti, G., Kipp, H., Ehrhardt, A. & Lee, S. S. (2006). Predictive validity of ICD-10 hyperkinetic disorder relative to DSM-IV attention-deficit/hyperactivity disorder among younger children. *Journal of Child Psychology and Psychiatry, and Allied Disciplines, 47*, 472-479.
Lee, S. I., Schachar, R. J., Chen, S. X., Ornstein, T. J., Charach, A., Barr, C. & Ickowicz, A. (2008). Predictive validity of DSM-IV and ICD-10 criteria for ADHD and hyperkinetic disorder. *Journal of Child Psychology and Psychiatry, 49*, 70-78.
Lopez-Williams, A., Chacko, A., Wymbs, B., Fabiano, G., Seymour, K., Gnagy, E. et al. (2005). Athletic performance and social behavior as predictors of peer acceptance in children diagnosed with attention-deficit/hyperactivity disorder. *Journal of Emotional and Behavioral Disorders, 13*, 173-180.
Mahar, M. T., Murphy, S. K., Rowe, D. A., Golden, J., Shields, A. T. & Raedeke, T. D. (2006). Effects of a classroom-based program on physical activity and on-task behavior. *Medicine & Science in Sports & Exercise, 38*, 2086-2094.
Martinussen, R., Hayden, J., Hogg-Johnson, S. & Tannock, R. (2005). A meta-analysis of working memory impairments in children with attention-deficit/hyperactivity disorder. *Journal of the American Academy of Child & Adolescent Psychiatry, 44*, 377-384.

Medina, J., Netto, T., Muszkat, M., Medina, A., Botter, D., Orbetelli, R. et al. (2010). Exercise impact on sustained attention of ADHD children, methylphenidate effects. *ADHD Attention Deficit and Hyperactivity Disorders, 2*, 49-58.

Panten, D. (2005). Psychomotorische Therapie bei Aufmerksamkeitsstörungen. *Motorik, 28*, 43-53.

Pedersen, S. J., Heath, M. & Surburg, P. R. (2007). Lower extremity response time performance in boys with ADHD. *Journal of Attention Disorders, 10*, 343 -349.

Polanczyk, G., de Lima, M. S., Horta, B. L., Biederman, J. & Rohde, L. A. (2007). The worldwide prevalence of ADHD: A systematic review and meta-regression analysis. *American Journal of Psychiatry, 164*, 942-948.

Remschmidt, H., Global ADHD Working Group (2005). Global consensus on ADHD/HKD. *European Child & Adolescent Psychiatry, 14*, 127-137.

Remschmidt, H. & Heiser, P. (2004). Zertifizierte Medizinische Fortbildung: Differenzierte Diagnostik und multimodale Therapie hyperkinetischer Störungen. *Deutsches Ärzteblatt, 101*, 2457- 2466.

Rösler, M., Retz, W., Thome, J., Schneider, M., Stieglitz, R.-D. & Falkai, P. (2006). Psychopathological rating scales for diagnostic use in adults with attention-deficit/hyperactivity disorder (ADHD). *European Archives of Psychiatry and Clinical Neuroscience, 256*, 3-11.

Rothenberger, A. & Neumärker, K. (2005). ADHS – Allgemeine geschichtliche Entwicklung eines wissenschaftlichen Konzepts. In A. Rothenberger & K. Neumärker (Hrsg.), *Wissenschaftsgeschichte der ADHS* (S. 9-53). Darmstadt: Steinkopff.

Schachar, R., Chen, S., Crosbie, J., Goos, L., Ickowicz, A. & Charach, A. (2007). Comparison of the predictive validity of hyperkinetic disorder and attention deficit hyperactivity disorder. *Journal of the Canadian Academy of Child and Adolescent Psychiatry, 16*, 90-100.

Schlack, R., Hölling, H., Kurth, B. & Huss, M. (2007). Die Prävalenz der Aufmerksamkeitsdefizit-/ Hyperaktivitätsstörung (ADHS) bei Kindern und Jugendlichen in Deutschland. *Bundesgesundheitsblatt – Gesundheitsforschung – Gesundheitsschutz, 50*, 827-835.

Schmidt, S. & Petermann, F. (2008). Entwicklungspsychopathologie der ADHS. *Zeitschrift für Psychiatrie, Psychologie und Psychotherapie, 56*, 265-274.

Schulte-Körne, G. (2008). Diagnostik des ADHS. *Monatsschrift Kinderheilkunde, 156*, 740-747.

Shum, S. & Pang, M. (2009). Children with attention deficit hyperactivity disorder have impaired balance function: Involvement of somatosensory, visual, and vestibular systems. *Journal of Pediatrics, 155*, 245-249.

Simon, V., Czobor, P., Balint, S., Meszaros, A. & Bitter, I. (2009). Prevalence and correlates of adult attention-deficit hyperactivity disorder: Meta-analysis. *The British Journal of Psychiatry, 194*, 204-211.

Sobanski, E. & Alm, B. (2004). Aufmerksamkeitsdefizit-/Hyperaktivitätsstörung (ADHS) bei Erwachsenen. *Der Nervenarzt, 75*, 697-716.

Steinhausen H. (Hrsg.). (2000). *Hyperkinetische Störungen bei Kindern, Jugendlichen und Erwachsenen.* Stuttgart: Kohlhammer.

Tantillo, M., Kesick, C. M., Hynd, G. W. & Dishman, R. K. (2002). The effects of exercise on children with attention-deficit hyperactivity disorder. *Medicine and Science in Sports and Exercise, 34*, 203-212.

The MTA Cooperative Group. (1999). A 14-month randomized clinical trial of treatment strategies for attention-deficit/hyperactivity disorder. *Archives of General Psychiatry, 56*, 1073-1086.

Tischler, L., Schmidt, S., Petermann, F. & Koglin, U. (2010). ADHS im Jugendalter. *Zeitschrift für Psychiatrie, Psychologie und Psychotherapie, 58*, 23-34.

Trudeau, F. & Shephard, R. J. (2010). Relationships of physical activity to brain health and the academic performance of schoolchildren. *American Journal of Lifestyle Medicine, 4*, 138 -150.

Tsujii, N., Okada, A., Kaku, R., Kuriki, N., Hanada, K., Matsuo, J. et al. (2007). Association between activity level and situational factors in children with attention deficit/hyperactivity disorder in elementary school. *Psychiatry and Clinical Neuroscience, 61*, 181-185.

Verret, C., Gardiner, P. & Béliveau, L. (2010). Fitness level and gross motor performance of children with attention-deficit hyperactivity disorder. *Adapted Physical Activity Quarterly, 27*, 337-351.

Verret, C., Guay, M., Berthiaume, C., Gardiner, P. & Beliveau, L. (2010). A physical activity program improves behaviour and cognitive functions in children with ADHD: An exploratory study. *Journal of Attention Disorders*. Advance online publication. doi:10.1177/1087054710379735

Volkow, N. D., Wang, G.-J., Newcorn, J. H., Kollins, S. H., Wigal, T. L., Telang, F. et al. (2010). Motivation deficit in ADHD is associated with dysfunction of the dopamine reward pathway. *Molecular Psychiatry*. Advance online publication. doi:10.1038/mp.2010.97

Wendt, M. (2000). *The effect of an activity program designed with intense physical exercise on the behavior of attention-deficit hyperactivity disorder (ADHD) children* (Doctoral dissertation). State University of New York at Buffalo.

Willcutt, E. G., Doyle, A. E., Nigg, J. T., Faraone, S. V. & Pennington, B. F. (2005). Validity of the Executive Function Theory of attention-deficit/hyperactivity disorder: A meta-analytic review. *Biological Psychiatry, 57*, 1336-1346.

Witthöft, J., Koglin, U. & Petermann, F. (2010). Zur Komorbidität von aggressivem Verhalten und ADHS. *Kindheit und Entwicklung, 19*, 218-227.

Sportliche Aktivität, Aggression und Gewalt

Jens Kleinert & Chloé Kleinknecht

Es ist gleichsam eine Binsenweisheit und ein empirisches Faktum, dass Gewalt und Aggression in unserer Gesellschaft und im Sport bedeutsame Phänomene sind. Im Jahr 2006 verzeichnete das Bundeskriminalamt 258 Gewalttaten auf 100 000 Einwohner hiervon zwei Drittel gefährliche und schwere Körperverletzungen, ein Viertel Raubdelikte, knapp 4% sexuelle Gewalt und 1.1% Tötungen (Pühlhofer & Siegrist, 2008, S. 126f.). Dass es auch im Sport um Aggression und letztlich auch Gewalt geht, zeigen anschaulich die Strafstatistiken der Fußballbundesliga: In der Saison 2010/2011 gab es 986 gelbe, 24 gelb-rote und 31 rote Karten – die meisten hiervon aufgrund von Unfairness, absichtlichen Fouls und übertriebener Härte. Aggression und Gewalt – insbesondere in seiner instrumentellen Form – sind somit alltäglicher Bestandteil des leistungsorientierten Wettkampfsports (Aggression hat hierbei durchaus eine positive Konnotation, beispielsweise wenn Trainer mehr Aggression, also Kampflust, fordern – um diese Konnotation soll es jedoch im vorliegenden Beitrag nicht gehen). Ergänzt wird diese Koinzidenz von Wettkampf und Aggression durch das, was wir wöchentlich in den Medien und auf den Wettkampfstätten wahrnehmen: Gewaltbereite Fans, wütende Trainer und Offizielle oder aggressive Eltern und Freunde.

Sport wird aber auch eingesetzt zur Schlichtung von Konflikten, zur Reduktion von Aggression, zur Vermeidung von Gewaltbereitschaft und Delinquenz. Von dieser Arbeit profitieren gleichermaßen Täter als auch potenzielle Opfer von Aggression und Gewalt. Die Auffassung, dass Sport und körperliche Aktivität Aggression und Gewaltbereitschaft reduzieren können, ist zumindest auf den ersten Blick anerkannt – andererseits unterliegt sie zwei Einschränkungen: Zum einen ist der zu Grunde liegende Mechanismus unklar oder zumindest ausgesprochen komplex. Ebenso vielfältig wie die Hypothesen von Gewalt- und Aggressionsentstehung sind die Erklärungsansätze für die positiven Effekte von Sport auf verringerte Gewaltbereitschaft und Aggression. Zum zweiten ist ebenso unklar, ob sich der zu erwartende Effekt von Sport und Bewegung auf aggressive Verhaltenstendenzen empirisch belegen lässt. Lässt die Forschungslage tatsächlich den Schluss zu, dass körperliche oder sportliche Aktivität sich günstig auf Phänomene oder ursächliche Bedingungen von Gewalt und Aggression auswirkt? Und wenn ja, welche Einschränkungen dieser generellen Annahme sind zu treffen?

Die *Zielsetzungen des Beitrags* sind somit, Wirkmechanismen von Sport und Bewegung auf Aggression und Gewalt zu beschreiben sowie der Frage nach der empirischen Absicherung dieser Mechanismen nachzugehen. Neben dem bloßen Zusammenhang von Sport und Aggression (Abschnitt 3) sind für die Diskussion von Wirkmechanismen insbesondere Interventionsstudien und experimentelle Studien geeignet (Abschnitt 4). Hieraus lassen sich Vorschläge für die weitere wissenschaftliche, das heißt theoretische und empirische Arbeit ableiten (Abschnitt 5).

1   Begriffliche Einordnung

Aggression, Gewalt und Delinquenz sind Verhaltensweisen, die einer äußeren Beobachtung zugänglich sind. Entsprechend wird Aggression üblicherweise definiert „as any form of behavior that is intended to injure someone physically or psychologically" (Berkowitz, 1993, S. 3). Verschiedene Einteilungen von Aggression (z.B. direkt vs. indirekt, aktiv vs. passiv; vgl. Bushman & Huesmann, 2010) sind zwar sozialpsychologisch relevant, werden jedoch in der sportwissenschaftlichen Literatur und Forschung zum Thema Aggression nicht differenziert und daher im Folgenden nicht expliziert. In Hinsicht auf die in diesem Beitrag besprochene Literatur scheint jedoch bedeutsam, dass hinter aggressiven Verhaltensweisen entsprechende psychologische Eigenschaften oder Merkmale einer Person liegen, die üblicherweise als Aggressivität und Gewaltbereitschaft bezeichnet werden (Berkowitz, 1993) und als motivationale Disposition für Aggression gelten.

Eine eindeutige Abgrenzung von Aggression, Gewalt und Delinquenz ist nicht möglich. Bushman und Huesmann (2010) sehen Gewalt als „subset of aggression" (S. 833). Weiterhin wird häufig der Gewaltbegriff im sozialen Kontext gebraucht (Gewalt gegen jemanden) während der Aggressionsbegriff dies nicht erzwingt (Petermann & Reuber, 2009). Der Begriff der Delinquenz ist im Zusammenhang mit Gewalt und Aggression deswegen von Bedeutung, da viele sport- und körperbezogenen Maßnahmen nicht unmittelbar die Reduktion von Aggression oder Gewalt, sondern die Reduzierung von – hiermit möglicherweise verknüpften – Delinquenzquoten zum Ziel haben. Delinquenz, also das Auffälligwerden im Rahmen einer Straftat, ist daher (je nach Straftat) nicht gleichzusetzen mit Aggression, schließt jedoch häufig Personenmerkmale wie Aggressivität oder Gewaltbereitschaft mit ein.

2   Bedingungen von Aggression und Gewalt

Sport- und körperorientierte Maßnahmen zur Reduzierung oder Vermeidung von Aggression und Gewalt zielen prinzipiell darauf ab, ursächliche oder moderierende Verhaltensbedingungen zu verändern. Hierbei lassen sich grundsätzlich biogenetische und psychosoziale Bedingungen unterscheiden.

Biogenetische Faktoren stehen nur bedingt mit menschlicher Aggression in Zusammenhang (Filley et al., 2001). Während im Tierreich die Rolle beispielsweise von Testosteron eindrücklich nachgewiesen ist (Turner, 1994), sind die Zusammenhänge beim Menschen eher widersprüchlich (Archer, 1991) und klein (Book, Starzyk und Quinsey, 2001). Außerdem beeinflussen Alter, Geschlecht und äußere Umständen die Zusammenhänge zwischen Hormonen und Aggression stark (Book et al., 2001; Hudziak, Rudinger, Neale, Heath & Todd, 2000; Hudziak et al., 2003; Turner, 1994). Letztlich scheint die Interaktion biogenetischer und psychosozialer Bedingungen von Aggression den stärksten Erklärungsansatz zu erbringen (Caspi et al., 2002).

Psychosoziale Theorien und Modelle fokussieren mit unterschiedlicher Gewichtung die Interaktion intrapersonaler Bedingungen und subjektiv wahrgenommener äußerer (d.h. sozialer und materieller) Faktoren (für eine Übersicht siehe Bushman & Huesmann, 2010; Krahé & Greve, 2002). Insbesondere die Frage nach der Bewusstheit und der zeitlichen Abfolge der psychosozialen Geschehnisse ist in den Modellen unterschiedlich (vgl. Bandura, 1983; Dollard, Doob, Miller, Mowrer & Sears, 1939; McDougall, 2005).

Einflüsse von Sport und Bewegung auf Aggression und Gewalt lassen sich somit unterschiedlich erklären und vorhersagen (Abbildung 1): (a) Sportliche Aktivität hat Einfluss auf biogenetische Bedingungen von aggressivem Verhalten (z.B. Transmitteraktivität, Genexpression); (b) Sportliche Aktivität hat Einfluss auf psychische Bedingungen aggressiven Verhaltens (z.B. Persönlichkeit, Aktiviertheit, Emotionalität); und (c) sportliche Aktivität beeinflusst soziale Bedingungen aggressiven Verhaltens (z.B. soziales Umfeld, soziale Rollen und Funktionen). Diese drei Einflussformen wirken sich entweder auf eine aggressive Motivlage aus oder wirken auf andere auslösende oder verstärkende Art auf aggressives Verhalten ein.

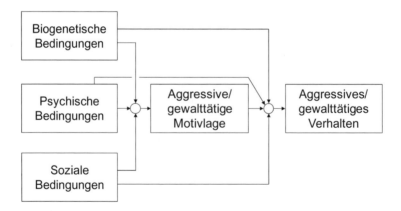

Abbildung 1. *Ansatzstellen von sportlicher Aktivität zur Reduktion von Aggression (bzw. Gewalt und Delinquenz).* [Die Interaktionsbereiche der Wirkkomponenten (kleine Kreise) beinhalten nicht notwendigerweise eine Interaktion der Komponenten. Angenommene Wirkmechanismen sind daher auch unmittelbar (direkter kausaler Zusammenhang zu aggressivem Verhalten)].

3 Zusammenhang von Sportaktivität und Aggression sowie Gewalt

Korrelationsanalysen zwischen Sportaktivität und Aggression sowie Gewalt lassen per se keine kausalen Schlüsse zu. Dies trifft genau genommen auch auf solche längsschnittlich angelegte Studien zu, die lediglich Sportaktivität auf spätere Aggression oder Delinquenz regredieren (Begg, Langley, Moffitt & Marshall, 1996). Korrelationsstudien sind jedoch geeignet, sich dem Zusammenhang der beiden Größen Aggression und Sport zu nähern sowie Bedingungen dieses Zusammenhangs zu diskutieren. Selbst wenn keine Übersichtsarbeiten zu diesen Studien existieren, besteht in der Literatur ein gewisser Konsens dahingehend, dass der Zusammenhang zwischen Sport und Aggression uneindeutig ist. Hiermit kann weder eine aggressionsförderliche noch eine aggressionsreduzierende Wirkung von Sport und körperlicher Aktivität ausgeschlossen werden (Gill, 2000; Martin & Martin, 2003). Mason und Wilson (1988) berichten über fünf Studien zwischen 1969 und 1984, von denen vier Studien signifikant negative Zusammenhänge zwischen Sportaktivität und Delinquenz finden. Auch Nosanchuk (1981) findet negative Zusammenhänge zwischen der Länge der Trainingserfahrung im Rahmen des Kampfsports und dem Ausmaß von Aggressivität in seiner Studie an 42 Karateschülern. Trotz einer Tendenz dahin, dass Sportaktivität und aggressives Verhalten negativ korrelieren, zeigen neuere Untersuchungen gegenteilige Effekte (dies insbesondere für Mädchen; siehe Abschnitt zum Moderator Geschlecht). Ohne Betrachtung von Moderatoren ist daher zu erwarten, dass zwischen Sportaktivität und Aggression keine oder nur geringe Korrelationen besteht. Zu diesem Ergebnis kamen auch Lösel und Bliesener (2003), die in einer Stichprobe von 1 163 Schülern (mittleres Alter 14 Jahre) unterschiedlicher Schulformen die Sportnoten der Schüler mit selbstberichteten aggressiv assoziierten Verhaltensweisen (u.a. Bullying, Delinquenz) korrelierten. Die Korrelationen lagen unter einem r von .04, während die Korrelation der Noten anderer Fächer mit dem aggressiven Verhaltensmaßen signifikant korrelierten (multiple Korrelation aller Noten R = .22-.26). Schlechte Sportschüler berichteten jedoch signifikant höhere Werte der Viktimisierung (Opfer von Gewalt und Aggression; r = .16). Auch für die in der Freizeit ausgeübte Sportaktivität fanden Lösel und Bliesener (2003) keine signifikanten Zusammenhänge mit den aggressiven Verhaltensmaßen ($r < .05$). „Das populäre Stereotyp, dass sportliche Betätigung einen protektiven Faktor gegen Jugendkriminalität darstellt, wird demnach durch unsere Daten nicht gestützt" (Lösel & Bliesener, 2003, S. 151). Auch Begg et al. (1996) fanden in ihrer Längsschnittanalyse keine Zusammenhänge zwischen Sportaktivität und aggressivem Verhalten, jedoch konnten die Autoren zwei- bis dreifache Erhöhungen späterer Delinquenzraten (mit 18 Jahren) bei den Jugendlichen nachweisen, die mit 15 Jahren sportlich hoch aktiv waren.

Gewinn bringender als die bloße Betrachtung der Korrelation zwischen Sportaktivität und Aggression ist unseres Erachtens die Berücksichtigung von *Moderatoren* dieses Zusammenhangs, die in einzelnen Studien untersucht werden oder sich erschließen lassen. Hierbei sind auch solche Moderatoren von Interesse, die den positiven Zusammenhang zwischen Sportaktivität und Aggression verstärken, da sich durch Reduktion dieser Faktoren im Rahmen präventiver Programme ein aggressionsmindernder Effekt herstellen lassen müsste.

3.1 Art der Sport- und Bewegungsaktivität

Bereits 1977 konnte Buhrman zeigen, dass Mädchen, die unpopuläre Sportarten ausüben (z.b. Softball), geringere Delinquenzraten zeigen, als solche, die in populären Sportarten (z.B. Basketball) aktiv sind. Zum Einfluss der Sportaktivität führt Gill (2000) zwei experimentelle Studien an, in denen der Beleg erbracht wird, dass das Betrachten von Sportarten mit höherem Aggressionsgehalt (z.B. Eishockey oder Football) beim Zuschauer stärkere Gefühle der Feindschaft hervorruft als die Betrachtung von Sportarten ohne kämpferischen Gegnerkontakt (z.B. Schwimmen, Turnen). Diese Studien könnten ein Hinweis darauf sein, dass Aggression im Sinne einer sozialen Ansteckung auch durch Beobachtung übertragen werden kann, was auch für Teilnahme an aggressiven Sportarten gelten würde (Segrave & Hastad, 1982). Übereinstimmend mit dieser Überlegung ist das Ergebnis von Linville und Huebner (2005). Die Autoren befragten 235 Teenager zu aggressiven Verhaltenstendenzen (Tragen von Waffen, verwickelt sein in Kämpfe) und Bewegungsverhalten. Fitnesstraining war negativ mit Kämpfen ($r = -.22$) und Teamsport positiv mit Kämpfen assoziiert ($r = .24$). Auch in dieser Studie sind Beobachtung und Modelllernen Erklärungsansätze. Insgesamt gesehen wären Aggression sowie auch Fairness und Kameradschaft demzufolge sportimmanente und zugleich sozial gelernte Verhaltensschemata. Im Rahmen dieser Lernprozesse spielt vermutlich auch das Verhalten bedeutsamer Personen im Umfeld einer Sportart eine Rolle, wie beispielsweise Betreuer oder Eltern (Linville & Huebner, 2005).

Endresen und Olweus (2005) führten eine Längsschnittanalyse an 1 592 Jungen der siebte bis neunte Klasse durch. Die Jungen wurden 1997 sowie ein zweites Mal 1999 zu ihrem Sportverhalten (Index „Power-Sport" aus Boxen, Ringen, Gewichtheben und anderer Kampfsport), Gewaltverhalten sowie antisozialem Verhalten befragt. Es ergaben sich zu beiden Zeitpunkten positive Zusammenhänge zwischen dem Power-Index und den beiden Größen Gewalt und Dissozialität ($r = .18$ bis $.34$). Von besonderer Bedeutung war in der Studie folgendes Ergebnis: Eine erhöhte Gewaltbereitschaft und Dissozialität zum zweiten Messzeitpunkt (1999) hatten nicht nur die Jungen, die bereits 1997 Power-Sport betrieben, sondern auch die, die erst 1999 diese Sportaktivität ausübten. Hieran wird deutlich, dass der Gewaltanstieg kausal nicht eindeutig auf die Beteiligung am Power-Sport zurückführbar ist – stattdessen kann die Veränderung der Beteiligung am Power-Sport auch als Konsequenz veränderter Einstellungen zu Gewalt interpretiert werden.

Neben der Sport- und Bewegungsform scheint auch die Art der Vermittlung von sportlicher Aktivität ein bedeutsamer Moderator zu sein. So konnte Nosanchuk und MacNeil (1989) zeigen, dass ein Karatetraining je nach Vermittlungsvariante mehr oder weniger mit Aggression assoziiert ist. Die Versuchspersonen, die das Karate in der traditionellen Form ausübten, waren signifikant weniger aggressiv als diejenigen, welche ein modernes Karate praktizierten. Gleichzeitig diskutieren die Autoren die Selektionshypothese, nach der eine Tendenz zur Aggressivität eher zur Auswahl der modernen Kampfform des Karate führt.

Letztlich fehlen für eine abschließende Bewertung des Einflusses verschiedener Sportarten oder Bewegungsformen kontrollierte Studien. Außerdem impliziert die vorliegende Forschung eine hohe Plausibilität von Selektionseffekten (z.B. aggressivere Menschen machen Teamsport und weniger aggressive Fitnesstraining), die den Treatmenteffekten (z.B. Kampfsport macht aggressiv) gegenüber steht. Einschränkungen erfährt jedoch vor dem Hintergrund dieser Forschung die Katharsis-Hypothese, nach der Abreaktion im Sport (wie es bei aggressivem Sport der Fall sein müsste) zur Minderung von aggressivem Verhalten führt.

3.2 Geschlecht

In der zuvor beschriebenen Studie von Linville und Huebner (2005) an 235 Teenagern zeigte sich eine Abhängigkeit der Ergebnisse vom Geschlecht: Lediglich bei Mädchen, nicht aber bei Jungen konnten die oben beschriebenen Zusammenhänge gefunden werden. Auch in der Regressionsanalyse von Mistretta (2006) an 6 942 Schülern ergaben sich ähnliche Befunde, nämlich positive Zusammenhänge von Delinquenz und Sport bei Mädchen, nicht aber bei Jungen. Schließlich finden sich auch bei Begg et al. (1996) geschlechtsspezifische Auffälligkeiten im Zusammenhang zwischen Sportaktivität (im Alter von 15 Jahren) und der Delinquenz (im Alter von 18 Jahren). Bei Jungen mit hoher Sportaktivität war die Wahrscheinlichkeit höherer Delinquenz genau verdoppelt (*95% CI* = 1.1-3.7) während sie bei den Mädchen um das 3,2-fache erhöht war (*95% CI* = 1.7-6.1). Keine sportartabhängigen Aggressionsunterschiede zwischen Männern und Frauen fanden sich in den beiden Studien von Levin, Smith, Caldwell und Kimbrough (1995; Untersuchung an 2 436 High-School-Studenten) und Keeler (2000; 161 Schüler).

Die beschriebenen Daten lassen sich am ehesten dadurch erklären, dass Sport bei Mädchen stärker enthemmend wirkt als bei Jungen. Sowohl biologisch (z.B. Hormone) als auch psychosozial (z.B. Geschlechterrolle, Selbstkonzept) ist nachvollziehbar, dass Mädchen in Hinsicht auf Aggression stärkeren Hemmungen unterworfen sind als Jungen. Eine *enthemmende* Wirkung von Sportaktivität kann somit bei Mädchen einen stärkeren Effekt auslösen als bei Jungen.

3.3 Legitimation von Aggression

Sportliche Aktivität kann unter bestimmten Umständen der handelnden Person das Gefühl geben, dass Aggression erlaubt, akzeptiert, vielleicht sogar erwünscht ist (Conroy, Silva, Newcomer, Walker & Johnson, 2001). Bredemeier (1985) beschreibt die wahrgenommene Legitimität demzufolge als Prädiktor für Aggression im Sport. Die Veränderung der subjektiven Norm, also der vom Individuum wahrgenommenen Meinung der anderen, führt vermutlich zur positiven Beeinflussung von Gewaltintention oder zur Reduzierung gewalt- und aggressionshemmender Mechanismen (beispielsweise die Erwartung von Sanktionen oder Rollenverlust). Die Studienlage zeigt, dass die Stärke, mit der Aggression im Sport als legitim wahrgenommen wird, abhängig ist vom Geschlecht und von der Art der Sportaktivität: „In general, these studies have found that acceptance of aggression as a legitimate behavior is more noticeable in male, contact and collision athletes" (Maxwell, Visek & Moores, 2009, S. 290). Interessanterweise finden sich wenig Hinweise dafür, dass das Leistungsniveau einen Einfluss auf die Legitimation hat (Maxwell et al., 2009).

3.4 Wohlbefinden und Befriedigung

Es scheint plausibel, dass der Zusammenhang von Sport und Aggressivität emotional mediiert wird. Demzufolge würde Sport nur dann Aggressionen mindern, wenn die Ausübung des Sports zur Befriedigung zentraler Bedürfnisse (Deci & Ryan, 2000) und in der Folge davon zu Wohlbefinden und Zufriedenheit führt. Diese Annahme wurde bislang kaum untersucht. Moesch, Birrer, Schmid und Seiler (2009) fanden in ihrer Studie einen kleinen Mediatoreffekt von Wohlbefinden auf ein verringertes Aggressionsverhalten. In einem zweiten Auswertungsansatz (Moesch, Birrer & Seiler, 2010) fanden die Autoren bei den nichtaggressiven Teilnehmern ihrer Untersuchung höhere Werte für Selbstkonzept und Befriedigung sowie niedrigere Werte für Depressivität und sozialen Druck – jedoch ohne dass diese günstigen Werte in Zusammenhang mit Sportaktivität gebracht werden konnten.

Studien außerhalb der Sportwissenschaft unterstützen die Annahme, dass der Zusammenhang zwischen Handlungen und aggressivem Verhalten vom Ausmaß der Befriedigung abhängt, die während des Handelns erlebt wird: So führten Neighbors, Vietor und Knee (2002) eine Untersuchung bei 111 Autofahrern durch, die über einen Zeitraum von 10 Tagen alle Situationen berichteten, in denen sie Aggressionen an sich selbst erlebten. Ein Ergebnis der Studie war, dass solche Personen mehr Aggressionen erleben, die sich vergleichsweise stark kontrolliert und demzufolge unter Druck gesetzt fühlten. Dieses Ergebnis steht im Einklang mit den Ergebnissen der sportpsychologischen Forschung zum Zusammenhang zwischen motivationalem Klima und Moral sowie Kameradschaft in Teams. Auch hier wird deutlich, dass das Erleben von Kontrolle und Konkurrenz positive Verhaltensreaktionen hemmt (Miller, Roberts & Ommundsen, 2004; Ommundsen, Roberts, Lemyre & Treasure, 2003). In

Hinsicht auf aggressives Verhalten scheinen demnach insbesondere die Befriedigung von *Autonomie* sowie die *Reduktion sozialer Kontrolle* (Moller & Deci, 2009) Bedingungen dafür zu sein, dass sich Wohlbefinden ausbildet. Hierdurch ließe sich ein aggressionshemmender Effekt des Sports erklären.

3.5 Zwischenfazit: Ausrichtung von Sport und Bewegung zur Gewaltprävention

Die Studienlage zum Zusammenhang von Sport und Aggression lässt Rückschlüsse und Annahmen zur Ausrichtung aggressionspräventiver Sport- und Bewegungsprogramme zu. (1) In Hinsicht auf die Art der Sport- und Bewegungsaktivität gilt es zu beachten, dass Sportarten sowohl mit einer bestimmten sozialen Rolle und Identität als auch mit spezifischen – mehr oder weniger aggressiven – Aufgabenstellungen verbunden sein können. Diese sportimmanenten Bestandteile müssen mit den Eigenschaften der jeweiligen Zielgruppe in Einklang gebracht werden, um sowohl Akzeptanz als auch Effektivität einer gewaltpräventiven Maßnahme zu sichern. (2) Zu den Eigenschaften einer Zielgruppe gehören insbesondere das Geschlecht und hiermit einhergehende biopsychosoziale Merkmale (z.B. Körperbau und Größe, Rollenerwartungen oder elterlicher Einfluss). Sport und Bewegung wirkt offensichtlich in vielen Fällen in geschlechtsspezifischer Weise auf die Reduktion von Aggression und Gewalt. (3) Sport und Bewegungsaktivität vermittelt teils explizit, teils implizit Regeln und Normen zu aggressivem oder gewalttätigem Verhalten. Diese Regeln und Normen werden durch die subjektive Wahrnehmung einer Sportart oder Bewegungsform ebenso transportiert wie durch die darin handelnden Akteure (z.B. Eltern, Betreuer, Mitspieler). (4) Das Befinden und die Befriedigung, die durch Sport und Bewegung ausgelöst werden, sind für aggressions- und gewaltmindernde Effekte mit verantwortlich zu machen. Sport- und bewegungsbezogene Aufgaben sollten daher hinsichtlich ihres Anreizes, ihrer Schwierigkeit und ihrer sozialen Einbettung (Autonomie vs. Kontrolle) so beschaffen sein, dass Bedürfnisse befriedigt werden können, die insbesondere bei aggressions- und gewaltbereiten Menschen relevant sind. Inwieweit diese Annahmen und Forderungen in sport- und bewegungsbezogenen Interventionen zum Umgang mit Aggression und Gewalt berücksichtigt werden, soll der folgende Abschnitt aufarbeiten.

4 Sport und Bewegung als Maßnahme zur Prävention und Reduktion von Aggression und Gewalt

Bezogen auf sport- und bewegungsbezogene Interventionen zur Reduktion von Aggression und Gewalt besteht eine große Diskrepanz zwischen Häufigkeit solcher Interventionsformen in der Praxis und ihrer wissenschaftlichen Evidenz. Es fehlen nicht nur systematische Forschungsübersichten oder sogar Metaanalysen, die geringe

Anzahl, Qualität und Heterogenität der Forschungsarbeiten in diesem Feld erschwert darüber hinaus auch eine konzentrierte wissenschaftliche Aussage über Evidenz und Wirkmechanismus.

4.1 Praxisprogramme zur Prävention von Aggression und Gewalt

Sport und körperliche Aktivität sind fester Bestandteil vieler Anti-Aggressions- und Anti-Gewalt-Programme (der Suchbegriff „Gewaltprävention durch Sport" ergibt über 90 000 Internet-Einträge). Private und öffentliche Einrichtungen bieten für Schulen, delinquente Kinder und Jugendliche aber auch Sozialhilfeempfänger unterschiedlichste Maßnahmen an. Mit Sugden und Yiannakis (1982) kann man hier den Eindruck teilen, dass der Sport als ein Allerheilmittel gegen jugendliche Gewalt und Kriminalität angesehen wird.

An der historisch begründeten Überlegung, dass Sport sich auf eine Reduktion von Gewalt und Aggression auswirkt (Programme der englischen Public Schools im 19. Jahrhundert; Donnelly, 1981) hat sich bis heute nichts geändert. Morris, Sallybanks, Willis und Makkai (2003) beschreiben 175 australische Sport- und Bewegungsprogramme, die sich zum Ziel setzen, Bedürfnisse zu befriedigen (38%), antisoziales Verhalten zu reduzieren (22%) und Sozialisation zu verbessern (13%). Dabei ist die *Bandbreite der Bewegungs- und Aktivitätsformen* in Präventionsprogrammen groß. Zumeist finden sich Mannschaftssportarten (z.B. Basketball oder Fußball) oder kämpferische Sportformen (z.B. Kampfsport, Ringen und Raufen). Weniger stark vertreten sind Spielformen mit bewusst aggressionsmindernde Aufgaben oder Regeln (z.B. Friedensspiele, „Spiele ohne Verlierer", „Spiele ohne Tränen", „Kooperative Spiele", New Games). Im oben genannten australischen Survey (Morris et al., 2003) wird überwiegend „Sport" (im Sinne vereinsgebundener Disziplinen) als der Hauptbestandteil der Programme beschrieben. „Physical activity" und „outdoor components" werden etwas weniger häufig berücksichtigt. Die große Bandbreite von Sport- und Bewegungsaktivitäten lässt eine gewisse Beliebigkeit des Treatments „Sport" im Rahmen der Aggressionsreduktion vermuten. Ob hinter unterschiedlichen sportlichen Aufgaben unterschiedliche Zielsetzungen und hiermit die Annahme spezifischer Wirkmechanismen stehen, ist letztlich nicht erkennbar.

Auch gewalttätig und aggressionsgeladen anmutende Bewegungsaktivitäten (z.B. Kampfsportarten, Ringen oder Raufen) werden unter bestimmten Umständen als förderlich für die Reduktion von Aggression angesehen. Eine Bedingung hierfür ist die Umstrukturierung der aggressiven Handlung in Richtung auf neue Lerninhalte, so beispielsweise dem Umgang mit den eigenen Gefühlen, dem Erfahren eigener Stärken und Schwächen oder dem Lernen von sozialen Werten, Regeln und Normen (Beudels, 2008, S. 28).

Zielsetzung vieler Praxisprogramme ist die primordiale Prävention, das heißt, es sollen grundlegende Ressourcen gestärkt werden, die Aggression oder Gewalt verhindern ohne dass bestimmte Anzeichen (Prodromina) für letztere vorliegen. Ziele werden hierbei überwiegend auf der Ebene *personaler Bedingungen* (Förderung des Selbstwerts, Verbesserung sozialer Kompetenz) genannt (Morris et al., 2003). Hierzu gehört insbesondere auch der Umgang mit inneren Konflikten, individuelle Inkonsistenzen oder Dissonanzen, die letztlich mitverantwortlich für aggressive Verhaltensweisen sind (Jessel, 2008).

Eine weitere Zielsetzung gewalt- und aggressionspräventiver Bewegungsprogramme liegt in der Veränderung *sozialer Bedingungen*. Letztere hängen eng mit einer Veränderung personaler Bedingungen wie Selbstwert, Konfliktbewältigung und soziale Kompetenz zusammen. Gefordert wird daher, dass in Programmen eine autonomieförderliche Umgebung geschaffen wird (Eckert, 2008; Jessel, 2008). Weiterhin sollen – insbesondere im Rahmen der Sekundärprävention – Risikowelten (z.B. Peer-Groups mit hohem Delinquenzaufkommen) gemieden werden (z.B. durch Aufbau nicht-devianter sozialer Kontakte in Sportvereinen; Rosner, 2006). Schließlich sollen im Sport positive, also aggressionsinkompatible Gruppennormen, Werte und Einstellungen gebildet werden – dies durch Vorbildfunktionen der Betreuer/innen ebenso wie der Peers (Seiler et al., 2004).

4.2 Klinische Programme bei aggressiven Verhaltenstendenzen

Aggression und Gewalt sind begleitende Verhaltenstendenzen unterschiedlicher psychischer und psychiatrischer Erkrankungen. Im DSM IV spielen Aggressionen und Gewalt nicht nur bei antisozialen Persönlichkeitsstörungen eine Rolle; auch bei Borderline Störungen und bei Patienten mit Drogen- und Alkoholabhängigkeit werden aggressive und gewalttätige Verhaltensweisen als Symptome aufgeführt (Lindenmeyer, 2005; Sass, 2003; Soyka, Feuerlein & Küfner, 2008). Auch im Kindes- und Jugendalter sind aggressive und delinquente Verhaltensweisen keine Seltenheit und stellen eine besonders stabile und prognostisch ungünstig verlaufende Verhaltensstörung dar (Linderkamp, 2007).

Die methodischen Zugänge, durch die Bewegung und Sport in der klinischen Praxis genutzt werden, um aggressive Verhaltenstendenzen positiv zu beeinflussen, sind vielfältig und verfolgen ein breites Spektrum an Zielsetzungen. Bisher existieren jedoch kaum wissenschaftlichen Studien, die die Wirkung solcher Maßnahmen belegen. Im Folgenden soll versucht werden die wenigen klinischen Programme nach ihren psychischen und sozialen Wirkannahmen (vgl. Abbildung 1) zu strukturieren.

Psychische Wirkannahmen von Bewegungsprogrammen. Bewegungs- und Sportaktivitäten sollen sich bei den meisten klinischen Programmen positiv auf die *Selbststeuerung* und das *Selbstbewusstsein* auswirken. Mit Hilfe von verhaltenstherapeutischen Elementen im Sinne der „Selbststeuerung durch Verstärkung" („Stop-Schaue-Höre-Denke"; Zimmer, 2001) sollen die Impulsivität und die oft damit einhergehende Aggressivität reduziert werden. Auch im Umgang mit jugendlichen Straftätern wird ein Einfluss von Sport und Bewegung auf Selbststeuerung und das selbstbestimmte Handeln angenommen (Tolksdorf, 2009). Hiermit einhergehen sollen eine

Steigerung des Selbstbewusstseins und eine Abnahme aggressiver Tendenzen. In die Programme werden neben Übungen aus dem Tai Chi, Mannschaftssportarten, erlebnispädagogische Angebote, Ausdauertraining sowie Entspannungs- und Rückenschulangebote integriert (Tolksdorf, 2009). Bei der Arbeit mit Kindern und Jugendlichen werden außerdem psychomotorische Angebote als besonders hilfreich erachtet (Wohnhas-Baggerd, 2008).

Weiterhin wird postuliert, dass Bewegung und Sport dazu beitragen können, die *Stressregulation* zu verbessern und hierdurch aggressive Verhaltenstendenzen zu verringern. Dieser Ansatz spielt insbesondere beim Umgang mit Borderline-Störungen eine Rolle. Hier ist die Arbeit am und mit dem Körper besonders wichtig (Bohus & Bathruff, 2000). Nach Degener (2007) können bei diesen Patienten bewegungs- und sporttherapeutische Angebote den Umgang mit Wut und Aggressionen erleichtern und hierdurch die Stress- und Affektregulation verbessern. Als Beispiel für solche Angebote nennt die Autorin „Ringen und Raufen", in denen spielerisch der Umgang mit Kraft und aufkommenden Aggressionen bearbeitet wird. Aber auch das kämpferisch-orientierte Arbeiten mit Stäben bei klar definierten Regeln (Aikido) wird hierbei zum Erlernen von Selbstkontrolle im Rahmen einer partnerschaftlichen Auseinandersetzung als hilfreich angesehen. Auch in der Arbeit mit Abhängigkeitserkrankungen sollen Sport und Bewegung nicht nur Defizite des Selbstwertgefühls, sondern auch eine niedrigen Frustrationstoleranz und geringe Impulskontrolle ausgleichen (Deimel, 2007; Tretter & Müller, 2001).

Soziale Wirkannahmen von Bewegungsprogrammen. In den wenigsten klinischen Programmen werden soziale Zielstellungen explizit angesprochen. Sport- und Bewegungsaktivitäten werden eher unspezifisch und allgemein als „sinnvolle Freizeitbeschäftigung" für Kinder und Jugendliche beschrieben. Hierin versteckt sich beispielsweise die Funktion des Sports, soziale Umwelt zu verändern, indem er hilft, nicht-deviante soziale Kontakte zu knüpfen (Rosner, 2006). Goodman et al. (2007) beschreiben den Sport weiterhin als Medium sozialer Anerkennung. Nach den Autoren kann es insbesondere für Kinder mit Verhaltensauffälligkeiten sehr hilfreich sein, in einen Sportverein einzutreten: Diese können dort von Gleichaltrigen ermutigt und stärker akzeptiert werden, was wiederum zur Folge hätte, dass die Fertigkeiten und das Selbstwertgefühl des Kindes gestärkt würden.

4.3 Interventionsstudien

Sowohl die zuvor genannten Präventionsprogramme als auch die Darstellung der klinischen Ansätze hat gezeigt, dass körperliche und sportliche Aktivität in vielfältiger Weise Gegenstand von Interventionen ist. Studien, die belegen, welche Effekte derartige präventive oder klinische Interventionen haben, sind eher selten. Diese Interventionsstudien lassen sich drei Gruppen zuordnen: (1) Studien im Rahmen der Outward-Bound-Bewegung, die sich unter anderem aggressiven Jugendlichen widmen; (2) Studien zum Effekt von Kampfsport im Rahmen der Aggressionsminderung; und (3) Studien zum Einsatz von präventiven Programmen in Schule und Sportverein.

4.3.1 Effekte von Outward-Bound-Programmen

Insbesondere in den 60er und 70er Jahren wurde eine Reihe von Studien im Rahmen der Outward-Bound-Bewegung[1] durchgeführt, welche die Zielgruppe auffällige Jugendliche berücksichtigten (spätere Arbeiten zu Outward-Bound-Programmen weisen keinen direkten Bezug zu Gewalt und Aggression mehr auf; vgl. Marsh, Richards & Barnes, 1986). Die Untersuchungen sind aus zwei Gründen für diesen Beitrag von Interesse. Zum einen spielt körperliche Aktivität, teils auch Sportaktivität, im Rahmen der Programme eine maßgebliche Rolle; zum anderen sind die Zielgruppen von Outward-Bound-Gruppen häufig sozial benachteiligte Jugendliche mit auffälligem Aggressions- und Gewaltverhalten.

Bereits 1971 wurde von Kelly und Baer (1971) an 120 15- bis 17-jährigen männlichen Straftätern ein RCT (Randomized Controlled Trial) zum Langzeiteinfluss von Outward-Bound-Aufenthalten auf das Delinquenz-Rezidiv durchgeführt. Von den 60 Teilnehmern der Experimentalgruppe waren nach 1 Jahr 20% wieder straftätig, während von der Kontrollgruppe nach diesem Zeitraum 42% erneut auffällig wurden (dies entspricht einer mittleren Effektstärke). Crompton und Sellar (1981) gaben 10 Jahre später eine Übersicht über die Studien in dieser Zeit. Die Autoren untersuchten in ihrem Überblick drei Wirkebenen der Programme: Selbstkonzept, Sozialisation und Einstellung zum eigenen Lernen. Elf der Studien (die meisten hiervon feldexperimenteller Art) untersuchten die Förderung des *Selbstkonzepts* – neun hiervon fanden eine positive Veränderung. Eine signifikante Verbesserung der Peer-Sozialisation und der Peer-Wahrnehmung fanden Crompton und Sellar (1981) in sieben von neun Studien, weitere acht untersuchten das Lehrer-Schüler-Verhältnis und sieben hiervon fanden positive Effekte im Verlauf der Outward-Bound-Maßnahme. Auch wenn Crompton und Sellar (1981) keine statistischen Effekte diskutieren, lässt sich insgesamt aus dieser Forschungsübersicht ein positives Resümee ziehen.

4.3.2 Effekte von Kampfsportinterventionen

Der Kampfsport beinhaltet im Rahmen von Anti-Aggressionstrainings das Gedankengut der traditionell chinesischen Medizin (TCM; Meller, 2008). Neben dem Sich-Verteidigen und Angreifen geht es um Sich-Beherrschen und um die Berücksichtigung von Regeln und Werten. Studien, die die Effektivität derartiger Interventionen untersuchen, betrachten entweder kognitive und emotionale Faktoren (z.B. Selbstkontrolle, Einstellungen, Selbstwert, Stimmungslage) oder behaviorale Faktoren (z.B. aggressive Verhaltenstendenzen, Delinquenz; für eine Übersicht siehe Bloem, Moget & Petzold, 2004).

---

1 Die Outward-Bound-Bewegung wurde international 1946 und in Deutschland 1951 institutionalisiert. Sie basiert auf der Erlebnispädagogik von Kurt Hahn.

Insgesamt ist die Studienlage uneindeutig. In Hinsicht auf aggressive Einstellungen finden Danish und Nellen (1997) bei einem Selbstverteidigungskurs mit kampfsportähnlichen Techniken bei 9 Frauen mit posttraumatischen Belastungsstörungen keine Veränderungen. Einen Effekt in Richtung auf eine Stärkung des Selbstwerts von Kampfkunst konnte Trulson (1986) bei 34 jugendlichen Straftätern zeigen. Zwei Interventionsgruppen erhielten für ein halbes Jahr ein traditionelles Karatetraining (d.h. inklusive der Vermittlung des Gedankenguts der TCM) oder ein modernes Kampfkunsttraining (fokussiert auf Bewegungstechnik). Die dritte Gruppe fungierte als Kontrollgruppe und erhielt ein unspezifisches Training (Sportspiele, Ausdauertraining), das zum Ziel hatte das Ausmaß der körperlichen Aktivität zu erhöhen. Die Gruppen wurden außerdem nach Alter, Persönlichkeitsfaktoren und sozioökonomischer Herkunft parallelisiert. Die Trainingsgruppe, die nach der traditionellen Form trainierte, zeigte nach der Intervention eine signifikante Verbesserung im Selbstwert. Eine Verbesserung von Selbstkontrolle konnte auch Delva-Tauiliili (1995) im Rahmen eines 2.5-wöchigen Aikido Einführungskurses bei Schülerinnen und Schülern im Vergleich zu einer Wartegruppe feststellen. Madden (1995) untersuchte 142 Studenten aus zehn unterschiedlichen Universitäten, die entweder an einem Fitnesskurs teilnahmen oder einem Karatetraining beiwohnten, in einem Prä-Post-Design. Die Werte zur Selbstkontrolle waren im Anfang der Maßnahme in der Karategruppe signifikant höher als in der Fitnessgruppe; diese Unterschiede verstärkten sich jedoch nicht im weiteren Verlauf des Treatments. Eine Reduzierung ungünstiger Stimmungslagen im Rahmen einer Kampfsport-Intervention konnten Kleinert und Wunderlich (2006) zeigen. In ihrer Studie befragten sie 126 Frauen vor und nach Sportaktivität, hiervon 63 nach einer kampfsportähnlichen („TaeBo") und 63 nach einer fitnessorientierten, gleichintensiven Aktivität („BOP"). Die Autoren fanden signifikante Interaktionseffekte dahin gehend, dass die TaeBo-Gruppe im Vergleich zur BOP-Gruppe einen stärkeren Abfall von Gereiztheit ($eta^2 = .12$) berichtete. Hier zeigen sich demnach kampfsportspezifische Veränderungen der Stimmungslage, die im Zusammenhang mit Aggression steht (Gereiztheit). Effekte von Kampfsport auf das Verhalten von Kindern wiesen Palermo et al. (2006) nach. Die Autoren führten an einer Gruppe von 16 Kindern mit auffällig deviantem Verhalten (8-10 Jahre) eine randomisierte kontrollierte Studie durch und stellten positive Effekte eines Karateprogramms fest. Während die Experimentalgruppe nach 10 Monaten signifikante Verringerungen in allen drei der verwendeten Subskalen der „Carey Temperament Scales" aufwies, ergaben sich in der Kontrollgruppe keine signifikanten Veränderungen. Auch in zwei weiteren Kampfsport-Studien finden sich Auswirkungen auf das Verhalten von Kindern. Twemlow et al. (2008) untersuchten die Veränderungen von Aggression und Bullying im Verlauf einer Kampfsport-Kurzintervention („Gentle Warrior"; 3 Einheiten à 45 Minuten) an 254 Mädchen und Jungen der dritten bis fünften Klasse durchgeführt. Die Autoren fanden eine günstige (negative), jedoch sehr geringe Korrelation der Teilnahmehäufigkeit mit aggressivem Verhalten in der Zeit nach der Intervention. Auch Trulson (1986; siehe oben) fand in einer traditionell trainierenden Karate-Gruppe (starke Vermittlung von Werten und Regeln) eine verringerte Neigung zum delinquentem Verhalten, während die modern trainierende Gruppe nach der Intervention eine höhere Neigung zum delinquentem Verhalten zeigte.

4.3.3 Effekte von kommunalen Programmen

Obwohl der kommunale Sektor (Schulen und Vereine) für gewalt- und aggressionsreduzierende Maßnahmen sehr bedeutsam ist (Crabbe, 2000) finden sich hier nur wenige Interventionsstudien. Brooks und Magnusson (2006) führten in einem ein 1.5-jährigen Schulversuch (14- bis 15-jährige Schüler und Schülerinnen) zur Steigerung der Beteiligung am Sportunterricht verschiedene Maßnahmen durch, die insbesondere die Optimierung von Mitbestimmung und Einflussnahme an Inhalten und Formen des Unterrichts beinhalteten. Im Anschluss an den Versuch wurden 31 Schüler und Schülerinnen in Fokusgruppen befragt. Während die Mädchen verstärkt von gesteigertem Selbstbewusstsein sprachen, sahen die Jungen den Haupteffekt des Programms in der Verringerung von Aggression und Gewalt untereinander und einem besseren motivationalem Klima. Effekte eines 12-wöchigen Tanz- und Bewegungsprogramms auf aggressive Verhaltensweisen fanden Koshland, Wittaker und Wilson (2004) in einem Programm an 54 Grundschulkindern. Sowohl die Lehrer (Expertenurteil), die Schüler (Selbstberichte) als auch Unterrichtsbeobachtungen ergaben weniger aggressive Verhaltensweisen nach dem Programm im Vergleich zu vorher (und dies auch im Vergleich zu nicht teilnehmenden Klassen). Das prosoziale Verhalten verbesserte sich jedoch nicht. Eine Reduzierung von Gewalt und Delinquenz fanden schließlich auch Jones und Offord (1989). An ihrem Programm PALS („Participate And Learn Skills") nahmen 417 Kinder zwischen 5 und 15 Jahren teil. Die Kursangebote waren auf ein kanadisches Wohnviertel beschränkt und bestanden unter anderem aus Kursen für Musik, Ballett, Judo und Schwimmen. Während des Programms vollführten die Kinder vergleichsweise weniger schwere Straftaten als zuvor.

5 Fazit und Schlussfolgerungen

Der vorliegende Beitrag sollte einerseits der Frage der Wirkmechanismen nachgehen, die hinter einem positiven Effekt von Sport und Bewegung auf Aggression und Gewalt liegen könnten. Andererseits sollte in der Literatur nach empirischen Belegen für diese Wirkung gesucht werden. Beide Fragen können nur unbefriedigend durch die aktuelle Forschungslage beantwortet werden. Dies ist umso erstaunlicher, da unsere Literaturübersicht zeigt, dass eine Vielzahl von Programmen zur Prävention oder Reduktion aggressiver Verhaltensweisen oder Gewalt sportliche Aktivität oder Bewegung einbeziehen – dies insbesondere in präventiven, teils aber auch in klinischen Anwendungsfeldern.

5.1   Evidenz der Wirksamkeit von Sport und Bewegung

Es liegen bis dato weder Metaanalysen noch inhaltlich konsistente Forschungsübersichten vor, die die Wirksamkeit von Sport und Bewegung bei Aggression oder Gewalt nachweisen können. Der Grund hierfür liegt letztlich darin, dass zu wenige Studien durchgeführt wurden, die (a) den Gütekriterien kausal interpretierbarer Studien standhalten könnten und (b) vergleichbare Zielgrößen untersuchen. Darüber hinaus kann festgestellt werden, dass Effekte von Interventionen vielfach eher in anekdotischer Form beschrieben werden als in Form einer systematischen Darstellung (Cameron & MacDougall, 2000).

Lediglich zu den Programmen der *Outward-Bound-Bewegung* und zu *Kampfsport-Programmen* liegen vereinzelte Studien vor, die kontrolliert und randomisiert Effekte von Interventionen prüfen. In den meisten dieser Studien finden sich Hinweise auf positive Konsequenzen der Programme. Allerdings sind auch hier die untersuchten Zielgrößen sehr heterogen. Outward-Bound-Studien betrachten überwiegend Verhaltensweisen, wie zum Beispiel Gewalt und Delinquenz, als Ziel der Interventionen, während Kampfsportstudien eher die Veränderungen psychischer Merkmale (z.B. Stimmungslage, Selbstkontrolle, Selbstwert) im Auge haben. Insgesamt lässt sich resümieren, dass sport- und bewegungsbezogene Maßnahmen dann positive Wirkungen auf Gewalt, Aggression sowie ihre psychosozialen Determinanten zu haben scheinen, wenn diese Maßnahmen zielgerichtet und systematisch umgesetzt werden. Die gefundenen Effekte (soweit die Studiendesigns eine Abschätzung von Effektgrößen überhaupt zulässt) sind allerdings zumeist niedrig, seltener mittelhoch.

Eine weitere Einschränkung der Aussagekraft der vorliegenden empirischen Studien ergibt sich aus *methodologischen Problemen* – sowohl der Studien selbst als auch der geprüften Interventionen oder Programme. Neben teils sehr kleinen Stichproben finden sich relativ hohe Dropout-Raten. Es fehlt zudem die Kontrolle von Nachhaltigkeit durch Follow-up-Befragungen (Coalter, Allison & Taylor, 2000). Hinzu kommt ein *Theorie-Empirie-Dilemma*: Da insbesondere pädagogisch fokussierte Programme (prototypisch hierfür steht die psychomotorische Gewaltprävention; Eckert, 2008; Jessel, 2008) „Ganzheitlichkeit" als wesentliches Merkmal aggressionsmindernder Bewegungsarbeit betrachten, wird die a-priori-Festlegung *einzelner* Wirkmechanismen und deren stringente Untersuchung zur Evidenzsicherung von diesen Autoren aus theoretischer Sicht und konsequenterweise auch aus empirisch-methodischer Sicht mit der Begründung abgelehnt (Jessel, 2008), dass hierdurch die tatsächliche Effektivität eines Programms nicht abbildbar sei.

5.2   Angenommene Wirkmechanismen von Sport und Bewegung

Sport und Aggression korrelieren kaum und wenn, dann gering positiv miteinander. Diese positive Korrelation verweist darauf, dass der bloße Einsatz des Faktors Sportaktivität Aggression nicht mindern kann. Viel zu häufig sind mit Sportaktivität Bedingungen verknüpft, die Aggression oder Gewalt erzeugen oder freisetzen: aggressionsförderliche soziale Einflüsse, Werte, Normen oder hohe Leistungsansprüche. Korrelationsstudien sind auch deshalb schwer interpretierbar, da der Einfluss physiologischer (z.b. hormonelle und neurovegetative Regulation), psychologischer (z.B. Stimmung, Selbstbild, Einstellungen, Zielen, Wünschen), sozialer (z.B. soziale Werte und Normen) und soziostruktureller Faktoren (z.b. Interaktionspartner oder soziale Netzwerke) nicht getrennt werden kann. Letztlich hängt die Korrelation von Sportaktivität und Aggression von drei Moderatorkomplexen ab: Von der Sport- und Bewegungsaktivität selbst, von den Eigenschaften der Untersuchungsgruppe (z.B. Geschlecht, Anthropometrie, Herkunft) und von der in der Sportausübung wahrgenommenen Befriedigung und Befindlichkeit (inklusive der Wahrnehmung des Selbst). Von diesen drei Komplexen besitzt die Art der Sport- und Bewegungsaktivität eine zentrale Rolle. Aus der Literaturlage kann geschlussfolgert werden, dass sich die hierin und hieran gebundenen Aufgaben- und Zielstellungen, Identitäten, Rollenerwartungen oder sozialen Umstände am stärksten auf die aggressionsförderliche oder aggressionsmindernde Funktion von Sport und Bewegung auswirken.

An die Art sportlicher und körperlicher Aktivität sind vielfältige spezifische und allgemeine Wirkungen gebunden, die sich ergänzen oder widersprechen können. Mit Taylor, Crow, Irvine und Nichols (1999) besteht daher ein Hauptproblem des Nachweises von Wirkmechanismen darin, dass Effekte nicht direkt entstehen, sondern über komplexes Geflecht miteinander interagierender biologischer, psychischer und sozialer Variablen. „It is clearly not sufficient simply to measure outcomes and assume that these are ‚sports-effects'" (Coalter et al., 2000, S. 30f.). Zu unterscheiden sind proximale und distale Wirkgrößen von Sport- und Bewegungsmaßnahmen auf Aggression und Gewalt. Proximale Wirkgrößen liegen am ehesten in der Veränderung der aktuellen Erregungs- und Stimmungslage oder der hiermit verknüpften biologischen Prozesse. Distale Wirkgrößen bestehen in der Veränderung personaler Dispositionen (z.B. Stärkung des Selbstwerts) sowie in der Veränderung sozialer Rahmenbedingungen (z.B. Wechsel sozialer Bezugsgruppen).

5.2.1 Erregungs- und Stimmungskontrolle

Die meisten Autoren schließen sich nicht der Überlegung an, dass Sport und Bewegung im Sinne eines „Ventils" aufgestaute Energien oder gar ein „aggressives Erbe" (Martin & Martin, 2003, S. 104) abbauen hilft. Der Forschungsstand zu dieser „Katharsis-Hypothese" genügt jedoch nicht zur Widerlegung dieser Annahme, sondern muss vielmehr als unzureichend für ihren Beleg gekennzeichnet werden (Bredemeier, Weiss, Shields & Copper, 1986). Die vorliegenden Untersuchungen können insbesondere deshalb die Katharsis-Hypothese nicht verwerfen, weil kaum Studien vorliegen, die den Prozess des Abreagierens aggressiver Zustände und Stimmungen durch und beim Sport im engeren Sinne untersuchen. Stattdessen sind die Interventionen komplex und langfristig, was neben dem Abreagieren viele andere Wirkmechanismen einbezieht (z.B. soziales Lernen oder Veränderung von Selbstwert). Demgegenüber weist der Versuch, den Vorgang des Abreagierens stärker zu isolieren (z.B. Kleinert & Wunderlich, 2006), durchaus auf positive Effekte im Sinne der Reduktion negativer Emotionen durch Sportaktivität.

Es ist somit weiterhin eine plausible und nicht widerlegte Annahme, dass Sport- und Bewegungsaktivität bei der Modulation und Kontrolle von hoher Erregung und erlebter Aggressivität helfen kann. Grundsätzliche Einflussmöglichkeiten reichen vom entspannenden und erfahrenden Abreagieren bis hin zum Aufbau von Erregung bei aggressionsförderlicher Monotonie und Langeweile (Morris et al., 2003). Nachteilige Praxiseffekte sind dann zu erwarten, wenn Sport und Aggression unreflektiert verknüpft oder sogar konditioniert verbunden werden. Dann besteht die Gefahr, dass Sport als Instrument für Aggression missbraucht wird (Petermann & Petermann, 1997). Stattdessen gilt es, bei Kindern und Jugendlichen ein Verständnis zu entwickeln, dass Sport- und Bewegungsaktivität ein zielführendes und sinnvolles Medium zum Umgang mit den eigenen Spannungs- und Erregungslagen ist. Unter dieser Voraussetzung können Sport und Bewegung die Erfahrungswelt von Kindern und Jugendlichen im Umgang mit dem aktivierten Körper und entsprechenden Gefühlen bereichern und ergänzen zusätzlich den im klinischen Bereich einseitig dominierenden Einsatz von entspannenden Verfahren.

5.2.2 Selbstwert und soziale Zugehörigkeit

Sowohl in Programmen als auch in Interventionsstudien werden auffällig häufig selbstwertbezogene Variablen berücksichtigt. Die positive Beeinflussung des Selbst scheint aus psychologischer Sicht eine Schlüsselposition im Rahmen der Wirkmechanismen von Sport und Bewegung auf Aggression und Gewalt einzunehmen. Hiermit schließen sich Studien, die diese Variablen einbeziehen, einem Grundverständnis an, nach dem Sport- und Bewegungsaktivität eine Vielzahl von interagierenden selbstwertsteigernden Variablen beeinflusst: die Befriedigung psychischer Grundbedürfnisse, die Förderung des habituellen psychischen Wohlbefindens sowie die Entwicklung von Sinnhaftigkeit und Kontrollierbarkeit des Handelns (Fox, 1999).

Soziale Zugehörigkeit bzw. Verbundenheit mit anderen ist eine weitere Wirkkomponente, mit der Effekte von Sport und Bewegung auf Aggression erklärt werden können (Cameron & MacDougall, 2000). Aggressionsförderlich (im Sinne der oben diskutierten Korrelationsstudien) wirkt Sport dann, wenn verknüpfte Normen und Werte Gewalt oder Aggression akzeptieren. Demgegenüber kann sportbezogene Zugehörigkeit auch selbstwertsteigernd und hiermit aggressionsmindernd sein, wenn sie zur Befriedigung von Grundbedürfnissen (Deci & Ryan, 2000), beispielsweise zu sozialer Anerkennung, zur Eingebundenheit oder zur Wahrnehmung sozialer Kompetenz führt. Die empirische Fundierung dieser Mechanismen ist schwach – lediglich vereinzelt lassen sich programmbegleitend kurzfristige Effekte von Sport auf die soziale Wahrnehmung und die Einbettung in die Gruppe nachweisen (Crompton & Sellar, 1981). Schließlich kann Sport auf eine indirekte und eher soziologische Weise aggressionsmindernd wirken, nämlich dann, wenn Sport dem Jugendlichen oder Erwachsenen hilft, ein gewaltbereites soziales Umfeld zu verlassen und neue gewaltärmere soziale Bezugsgruppen aufzubauen.

5.3 Schlussfolgerungen

Praxisimplikationen. Sport- oder bewegungsbezogene Programme zur Reduktion von Aggression und Gewalt müssen zielführend konzipiert sein. Derartige Ziele sollten auf der Basis von spezifischen, möglichst evidenzbasierten kausalen Überlegungen aufbauen. Die konkrete Auswahl von Sport- und Bewegungsformen sowie die Aufgabenstellung, Vermittlung und Einbettung dieser Angebote bestimmt hiermit das aggressionsmindernde Potenzial von Maßnahmen. (Kann beispielsweise ein „Midnight-Basketball" gewaltpräventiv wirken, wenn gleichzeitig einzelne Teilnehmer durch Misserfolge oder sozialen Ausschluss in ihrer psychischen Gesundheit geschwächt werden?)

Unterschiedliche Sportarten, Aktivitätsformen und Bewegungsaufgaben besitzen implizite und explizite Eigenschaften, die ihre Wirkweisen und Eignungen im Rahmen eines Anti-Aggressions- oder Anti-Gewalt-Programms bestimmen. Einschränkend und zugleich erschwerend ist jedoch, dass diese Eigenschaften von Sport und Bewegung je nach Zielgruppe (z.B. unterschiedliche Biografie oder Sozialisation) und sozialen Umständen (z.B. unterschiedliche Normen) ihre Wirkung in unterschiedlicher Form entfalten. Im Rahmen von Programmen müssen daher sowohl die Eigenschaften der Maßnahme (Bewegungsaufgabe) als auch der situative Rahmen (Person, Umwelt) berücksichtigt werden. Ein Anteil dieses situativen Rahmens ist das jeweilige methodische und didaktische Konzept eines präventiven oder aggressionsmindernden Programms, zu dem nicht nur die Art des Vorgehens, sondern auch die Kompetenz und Qualifikation der Multiplikatoren zählen (Danish & Nellen, 1997). Schließlich sind Sport und Bewegung selten die einzigen methodischen Ansätze im Rahmen von Programmen zur Prävention und Reduktion von Aggression oder Gewalt (Armelius & Andreassen, 1996). Es gilt daher zu bedenken, wie sich synergistische Effekte von Sport- und Bewegungsaktivität mit anderen beispielsweise kognitiv-verhaltenstherapeutischen Ansätzen ergeben.

Forschungsimplikationen. Es mangelt an Interventionsstudien (auch experimenteller Art), die theoretisch fundiert und methodisch einwandfrei jene zentralen Kenngrößen und ihre Wechselwirkungen untersuchen, die für den Effekt von Sport- und Bewegungsaktivität auf die Verringerung von Aggression oder Gewalt plausibel erscheinen: Aus psychologischer Sicht sind dies vor allem Kenngrößen, die mit der Erregungs- und Stimmungskontrolle sowie der Selbstwert- und Identitätsentwicklung in Zusammenhang stehen. Derartige Untersuchungen müssen in unterschiedlichen Settings und mit unterschiedlichen Zielgruppen umgesetzt werden, um die situative Spezifik einer bewegungsbezogenen Methode oder eines sportorientierten Programms einzubeziehen – letzteres erscheint auch bedeutsam für den Praxiswert einer

Intervention. Ob unterschiedliche Sport- und Bewegungsaktivitäten spezifische Effekte auslösen, können insbesondere kontrollierte Interventionsvergleichsstudien zeigen.

Solche Forschungsstrategien könnten und sollten bei der politischen Begründung und Umsetzung von entsprechenden Programmen helfen. Wenn auch Kritiker behaupten, dass der Gesamteffekt von Praxiskonzepten „unpredictable in scale and timing" ist (Taylor et al., 1999, S. 50), so kann Forschung doch helfen, die Wahrscheinlichkeiten für positive Effekte zu erfassen und diese in Relation zum Aufwand sport- und bewegungsbezogener Maßnahmen einerseits und zu den individuellen und gesellschaftlichen Kosten von Aggression und Gewalt andererseits zu setzen.

6   Literatur

Archer, J. (1991). The influence of testosterone on human aggression. *British Journal of Psychology, 82*, 1-28.

Armelius, B.-Å. & Andreassen, T. (1996). *Cognitive-behavioral treatment for antisocial behavior in youth in residential treatment, Cochrane Database of Systematic Reviews.* Chichester, UK: John Wiley & Sons, Ltd.

Bandura, A. (1983). Psychological mechanisms of aggression. In R. G. Geen & E. I. Donnerstein (Eds.), *Aggression: Theoretical and empirical reviews* (pp. 1-40). New York: Academic Press.

Begg, D., Langley, J., Moffitt, T. & Marshall, S. (1996). Sport and delinquency: An examination of the deterrence hypothesis in a longitudinal study. *British Journal of Sports Medicine, 30*, 335-341.

Berkowitz, L. (1993). *Aggression: Its causes, consequences, and control.* New York: McGraw-Hill.

Beudels, W. (2008). Gegen Gewalt ankämpfen: Ringen und Raufen als präventives Angebot im Kindergarten. *Zeitschrift für Motopädagogik und Mototherapie, 31*, 25-35.

Bloem, J., Moget, P. & Petzold, H. (2004). Budo, Aggressionsreduktion und psychosoziale Effekte: Faktum oder Fiktion? Forschung, Aggressionspsychologie, Neurobiologie. *Integrative Therapie, 30*, 101-150.

Bohus, M. & Bathruff, H. (2000). Dialektisch Behaviorale Therapie der Borderline-Störungen im stationären Setting. *Psychotherapie im Dialog, 4*, 55-67.

Book, A., Starzyk, K. & Quinsey, V. (2001). The relationship between testosterone and aggression: A meta-analysis. *Aggression and Violent Behavior, 6*, 579-599.

Bredemeier, B. (1985). Moral reasoning and perceived legitimacy of intentionally injurious sports acts. *Journal of Sport Psychology, 7*, 110-124.

Bredemeier, B., Weiss, M., Shields, D. & Copper, B. (1986). The Relationship of sport involvement with children's moral reasoning and aggression tendencies. *Journal of Sport Psychology, 8*, 304-318.

Brooks, F. & Magnusson, J. (2006). Taking part counts: Adolescents' experiences of the transition from inactivity to active participation in school-based physical education. *Health Education Research, 21*, 872-883.

Buhrman, H. (1977). Athletics and Deviance: An examination of the relationship between athletic participation and deviant behaviour of high school girls. *Review of sport and Leisure, 2*, 17-35.

Bushman, B. & Huesmann, L. (2010). Aggression. In S. Fiske, D. Gilbert & G. Lindzey (Eds.), *Handbook of social psychology* (5th ed., pp. 833-863). Hoboken, NJ: Wiley.

Cameron, M. & MacDougall, C. (2000). *Crime prevention through sport and physical activity. Trends and issues in crime and criminal justice.* Canberra: Australian Institute of Criminology.

Caspi, A., McClay, J., Moffitt, T., Mill, J., Martin, J., Craig, I. et al. (2002). Role of genotype in the cycle of violence in maltreated children. *Science, 297*, 851-854.

Coalter, F., Allison, M. & Taylor J. (2000). *The role of sport in regenerating deprived urban areas.* Edinburgh: The Scottish Executive Central Research Unit.

Conroy, D., Silva, J., Newcomer, R., Walker, B. & Johnson, M. (2001). Personal and participatory socializers of the perceived legitimacy of aggressive behavior in sport. *Aggressive Behavior, 27*, 405-418.

Crabbe, T. (2000). A sporting chance?: Using sport to tackle drug use and crime. *Drugs: Education, Prevention & Policy, 7*, 381-391.

Crompton, J. & Sellar, C. (1981). Do outdoor education experiences contribute to positive development in the affective domain. *Journal of Environmental Education, 12*, 21-29.

Danish, S. & Nellen, V. (1997). New roles for sport psychologists: teaching life skills through sport to at-risk youth. *Quest, 49*, 100-113.

Deci, E. &. Ryan, R. (2000). The „what" and „why" of goal pursuits: Human needs and the self-determination of behavior. *Psychology Inquiry, 11*, 227-258.

Degener, A. (2007). Borderline-Störungen - neue Herausforderungen für die Bewegungs- und Sporttherapie. In H. Deimel, G. Huber, K. Pfeifer & K. Schüle (Hrsg.), *Neue aktive Wege in Prävention und Rehabilitation* (S. 195-212). Köln: Deutscher Ärzte-Verlag.

Deimel, H. (2007). Wirkfaktoren der Bewegungs- und Sporttherapie bei Menschen mit Alkoholabhängigkeit: eine Einzelfallstudie. In H. Deimel, G. Huber, K. Pfeifer & K. Schüle (Hrsg.), *Neue aktive Wege in Prävention und Rehabilitation* (S. 177-194). Köln: Deutscher Ärzte-Verlag.

Delva-Tauiliili, J. (1995). Does brief Aikido training reduce aggression of youth? *Perceptual and Motor Skills, 80*, 297-298.

Dollard, J., Doob, L., Miller N., Mowrer O. & Sears, R. (1939). *Frustration and aggression.* New Haven: Yale University-Press.

Donnelly, P. (1981). Athletes and juvenile delinquents: A comparative analysis based on a review of literature. *Adolescence, 16*, 415-432.

Eckert, A. (2008). Trauma – Gewalt – Autonomie: Psychomotorische Gewaltprävention als Hilfe zur Verarbeitung erlebter Traumatisierung. *Zeitschrift für Motopädagogik und Mototherapie, 31*, 18-24.

Endresen, I. & Olweus, D. (2005). Participation in power sports and antisocial involvement in preadolescent and adolescent boys. *Journal of Child Psychology & Psychiatry, 46*, 468-478.

Filley, C., Price, B., Nell, V., Antoinette, T., Morgan, A., Bresnahan, J. et al. (2001). Toward an understanding of violence: Neurobehavioral aspects of unwarranted physical aggression: Aspen Neurobehavioral Conference Consensus Statement. *Neuropsychiatry, Neuropsychology, and Behavioral Neurology, 14*, 1-14.

Fox, K. (1999). The influence of physical activity on mental well-being. *Public Health Nutrition, 2*, 411-418.

Gill, D. (2000). *Psychological dynamics of sport and exercise* (2nd ed.). Champaign, IL: Human Kinetics.

Goodman, R., Scott, S. & Rothenberger, A. (2007). *Kinderpsychiatrie kompakt* (2. Aufl.). Darmstadt: Steinkopff.

Hudziak, J., Rudinger, L., Neale, M., Heath, A. & Todd, R. (2000). A twin study of inattentive, aggressive, and anxious/depressed behavior. *Journal of the American Academy of Child & Adolescent Psychiatry, 39*, 469-476.

Hudziak, J., van Beijsterveldt, C., Bartels, M., Rietveld, M., Rettew, D., Derks, E. et al. (2003). Individual differences in aggression: Genetic analyses by age, gender, and informant in 3-, 7-, and 10-year-old dutch twins. *Behavior Genetics, 33*, 575-589.

Jessel, H. (2008). Wirkkomponenten der psychomotorischen Gewaltprävention. *Zeitschrift für Motopädagogik und Mototherapie, 31*, 3-10.

Jones, M. & Offord, D. (1989). Reduction of antisocial behavior in poor children by nonschool skill development. *Journal of Child Psychology and Psychiatry, 30*, 737-750.

Keeler, L. (2000). *The differences in Sport Aggression, Life Aggression, and Life Assertion among adult male and female collision, contact and non-contact Sport-Athletes.* Master Thesis, University of Maryland, Maryland.

Kelly, F. & Baer, D. (1971). Physical Challenge as a Treatment for Delinquency. *Crime & Delinquency, 17*, 437-445.

Kleinert, J. & Wunderlich, A. (2006). Befindlichkeitseffekte im gesundheitsorientierten Fitnesssport. *Bewegungstherapie und Gesundheitssport, 22*, 6-12.

Koshland, L., Wittaker, J. & Wilson, B. (2004). PEACE through dance/movement: Evaluating a violence prevention program. *American Journal of Dance Therapy, 26*, 69-90.

Krahé, B. & Greve, W. (2002). Aggression und Gewalt: Aktueller Erkenntnisstand und Perspektiven künftiger Forschung. *Zeitschrift für Sozialpsychologie, 33*, 123-142.

Levin, D., Smith, E., Caldwell, L. & Kimbrough, J. (1995). Violence and high school sports participation. *Pediatric Exercise Science, 7*, 379-388.

Lindenmeyer, J. (2005). *Alkoholabhängigkeit* (2. Aufl.). Göttingen: Hogrefe.

Linderkamp, F. (Hrsg.) (2007). *Lern- und Verhaltensstörungen: Genese – Diagnostik – Intervention.* Weinheim: Beltz.

Linville, D. & Huebner, A. (2005). The Analysis of Extracurricular Activities and Their Relationship to Youth Violence. *Journal of Youth and Adolescence, 34*, 483-492.

Lösel, F. & Bliesener, T. (2003). *Aggression und Delinquenz unter Jugendlichen: Untersuchungen von kognitiven und sozialen Bedingungen.* Neuwied: Luchterhand.

Madden, M. (1995). Perceived vulnerability and control of martial arts and physical fitness students. *Perceptual and Motor Skills, 80*, 899-910.

Marsh, H., Richards, G. & Barnes, J. (1986). Multidimensional self-concepts: A long-term follow-up of the effect of participation in an outward bound program. *Personality and Social Psychology Bulletin, 12*, 475-492.

Martin, L. & Martin, P. (2003). *Gewalt in Schule und Erziehung: Ursachen – Grundformen der Prävention und Intervention* (2. Aufl.). Bad Heilbrunn/Obb: Klinkhardt.

Mason, G. & Wilson, P. (1988). *Sport, recreation, and juvenile crime: An assessment of the impact of sport and recreation upon aboriginal and non-aboriginal youth offenders.* Canberra: Australian Institute of Criminology.

Maxwell, J., Visek, A. & Moores, E. (2009). Anger and perceived legitimacy of aggression in male Hong Kong Chinese athletes: Effects of type of sport and level of competition. *Psychology of Sport and Exercise, 10*, 289-296.

McDougall, W. (2005). *An introduction to social psychology.* Boston, Mass.: Elibron Classics (Orginal 1908, revised 1912).

Meller, N. (2008). Das H.E.A.R.T. Konzept: Gewaltprävention in einer stationären Einrichtung der Erziehungshilfe. *Zeitschrift für Motopädagogik und Mototherapie, 31*, 35-39.

Miller, B., Roberts, G. & Ommundsen, Y. (2004). Effect of motivational climate on sportspersonship among competitive youth male and female football players. *Scandinavian Journal of Medicine & Science in Sports, 14*, 193-202.

Mistretta, L. (2006). *Interscholastic athletic programs and juvenile delinquency in America's schools.* Master Thesis, Georgetown University. Washington

Moesch, K., Birrer, D. & Seiler, R. (2010). Differences between violent and non-violent adolescents in terms of sport background and sport-related psychological variables. *European Journal of Sport Science, 10*, 319-328.

Moesch, K., Birrer, D., Schmid, J. & Seiler, R. (2009). Die Bedeutung von Wohlbefinden im Zusammenhang zwischen Sportengagement und Gewaltverhalten bei Jugendlichen. *Zeitschrift für Sportpsychologie, 16*, 55-64.

Moller, A. & Deci, E. (2009). Interpersonal control, dehumanization, and violence: A self-determination theory perspective. *Group Processes & Intergroup Relations, 13*, 41-53.

Morris, L., Sallybanks, J., Willis, K. & Makkai, T. (2003). Sport, Physical Activity and antisocial Behaviour in Youth. *Trends and Issues in Crime and Criminal Justice, April*, 1-6.

Neighbors, C., Vietor, N. & Knee, C. (2002). A Motivational model of driving anger and aggression. *Personality and Social Psychology Bulletin, 28*, 324-335.

Nichols, G. (1997). A consideration of why active participation in sport and leisure might reduce criminal behaviour. *Sport, Education & Society, 2*, 181-190.

Nosanchuk, T. (1981). The way of the warrior: The effects of traditional martial arts training on aggressiveness. *Human Relations, 34*, 435-444.

Nosanchuk, T. & MacNeil, M. (1989). Examination of the effects of traditional modern martial arts training on aggressiveness. *Aggressive Behavior, 15*, 153-159.

Ommundsen, Y., Roberts, G., Lemyre, P. & Treasure, D. (2003). Perceived motivational climate in male youth soccer: Relations to social-moral functioning, sportspersonship and team norm perceptions. *Psychology of Sport and Exercise, 4*, 397-413.

Palermo, M., Di Luigi, M., Dal Forno, G., Dominici, C., Vicomandi, D., Sambucioni, A. et al. (2006). Externalizing and oppositional behaviors and karate-do: The way of crime prevention: A pilot study. *International Journal of Offender Therapy and Comparative Criminology, 50*, 654-660.

Petermann, F. & Petermann, U. (1997). *Training mit aggressiven Kindern: Einzeltraining, Kindergruppe, Elternberatung* (8., veränd. und erw. Aufl.). Weinheim: Beltz, PsychologieVerlagsUnion.

Petermann, U. & Reuber, D. (2009). Aggression und Gewalt. In J. Bengel & M. Jerusalem (Hrsg.), *Handbuch der Gesundheitspsychologie und medizinischen Psychologie* (S. 239-248). Göttingen: Hogrefe.

Pühlhofer, F. & Siegrist, J. (2008). Verletzungen durch Gewalt. In G. Lob, M. Richter, F. Pühlhofer & J. Siegrist (Hrsg.), *Prävention von Verletzungen. Risiken erkennen, Strategien entwickeln – eine ärztliche Aufgabe* (S. 124-137). Stuttgart: Schattauer.

Rosner, R. (Hrsg.). (2006). *Psychotherapieführer Kinder und Jugendliche: Seelische Störungen und ihre Behandlung*. München: Beck.

Sass, H. (2003). *Diagnostisches und statistisches Manual psychischer Störungen: Textrevision – DSM-IV-TR*. Göttingen: Hogrefe.

Segrave, J. & Hastad, D. (1982). Delinquent behaviour and interscholastic athletic participation. *Journal of Sport Behaviour, 5*, 96-111.

Seiler, R., Mehr, A., Schmid, H., Lee, C.-Y., Marti, B., Lehmann, A. et al. (2004). Fakten zur Bedeutung des Sports zur Suchtprävention, insbesondere im Jugendalter: Gemeinsame Stellungnahme aus wissenschaftlicher Sicht. *Schweizerische Zeitschrift für Sportmedizin und Sporttraumatologie, 52*, 86-96.

Soyka, M., Feuerlein, W. & Küfner, H. (2008). *Alkoholismus – Missbrauch und Abhängigkeit: Entstehung – Folgen – Therapie* (6., vollst. überarb. Aufl.). Stuttgart: Thieme.

Sugden, J. & Yiannakis, A. (1982). Sport and juvenile delinquency: A theoretical base. *Journal of Sport and Social Issues, 6*, 22-30.

Taylor, P., Crow, I., Irvine, D. & Nichols, G. (1999). *Demanding physical activity programmes for young offenders under probation supervision*. London: Home Office.

Tolksdorf, K. (2009). *Eine Frage der Qualität: Sport im Jugendstrafvollzug Sport, Spiel und Bewegung als wirksame Erziehungs- und Bildungsbestandteile eines neuen Behandlungskonzeptes*. Frankfurt: Deutsche Sportjugend (dsj).

Tretter, F. & Müller, A. (Hrsg.). (2001). *Psychologische Therapie der Sucht: Grundlagen, Diagnostik, Therapie*. Göttingen: Hogrefe.

Trulson, M. (1986). Martial arts training: A novel ‚cure' for juvenile delinquency. *Human Relations, 39*, 1131-1140.

Turner, A. (1994). *Genetic and hormonal influence on male violence*. In J. Archer (Ed.), *Male Violence* (pp. 233-253). New York: Routledge.

Twemlow, S., Biggs, B., Nelson, T., Vernberg, E., Fonagy, P. & Twemlow, S. (2008). Effects of participation in a martial arts-based antibullying program in elementary schools. *Psychology in the Schools, 45*, 947-959.

Wohnhas-Baggerd, U. (2008). *ADHS und Psychomotorik: Systemische Entwicklungsbegleitung als therapeutische Intervention*. Schorndorf: Hofmann.

Zimmer, R. (2001). Laßt den Philipp doch mal zappeln – Psychomotorische Förderung von Kindern mit Entwicklungs- und Verhaltensauffälligkeiten. In R. Zimmer & I. Hunger (Hrsg.), *Kindheit in Bewegung* (S. 13-22). Schorndorf: Hofmann.

Physische Aktivität und kognitive Leistungsfähigkeit

Dorothee Alfermann & Katja Linde

Die Frage nach der Beeinflussbarkeit kognitiver Fähigkeiten durch physische Aktivität hat sich in den letzten Jahren zu einem wichtigen Forschungsfeld der Sportpsychologie entwickelt. Aktuell existieren eine Reihe von Reviews und Metaanalysen, die diesen Zusammenhang nicht nur in der Kindheit (Sibley & Etnier, 2003), sondern über das gesamte Lebensalter untersuchen (Etnier, Nowell, Landers & Sibley, 2006; Etnier, Salazar, Landers, Petruzzello, Han & Nowell, 1997; McMorris, Tomporowski & Audiffren, 2009). Physische Aktivität wird dabei als Oberbegriff für jedwede Form von Bewegung, Sport und körperlicher Betätigung verstanden. Aufgrund der demografischen Entwicklung, die mit einer Zunahme älterer Personen in der Bevölkerung einhergeht, kann seit den 1990er Jahren ein verstärktes Interesse an den präventiven und rehabilitativen Effekten physischer Aktivität auf die kognitive Leistung bei gesunden *älteren* Menschen (Angevaren, Aufdemkampe, Verhaar, Aleman & Vanhees, 2008; Boutcher, 2000; Chodzko-Zajko & Moore, 1994; Colcombe & Kramer, 2003) und bei älteren Menschen mit kognitiven Beeinträchtigungen und Demenz beobachtet werden (Heyn, Abreu & Ottenbacher, 2004).

Kasten 1. *Definition von „Kognition"*

> Der Begriff Kognition ist ein „Sammelname für alle Vorgänge oder Strukturen, die mit dem Gewahrwerden und Erkennen zusammenhängen, wie Wahrnehmung, Erinnerung (Wiedererkennen), Vorstellung, Begriff, Gedanke, aber auch Vermutung, Erwartung, Plan und Problemlösen" (Dorsch, Häcker & Stapf, 1994, S. 388). Auch Ashcraft und Radvansky (2010) definieren Kognition als Sammelbegriff für verschiedene mentale Prozesse: „Cognition is the collection of mental processes and activities used in perceiving, remembering, thinking, and understanding, as well as the act of using those processes" (S. 9).

Durch Metaanalysen können die Ergebnisse einer Vielzahl von Einzelstudien, die den Zusammenhang zwischen physischer Aktivität und kognitiver Leistung untersucht haben, zusammenfassend dargestellt werden. Während ältere Metaanalysen vorrangig Querschnittstudien und Studien mit korrelativen Designs einbezogen, beruhen die Ergebnisse aktueller Metaanalysen zusätzlich auf randomisierten kontrollierten Interventionsstudien. In Querschnittstudien wird die kognitive Leistung von Personen mit hoher körperlicher Fitness mit der kognitiven Leistung von Personen mit niedriger körperlicher Fitness verglichen oder der Zusammenhang zwischen dem

Ausmaß physischer Aktivität und der Höhe der kognitiven Leistung untersucht. In randomisierten kontrollierten Interventionsstudien werden die Untersuchungsteilnehmer/innen zufällig auf eine physische Intervention und eine Kontrollgruppe aufgeteilt. Physische Interventionen können dabei dahingehend unterschieden werden, ob sie einmalig (akut) oder regelmäßig über einen längeren Zeitraum (chronisch) durchgeführt werden. Egal ob einmalig oder regelmäßig, zeigt sich durch die physische Intervention eine stärkere Verbesserung der kognitiven Leistung im Vergleich zur Kontrollgruppe, kann geschlussfolgert werden, dass zwischen physischer Aktivität und kognitiver Leistung ein kausaler Zusammenhang besteht. Im Gegensatz zu diesen experimentellen Studien können die Untersuchungsteilnehmer in quasi-experimentellen Studien nicht zufällig auf das physische Training und die Kontrollgruppe aufgeteilt werden. Aus diesem Grund erlaubt dieses Forschungsdesign zunächst keine kausalen Schlussfolgerungen. Zur Verbesserung der Kausalitätsannahmen müssen daher zusätzliche Maßnahmen ergriffen werden, etwa die Parallelisierung von Versuchs- und Kontrollgruppe.

Kasten 2. *Definition von „exekutive Funktionen"*

> Es existiert bisher keine einheitliche Definition des Begriffs „exekutive Funktionen". Den bestehenden Definitionen ist jedoch gemeinsam, dass exekutive Funktionen als kognitive Fähigkeiten höherer Ordnung beschrieben werden, die die basalen kognitiven Funktionen kontrollieren und mit der Aktivität des Frontallappens in Verbindung stehen. Exekutive Funktionen sind zudem für die Emotions- und Aufmerksamkeitsregulation und absichtsvolles, zielgerichtetes Handeln zuständig.

Neben der Frage, ob physische Aktivität überhaupt einen Effekt auf die kognitive Leistung hat, ist zunehmend von Interesse, durch welche Faktoren (Moderatoren) dieser Effekt modifiziert wird. Spielen Stichprobenmerkmale wie das Alter und Geschlecht eine Rolle? Hängt der Effekt von der Gestaltung des physischen Trainings ab? Sind also Trainingsmerkmale wie beispielsweise die Art (Krafttraining, aerobes Ausdauertraining), Dauer, Frequenz und Intensität des physischen Trainings bedeutsam? Eine Reihe von Studien beschäftigte sich zudem mit der Frage, ob der Zuwachs der kardiovaskulären Fitness nach aerobem Ausdauertraining eine Voraussetzung für den Zusammenhang zwischen physischer Aktivität und kognitiver Leistung ist. Ein weiterer wichtiger Einflussfaktor auf die Höhe der Effekte scheint nach aktuellem Forschungsstand die kognitive Testkategorie (die jeweils untersuchte kognitive Fähigkeit) zu sein. Kann durch physische Aktivität die kognitive Leistung *generell* positiv beeinflusst werden, oder gilt dies nur für *einige* kognitive Funktionen? Und schließlich: Werden bestimmte kognitive Funktionen *stärker* gefördert als andere? Die Metaanalyse von Colcombe und Kramer (2003) legte den Schluss nahe, dass sogenannte exekutive Funktionen besonders stark durch physische Aktivität gefördert werden können. Entgegen dieser weit verbreiteten exekutiven Kontrollhypothese sprechen aktuelle metaanalytische Befunde für eine selektive Förderung der Verarbeitungsgeschwindigkeit, der Aufmerksamkeit und motorischer Funktionen (Angevaren et al., 2008). Darauf wird weiter unten eingegangen werden.

Neben der Untersuchung von Moderatoren ist in den letzten 10 Jahren ein immer stärkeres Interesse an den Wirkmechanismen zu verzeichnen, die den kognitionsfördernden Effekt physischer Aktivität erklären können. Tier- und humanexperimentelle Befunde deuten sowohl auf strukturelle (Wachstum neuer Kapillaren und Nervenzellen) als auch auf funktionale Veränderungen (Intensivierung der Durchblutung) im Gehirn hin (Cotman & Berchtold, 2002; Hillman, Erickson & Kramer, 2008; Kramer & Erickson, 2007).

Im Folgenden werden Metaanalysen und wichtige Einzelstudien berichtet, die den Zusammenhang zwischen physischer Aktivität und kognitiver Leistung über die gesamte Lebensspanne und speziell im Alter untersuchen. Weiterhin werden einige tierexperimentelle Studien und aktuelle Humanstudien vorgestellt, die sich mit der Veränderung des Gehirns nach physischer Aktivität beschäftigen. Zum Abschluss des Kapitels geben wir dann einen Überblick über potentielle Mediatoren des Effekts physischer Aktivität auf die kognitive Leistung.

1 Effekte physischer Aktivität auf kognitive Leistungen von Kindern und Jugendlichen

Sibley und Etnier (2003) untersuchten in der bisher einzigen, aber umfassenden Metaanalyse den Zusammenhang zwischen physischer Aktivität und kognitiver Leistung in Kindheit und Jugend. Dabei wurden 44 Studien mit querschnittlichen, quasi-experimentellen oder experimentellen Designs und 107 Effektstärken zusammengefasst. Die durchschnittliche Gesamteffektstärke von $g = 0.32$ spricht für einen kleinen bis moderaten Effekt physischer Aktivität auf die kognitive Leistung von Kindern und Jugendlichen.

Neben der Berechnung des Gesamteffekts wurde auch der Einfluss verschiedener Moderatorvariablen untersucht. Das Forschungsdesign, der Gesundheitszustand der Teilnehmer und Merkmale der physischen Aktivität erwiesen sich dabei als unbedeutend. Egal welches Design, wie gesund die Teilnehmer oder welche Art von physischer Aktivität im Mittelpunkt stand, der Gesamteffekt blieb erhalten. Als statistisch bedeutsame Moderatoren des Effekts physischer Aktivität auf die kognitive Leistung von Kindern und Jugendlichen erwiesen sich hingegen der Publikationsstatus, das Alter der Teilnehmerinnen und Teilnehmer sowie der kognitive Fähigkeitsbereich. Für unpublizierte Studien (Diplom- und Doktorarbeiten) ergaben sich höhere Effektstärken als für publizierte ($g = 0.38$ vs. $g = 0.28$). Differenziert man nach Lebensalter, so zeigt sich, dass Kinder im Vorschulalter (4-7 Jahre) und mittleren Schulalter (11-13 Jahre) signifikant stärker von physischer Aktivität profitieren als Kinder zwischen 8 und 10 Jahren und Jugendliche zwischen 13 und 18 Jahren ($g = 0.40$; $g = 0.48$; $g = 0.21$; $g = 0.24$). Die Autoren nehmen an, dass der Übergang von der Grundschule zu einer weiterführenden Schule, der Beginn der Pubertät und der stärker werdende Einfluss von Peers zu einem erhöhten Ausmaß an Stress und sozialer Angst in der Altersgruppe der 11- bis 13-Jährigen führt. Der förderliche Effekt physischer Aktivität auf die kognitive Leistung könnte in dieser Altersgruppe zumindest teilweise durch eine Reduktion der Ängstlichkeit und/oder Steigerung des Selbstwertes erklärt werden. Dass Kinder im Vorschulalter insbesondere durch Bewegung und aktive Erfahrungen lernen, könnte die höhere Effektstärke in dieser Altersgruppe erklären. Bewegung und physische Aktivität haben in diesem Lebensabschnitt einen starken Einfluss auf die kognitive Entwicklung. Um den Einfluss des kognitiven Fähigkeitsbereichs auf die Höhe der Effekte zu untersuchen, wurden die kognitiven Aufgaben in acht Kategorien eingeordnet. Es zeigte sich für alle Kategorien, mit Ausnahme der Gedächtnisleistung, ein signifikant positiver Einfluss der physischen Aktivität. Die stärksten Effekte ergaben sich dabei für Wahrnehmungstests ($g = 0.49$), gefolgt von Schuleignungstests ($g = 0.39$), Intelligenzquotient ($g = 0.34$) und die akademische Leistung ($g = 0.30$). Kleine Effekte traten bei mathematischen und verbalen Fähigkeiten ($g = 0.20$ und $g = 0.17$) auf.

Die bisherigen Ergebnisse zur Förderung kognitiver Leistungsfähigkeit durch physische Aktivität werfen die Frage nach möglichen neuronalen Ursachen auf. Besonders interessant sind dazu Studien, die neben der Abbildung der Effekte auf Verhaltensebene zusätzlich strukturelle und funktionale Veränderungen im Gehirn von Kindern und Jugendlichen untersucht haben. Diese Studien werden im Folgenden berichtet.

Der Lernerfolg von Kindern und Jugendlichen hängt in besonderem Maße von Fähigkeiten ab, denen sogenannte exekutive Funktionen zugrunde liegen (Kubesch & Walk, 2009). Zu den wichtigsten exekutive Funktionen gehören das Arbeitsgedächtnis, die Inhibitionsfähigkeit und die kognitive Flexibilität. In einer Studie von Stroth, Kubesch, Dieterle, Ruchsow, Heim und Kiefer (2009) wurde der Einfluss der (aeroben) Fitness auf die exekutive Aufmerksamkeit (Eriksen-Flanker-Aufgabe) untersucht. Parallel dazu erfolgte die Ableitung ereigniskorrelierter Potentiale (EKPs). Siebtklässler mit hoher körperlicher Fitness wiesen eine signifikant höhere CNV-Amplitude und eine signifikant reduzierte N2-Amplitude im Vergleich zu Siebtklässlern mit geringer körperlicher Fitness auf. Eine höhere CNV-Amplitude spricht für erhöhte vorbereitende Aufmerksamkeitsprozesse, während eine reduzierte N2-Amplitude für eine effizientere kognitive Kontrolle spricht. Die Ergebnisse deuten demzufolge darauf hin, dass die körperliche Fitness einen bedeutsamen Einfluss auf exekutive Funktionen von Jugendlichen hat. In mehreren EEG-Studien mit vergleichbarem Design konnten auch Hillmann und Kollegen zeigen, dass eine gesteigerte körperliche Fitness die exekutiven Funktionen von Kindern und Jugendlichen fördert (z.B. Hillman, Castelli & Buck, 2005; Hillman, Kramer, Belopolsky & Smith, 2006). Daneben wurde durch bildgebende Verfahren (MRT) nachgewiesen, dass Kinder mit einer hohen aeroben Fitness auch über eine bessere Gedächtnisleistung und ein höheres bilaterales Volumen des Hippocampus verfügen (Chaddock et al., 2010). Der

Hippocampus stellt eine zentrale Struktur des limbischen Systems dar. Er ist eng mit Lern- und Gedächtnisprozessen verknüpft. Das hippocampale Volumen erweist sich dabei als eine Mediatorvariable für den Zusammenhang zwischen körperlicher Fitness und der Gedächtnisleistung der Kinder (Chaddock et al., 2010).

Zusammenfassend zeigt sich ein kleiner bis moderater positiver Effekt physischer Aktivität auf die kognitive Leistung von Kindern und Jugendlichen (Sibley & Etnier, 2003). Die Ergebnisse zum kognitiven Fähigkeitsbereich sind ermutigend. Sie deuten darauf hin, dass die akademische Leistung und Intelligenz von Kindern und Jugendlichen (Sibley & Etnier, 2003) sowie exekutive Funktionen (Kubesch & Walk, 2009) durch physische Aktivität verbessert werden können. Da jedoch der Mehrheit der Studien ein nicht-experimentelles Design zugrunde lag, sollten diese Schlussfolgerungen als vorläufig betrachtet werden. Mehr Studien mit hoher methodischer Qualität sind notwendig, um die berichteten Ergebnisse weiter zu untermauern.

2 Effekte physischer Aktivität auf kognitive Leistungen von der Kindheit bis ins Alter

Hat physische Aktivität nicht nur im Kindes- und Jugendalter, sondern auch im jungen und mittleren Erwachsenenalter einen förderlichen Einfluss auf die kognitive Funktionsfähigkeit? Lassen sich Belege für die kardiovaskuläre Fitnesshypothese finden? Können höhere kognitive Funktionen stärker gefördert werden als elementare? Diese Fragestellungen untersuchten Etnier und Kollegen bereits in den 1990er Jahren, indem sie eine große Anzahl von experimentellen, quasiexperimentellen, querschnittlichen Studien in einer Metaanalyse zusammenfassten (Etnier et al., 1997). In Studien mit querschnittlichem Design wurde die kognitive Leistung von körperlich fitten Personen mit körperlich weniger fitten Personen verglichen, während in Studien mit korrelativem Design die kognitive Leistung und die körperliche Fitness linear korreliert wurden. Das Alter der Probanden lag zwischen 6 und 90 Jahren. In die Metaanalyse wurden verschiedene physische Aktivitäten (Kraft, Ausdauer, Bewegungsspiele) und insgesamt 106 verschiedene kognitive Tests einbezogen, die in 13 Kategorien zusammengefasst wurden (Gedächtnis, mathematische und verbale Fähigkeiten, logisches Schlussfolgern, Kreativität, akademische Leistung, mentales Alter, Intelligenzquotient, Doppelaufgaben-Paradigma, Reaktionszeit, psychomotorische Fähigkeiten, Wahrnehmung, sonstige). Auf der Basis von 134 Studien und 1 260 Effektstärken ergab sich eine signifikante, kleine Gesamteffektstärke von $g = 0.25$. Für einmalige (akute) physische Interventionen ergab sich ein kleiner ($g = 0.16$), für regelmäßige (chronische) physische Interventionen ein kleiner bis moderater Effekt ($g = 0.33$). Für querschnittliche und für korrelative Studien konnte insgesamt eine etwas höhere Effektstärke von $g = 0.53$ nachgewiesen werden. Die kognitive Testkategorie erwies sich bei Interventionsstudien mit einmaliger physischer Aktivität und bei querschnittlichen/korrelativen Studien als relevante Moderatorvariable für die Effektstärke. Die höchsten Effekte nach *einmaliger Intervention* zeigten sich für psychomotorische Fähigkeiten ($g = 1.47$), gefolgt von der akademischen Leistung ($g = 1.23$). Kleine bis moderate Effekte wurden für mathematische Fähigkeiten ($g = 0.21$) und für die Wahrnehmungsfähigkeit ermittelt ($g = 0.29$). Die höchsten Effekte bei *querschnittlichen Studien* ergaben sich für Tests zum logischen Schlussfolgern ($g = 0.83$) sowie Reaktionszeittests ($g = 0.74$). Kleine bis moderate Effekte konnten für Gedächtnistests ($g = 0.45$) und die akademische Leistung ($g = 0.27$) nachgewiesen werden. Bei Interventionen mit *regelmäßiger physischer Aktivität (chronic exercise)* erwies sich die kognitive Testkategorie nicht als bedeutsamer Moderator. Dies spricht dafür, dass das physische Training einen etwa gleich starken positiven Einfluss auf eine große Bandbreite kognitiver Fähigkeiten hat. Interessanterweise zeigte sich zudem weder ein Einfluss der Dauer des Trainingseinheit, noch der Anzahl der Trainingseinheiten pro Woche, noch der Anzahl der Trainingswochen auf die Stärke der Effekte. Weiterhin spielte es keine Rolle, ob durch das physische Training ein physischer Trainingseffekt nachgewiesen werden konnte oder nicht. Diese Ergebnisse legen die Schlussfolgerung nahe, dass der Zusammenhang zwischen physischer Aktivität und kognitiver Leistung unabhängig von wichtigen Belastungsparametern physischer Aktivität ist.

Eine weitere Metaanalyse von Etnier et al. (2006) konnte die positiven Befunde der Arbeit von 1997 bestätigen. Das übergeordnete Ziel der Studie war es, den Zusammenhang zwischen aerober Fitness und kognitiver Leistung zu untersuchen. Eingeschlossen wurden querschnittliche, korrelative und experimentelle Studien, die aerobe Fitness und kognitive Leistung erfassten. Das durchschnittliche Alter der Stichproben lag zwischen 11 und 73 Jahren. Für jede der 37 Studien wurde zunächst die Effektstärke für die kognitive Leistung und die kardiovaskuläre Fitness berechnet. Anschließend erfolgte eine Metaregression mit dem Ziel, durch die absolute Höhe bzw. den Zuwachs der aeroben Fitness die absolute Höhe bzw. den Zuwachs der kognitiven Leistung vorherzusagen. Als Moderatorvariablen wurden unter anderem das Forschungsdesign und die kognitive Testkategorie berücksichtigt (fluide Intelligenz, kristalline Intelligenz, Gedächtnis und Lernen, visuelle Wahrnehmung, auditive Wahrnehmung, Abruffähigkeiten, kognitive Schnelligkeit, Informationsverarbeitungsgeschwindigkeit). Um den Einfluss der Moderatoren zu testen, wurde neben der aeroben Fitness die Interaktion „aerobe Fitness mal Moderatorvariable" als unabhängige Variable in die Regressionsgleichung zur Vorhersage der Höhe oder des Zuwachses der kognitiven Leistung aufgenommen.

Erneut wurde eine signifikante Gesamteffektstärke von $g = 0.34$ errechnet. Die weiteren Ergebnisse dieser Metaanalyse sind in Tabelle 1 dargestellt. Für querschnittliche Studien ergaben sich kleine bis moderate Effekte aerober physischer Aktivität auf die kognitive Leistung ($g = 0.40$) und moderate Effekte aerober physischer Aktivität auf die aerobe Fitness ($g = 0.55$ bzw. 0.57). Es trat kein signifikanter Zusammenhang zwischen der Höhe der aeroben Fitness und der Höhe der kognitiven Leistung auf. In experimentellen Studien ergab sich lediglich ein kleiner positiver

Effekt des physischen Trainings auf die kognitive Leistung, hingegen ein moderater Effekt auf die aerobe Fitness. Es konnte erneut kein signifikanter Zusammenhang zwischen der Höhe der aeroben Fitness nach dem physischen Training und der Höhe der kognitiven Leistung festgestellt werden. Weiterhin zeigte sich ein signifikanter, aber negativer Zusammenhang zwischen dem Zuwachs der aeroben Fitness durch ein physisches Training und dem Zuwachs der kognitiven Leistung. Je höher die Steigerung der aeroben Fitness, desto geringer ist demnach die Verbesserung der kognitiven Leistung. Für korrelative Studien ergab sich ein signifikanter, moderater Zusammenhang zwischen aerober Fitness und kognitiver Leistung. Eine hohe Fitness geht in diesem Fall mit einer hohen kognitiven Leistung einher. Aufgrund des korrelativen Designs sollte dieses Ergebnis jedoch nicht kausal interpretiert werden.

Tabelle 1. *Effekte des aeroben physischen Trainings auf die kognitive Leistung und die kardiovaskuläre Fitness über die Lebensspanne* (Etnier et al., 2006)

	Forschungsdesign			
	querschnitt-lich[a]	experimentell		korrelativ[b]
		Vergleich EG und KG zum Posttest	Veränderung der EG von Prä- zu Posttest	
Effektstärke				
Anzahl der Effekte	27	78	106	37
Stichprobengröße	214	934	649	nicht berichtet
Kognitive Leistungen	$g = 0.40$	$g = 0.27$	$g = 0.25$	$r = 0.29*$
Aerobe Fitness	$g = 3.28$	$g = 0.57$	$g = 0.55$	
Zusammenhang zwischen aerober Fitness und kognitiver Leistung	nein	nein	ja Fitnesszuwachs korreliert negativ mit kognitiven Leistungszuwachs	ja Fitness korreliert positiv mit kognitiver Leistung

Anmerkungen: EG = Experimentalgruppe (physisches Training); KG = Kontrollgruppe; g = Hedges' g; r = Korrelationskoeffizient. [a] Vergleich der kognitiven Leistung von körperlich fitten und weniger fitten Personen. [b] Korrelation zwischen kognitiver Leistung und aerober Fitness. * Effektstärke ist signifikant verschieden von null.

Zusammenfassend sprechen beide Metaanalysen (Etnier et al., 1997, 2006) dafür, dass physische Aktivität über die gesamte Lebensspanne hinweg einen förderlichen Einfluss auf kognitive Funktionen hat. Die Effektstärken sind klein bis moderat. Studien mit experimentellen Designs weisen etwas geringere Effektstärken auf als querschnittliche oder korrelative Studien. Das heißt aber auch, dass die Verbesserung der kognitiven Leistung ursächlich auf das physische Training zurückgeführt und nicht durch andere Faktoren erklärt werden kann. Die kognitive Aufgabe erwies sich nur in einer Studie (Etnier et al., 1997) als relevanter Moderator. Eine Erklärung für diesen Befund könnten methodische Unterschiede sein. Während in der Analyse von Etnier et al. (1997) Haupteffekte untersucht wurden, standen in der Studie von Etnier et al. (2006) Interaktionseffekte im Vordergrund. Eine weitere Ursache könnte die Verwendung unterschiedlicher kognitiver Tests und/oder die Untersuchung unterschiedlicher kognitiver Fähigkeiten sein, die einen Vergleich der Ergebnisse erschweren.

Ob höhere kognitive Fähigkeiten mit einer exekutiven Komponente stärker gefördert werden können als andere kognitive Fähigkeiten, ist aufgrund der aktuellen Befundlage kaum eindeutig zu beantworten. In Interventionsstudien mit einmaliger physischer Aktivität finden sich die höchsten Effekte für psychomotorische Fähigkeiten und die Intelligenz (Etnier et al., 1997). In Querschnittstudien ergeben sich hohe Effekte sowohl für höhere kognitive Fähigkeiten (logisches Schlussfolgern, Intelligenz) als auch für eher elementare Prozesse (Reaktionszeittests). Ein interessantes Ergebnis beider Metaanalysen von Etnier et al. ist, dass die aerobe Fitness und wichtige Merkmale physischer Trainingsprogramme keinen Einfluss auf die kognitive Leistung zu haben scheinen. Dies deutet darauf hin, dass andere Faktoren als die körperliche Fitness, wie beispielsweise psychologische Mechanismen, den Zusammenhang zwischen physischer Aktivität und kognitiver Leistung erklären könnten. Hierzu könnten die Erhöhung der Selbstwirksamkeitserwartung, die Reduktion von chronischem Stress und negativen affektiven Zuständen (Depressivität, Ängstlichkeit), aber auch die Förderung sozialer Interaktionen gehören (Etnier, 2008; Spirduso, Poon & Chodzko-Zajko, 2008).

3 Effekte physischer Aktivität auf die kognitive Leistungsfähigkeit im Alter

Der Verlauf kognitiver Fähigkeiten über die Lebensspanne ist in Abbildung 1 schematisch dargestellt. Durch eine große Brandbreite an empirischen Studien konnte nachgewiesen werden, dass einige kognitive Fähigkeiten bis ins hohe Alter erhalten bleiben, während andere kognitive Fähigkeiten bereits ab dem frühen Erwachsenenalter abbauen (z.B. Baltes, Staudinger & Lindenberger, 1999). Die erstgenannten Fähigkeiten werden häufig als kristalline Intelligenz oder kristalline Pragmatik bezeichnet. Sie beinhalten deklaratives und prozedurales Wissen, Expertenwissen und Handlungswissen. Im Gegensatz dazu beinhaltet die fluide Intelligenz bzw. fluide Mechanik grundlegende Informationsverarbeitungsprozesse wie basale Gedächtnis- und Induktionsoperationen sowie die Schnelligkeit und Genauigkeit der Informationsverarbeitung. Der Abbau fluider kognitiven Fähigkeiten wurde nicht nur als Risikofaktor für ein nachlassendes subjektives Wohlbefinden im Alter, sondern insbesondere für die Entwicklung von Demenzerkrankungen und langfristig für den Verlust der selbstständigen Lebensführung identifiziert. Neben diesen individuellen Folgen treten aufgrund des exponentiellen Anstiegs des Anteils Hochbetagter in der Bevölkerung, verbunden mit der entsprechenden Zunahme von Demenzerkrankungen im hohen Alter, auch gesellschaftliche Folgen auf. Hierzu gehören hohe Ausgaben für Gesundheits- und Pflegeleistungen sowie ein enormer Bedarf an Pflegepersonal. Der Abbau kognitiver Fähigkeiten und die damit verbundene Entwicklung neurokognitiver Erkrankungen kann somit als stärkste Bedrohung für ein erfolgreiches Altern angesehen werden (Park & Reuter-Lorenz, 2009).

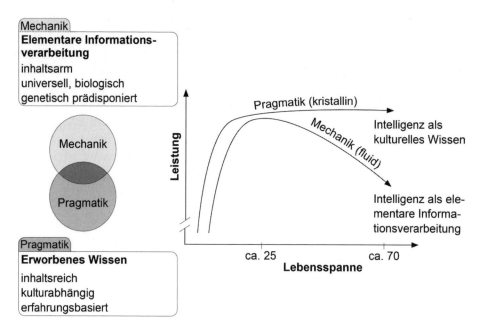

Abbildung 1. *Theorie der fluiden Mechanik und kristallinen Pragmatik* (adaptierte und ins Deutsche übersetzte Grafik aus Baltes, Staudinger & Lindenberger, 1999, S. 487)

Kann der altersbegleitende Abbau der kognitiven Leistungsfähigkeit durch physische Aktivität abgemildert und das Risiko einer Demenzerkrankung reduziert werden? Stellt ein physisches Training eine wirkungsvolle Interventionsmaßnahme dar, um alterssensitive, fluide kognitive Fähigkeiten bei gesunden älteren Menschen zu fördern und ist es auch dann noch hilfreich, wenn bereits pathologische Entwicklungen (leichte kognitive Beeinträchtigungen und Demenzerkrankungen) eingesetzt haben?

Können bestimmte kognitive Fähigkeiten stärker gefördert werden als andere und gibt es Hinweise darauf, wie ein effektives physisches Training gestaltet werden sollte?

Neben prospektiven Studien mit dem Nachweis eines präventiven Effekts physischer Aktivität existiert eine Vielzahl von Studien, die sich mit der Forschungsfrage beschäftigten, ob ein physisches Training auch im Alter noch eingesetzt werden kann, um die kognitive Leistung zu fördern. Im Folgenden werde die Ergebnisse von drei Metaanalysen vorgestellt, die den Einfluss physischer Aktivität auf die kognitive Leistung von älteren, gesunden Menschen (Angevaren et al., 2008; Colcombe & Kramer, 2003) und älteren Menschen mit kognitiven Beeinträchtigungen und Demenzerkrankungen (Heyn et al., 2004) untersuchten.

In die Metaanalyse von Colcombe und Kramer (Tabelle 2) wurden 18 randomisierte kontrollierte Studien integriert, in denen die Wirkungen von aeroben Ausdauerinterventionen oder kombinierten aeroben Ausdauer- und Kraftinterventionen auf die kognitive Leistung untersucht wurden. Die klinischen Stichproben bestanden aus Probanden mit psychischen bzw. physischen Erkrankungen. Die Untersuchungsteilnehmer waren im Durchschnitt 55 Jahre alt. Es wurden sowohl Stichprobenmerkmale (Alter, Geschlecht), Trainingsmerkmale (Art, Programmdauer, Länge der Trainingseinheit) als auch die kognitive Testkategorie als Moderatoren untersucht. Die kognitiven Tests wurden in vier Kategorien eingeteilt. In die Kategorie *Verarbeitungsgeschwindigkeit* wurden elementare kognitive Aufgaben eingeordnet, die ein niedriges Ausmaß zentralnervöser Funktionen benötigen und nicht durch subjektive Strategien oder höhere kognitive Funktionen beeinflusst werden können. Beispiele sind einfache Reaktionszeittests und Fingertippaufgaben. In die Kategorie *räumlich-visuelle Prozesse* wurden Aufgaben eingeordnet, die eine Transformation oder Erinnerung an visuelle oder räumliche Informationen verlangen. Ein Beispiel ist die Benton Visual Retention Aufgabe, die die Reproduktion einer einfachen Linienzeichnung aus dem Gedächtnis erfordert. In die Kategorie der *kontrollierten Prozesse* wurden kognitive Testaufgaben eingeordnet, die mindestens zu Bearbeitungsbeginn ein gewisses Ausmaß an kognitiver Kontrolle erfordern. Hierzu gehören beispielsweise Wahlreaktionszeitaufgaben. Es wird angenommen, dass sich physisches Training eher auf kontrollierte im Vergleich zu automatisierbaren Verarbeitungsprozessen auswirkt. In die Kategorie der *exekutiven-kontrollierten Prozesse* wurden kognitive Aufgaben eingeordnet, die ein hohes Maß an exekutiven Kontrollprozessen erfordern. Dazu gehören Aufgaben, die die zeitliche Koordination, Inhibition oder Planung von kognitiven Prozessen erfordern und hohe Anforderungen an das Arbeitsgedächtnis stellen. Im Unterschied zur kontrollierten Verarbeitung können Aufgaben, die eine exekutive-kontrollierte Verarbeitung erfordern, auch mit zunehmender Übung nicht automatisiert werden. Sie benötigen eine fortwährende Kontrolle durch eine zentrale Exekutive. Ein Beispiel ist die Eriksen-Flanker-Aufgabe. Bei dieser Aufgabe soll die Richtung eines zentralen Reizes (< oder >) identifiziert werden, wobei dieser Reiz von weiteren Reizen umgeben ist, die entweder in die gleiche (<<<<<) oder in eine andere Richtung zeigen (>><<>>). Aufgaben dieser Kategorie erfordern somit die Reaktion auf einen zentralen Hinweisreiz bei gleichzeitiger Unterdrückung einer Reihe von irrelevanten oder störenden Reizen.

Tabelle 2. *Effekte physischer Aktivität auf kognitive Leistungen im Alter* (Colcombe & Kramer, 2003)

	Effektstärke (g)	Anzahl der Effekte
Gesamteffekte		
Physische Intervention	0.48	101
Physisch inaktive Kontrollgruppe	0.16	96
Moderator kognitive Testkategorie		
Verarbeitungsgeschwindigkeit	0.27	32
Räumlich-visuelle Prozesse	0.43	23
Kontrollierte Prozesse	0.46	74
Exekutive-kontrollierte Prozesse	0.68	37
Moderator Stichprobenmerkmale		
Geschlecht		
> 50% Frauen	0.60^2	67
≥ 50% Männer	0.15	27
Alter		
55-65 Jahre	0.30	31
66-70 Jahre	$0.69^{1,3}$	37
71-80 Jahre	0.55	33
Moderator Trainingsmerkmale		
Art		
Ausdauer	0.41	52
Ausdauer + Kraft	0.59^1	49
Programmdauer		
Kurz (1-3 Monate)	0.52^2	38
Mittle (4-6 Monate)	0.27	36
Lang (> 6 Monate)	$0.67^{1,2}$	27
Dauer Trainingseinheit		
Kurz (15-30 Minuten)	0.18	11
Mittel (31-45 Minuten)	$0.61^{1,3}$	24
Lang (46-60 Minuten)	0.47^1	53

Anmerkungen: g = Hedges' g; Angegeben sind Effektstärken für die Veränderung von Prätest zu Posttest. Alle Effektstärken sind signifikant verschieden von null. Die hochgestellten Zahlen bedeuten, dass die Effektstärke in dieser Kategorie signifikant größer ist als die 1., 2., 3. etc. Kategorie.

Wie in Tabelle 2 zu sehen ist, tragen physische Interventionen zu einer Verbesserung der kognitiven Leistung im Alter bei. Die Effektstärke ist im Durchschnitt moderat. Die kognitive Leistung verbesserte sich in der physisch-inaktiven Kontrollgruppe allerdings ebenfalls signifikant. Die Effekte sind jedoch nur gering und vermutlich zumindest teilweise auf Testübungseffekte zurückführbar. Sowohl die kognitive Testkategorie als auch Stichproben- und Trainingsmerkmale erwiesen sich als wichtige Moderatoren. Für alle vier der untersuchten kognitiven Fähigkeitsbereiche konnte ein signifikant positiver Effekt physischer Interventionen nachgewiesen werden. Dies bedeutet, dass eine sehr große Bandbreite kognitiver Fähigkeiten gefördert werden kann. Für Tests, die exekutive Kontrollprozesse erfordern, ergaben sich die höchsten Effekte, gefolgt von kontrollierten und von visuell-räumlichen Prozessen. Die geringsten Effekte ergaben sich für Geschwindigkeitsaufgaben. Für 66- bis 70-Jährige konnten signifikant höhere Effekte als für jüngere oder ältere Altersstichproben nachgewiesen werden. Bestand die Interventionsgruppe mehrheitlich aus Frauen, ergaben sich höhere Effekte im Vergleich zu Männern. Hinsichtlich der Gestaltung effektiver physischer Interventionsprogramme legen die Ergebnisse der Metaanalyse die Verwendung eines kombinierten Kraft- und Ausdauertrainings nahe, welches im Idealfall länger als ein halbes Jahr durchgeführt wird und pro Einheit zwischen 31-45 Minuten dauert. Eine kürzere Programmdauer von bis zu 3 Monaten und längere Trainingseinheiten über 45 Minuten erwiesen sich ebenfalls als effektiv. Das Ausmaß des Zuwachses der kardiovaskulären Fitness stellte sich nicht als relevanter Einflussfaktor heraus.

In die Metaanalyse von Angevaren et al. (2008) wurden elf randomisierte kontrollierte Studien integriert, in denen ausschließlich die Wirkung von *aeroben* Ausdauerinterventionen bei gesunden Probanden untersucht wurde. Neben der Analyse der Effektstärken wurde in dieser Metaanalyse untersucht, ob eine Steigerung der kardiovaskulären Fitness durch aerobe Ausdauerinterventionen mit einer Steigerung der kognitiven Leistung einhergeht. Die Effekte von aeroben Ausdauerinterventionen wurden im Gegensatz zu der Studie von Colcombe und Kramer (2003) sowohl mit physisch-inaktiven als auch mit physisch-aktiven Kontrollgruppen verglichen. Die Probanden waren über 55 Jahre alt. Trainingsmerkmale (Ausdauer- vs. Krafttraining) und die kognitive Testkategorie wurden als Moderatoren untersucht. Die kognitiven Tests wurden in elf Kategorien eingeordnet, die in Tabelle 3 – zusammen mit Beispielen – zu sehen sind.

Bei acht von elf Studien konnte nach einem aeroben physischen Training eine Verbesserung der kognitiven Leistung und gleichzeitig eine Verbesserung der kardiovaskulären Fitness um durchschnittlich 14% nachgewiesen werden. Diese Ergebnisse sprechen demnach, wie schon die Metaanalyse von Colcombe und Kramer (2003), für einen fördernden Effekt aerober physischer Aktivität auf die kognitive Leistung älterer Menschen. Es wurde jedoch erstens keine generelle Förderung kognitiver Fähigkeiten und zweitens nur eine selektive Förderung von kognitiven Fähigkeiten nachgewiesen, und zwar von solchen, die nicht zu den exekutiven Funktionen

Tabelle 3. *Überblick über Effekte aerober Ausdauerinterventionen auf verschiedene kognitive Fähigkeiten in der Metaanalyse von Angevaren et al. (2008)*

Kognitive Testkategorie	Aufgabenbeispiele	Ausdauerintervention gegen jede andere Intervention d	Ausdauerintervention gegen inaktive Kontrollgruppe d
Kognitive Geschwindigkeit	Einfache Reaktionszeit, Wahlreaktionszeit	0.24* (6)	0.10 (8)
Wahrnehmung	Gesichtererkennung	-0.10 (3)	0.10 (4)
Unmittelbares verbales Gedächtnis	16 Worte unmittelbar wiedergeben	0.17 (4)	0.06 (6)
Unmittelbares visuelles Gedächtnis	Wechsler Gedächtnistest: Test zur visuellen Reproduktion	0.04 (2)	-0.15 (3)
Verzögertes Gedächtnis	16 Worte nach zeitlicher Verzögerung wiedergeben	0.50 (1)	-0.55 (2)
Arbeitsgedächtnis	Zahlenspanne rückwärts	0.36 (3)	0.49 (2)
Exekutive Funktionen	Zahlenverbindungstest Teil B, Reasoning, Wortflüssigkeit	0.16 (7)	0.23 (6)
Kognitive Inhibition	Stroop Farbworttest	-0.02 (3)	2.47 (2)
Visuelle Aufmerksamkeit	Buchstabensuche, visuelle Suche	0.26* (5)	0.09 (5)
Auditive Aufmerksamkeit	Zahlenspanne vorwärts	0.05 (1)	0.52* (5)
Motorische Funktionen	Fingertippaufgaben	0.52 (5)	1.17* (3)

Anmerkungen: Werte in Klammern geben die Anzahl der Studien an. *Effektstärke ist signifikant verschieden von null.

gehören. Bei dem Vergleich der aeroben physischen Intervention mit einer inaktiven Kontrollgruppe ergaben sich nur bei zwei von elf kognitiven Fähigkeitsbereichen signifikante Effektstärken, nämlich für die auditive Aufmerksamkeit ($d = 0.52$) und für motorische Funktionen ($d = 1.17$). Im Vergleich zu anderen Interventionen (Kraft- und Gleichgewichtstrainingsprogramme, soziale und mentale Interventionen) erwies sich die Ausdauersport-Intervention ebenfalls bei zwei von elf kognitiven Fähigkeitsbereichen als effektiver. Für die kognitive Geschwindigkeit und visuelle Aufmerksamkeit ergaben sich kleine, aber signifikante Effekte von $d = 0.24$ bzw. $d =$

0.26. Bei einem direkten Vergleich der Wirksamkeit von Ausdauer- und Kraftinterventionen wurden keine signifikanten Unterschiede gefunden. Dieser Befund sollte jedoch als vorläufig angesehen werden, da er auf nur einer Studie beruht.

Insgesamt sprechen beide Metaanalysen dafür, dass alterssensitive, fluide kognitive Fähigkeiten durch ein physisches Training verbessert werden können. Auf Basis der Metaanalyse von Colcombe und Kramer (2003) kann geschlussfolgert werden, dass die kognitive Leistung im Allgemeinen und exekutive Kontrollprozesse im Besonderen gefördert werden können. Demgegenüber legen die Ergebnisse der neueren Metaanalyse von Angevaren et al. (2008) nahe, dass nicht exekutive Funktionen, sondern motorische Funktionen, Aufmerksamkeitsprozesse und das kognitive Tempo durch physische Interventionen gefördert werden können. Wie sind die unterschiedlichen Ergebnisse beider Metaanalysen zu erklären? Neben Unterschieden im methodischen Vorgehen könnten die unterschiedlichen Kategoriensysteme und das unterschiedliche Verständnis exekutiver Funktionen eine wichtige Rolle spielen. Erstens basieren die Ergebnisse beider Metaanalysen auf unterschiedlichen Primärstudien. Insgesamt wurden nur vier Studien übereinstimmend in beiden Metaanalysen verwendet. Zweitens unterscheidet sich sowohl die Anzahl der Kategorien kognitiver Leistung als auch die Zuordnung der Tests. Beispielsweise werden Wahlreaktionszeitaufgaben bei Angevaren et al. (2008) in die *Geschwindigkeitskategorie* eingeordnet und Fingertippaufgaben in die Kategorie *motorische Funktionen*. Während exekutive Funktionen in der Metaanalyse von Colcombe und Kramer (2003) vor allem im Sinne einer exekutiven Kontrolle der Aufmerksamkeit (Selektion von relevanten und Inhibition irrelevanter Reize) konzeptionalisiert und erfasst werden, steht in der Metaanalyse von Angevaren et al. (2008) eher ein neuropsychologisches Verständnis exekutiver Funktionen im Vordergrund. Die kategorisierten Tests stellen häufig angewandte neuropsychologische Tests dar, die mit der Funktionalität des Frontallappens in Verbindung stehen (vgl. Etnier & Chang, 2009).

Heyn et al. (2004) untersuchten die Wirkung physischer Interventionen auf die kognitive Leistung von älteren Menschen mit kognitiven Beeinträchtigungen und Demenz. Die Stichprobe bestand aus $N = 2\,020$ Personen über 65 Jahre mit durchschnittlich moderatem Ausmaß an kognitiven Beeinträchtigungen. Es wurden insgesamt 30 randomisierte kontrollierte Studien in die Analyse einbezogen. Auf der Basis von zwölf Effekten ließ sich ein signifikant positiver Effekt des physischen Trainings auf die kognitive Leistung nachweisen. Die Trainingsdauer betrug durchschnittlich 23 Wochen, bei 3-4 Trainingseinheiten pro Woche und einer Länge von jeweils 45 Minuten. Die Effektstärke (Hedges' g) beträgt 0.57. Daneben fand sich empirische Evidenz dafür, dass physisches Training im Alter auch bei Personen mit kognitiven Beeinträchtigungen zu einer deutlichen Verbesserung der kardiovaskulären Fitness ($g = 0.62$), Kraft ($g = 0.75$) und Beweglichkeit ($g = 0.91$) beiträgt. Allerdings wurden die größten Effekte bei Personen mit den stärksten kognitiven Beeinträchtigungen nachgewiesen. Unterschiede in den Trainingsmerkmalen hatten hingegen keinen Einfluss auf die Effektstärke. In einer aktuellen randomisierten kontrollierten Studie untersuchten Schwenk, Zieschang, Oster und Hauer (2010) die Wirkung eines motorisch-kognitiven Trainings auf aufmerksamkeitsabhängige Leistungen bei älteren Menschen mit leichten bis moderaten Formen von Demenz. Eine reduzierte Aufmerksamkeitsleistung in sogenannten dual-task-Aufgaben (Zweifachaufgaben: das simultane Bearbeiten von zwei Aufgaben) gilt als früher Indikator für eine Demenz und geht mit motorischen Beeinträchtigungen und einem erhöhten Sturzrisiko einher (Schwenk et al., 2010). Die Interventionsgruppe erhielt neben einem Kraft- und Gleichgewichtstraining ein spezifisches dual-task-Training (simultanes Trainieren von zwei Aufgaben). Das motorische dual-task-Training bestand beispielsweise darin zu gehen und sich dabei gegenseitig einen Luftballon zuzuspielen oder zu gehen und einen Ball zu prellen. Das motorisch-kognitive dual-task-Training bestand darin zu gehen, während man gleichzeitig Rechenaufgaben im Kopf löst. Die kognitive Zusatzbelastung wurde dabei über das 16-wöchige Training hinweg gesteigert. Zu Beginn musste die Interventionsgruppe in zweier Schritten vorwärts zählen und zum Ende musste sie in dreier Schritten rückwärts zählen. Die Placebo-Kontrollgruppe erhielt ein niedrig intensives Training in Form einer Hockergymnastik. Neben der Verbesserung des motorischen Status erwies sich das Training als effektive Maßnahme zur Förderung der Aufmerksamkeitsleitung bei dual-task-Aufgaben. Interessanterweise ergaben sich ausschließlich statistisch bedeutsame Unterschiede zwischen Interventions- und Kontrollgruppe bei den kognitiv herausfordernden Zusatzaufgaben, nicht aber bei den leichten. Die Aufmerksamkeitsleistung von älteren Personen mit Demenz konnte dabei durch das motorisch-kognitive Training so stark verbessert werden, dass sie mit der Leistung von gesunden älteren Personen vergleichbar war. Die Ergebnisse dieser Studie deuten demnach darauf hin, dass Demenzpatienten durch dieses spezielle dual-task-Training ihre Aufmerksamkeitsleistung bis zum Niveau kognitiv gesunder älterer Menschen verbessern können.

Neben der Erforschung des Effekts physischer Aktivität auf der Ebene des Verhaltens liegen erste Humanstudien vor, die sich mit strukturellen und funktionalen Veränderungen im Gehirn infolge physischer Aktivität beschäftigen. Beispielsweise untersuchten Colcombe et al. (2003) an einer Stichprobe von 55-79 Jahre alten Probanden in einer Querschnittstudie den Zusammenhang zwischen der Höhe der kardiovaskulären Fitness und der Dichte der weißen und grauen Substanz. Durch bildgebende Verfahren (MRT) konnte nachgewiesen werden, dass Personen mit hoher kardiovaskulärer Fitness im Vergleich zu Personen mit geringer kardiovaskulärer Fitness eine geringere Abnahme der grauen Substanz im Frontal-, Temporal- und Parietallappen sowie eine geringere Abnahme der weißen Substanz in anterioren und posterioren Arealen aufwiesen. In einer weiteren Studie (Colcombe et al., 2004) wurde die kardiovaskuläre Fitness, die Leistung in der Eriksen-Flanker-Aufgabe und der regionale zerebrale Blutfluss mittels fMRT untersucht. Ältere Personen mit hoher aerober Fitness und ältere Personen, die ein 6-monatiges aerobes Ausdauertraining absolvierten, zeigten eine signifikant bessere Leistung in der Eriksen-Flanker-Aufgabe und eine signifikant höhere Aktivierung in Cortexarealen, die an der exekutiven Aufmerksamkeitskontrolle (präfrontaler und parietaler Cortex) beteiligt sind, als Personen mit niedriger Fitness oder Personen, die an einem Dehnungsprogramm teilgenommen hatten (Kontrollgruppe). Zudem war eine signifikant geringere Aktivierung des anterioren cingulären Cortex nachweisbar, eine Struktur, die auf Verhaltenskonflikte hinweist und bei Testaufgaben aktiviert wird, die eine Reaktion auf einen zentralen Reiz bei gleichzeitiger Unterdrückung aufgabenirrelevanter, peripherer Distraktoren erfordert. In einer weiteren randomisierten Studie (Colcombe et al., 2006) wurde nach einem 6-monatigen aeroben Training eine signifikante Erhöhung des Volumens der grauen Substanz in frontalen und temporalen Cortexarealen und eine Erhöhung des Volumens der anterioren weißen Substanz festgestellt. Nach einem 3-monatigen aeroben Training bei elf Probanden im mittleren Alter zeigte sich zudem eine Erhöhung des zerebralen Blutvolumens im Hippocampus (Pereira et al., 2007).

Zusammenfassend kann geschlussfolgert werden, dass physische Interventionen nicht nur bei gesunden älteren Menschen, sondern auch bei älteren Menschen mit kognitiven Beeinträchtigungen bzw. Demenzerkrankungen zu einer Verbesserung der kognitiven Leistung führen. Aufgrund der Zunahme des Anteils älterer Menschen mit kognitiven Beeinträchtigungen oder/und Demenz in der Bevölkerung sind die Ergebnisse dieser Metaanalysen besonders ermutigend. Der Einschluss von ausschließlich randomisierten kontrollierten Studien spricht deutlich für eine *kausale* Beeinflussung der kognitiven Leistung durch physische Aktivität. Darüber hinaus zeigen sich Veränderungen in relevanten Cortexarealen, die für die neurologische Nachhaltigkeit physischen Trainings sprechen.

4 Biologische Wirkmechanismen des kognitionsfördernden Effekts physischer Aktivität

Ein möglicher Erklärungsmechanismus für die positiven Effekte physischer Aktivität auf die kognitive Leistung könnte in der *Intensivierung der globalen und regionalen Gehirndurchblutung* liegen (vgl. Etnier et al., 1997). Bildgebende Verfahren zeigten, dass moderate bis anstrengende physische Aktivität zu einer Erhöhung der zerebralen Durchblutung beiträgt. Die damit einhergehende erhöhte Versorgung des Gehirns mit wichtigen Nährstoffen könnte die verbesserte kognitive Leistungsfähigkeit erklären. Ein weiterer potentieller Mechanismus könnte die *Beeinflussung von zerebralen Neurotransmittern* durch physische Aktivität darstellen (Cotman & Berchtold, 2002; Etnier et al., 1997). Unmittelbar nach einmaliger physischer Aktivität konnte ein Anstieg des Serotonin-, Noradrenalin- und Endorphinlevels im Gehirn nachgewiesen werden. Nach einem regelmäßigen physischen Training erhöhte sich sowohl bei Tieren als auch bei Menschen das Noradrenalinniveau, welches im Zusammenhang mit einer hohen Gedächtnisleistung steht (Etnier et al., 1997.)

Eine weitere Ursache für den kognitionsfördernden Effekt physischer Aktivität könnte darin liegen, dass physische Aktivität zu *dauerhaften strukturellen Verände-*

rungen im Gehirn beiträgt. Dazu zählen die Entstehung neuer synaptischer Verbindungen (Synaptogenese), die Entstehung neuer Nervenzellen (Neurogenese) und die Entstehung neuer Gefäße (Angiogenese) (Cotman & Berchtold, 2002; Etnier et al., 1997). Beispielsweise wurden Ratten zufällig auf folgende vier experimentelle Gruppen aufgeteilt: Lernen neuer motorischer Fähigkeiten (Klettern über Hindernisse), freiwillige Aktivität im Laufrad, erzwungene Aktivität im Laufrad, Kontrollgruppe (Black, Issac, Anderson, Alcantara & Greenough, 1990). Beide Formen von Laufradtraining führten zu einem stärkeren Anstieg der Kapillarendichte im Cerebellum im Vergleich zu den anderen Gruppen. Das Lernen neuer motorischer Fähigkeiten führte hingegen zu einer stärkeren Zunahme der Synapsenanzahl im Cerebellum im Vergleich zu allen anderen Gruppen. Unterschiedliche Formen von physischem Training scheinen somit unterschiedliche Veränderungen im Gehirn hervorzurufen. Van Praag, Kempermann und Gage (1999) teilten ältere Ratten auf folgende fünf Gruppen auf: Kontrollgruppe (normale Umweltbedingungen), angereicherte Umweltbedingungen (enriched environment), freiwillige Bewegung (Laufrad), erzwungene Bewegung (Schwimmen) sowie räumliches Lernen und Erinnern (Morris-Wasserlabyrinth Aufgabe). Nur bei Ratten der Laufradgruppe und der angereicherten Umweltbedingung trat ein Anstieg des Zellwachstums und des Zellüberlebens sowie der Neurogenese im Gyrus dentatus des Hippocampus auf. Der Gyrus dentatus stellt eine Struktur dar, die adulte neuronale Stammzellen enthält. Eine zentrale Rolle bei diesen Prozessen scheint der Nervenwachstumsfaktor BNDF (brain-derived neurotrophic factor) zu spielen (Cotman & Berchtold, 2002). BDNF trägt zu Entstehung, Wachstum und Überleben von Neuronen und Kapillaren im Gehirn bei und fördert somit entscheidend die neuronale Plastizität. Bei Tieren konnte nach aerober Aktivität ein Anstieg des BDNF-Levels im Hippocampus nachgewiesen werden. Weiterhin ließ sich zeigen, dass die BNDF Genregulation und Proteinausschüttung aktivitätsabhängig ist, d.h. je höher das Ausmaß an physischer Aktivität, umso stärker die Aktivierung von BDNF (z.B. Vaynman, Ying & Gomez-Pinilla, 2004).

5 Potentielle Mediatorfaktoren für den Zusammenhang zwischen physischer Aktivität und kognitiver Leistung

In der bisherigen Literatur (vgl. Spirduso et al., 2008) wird auf theoretischer Ebene eine Vielzahl von Faktoren diskutiert, die den Zusammenhang zwischen physischer Aktivität und kognitiver Leistung erklären könnten. In Abbildung 2 sind diese Faktoren zusammenfassend in einem Mediatormodell dargestellt.

Physische Aktivität beeinflusst die kognitive Leistung nach diesem Modell sowohl direkt als auch indirekt über die Veränderung körperlicher Ressourcen, mentaler Ressourcen und den Krankheitsstatus. Aktuelle Forschungsergebnisse sprechen bisher lediglich indirekt für die Relevanz dieser Mediatoren. Dies ist darauf zurückzuführen, dass bisher entweder Belege für den Zusammenhang zwischen physischer Aktivität und Mediatoren oder Belege für den Zusammenhang zwischen Mediatoren und kognitiver Leistung gefunden wurden (vgl. Etnier, 2008). Diese Ergebnisse legen zwar eine Mediatorwirkung nahe, können im engeren Sinne jedoch nicht als Nachweis gewertet werden.

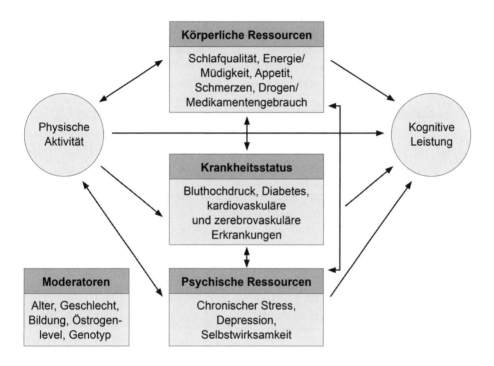

Abbildung 2. *Theoretische Wirkmechanismen für den Zusammenhang zwischen physischer Aktivität und kognitiver Leistung nach Spirduso, Poon und Chodzko-Zajko (2008)*

In einer Querschnittstudie mit $N = 208$ Personen (60-80 Jahre) untersuchten Linde und Pfeffer (in Druck) in einem multiplen Mediatormodell die Bedeutung der kardiovaskulären Fitness, der Kraftleistung sowie der Depressivität als Mediatoren zwischen physischer Aktivität und verschiedenen fluiden kognitiven Fähigkeiten im Alter. Die physische Aktivität und die Depressivität wurden dabei per Selbstbericht erfasst, die körperliche Fitness und kognitive Leistung mit standardisierten Tests. Auf der Basis von Strukturgleichungsmodellen ließ sich nachweisen, dass eine höhere physische Aktivität mit einer höheren Kraftleistung einherging und eine höhere Kraftleistung wiederum eine höhere kognitive Leistung in den drei Bereichen Verarbeitungsgeschwindigkeit, Reasoning/Raumvorstellung und Kurzzeitgedächtnis vorhersagte. Weiterhin korrelierten eine höhere physische Aktivität mit einer höheren kardiovaskulären Fitness und eine höhere kardiovaskuläre Fitness wiederum mit einer höheren kognitiven Leistung in den Bereichen Verarbeitungsgeschwindigkeit und Reasoning/Raumvorstellung. Außerdem sagte ein höheres Ausmaß an physischer Aktivität ein geringeres Depressionsniveau vorher. Zwischen dem Ausmaß der Depressivität und der kognitiven Leistung konnten hingegen keine Zusammenhänge nachgewiesen werden. Die Ergebnisse deuten darauf hin, dass eher physiologische als psychologische Wirkmechanismen den Zusammenhang zwischen physischer Aktivität und kognitiven Fähigkeiten im Alter erklären könnten. Längsschnittstudien und Interventionsstudien sind notwendig, um die Ursache-Wirkungs-Beziehung genauer untersuchen zu können.

6 Zusammenfassung

Welche Schlussfolgerungen können wir aus dem bisherigen Forschungsstand ziehen?

Was wir wissen:
- Insgesamt zeigen sich positive Effekte physischer Aktivität auf die kognitive Leistungsfähigkeit in *allen* Altersbereichen.
- Physische Aktivität verbessert auch dann kognitive Leistungen, wenn schon Abbauprozesse (Alter) und pathologische Veränderungen (Demenz) vorliegen; andersherum gesagt: Körperliche Aktivität kann das Auftreten dementieller Veränderungen hinauszögern.
- Ausdauer- und Kraftsportarten scheinen sich besonders gut zur Förderung der kognitiven Leistungsfähigkeit zu eignen

Was wir (noch) nicht wissen:
- Auf welche kognitiven Fähigkeiten wirkt sich physische Aktivität aus? Dazu liegen inkonsistente Ergebnisse vor. Das kann daran liegen, dass unterschiedliche Studien uneinheitliche Kategoriensysteme und unzureichende Definitionen bestimmter Konstrukte (z.B. für „exekutive Funktionen") verwendet haben. Daneben bestehen Probleme dadurch, dass unterschiedliche Forschungsdesigns und unterschiedliche Interventionsformen Verwendung fanden.
- Ist eine Steigerung der kardiovaskulären Fitness eine Voraussetzung für die Verbesserung der kognitiven Leistungsfähigkeit? Auch dazu sind die Ergebnisse inkonsistent.
- Welche Wirkmechanismen spielen eine Rolle? Könnten auch zerebrale Veränderungen eine Rolle spielen? Strukturelle Veränderungen im Gehirn durch physische Aktivität wurden beim Menschen bisher wenig untersucht.

Was sollte in weiteren Studien beachtet werden?
- Wichtig erscheinen uns die Entwicklung und der Bezug auf ein einheitliches Kategoriensystem kognitiver Leistungen.
- Es sollten mehr kontrollierte experimentelle Studien mit hoher Qualität durchgeführt werden. Dazu zählen neben dem experimentellen Design auch Doppel-

blind-Strategien bei der Datenerhebung sowie Intent-to-Treat-Verfahren bei der Datenauswertung.
- Es sollten sowohl Verhaltensdaten wie auch bildgebende Verfahren eingesetzt werden.
- Mögliche Mediatoren (Abbildung 2) lassen sich in Querschnittstudien, im Längsschnitt wie auch in experimentellen Studien erfassen. Dies könnte zur Aufklärung der Wirkmechanismen beitragen.
- Wichtig erscheinen auch Vergleichsstudien mit anderen Interventionen zur Förderung der kognitiven Leistung (z.B. Gedächtnistrainings).

7 Literatur

Angevaren, M., Aufdemkampe, G., Verhaar, H., Aleman, A. & Vanhees, L. (2008). Physical activity and enhanced fitness to improve cognitive function in older people without known cognitive impairment. *Cochrane Database of Systematic Reviews, 3*. doi: 10.1002/14651858. CD005381.pub3.

Ashcraft, M. H. & Radvansky, G.A. (2010). *Cognition* (5th ed.). Boston: Pearson.

Baltes, P. B., Staudinger, U. M. & Lindenberger, U. (1999). Lifespan psychology: Theory and application to intellectual functioning. *Annual Review of Psychology, 50*, 471-507.

Black, J. E., Isaacs, K. R., Anderson, B. J., Alcantara, A. A. & Greenough, W. T. (1990). Learning causes synaptogenesis, whereas motor activity causes angiogenesis, in cerebellar cortex of adult rats. *Proceedings of the National Academy of Sciences U.S.A., 87*, 5568-5572.

Boutcher, S. H. (2000). Cognitive performance, fitness, and ageing. In S. J. H. Biddle, K. R. Fox & S. H. Boutcher (Eds.), *Physical activity and psychological well-being* (pp. 118-129). London: Routledge.

Chaddock, L., Erickson, K. I., Prakash, R. S., Kim, J. S., Voss, M. W. Van Patter, M., Pontifex, M. B., Raine, L. B., Konkel, A., Hillman, C. H., Cohen, N. J. & Kramer, A. F. (2010). A neuroimaging investigation of the association between aerobic fitness, hippocampal volume, and memory performance in preadolescent children. *Brain Research, 1358*, 172-183.

Chodzko-Zajko, W. & Moore, K. A. (1994). Physical fitness and cognitive functioning in aging. *Exercise and Sport Sciences Reviews, 22*, 195-220.

Colcombe, S. J., Erickson, K. I., Raz, N., Webb, A. G., Cohen, N. J., McAuley, E. & Kramer, A. F. (2003). Aerobic fitness reduces brain tissue loss in aging humans. *Journal of Gerontology: Medical Sciences, 58*, 176-180.

Colcombe, S. J., Erickson, K. I., Scalf, P. E., Kim, J. S., Prakash, R., McAuley, E., Elavsky, S., Marquez, D. X., Hu, L. & Kramer, A. F. (2006). Aerobic exercise training increases brain volume in aging humans. *Journals of Gerontology Series A: Biological Sciences and Medical Sciences, 61*, 1166-70.

Colcombe, S. & Kramer, A. F. (2003). Fitness effects on the cognitive function of older adults: A meta-analytic study. *Psychological Science, 14*, 125-130.

Colcombe, S. J., Kramer, A. F., Erickson, K. I., Scalf, P., McAuley, E., Cohen, N. J., Jerome, G. J., Marquez, D. X. & Elavsky, E. (2004). Cardiovascular fitness, cortical plasticity, and aging. *Proceedings of the National Academy of Sciences, 101*, 3316-3321.

Cotman, C. W. & Berchtold, N. C. (2002). Exercise: a behavioral intervention to enhance brain health and plasticity. *Trends in Neurosciences, 25*, 295-301.

Dorsch, F., Häcker, H. & Stapf, K. H. (Hrsg.). (1994). *Dorsch psychologisches Wörterbuch* (12. Aufl.) Bern: Huber.

Etnier, J. L. (2008). Interrelationships of exercise, mediator variables, and cognition. In W. W. Spirduso, L. W. Poon & W. Chodzko-Zajko (Eds.), *Exercise and its mediating effects on cognition* (pp. 13-30). Champaign, IL: Human Kinetics.

Etnier, J. L. & Chang, Y.-K. (2009). The effect of physical activity on executive function: A brief commentary on definitions, measurement issues, and the current state of the literature. *Journal of Sport & Exercise Psychology, 31*, 469-483.

Etnier, J. L., Nowell, P. M., Landers, D. M. & Sibley, B. A. (2006). A meta-regression to examine the relationship between aerobic fitness and cognitive performance. *Brain Research Reviews, 52*, 119-130.

Etnier, J. L., Salazar, W., Landers, D. M., Petruzzello, S. J., Han, M. & Nowell, P. (1997). The influence of physical fitness and exercise upon cognitive functioning: A meta-analysis. *Journal of Sport & Exercise Psychology, 19*, 249-277.

Heyn, P., Abreu, B. C. & Ottenbacher, K. J. (2004). The effects of exercise training on elderly persons with cognitive impairment and dementia: A meta-analysis. *Archives of Physical Medicine and Rehabilitation, 85*, 1694-1704.

Hillman, C. H., Castelli, D. M. & Buck, S. M. (2005). Aerobic fitness and neurocognitive function in healthy preadolescent children. *Medicine & Science in Sports & Exercise, 37*, 1967-1974.

Hillman, C. H., Erickson, K. I. & Kramer, A. F. (2008). Be smart, exercise your heart: exercise effects on brain and cognition. *Nature Reviews Neuroscience, 9*, 58-65.

Hillman, C. H., Kramer, A. F., Belopolsky, A. V. & Smith, D. P. (2006). A cross-sectional examination of age and physical activity on performance and event-related brain potentials in a task switching paradigm. *International Journal of Psychophysiology, 59*, 30-39.

Kramer, A. F. & Erickson, K. I. (2007). Capitalizing on cortical plasticity: influence of physical activity on cognition and brain function. *Trends in Cognitive Sciences, 11*, 342-348.

Kubesch, S. & Walk, L. (2009). Körperliches und kognitives Training exekutiver Funktionen in Kindergarten und Schule. *Sportwissenschaft, 39*, 309-317.

Linde, K. & Pfeffer, I. (in Druck). Zum Zusammenhang zwischen körperlicher Aktivität und kognitiver Leistung im höheren Erwachsenenalter: Mediatoreffekte der körperlichen Fitness und Depressivität. *Zeitschrift für Gesundheitspsychologie*.

McMorris, T., Tomporowski, P. D. & Audiffren, M. (Eds.). (2009). *Exercise and cognitive function*. New York: Wiley-Blackwell.

Park, D. & Reuter-Lorenz, P.A. (2009). The adaptive brain: Aging and neurocognitive scaffolding. *Annual Review of Psychology, 60*, 173-196.

Pereira, A. C., Huddleston, D. E., Brickman, A. M., Sosunov, A. A., Hen, R., McKhann, G. M., Sloan, R., Gage, F. H., Brown, T. R. & Small, S.A. (2007). An in vivo correlate of exercise-induced neurogenesis in adult dendate gyrus. *The Proceedings of the National Academy of Sciences U.S.A., 104*, 5638-5643.

Schwenk, M., Zieschang, T., Oster, P. & Hauer, K. (2010). Dual-task performances can be improved in patients with dementia. A randomized controlled trial. *Neurology, 74*, 1961-1968.

Sibley, B. A. & Etnier, J. (2003). The relationship between physical activity and cognition in children: A meta-analysis. *Pediatric Exercise Science, 15*, 243-256.

Spirduso, W. W., Poon, L. W. & Chodzko-Zajko, W. (2008). Using resources and reserves in an exercise-cognition model. In W. W. Spirduso, L. W. Poon & W. Chodzko-Zajko (Eds.), *Exercise and its mediating effects on cognition* (pp. 3-11). Champaign, IL: Human Kinetics.

Stroth, S. Kubesch, S., Dieterle, K., Ruchsow, M., Heim, R. & Kiefer, M. (2009). Physical fitness, but not acute exercise modulates event-related potential indices for executive control in healthy adolescents. *Brain Research, 1269*, 114-124.

Van Praag, H., Kempermann, G. & Gage, F. H. (1999). Running increases cell proliferation and neurogenesis in the adult mouse dentate gyrus. *Nature Neuroscience, 2*, 266–270.

Vaynman, S., Ying, Z. & Gomez-Pinilla, F. (2004). Hippocampal bdnf mediates the efficacy of exercise on synaptic plasticity and cognition. *European Journal of Neuroscience, 20*, 2580-2590.

Körperlich-sportliche Aktivität und gelingendes Altern

Nadja Schott & Wolfgang Schlicht

Im Jahr 2000 lebten weltweit 600 Millionen Menschen jenseits des 60. Lebensjahres und damit dreimal so viele wie im Jahr 1950. Im Jahr 2009 waren es bereits mehr als 700 Millionen und für das Jahr 2050 wird erwartet, dass dann 2 Milliarden ältere Erwachsene leben werden, und sich deren Zahl innerhalb von 40 Jahren damit nochmals verdreifachen wird. 2045 wird es erstmals in der Geschichte weltweit mehr ältere als junge Menschen geben (United Nations Population Division, 2009). Auch in Deutschland wird der Anteil der 65-Jährigen und Älteren von heute 21% auf 33% im Jahre 2060 anwachsen; zugleich wird sich der Anteil der Hochbetagten (80 Jahre und älter) auf etwa 15% erhöhen und damit gegenüber heute fast verdreifachen (Abbildung 1).

Ein Grund für das globale Altern und die zunehmende Lebenserwartung sind die medizinisch-technischen Fortschritte in der Therapie tödlicher Infektionskrankheiten und die gesundheitsförderliche Gestaltung der Arbeits- und Lebensbedingungen, wodurch sich Todesfälle im Kindes- und vorzeitiges Versterben im Erwachsenenalter reduziert haben. Folgen einer alternden Bevölkerung ergeben sich für nahezu jeden gesellschaftlichen Sektor: für das Gesundheitssystem, die Sozialversicherung, die Volkswirtschaft, die Bildung und für den Arbeitssektor. Altern ist ein unvermeidlicher Teil des Lebens; aber nicht alle altern mit derselben Geschwindigkeit bzw. in demselben Ausmaß (Freedman, Martin & Schoeni, 2002); und wir erkennen einen säkularen Trend: Ältere Erwachsene sind heute durchweg gesünder als ihre Altersgenossen aus Vorgängergenerationen. In den aktuellen Alterskohorten jenseits des 65. Lebensjahres treten altersbedingte Erkrankungen, im Vergleich zu früher, später auf (Fogel, 2004) und die Zahl der Personen mit starken körperlichen Einschränkungen geht zurück (Manton, 2008). Altern ist dennoch mit einer Zunahme von Erkrankungen assoziiert. Chronisch-degenerative Krankheiten (u.a. Diabetes mellitus, Herz-Kreislauf-Erkrankungen, Schlaganfall) sind im Alter häufiger und führen zu funktioneller Beeinträchtigung, Behinderung und vorzeitigem Versterben. Unter einer Handvoll Verhaltensweisen, die das Risiko chronischer Erkrankungen erhöhen, wie Alkoholmissbrauch, Rauchen, Fehlernährung, sind eine sitzende Lebensweise und körperliche Inaktivität weit verbreitet.

Lange bemühte sich die Forschung, pathologisches von normalem Altern zu unterscheiden. Heute erscheint es ungenügend, den Alternsprozess nur biologisch und hier vor allem über die physiologische Funktionstüchtigkeit zu charakterisieren. Die

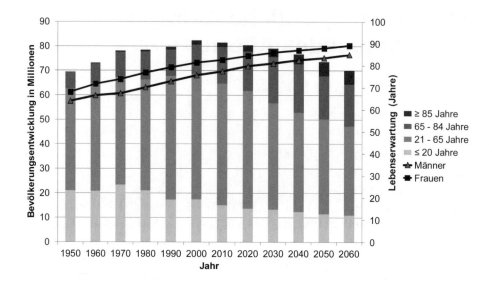

Abbildung 1. *Bevölkerungsentwicklung und Lebenserwartung für Männer und Frauen von 1950 bis 2060* (Quelle: Statistisches Bundesamt, unter http://www.destatis.de, abgerufen am 22.09.2011)

meisten älteren Erwachsenen beschreiben ihr Altern als gelungen, stufen ihren Gesundheitszustand als „gut" bis „sehr gut" ein und fühlen sich wohl (Benyamini et al., 2003; Motel-Klingebiel, Wurm & Tesch-Römer, 2010; Rowe & Kahn, 1997; Tate, Leedine & Cuddy, 2003; Whitbourne & Sneed, 2002; Wurm & Tesch-Römer, 2006), obwohl bei den Über-65-Jährigen immerhin über die Hälfte der Männer und 60% der Frauen unter mindestens einer chronischen Krankheit leidet (RKI, 2011). Dieser Befund wird auch als das *Altersinvarianz-Paradox* des Wohlbefindens bezeichnet und von Mroczek und Kolarz (1998, S. 1333) beschrieben als „the presence of subjective well-being in the face of objective difficulties or other sociodemographic or contextual risk factors that intuitively should predict unhappiness" (siehe auch Staudinger, 2000). In jüngster Zeit rücken Definitionen und Alterstheorien das *gelingende Altern* in den Vordergrund des Forschungsinteresses; mit bemerkenswerten Unterschieden in der Definition des Konstrukts und in dem dafür verwendenden Etikett (z.B. optimales Altern, erfolgreiches Altern, gesundes Altern, aktives Altern, differenzielles Altern, zufriedenes Altern, produktives Altern).

1 Gelingendes Altern

Der Terminus „gelingendes Altern" erschien erstmals in den 1950er Jahren im Journal of Gerontology (Pressey & Simcoe, 1950) sowie im Journal of the American Geriatrics (Baker, 1958) in der Literatur. In der Kansas City Studies of Adult Life definiert Havighurst (1961) „successful aging" als „getting a maximum of satisfaction out life" (S. 8). Zum Mainstream-Thema wurde Gelingendes Altern aber erst durch den Artikel „Human aging: usual and successful" von Rowe und Kahn (1987). Während dem Konstrukt eine immer größere Bedeutung für die älter werdende Gesellschaft beigemessen wird, konnte man es allerdings bis heute nicht konsensual definieren (Blazer, 2006). Auch bleibt der scheinbare Widerspruch zwischen „Gelingen", „Erfolg" und „Alter" ungelöst (Baltes & Baltes, 1990).

Sozialwissenschaftliche Theorien des Alterns, wie die Disengagementtheorie (Cumming & Henry, 1961), die Aktivitätstheorie (Lemon, Bengtson & Peterson, 1972) oder die Kontinuitätstheorie (Atchley, 1989; Ryff, 1982) beschreiben den Verlauf der normativen Entwicklung des späten und sehr späten Lebensalters. Die Theorien unterscheiden sich in ihren Alterskonzeptionen und vor allem in den postulierten Determinanten eines erfolgreichen oder gelingenden Alterns (Abbildung 2).

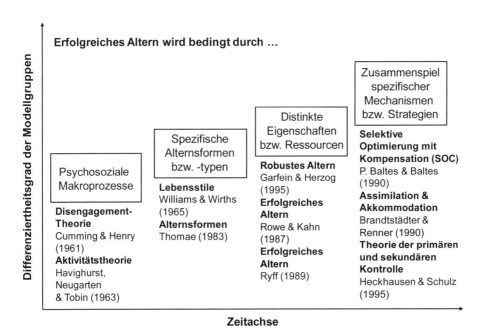

Abbildung 2. *Genese ausgewählter Theorien des erfolgreichen Alterns* (modifiziert nach Jopp, 2003)

Die klassischen Entwicklungstheorien der Lebensspanne sind strukturfunktionalistisch fundiert. Sie fragen nach der gesellschaftlich erwarteten und nach der individuell erwünschten Lebensweise im Alter. Sie verweisen auf unterschiedliche Entwicklungstendenzen, die für das Gelingen im höheren Erwachsenenalter verantwortlich sein sollen. Bei den einen wird die Aufrechterhaltung der Aktivitäten des mittleren Lebensalters und bei anderen der Bruch mit diesen Aktivitäten als wünschenswert deklariert. Es ist hier nicht der Raum, die Theorien zu charakterisieren. Wir verweisen dazu auf Backes und Clement (2008) oder Martin und Klingbiel (2008).

Das Konzept des gelingenden Alterns wurde von Rowe und Kahn (1987) sowie Baltes, Wahl und Schmid-Furstoss (1990) weiter entwickelt. Rowe und Kahn (1987) argumentierten, dass (a) die vorhandene Forschung größtenteils gescheitert sei, erfolgreiches und gesundes Altern zu definieren, und sich stattdessen darauf konzentriert habe, pathologisches von normalem Altern zu unterscheiden; und dass (b) erfolgreiches Altern nicht einfach nur am entgegengesetzten Ende des Kontinuums von pathologischem Altern stünde, sondern ein mehrdimensionales und auch operationalisierbares Konstrukt sei, dass eine eigene Forschungsrichtung verdiene. Im Rahmen des *MacArthur Research Network on Successful Aging*, das über fast ein Jahrzehnt eine Kohorte von mehr als 1 000 älteren Erwachsenen untersuchte (Berkman et al., 1993; Rowe & Kahn, 1997; Seeman et al., 1994), postulierten Rowe und Kahn ein theoretisches Modell erfolgreichen Alterns mit drei Dimensionen: (a) ein geringes Risiko für Behinderung und Krankheit, (b) eine hohe mentale und motorische Leistungsfähigkeit, und (c) soziales Eingebundensein (in Bezug auf die Beteiligung sowohl an sozialen als auch alltäglichen Aktivitäten). Die Dimensionen werden als gleichermaßen wichtig, voneinander unabhängig, und doch in einer hierarchischen Ordnung stehend beschrieben. So ist es einfacher, mentale und physische Leistungsfähigkeit aufrecht zu erhalten, wenn keine Erkrankungen oder Behinderungen vorliegen. Die Autoren fassen individuelle Leistungsfähigkeit im Übrigen als Potential auf, das eine Aussage darüber erlaubt, was eine Person machen könnte, nicht aber, was sie tatsächlich macht.

Bei Interventionen zu den drei Bestandteilen rücken direkt modifizierbare, extrinsische Faktoren wie zum Beispiel Ernährung, körperlich-sportliche Aktivität und soziale Kontakte in den Vordergrund, während der Einfluss intrinsischer Faktoren (z.B. genetische Faktoren) auf das Erkrankungs- respektive Behinderungsrisikos weitgehend unberücksichtigt bleibt. Tatsächlich haben epidemiologische Studien wiederholt signifikante Unterschiede im Mortalitätsrisiko und in kognitiven Einschränkungen bei körperlich sehr fitten bzw. sehr aktiven älteren Erwachsenen im Vergleich mit weniger fitten bzw. eher inaktiven Senioren gleichen Alters und Geschlechts demonstriert (im Überblick: Motl & McAuley, 2010; Rolland, Abellan van Kann & Vellas, 2010). Eine hohe körperliche und mentale Leistungsfähigkeit wird wiederum mit der Ausbildungsdauer (Yaffe et al., 2009), mit physiologischen Parametern (Giltay, Zitman & Kromhout, 2008) sowie erneut mit körperlicher Aktivität (Chalé-Rush et al., 2010; Voss, Nagamatsu, Liu-Ambrose & Kramer, 2011), aber auch psychologischen Faktoren wie der Selbstwirksamkeit (Jonker, Comijs, Knipscheer & Deeg, 2009; Seeman, Unger, McAvay & Mendes de Leon, 1999) in Verbindung gebracht. Soziales Engagement ist mit körperlicher Leistungsfähigkeit (Weir, Meisner & Baker, 2010), dem Bildungsstand (Cotter & Lachman, 2010) und der Selbstwirksamkeit assoziiert.

Das Modell von Rowe und Kahn (1997) zählt sowohl zu den meist zitierten als auch zu den am besten untersuchten Theorien und erfährt doch auch am meisten Kritik für seine mangelnde kulturelle Sensitivität (Scheidt, Humphreys & Yorgason, 1999; Torres 1999); seine mangelnde Anerkennung der Tatsache, dass Altern nicht nur Verluste, sondern auch Gewinne bedeutet (Baltes & Carstensen 1996; Schulz & Heckhausen, 1996); die Nichtberücksichtigung von Personen mit körperlichen und oder mentalen Einschränkungen (Holstein & Minkler, 2003; Minkler & Fadem, 2002); die Bevorzugung höherer Gesellschaftsschichten (Cole, 1984); sowie die Nichtberücksichtigung qualitativer Veränderungen im Lebensverlauf (Aldwin, Spiro & Park, 2006). Darüber hinaus könne „gelingendes Altern" sowie dessen Interpretation vor allem bei all jenen, welche die Kriterien gelingenden Alterns erfüllten, die Illusion nähren, den Alternsprozess bremsen zu können, während der Terminus dagegen das subjektive Wohlbefinden all jener beeinträchtige, welche die Kriterien für gelingendes Altern nicht erfüllten (Masoro, 2001).

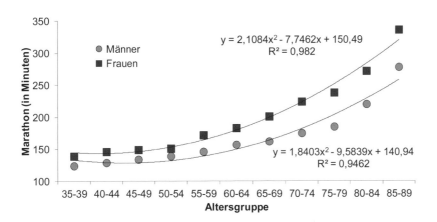

Abbildung 3. *Weltrekordzeiten für den Marathon in Abhängigkeit von Altersgruppe und Geschlecht*

Eine interessante Untersuchungsgruppe stellen in diesem Zusammenhang die sogenannten Masterathleten dar (u.a. definiert durch die Teilnahme an Wettkämpfen auch im hohen Alter). Sie sind auch noch im hohen Alter überaus leistungsfähig, was an den Weltrekorden für Marathonzeiten abgelesen werden kann (Abbildung 3). Aber selbst jene, die auf einem hohen Niveau aktiv sind, müssen Trainingsumfänge und -intensitäten relativ zu ihrem früheren Trainingsaufwand verringern, um noch eine ausreichende Erholung zu erreichen (Fell & Williams, 2010). Der Sport wird hier von den älteren, fitten Sportlern zur Überwachung, zur Adaptation an und zur Bekämpfung und Akzeptanz von altersbedingten Veränderungen genutzt. Wird dieser Anpassungsprozess jedoch vorzeitig (z.B. durch Verletzung) unterbrochen, dann stehen Gefühle wie Schuld, Scham und Wertlosigkeit einem gelingenden Alterungsprozess entgegen (Dionigi, 2010).

Alle bisherigen Theorien definieren im Übrigen Langlebigkeit als ein nur unzulängliches Kriterium gelingenden Alterns. Vielmehr sind die Aufrechterhaltung der Unabhängigkeit sowie die Steigerung des Wohlbefindens wichtigere Belege für das Gelingen. Fries (1980) beschreibt gesundes Altern in diesem Zusammenhang als die Zahl der Jahre ohne Einschränkungen; das ideale – gleichwohl illusorische – Altern würde demnach das Leben frei von Einschränkungen jedweder Art bis zum Tod bedeuten. Wird Altern hingegen als fortwährender Anpassungsprozess verstanden, dann akzeptiert das Individuum altersbedingte Einschränkungen in Funktion und Leistungsfähigkeit und macht das Beste aus dem, was ihm zur Verfügung steht (Baltes & Baltes, 1990).

Neben den beiden Kernkriterien Unabhängigkeit und Wohlbefinden lassen sich zwei Perspektiven unterscheiden. Zum einen kann gelingendes Altern als Zustand beschrieben werden, der zu einem bestimmten Zeitpunkt objektiv gemessen wird; zum anderen wird gelingendes Altern als fortwährende Adaptation der personellen Voraussetzungen an Umwelt und Aufgabe beschrieben. Als objektive, primäre Endpunkte zur Zustandsmessung gelingenden Alterns werden u.a. die Kompression der Morbidität, d.h. eine Verdichtung von chronischen Erkrankungen und Beeinträchtigungen auf eine kurze Zeit vor dem Tod (Berkman et al., 1993; Fries, 1980; Rowe & Kahn, 1987), die kognitive Leistungsfähigkeit (Castro-Lionard et al., 2011; Depp, Vahia & Jeste, 2010; Salthouse, 2009), die motorische Leistungsfähigkeit (Seeman et al., 1994; Tabbarah, Crimmins & Seeman, 2002), soziale Unterstützung (Mendes de Leon, 2005; Seeman et al., 1995), Lebenszufriedenheit (Fisher, 1995) sowie Reifung und Persönlichkeitsentwicklung (Baltes & Baltes, 1990; Schulz & Heckhausen, 1996) betrachtet. Für dieses Dimensionen gilt zu jedem Zeitpunkt im Leben die stets gleiche Aussage: Je leistungsfähiger, desto gelingender altert die Person (Schulz & Heckhausen, 1996).

Seit der Veröffentlichung von Rowe und Kahn (1987) waren Definition und Prävalenz sowie Prädiktoren des gelingenden Alterns Fokus wissenschaftlicher Studien, die meist in ihrer Definitionen des gelingenden Alterns das persönliche Interesse des Forschers spiegeln (siehe die Reviews von Bowling & Iliffe, 2006; Depp & Jeste, 2006; Peel, McClure & Bartlett, 2004; Phelan & Larson, 2002). In einem Review mit 11 Studien identifizierten Phelan und Larson (2002) sieben Dimensionen erfolgreichen Alterns (Lebenszufriedenheit, Langlebigkeit, Abwesenheit von Krankheit bzw. Behinderung, Wachstum, aktive Teilhabe, hohe Leistungsfähigkeit, positive Adaptation), wobei die subjektiven Sichtweisen älterer Menschen weitgehend außen vor gelassen wurden. Aufbauend auf dem Phelan-Review prüften Depp und Jeste (2006) 28 Studien mit Fallzahlen von mehr als 100 Personen, die zwischen 1987 und 2006 in englischer Sprache veröffentlicht worden sind. Die Mehrzahl waren große epidemiologische Studien mit dem Fokus auf dem Krankheitsverlauf (z.B. bei kardiovaskulären Erkrankungen). Depp und Jeste (2006) identifizieren 29 unterschiedliche

Definitionen. Pro Definition wurden durchschnittlich 2.6 verschiedene Komponenten mit einem Range von einer bis sechs Komponenten benannt. Die meisten Komponenten können entweder einer biomedizinischen oder einer psychosozialen Dimension zugeordnet werden.

Biomedizinische Theorien haben ihren Fokus sowohl auf der Optimierung der Lebenserwartung als auch der Minimierung mentaler und physischer Einschränkungen. Diese werden zumeist mit Hilfe kognitiver, motorischer oder physischer Leistungstests erhoben (Bowling & Dieppe, 2005). Im Gegensatz dazu betonen psychosoziale Theorien Lebenszufriedenheit, persönliche Entwicklung, soziales Engagement und Teilnahme, Kontrollüberzeugungen sowie das Selbstwertgefühl. In 26 der 29 von Depp und Jeste (2006) identifizierten Definitionen konnten Begriffe wie Behinderung und/oder körperliche Funktionsfähigkeit gefunden werden. Diese werden meist über selbstberichtete Aktivitäten des täglichen Lebens bzw. mit Tests zur körperlichen Leistungsfähigkeit (u.a. Handkraft, Gewichte heben, Treppen steigen) erhoben. Im Gegensatz dazu enthalten nur 13 Definitionen eine kognitive Komponente, die entweder mit Fragen zur Gedächtnisfunktion oder mit Screening-Tests wie dem Mini-Mental-State-Test (Folstein, Folstein & McHugh, 1958) operationalisiert werden. Lebenszufriedenheit und subjektives Wohlbefinden sowie soziales Engagement wurden nur in 31% bzw. 28% der berücksichtigten Studien benannt.

Der stärkste Prädiktor für die Zugehörigkeit zur Gruppe der „erfolgreich älter werdenden Personen" war im Review von Depp und Jeste (2006) die Kategorie jüngeres Alter (~ 60 Jahren; beobachtet in 13 von 15 Studien). Weitere Prädiktoren, die statistisch bedeutsam die erfolgreichen von den erfolglosen Gruppen in mehr als drei Artikeln differenzieren, sind die Abwesenheit von Arthritis, Schwerhörigkeit sowie geringe bzw. keine Raucherbiographie. Prädiktoren, die weniger konsistent in den verschiedenen Studien benannt wurden, sind Trainingsprogramme mit mindestens moderater Intensität und mittlerem Umfang, ein als hoch eingeschätzter subjektive Gesundheitszustand, ein geringer systolischer Blutdruck, wenige medizinisch diagnostizierte Einschränkungen sowie die Abwesenheit von Depression. In begrenztem Umfang wurde auch gezeigt, dass ein höheres Einkommen, eine bessere Ausbildung, und die Ehe positiv assoziiert sind. Es ist nicht überraschend, dass das jüngere Alter einen entscheidenden Prädiktor darstellt, da die meisten Definitionen körperlich-motorische Leistungsfähigkeit und Krankheit beinhalten.

Objektive Messmethoden erlauben es zwar, eine Vielzahl von unterschiedlichen Aspekten mehr oder weniger genau zu erheben, jedoch ist es ihnen nicht möglich, die individuellen Wahrnehmungen des Alterungsprozesses abzubilden. Subjektive Methoden wie Selbstberichte (Bowling & Iliffe, 2006; Strawbridge, Wallhagen & Cohen, 2002), Gespräche mit Fokusgruppen (Reichstadt, Depp, Palinkas, Folsom & Jeste, 2007), Fragebögen (Fisher, 1995; Phelan, Anderson, Lacroix & Larson, 2004; Tate et al., 2003) sowie halbstrukturierte Interviews (Knight & Ricciardelli, 2003) werden genutzt, um die Sichtweise älterer Menschen über ihren Alterprozess zu evaluieren. Dabei ging es in den bisher veröffentlichten Arbeiten immer auch um die

Frage, welche Komponenten für den Einzelnen relevant und am wichtigsten waren. Von Faber und Kollegen (2001) verwendeten ein Mixed-Methods-Design, um 599 Erwachsene im Alter von 85 und älter zu untersuchen. Die Teilnehmer wurden als erfolgreich alternd kategorisiert, wenn sie die objektiven Kriterien von Rowe und Kahn (1987) erfüllten. Eine Teilstichprobe wurde gefragt, was notwendig sei, um gut bzw. erfolgreich zu altern. Im Vergleich zu den quantitativen Ergebnissen wiesen die qualitativen Daten darauf hin, dass der Anteil bei interviewten, älteren Erwachsenen, die sich selbst als gelingend oder erfolgreich alternd beschreiben, höher ist als bei Personen, die „nur" objektiv eingestuft wurden. Ebenso wurden Wohlbefinden und soziale Kompetenz als wichtiger eingestuft als die physische und psycho-kognitive Leistungsfähigkeit. Aus diesen Befunden schließen von Faber et al. (2001, S. 2699), dass „the absence of limitations and losses does not constitute one's success at old age; rather, success is measured by the way these limitations and losses are integrated into one's attitude to old age".

Strawbridge et al. (2002) baten ältere Erwachsene in der *Alameda County Study* zu beurteilen, ob sie gut altern. Interessanterweise beschreiben sich 50.3% der Befragten als erfolgreich alternd, obwohl nur 18.8% unter Verwendung der Kriterien von Rowe und Kahn als erfolgreich identifiziert wurden. Montross et al. (2006) verwendeten eine einzelne Frage mit einer Skala von „1" (am wenigsten erfolgreich) bis „10" (am erfolgreichsten): 92% der Versuchsteilnehmer beurteilten diese Frage mit sehr erfolgreich. Tatsächliche körperliche Einschränkungen, wie sie in den objektiven Erhebungen bestimmt werden, scheinen in der subjektiven Einschätzung nicht gleichermaßen abgebildet zu werden.

Fisher (1995) zeigt, dass gelingendes Altern unter Berücksichtigung von Aktivitäten, Einkommen, Gesundheit, der Auseinandersetzung mit Peers sowie einer positiven Grundhaltung an der eigenen Vergangenheit und der nahen Zukunft orientiert wird. Auf die Frage „Was glauben Sie, was gelingendes Altern bedeutet?" benannten in der Studie von Knight und Ricciardelli (2003) 18 Männer und 42 Frauen im Alter von 70-101 Jahren mindestens eine Komponente. Insgesamt wurden die 164 Antworten acht Kategorien zugeordnet: *Gesundheit* („I suppose being really healthy is the main thing") und *Aktivitäten* („Keep yourself occupied, definitely keep yourself occupied. Don't just sit.") gehörten mit 53.3% bzw. 50% zu den häufigsten Nennungen. Zusätzlich wurden die Untersuchungsteilnehmer gebeten, bestimmte Komponenten gelingenden Altern auf einer 10er-Likert-Skala von „überhaupt nicht wichtig" bis „extrem wichtig" zu sortieren. Die wichtigsten Komponenten waren *Gesundheit, Glück/Zufriedenheit* und *kognitive Leistungsfähigkeit*. Einzig die Komponente *Rückzug* wurde als „überhaupt nicht wichtig" eingestuft. 41% der Befragten akzeptierten ihr aktuelles Alter, mehr als ein Drittel gab an, glücklich zu sein. Ebenfalls 40% beschrieben ihren Zustand als besser als erwartet, „alt sein" würde mehr mit einer Einstellung denn dem chronologischen Alter zu tun haben.

Reichstadt et al. (2007) stellten den Mitgliedern von 12 Fokusgruppen zwei Fragen: (a) Wie würden Sie gelingendes Altern definieren? und (b) Was sind für Sie wichtige Komponenten gelingenden Alterns? Die insgesamt 33 Kategorien konnten vier größtenteils psychologischen Konstrukten zugeordnet werden: (a) positive Einstellung, Anpassung, (b) emotionale Sicherheit, Stabilität, (c) Gesundheit, Wellness, und (d) Engagement, Stimulation. Phelan und Kollegen (2004) nutzten einen etwas anderen Ansatz: Sie legten 1 890 Untersuchungsteilnehmern im Alter von durchschnittlich 79 Jahren eine Liste mit spezifischen Attributen gelingenden Alterns vor, wobei die Teilnehmer deren Wichtigkeit beurteilen sollten. Von 20 Komponenten wurden 13 als wichtig erachtet. Diese lassen sich im Wesentlichen vier Dimensionen von Gesundheit zuordnen: körperliche, funktionale, mentale und soziale Attribute.

Zusammenfassend lassen sich die Kriterien für gelingendes Altern in mehrere Bereiche unterteilen (Bowling & Iliffe, 2011). Der biologische (Gesundheits-)Ansatz wird als Vermeidung bzw. Abwesenheit von Krankheit und Behinderung, der Aufrechterhaltung der physischen und kognitiven Leistungsfähigkeit sowie der aktiven Teilhabe definiert (Rowe & Kahn, 1997). Einige biologische Ansätze inkludieren verschiedene soziale Aktivitäten in der nahen Vergangenheit. Silverstein und Parker (2002) nehmen im Rahmen des sozialen Ansatzes nicht nur die aktuellen sozialen Aktivitäten, sondern auch die Anzahl und Häufigkeit der Sozialkontakte auf. Psychologische Ansätze betonen Ressourcen, die bei der Bewältigung der Herausforderung des Alterns helfen können (z.B. Selbstwirksamkeit; Kontrollüberzeugungen; Fähigkeit zur Kompensation von altersbedingten Verlusten: Baltes & Baltes, 1990; Ryff, 1982). Im Unterschied zum psychologischen Ansatz lenkt der psycho-soziale Ansatz seinen Fokus auf soziale Interaktionen und Lebenszufriedenheit (Silverstein, 2002). Letztlich sind nur multidimensionale Modelle geeignet, gelingendes Altern zu erklären (Bowling & Dieppe, 2005), wobei zusätzlich ein kontinuierliches Maß des Gelingens einer dichotomen Unterteilung („gelungen" versus „missglückt") vorgezogen werden sollte.

2 Körperlich-sportliche Aktivität als Determinante des gelingenden Alterns

Der Fokus des Modells von Rowe und Kahn lag auf Personen, die trotz altersbedingter Verluste gelingend altern: „… to encourage older individuals to make lifestyle choices that would maximize their own likelihood of aging well, that is, maintaining a high quality of life in old age" (Kahn, 2002, S. 726). Der ältere Mensch soll also aktiver Gestalter seines Alterungsprozesses sein. An gesundheitsrelevanten Lebensweisen, die ihm hier zur Verfügung stehen, werden das Nichtrauchen (Berkman et al., 1993), die ausgewogene Ernährung (Nicolas, Andrieu, Nourhashémi, Rolland & Vellas, 2001) und vor allem die körperlich-sportliche Aktivität (Baker et al., 2009; Meisner, Dogra, Logan, Bäcker & Weir, 2010) genannt.

Es gibt zahlreiche Hinweise, dass körperlich-sportliche Aktivität jede Komponente gelingenden Alterns unabhängig voneinander positiv beeinflusst. Im Folgenden tragen wir die Ergebnisse einiger häufig zitierter Studien zusammen, deren Daten entweder auf großen Stichproben basieren oder methodischen Ansprüchen genügen, die eine reliable Aussage erlauben. Körperlich-sportliche Aktivität hat sich insbesondere in der Prävention altersrelevanter chronischer Erkrankungen wie den kardiovaskuläre Erkrankungen, der Diabetes Typ II, dem Dickdarm- und Prostatakrebs der Adipositas, aber auch in der Bekämpfung krankheitsbedingter Behinderungen bewährt (Warburton, Nicol & Bredin, 2006). Auch kann umgekehrt belegt werden, dass motorische und kognitive Einschränkungen direkte Folgen von Inaktivität sind (Baker et al., 2009; Lipnicki & Gunga, 2009; Meisner et al., 2010; Ryan, 2010; Yaffe, Barnes, Nevitt, Lui & Covinsky, 2001). Baker et al. (2009) identifizierten bei 12 042 kanadischen älteren Erwachsenen im Alter von 60 Jahren und älter des *Canadian Community Health Survey* 11% als erfolgreich alternd, knapp 78% alterten mit moderatem Erfolg und wiederum 11% wurden als erfolglos klassifiziert. Körperlich hoch-aktive Ältere hatten eine doppelt so hohe Wahrscheinlichkeit, der Gruppe der erfolgreich älter werdenden Erwachsenen zugeordnet zu werden, als gering-aktive Ältere.

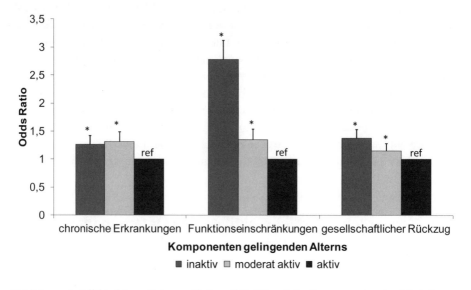

Abbildung 4. *Effekte körperlich-sportlicher Aktivität auf die Komponenten des Modells von Rowe und Kahn zum gelingenden Altern* (modifiziert nach Meisner et al., 2010, S. 693)

Meisner et al. (2010) finden in der gleichen Stichprobe nur einen signifikanten Unterschied zwischen den Inaktiven und den moderat/hoch Aktiven hinsichtlich der körperlichen Einschränkungen, nicht aber hinsichtlich der chronischen Erkrankungen oder des sozialen Engagements. Interessanterweise zeigt diese Studie, dass bereits moderate Aktivität zu einem deutlich geringeren Risiko für körperliche Einschränkungen führt (Abbildung 4). Sind Personen bereits im mittleren Erwachsenenalter hoch aktiv (auch Gehen gehört dazu), dann ist ihre Chance, auch nach dem 70. Lebensjahr ohne chronische Erkrankung oder kognitive und motorische Einschränkungen beziehungsweise sonstige Gesundheitseinschränkungen zu leben, nahezu doppelt so hoch im Vergleich zu den Inaktiven (Sun, Townsend, Okereke, Franco, Hu & Grodstein, 2010). Die aktive Teilhabe am Leben korreliert bedeutsam mit der körperlich-sportlichen Aktivität, wobei aktive ältere Erwachsene eine höhere Wahrscheinlichkeit besitzen, mehr Sozialkontakte bei gleichzeitig häufigeren Treffen mit Freunden, Bekannten, Verwandten zu haben (Bertera, 2003; Colston, Harper & Mitchener-Colston, 1995; Dogra, Meisner & Baker, 2008).

Studien zur subjektiven Einschätzung des Alternsprozesses zeichnen nach wie vor ein negatives Bild (Nelson, 2005). Die häufigsten Befürchtungen werden hinsichtlich nachlassender motorischer und kognitiver Leistungsfähigkeit gehegt (Sarkisian, Prohaska, Wong, Hirsch & Mangione, 2005); Altern wird als Phase der unwiederbringlichen Verluste und des Abbaus wahrgenommen. Glücklicherweise ist diese subjektive Deutung nur bedingt richtig: Sportlich aktive ältere Erwachsene zeigen langsamere motorische und kognitive Veränderungsraten im Vergleich zu inaktiven nach Alter und Geschlecht parallelisierten Peers (Wieser & Haber, 2007). Die subjektive Einschätzung einer beschleunigten Abwärtsspirale funktionaler Leistungsfähigkeit ist ein signifikanter (negativer) Prädiktor für die Gesundheit älterer Erwachsener. So kommen einige Studien zu dem Schluss, dass der körperliche Abbau auf einer psychologischen Komponente beruht: Negative Wahrnehmungen (z.B. „Erkrankungen im Alter sind nicht abwendbar") führen zu einer Abnahme gesundheitsrelevanter Verhaltensweisen und in der Folge wiederum zu einer beschleunigten Abnahme der Funktionstüchtigkeit (Levy, 2003; Levy, Hausdorff, Hencke & Wei, 2000; Levy & Myers, 2004; Levy, Slade & Kasl, 2002). Diesen sich selbst verstärkenden Zirkel bestätigen Arbeiten, die sich mit Altersstereotypen befassen und die demonstrieren, dass die Übernahme eines negativen Stereotyps relativ bald zu einem entsprechenden Verhalten führt (u.a. Leventhal & Prohaska, 1986). Nicht zuletzt deshalb hat sich der 6. Altenbericht der Bundesregierung mit Alternsbildern befasst und drängt darauf, den negativ besetzten Stereotypen (Goffman [1977] spricht hier von *Stigmata*) entgegen zu treten (BMFSFJ, 2010).

Kraft-, Beweglichkeits- und Ausdauerübungen steigern die Gehgeschwindigkeit und die Mobilität und senken gleichzeitig das Sturzrisiko (Orr, 2010). Ironischerweise suggerieren negative Stereotype des Alternsprozesses älteren Erwachsenen, dass sie zu schwach oder zu alt für körperlich-sportliche Aktivitäten sind bzw. das Verbesserungen der eigenen Gesundheit nicht mehr möglich sind. Ein solches Verständnis verstärkt den Rückzug aus einem aktiven Lebensstil (O'Brien Cousins & Gillis, 2005).

Insbesondere im höheren Alter kann eine positive und optimistische Haltung einen wichtigen Beitrag zur Aufrechterhaltung der Gesundheit über die Lebensspanne leisten (Giltay, Kamphuis, Kalmijn, Zitman & Kromhout, 2006; Kivimäki, Vahtera, Elovainio, Helenius, Singh-Manoux & Pentti, 2005). Beispielsweise wird Optimismus mit einer besseren geistigen und körperlichen Gesundheit, mit sozialer Integration und geringeren Stressniveaus in Verbindung gebracht (Achat, Kawachi, Spiro, DeMolles & Sparrow, 2000; Smith, Young & Lee, 2004; Steptoe, Wright, Kunz-Ebrecht & Iliffe, 2006), ebenso wie mit einer längeren Überlebenswahrscheinlichkeit (Giltay et al., 2006).

Nur wenige Studien haben die Rolle körperlich-sportlicher Aktivität als Prädiktor gelingenden Alterns im Längsschnitt untersucht (Tabelle 1). Strawbridge, Cohen, Shema und Kaplan (1996) begannen im Jahre 1965 mehr als 7 000 Versuchspersonen im Rahmen der *Alameda County* Studie zu untersuchen. 1984 wurden 508 Personen im Alter von 65 Jahren und älter erneut befragt; 1990 schrumpfte die Stichprobe auf 356 Personen. Bei den Follow-Up Untersuchungen standen zwei Fragestellungen im Vordergrund: (a) Welche Faktoren können für gelingendes Altern verantwortlich gemacht werden? und (b) Welchen Effekt hat gelingendes Altern auf die Anzahl diverser körperlicher Aktivitäten (Activities of Daily Living; ADL[1]) sowie auf die kognitive Leistungsfähigkeit? Die Versuchsteilnehmer wurden als „gelingend alternd" eingestuft, wenn sie bei 13 Aktivitäts- und Mobilitätsmessungen (z.B. Baden, Anziehen, Kochen, Gehen) sowie fünf Fitnessaufgaben (u.a. Anheben bzw. Tragen von schweren Tüten, Heben der Arme über den Kopf) weder Unterstützung benötigten, noch Schwierigkeiten hatten, diese durchzuführen. Die Versuchspersonen, die bereits 1984 über häufiges Gehen berichteten, wurden 1996 auch häufiger als „gelingend alternd" beschrieben, als jene, die eine eher sitzende Lebensweise bevorzugten. 1990 gehörten die Personen im Alter von 75 Jahren und älter mit hohen Werten für gelingendes Altern immer noch zur Gruppe der hochaktiven (sie pflegten soziale Kontakte und waren sportlich aktiv).

In einer Beobachtungsstudie von Leveille, Guralnik, Ferrucci und Langlois (1999) korrelierte das Maß körperlicher Aktivität (Gehen, Gartenarbeit, anstrengende Tätigkeiten) mit dem Auftreten bzw. dem Ausbleiben von Behinderungen. 63% der Männer und 70% der Frauen, die über einen hohen Umfang an körperlich-sportlicher Aktivität berichteten, erlebten das 80. Lebensjahr. Im Gegensatz dazu erreichten nur 34% der Männer und 47% der Frauen mit niedriger Aktivität dieses Alter. Die Wahrscheinlichkeit zu sterben, ohne dass dem eine längere Phase der Behinderung und Pflegebedürftigkeit vorausging, war unter den körperlich Aktiven nahezu doppelt so hoch wie unter den Inaktiven. In einer weiteren Studie mit einem Beobachtungszeitraum von 60 Jahren wurde von Vaillant und Mukamal (2001) gezeigt, dass in jungen Jahren aktive Männer (> 500 kcal/Woche) im Alter viermal häufiger als glücklich und gesund im Vergleich zu unglücklich und krank eingestuft werden. Menec (2003) untersuchte sowohl Art als auch Umfang der körperlich-sportlichen Aktivitäten als Prädiktoren für Wohlbefinden, physische und kognitive Leistungsfähigkeit sowie Mortalität. Das Gesamtaktivitätsniveau ist in dieser Studie eng verknüpft mit einem Gefühl von Zufriedenheit oder Glück, grundlegende ADL und instrumentelle ADL gehen leichter von der Hand, motorische und kognitive Einbußen fallen geringer aus.

---

[1] Zu den verschiedenen Varianten der ADL siehe DiPietro (2007).

Das Risiko innerhalb der 6 Jahre nach Ersterhebung zu versterben, war für die hochaktive Gruppe vergleichsweise gering. Hebt man nur auf die Mortalität ab, dann wird der stärkste Nachweis des protektiven Effekts in der viel zitierten Studie von Manini et al. (2006) geführt. Drei Gruppen von Personen, die zu Beginn der Studie älter als 70 Jahre alte waren, wurden hier nach dem Goldstandard zur Messung des energetischen Aufwands (doubly labeled water method) über mindestens 8 Jahre beobachtet. Am Ende des Beobachtungszeitraums hatten in der hochaktiven Gruppe (> 770 kcal/Tag) die meisten alten Menschen überlebt. Eine Steigerung der Energiewandlung um 287 kcal pro Tag bedeutete hier eine Risikoreduktion des vorzeitigen Versterbens um ca. 30%.

Tabelle 1. *Körperlich-sportliche Aktivität und gelingendes Altern im Längsschnitt*

Autoren (Jahr)	Probanden	Follow-Up (Jahre)	Körperlich-sportliche Aktivität	Hazard Risk (HR) Odds Ratio (OR), 95%-Konfidenzintervall (KI)
Strawbridge et al., 1996	n = 356 > 65 Jahre 147M/209F	6	13 Aktivitäts- und Mobilitätsmessungen und 5 Fitnesstests	häufiges Gehen: OR 1.77 (1.00-3.12)
Leveille et al., 1999	n = 1097 > 72 Jahre 610M/487F	2-8	gering vs. mittel vs. hoch vs. niedrig in Häufigkeit und Intensität	gering: OR 1.00 mittel: OR 1.25 (0.87-1.82) hoch: OR 1.86 (1.24-2.79)
Vaillant et al., 2001	n = 569 65-80 Jahre 569M	60	> 500 kcal/Woche	glücklich-gesund OR 3.09 (1.30-9.75)
Menec, 2003	n = 1439 67-95 Jahre 38.9%M/61.1%F	6	Aktivitätslevel (sozial, einzeln, produktiv)	Mortalität: OR 0.95 Lebenszufriedenheit β = .07**
Manini et al., 2006	n = 302 70 bis 82 Jahre 150M/152F	8	Aktivitätslevel (gering < 521 kcal/Tag vs. mittel 521 bis 770 kcal/Tag vs. hoch > 770 kcal/Tag)	gering: HR 1.00 mittel: HR 0.65 (0.33-1.28) hoch: HR 0.33 (0.15-0.74)

Insgesamt bestätigen die hier zitierten und weitere Studien (auf die wir aus Platzgründen nicht im Einzelnen eingehen können) die positive Rolle körperlich-sportlicher Aktivität bei der Verbesserung verschiedener Dimensionen des Gelingenden Alterns. Als problematisch erweist sich, dass Typ, Häufigkeit, Dauer und Intensität der Aktivität nicht standardisiert sind, was die Vergleichbarkeit der Studien einschränkt. Während einige Studien die deutlicheren Einbußen insbesondere für die

Inaktiven sehen (Baker et al., 2009), sprechen insbesondere die Längsschnittstudien für Vorteile bei dauerhaft Hochaktiven.

Eine Dimension, die als ein Kriterium für das Gelingen des Alterns herangezogen werden kann, ist eine Dimension der seelischen Gesundheit und zählt zu den Grundbedürfnissen auch der Älteren: das Subjektive Wohlbefinden. Zur Wirksamkeit sportlicher Aktivität auf das Subjektive Wohlbefinden liegen Meta-Analysen aus der Arbeitsgruppe um Yael Netz vor (Netz, Wu, Becker, Tenenbaum, 2005; Netz, 2009), die für Personen jenseits des 54. Lebensjahres zum einen zeigen, dass strukturierte sportliche Aktivität das Subjektive Wohlbefinden steigert. So verbesserten sich die Probanden der Interventionsgruppen vom ersten (vor dem Sportprogramm) zum zweiten Messzeitpunkt (nach dem Sportprogramm) dreimal stärker als die Probanden, die inaktiv blieben oder einer alternativen Tätigkeit nachgingen. Am stärksten wirken Ausdaueraktivitäten in einer mittleren Intensität. Zum anderen zeigt Netz (2009) in seiner Analyse, dass die Wirkung der sportlichen Aktivität offenbar nicht an die Steigerung der körperlichen Fitness gebunden ist. Die Ergebnisse von Netz und seinen Kollegen decken sich mit einer Meta-Analyse mit älteren Probanden von Arent, Landers und Etnier (1998). In den meisten der Arbeiten wurden strukturierte Trainingsprogramme mit älteren Personen durchgeführt. Ob auch Alltagsaktivitäten das Wohlbefinden günstig beeinflussen, ist bislang nicht abschließend zu beantworten. Noch existieren dazu nur wenige Studien (Hassmén, Koivula & Utella, 2000; Wendel-Voss, Schuit, Tijhuis & Kromhout, 2004).

Über eine Studie berichten Blomstrand, Björkelund, Ariai, Lissner und Bengtson (2009). Die Studie ist insofern bemerkenswert, als ihr ein Beobachtungszeitraum von 32 Jahren zugrunde liegt. Probanden aus fünf Altersgruppen (Geburtsjahre 1908, 1914, 1918, 1922 und 1930) wurden in den beiden Jahren 1968 und 1969 erstmals und dann 1974/75 zum zweiten, 1980/81 zum dritten, 1992/93 zum vierten und schließlich 2000/01 ein letztes Mal aufgesucht und befragt. Erhoben wurde das Ausmaß an körperlicher Aktivität in den jeweils zurückliegenden 12 Monaten vor der Befragung. Gleichzeitig wurden zehn Fragen zum Gesundheitsstatus gestellt, von denen eine auch nach dem allgemeinen Wohlbefinden fragte. An der Studie beteiligten sich 1 492 Frauen aus dem Raum Göteborg (Schweden) und berichtet werden die Ergebnisse zu den Jahren 1968/69, 1980/81, 1992/93 und 2000/01. Die Instrumente sind nicht frei von methodischen Problemen. Die Reliabilitäten sind eher schwach und dennoch sind die Ergebnisse illustrativ, solange keine anderen Befunde aus Studien mit methodisch höherer Güte vorliegen.

Aus den Fragebogendaten ergeben sich vier Aktivitätsgruppen: (1) *Inaktive*, die einen sitzenden Lebensstil pflegen, (2) *gelegentlich Aktive*, die mindestens 4 Stunden pro Woche mit dem Rad zur Arbeit fahren oder mit der Familie spazieren gehen, (3) *Hochaktive*, die regelmäßig sportlich aktiv sind und (4) *aktiv Sporttreibende*, die mehrmals die Woche für eine Wettkampfsportart trainieren. Für die statistische Auswertung werden die beiden letztgenannten Gruppen (Hochaktive und aktiv Sporttreibende) zusammengefasst. Die Wohlbefindensdaten werden dichotomisiert, so dass sich die Personen in solche mit Wohlbefinden und solche mit Missbefinden einteilen lassen. Gerechnet werden Odds Ratios (OR), mit den Hochaktiven als Referenzgruppe. Der Einfluss von Alter, Bildungsniveau, Rauchen und Body Mass Index wird statistisch kontrolliert. In der Datenanalyse, die den Einfluss der körperlichen Aktivität auf das Wohlbefinden zu den Beobachtungszeiträumen ermittelt, sind die OR deutlich: Je inaktiver, desto höher die Werte und desto schlechter das Befinden.

In einer zweiten Analyse werden für jeden einzelnen Probanden die Änderungen der körperlichen Aktivität und des Wohlbefindens in den Beobachtungsjahren durch Subtraktion der Werte vom Zeitpunkt danach ermittelt. Diejenigen, die sich nicht verändert haben, werden aus der Analyse entfernt und die anderen als Gruppe mit „positiver" versus „negativer Änderung" kategorisiert. Die positive Gruppe bildet die Referenzgruppe, an denen sich die Odds Ratios der negativen Gruppe messen lassen müssen. Hier finden die Autoren einen „Zeiteffekt". Wer seine Aktivität reduziert, der büßt an Wohlbefinden ein. Die Befunde decken sich mit denen einer finnischen (Hassmen et al., 2000) und einer holländischen Arbeitsgruppe (Wendel-Voss et al., 2004) und auch mit denen aus der *Copenhagen City Heart Study* (Schnohr, Kristensen, Prescott & Scharling, 2005).

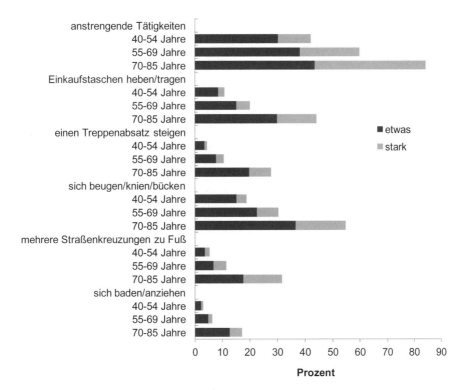

Abbildung 5. *Mobilitätseinschränkungen in Abhängigkeit von der Altersgruppe* (2008: N = 6 015 bis 6 022) (Quelle: Motel-Klingebiel et al., 2010)

Trotz der zahlreich belegten positiven Effekte körperlich-sportlicher Aktivität ist aber nur ein geringer Anteil der deutschen Bevölkerung im mittleren und höheren Erwachsenenalter in einem gesundheitlich ausreichenden Maße aktiv. Im Deutschen Alterssurvey, einer seit 1996 durchgeführten bundesweit repräsentativen Befragung, wird auch das Ausmaß der sportlichen Aktivität im Wandel untersucht (Motel-Klingebiel, Wurm & Tesch-Römer, 2010). Während 1996 noch 62.4% der Befragten angab, seltener bzw. nie an Sportaktivitäten wie Schwimmen, Ballspiele oder Wanderungen teilzunehmen, waren dies 2008 „nur" noch 50.5%. Da es sich hier um Befragungsdaten handelt, dürfte die tatsächliche Quote der Aktiven noch deutlich überschätzt sein. Während die Inaktivitätsraten für Männer und Frauen in der Altersgruppe der 70- bis 85-Jährigen nahezu identisch sind, sind die Frauen im Alter von 40-69 Jahren deutlich aktiver im Vergleich zu den Männern.

Gleichzeitig nehmen Mobilitätseinschränkungen mit steigendem Alter zu. Das zeigt auch die breit angelegte *Framingham Disability Studie* (Jette & Branch, 1981). Dort zeigte sich – etwa mit dem 75. Lebensjahr beginnend – ein deutlicher Anstieg in der Anzahl von Schwierigkeiten bei der Verrichtung von Alltagsaktivitäten und der Inanspruchnahme von fremder Hilfe bei mindestens einer körperlichen Aktivität. Die Einschränkungen wirken sich wiederum negativ auf die selbständige Lebensführung aus. Die Ergebnisse des Deutschen Alterssurveys zeigen, dass vor allem Tätigkeiten, die ein Mindestaufwand an Kraft erfordern, in der Altersgruppe der 70- bis 85-Jährigen nur noch mit Mühe bewältigt werden können (Abbildung 5).

3 Fazit

Gelingendes Altern ist nicht nur eine wissenschaftlich interessante Facette eines ansonsten meistens biologisch beschriebenen Phänomens, sondern für den Einzelnen auch ein herausgehobenes und erstrebenswertes Ziel, dürfen doch die beim heutigen Stand von Medizin und Versorgung Geborenen darauf hoffen, die Chance zu einem langen Leben zu haben. In Befragungen zu den Zielen des Alterns werden die Selbstständigkeit und die geistige Wachheit als wichtige Zustände benannt, während die Aussicht auf eine demenzielle Erkrankung und Pflegebedürftigkeit ängstigt (BMFSFJ, 2010). Körperlich-sportliche Aktivität ist vielfach als ein Verhalten beschrieben, das die Funktionstüchtigkeit im Alter und damit Selbstständigkeit stabilisieren hilft. Körperlich-sportliche Aktivität kann möglicherweise auch dabei unterstützen, die soziale Teilhabe am Leben zu fördern; gleichwohl ist das bislang nur vereinzelt untersucht worden, weshalb zum heutigen Stand der Forschung keine abschließende Bewertung vorgenommen werden kann (z.B. Bertera, 2003). Unsicheres, aber fruchtbares Terrain betritt man auch, wenn es um den Einfluss der körperlich-sportlichen Aktivität auf die kognitive Leistungsfähigkeit geht (Alfermann & Linde, 2012) und erste Lichtblicke zeigen sich auch für die Verzögerung des progredienten Verlaufs dementieller Erkrankungen (Kolassa, Glöckner, Leirer & Diener, 2010).

Bei so viel positivem Potential der körperlich-sportlichen Aktivität lohnt es, die Forschungsbemühungen zu intensivieren und zu bilanzieren, was wir bis heute nicht abschließend geklärt haben:
- Wie aktiv sind ältere Menschen?
- Welche Dosis-Wirkungs-Beziehungen gelten zwischen körperlich-sportlicher Aktivität und motorischer sowie kognitiver Leistungsfähigkeit?
- Wirkt die körperlich-sportliche Aktivität selbst oder wirken die aktivitätsbedingten biologischen Adaptationen (z.B. Fitness)?
- Welches Risiko geht von einem überwiegend sitzenden Lebensstil aus und ist dieses unabhängig von dem der körperlich-sportlichen Aktivität?
- Welche spezifischen Determinanten wirken auf das Ausmaß der körperlich-sportlichen Aktivität im Alter?

Hüten sollten wir uns davor, der körperlich-sportlichen Aktivität die Bedeutung eines Allheilmittels zu attestieren. Gelingend Altern hat unter anderem auch eine ökonomische Facette: Wer arm ist, wird eher krank und stirbt früher. Diesen Sozialgradienten kann auch körperlich-sportliche Aktivität nicht beseitigen; da wirken sozioökonomische Strukturen und politische Entscheidungen, und die sind eher nicht Gegenstand sportpsychologischer Forschung.

4 Literatur

Achat, H., Kawachi, I., Spiro, A., DeMolles, D. & Sparrow, D. (2000). Optimism and depression as predictors of physical and mental health functioning: The normative aging study. *Annals of Behavioral Medicine, 22,* 127-130.

Aldwin, C.M., Spiro, A. & Park, C.L. (2006). Health, behavior, and optimal aging: A life span developmental perspective. In J.E. Birren & W. Schaie (Eds.), *Handbook of the Psychology of Aging* (pp. 85-104). Amsterdam: Elsevier.

Alfermann, D. & Linde, K. (2012). Physische Aktivität und kognitive Leistungsfähigkeit. In R. Fuchs & W. Schlicht (Hrsg.), *Seelische Gesundheit und sportliche Aktivität*. Göttingen: Hogrefe.

Arent, S.M., Landers, D.M. & Ethnier, J.L. (1998). Exercise and physical activity for older adults. *Journal of Aging and Physical Activity, 8,* 407-430.

Atchley, R.C. (1989). A continuity theory of normal aging. *Gerontologist, 29,* 183-190.

Backes, G.M. & Clemens, W. (2008). *Lebensphase Alter. Eine Einführung in die sozialwissenschaftliche Alternsforschung* (3., überarbeitete Aufl.). Weinheim: Juventa.

Baker, J., Meisner, B.A., Logan, A.J., Kungl, A.M. & Weir, P.L. (2009). Physical activity and successful aging in Canadian older adults. *Journal of Aging and Physical Activity, 17,* 223-235.

Baker, J.L. (1958). The unsuccessful aged. *Journal of the American Geriatrics, 7,* 570-572.

Baltes, M.M. & Carstensen, L.L. (1996). The process of successful aging. *Aging and Society, 15,* 397-422.

Baltes, M.M., Wahl, H.W. & Schmid-Furstoss, U. (1990). The daily life of elderly Germans: Activity patterns, personal control, and functional health. *Journal of Gerontology, 45,* 173-179.

Baltes, P.B. & Baltes, M. (1990). Psychological perspectives on successful aging: The model of selective optimisation with compensation. In P.B. Baltes & M.M. Baltes (Eds.), *Successful Aging: Perspectives from the Behavioural Sciences* (pp. 1-36). Cambridge: Cambridge University Press.

Benyamini, Y., Leventhal, E. & Leventhal, H. (2003). Elderly people's rating of the importance of health related factors to their self-assessments of health. *Social Science and Medicine, 56,* 1661-1667.

Berkman, L.F., Seeman, T.E., Albert, M., Blazer, D., Kahn, R., Mohs, R., Finch, C., Schneider, E., Cotman, C. & McClearn, G. (1993). High, usual and impaired functioning in community-dwelling older men and women: Findings from the MacArthur Foundation Research Network on successful aging. *Journal of Clinical Epidemiology, 46,* 1129-1140.

Bertera, E.M. (2003). Physical activity and social network contacts in community dwelling older adults. *Activities, Adaptation, and Aging, 27,* 113-127.

Blazer, D.G. (2006). Successful aging. *American Journal of Geriatric Psychology, 14,* 2-5.

Blomstrand, A., Björkelund, C., Ariai, N., Lissner, L. & Bengtsson, C. (2009). Effect of leisure-time physical activity on well being among women: A 32-year perspective. *Scandinavian Journal of Public Health, 37,* 706-712.

Bowling, A. & Dieppe, P. (2005). What is successful aging and who should define it? *British Medical Journal, 331,* 1548-1551.

Bowling, A. & Iliffe, S. (2006). Which model of successful ageing should be used? Baseline findings from a British longitudinal survey of ageing. *Age & Ageing, 35,* 607-614.

Bowling, A. & Iliffe, S. (2011) Psychological approach to successful ageing predicts future quality of life in older adults. *Health and quality of life outcomes, 9,* 13.

Bundesministerium für Familie, Senioren, Frauen und Jugend (BMFSFJ) (2010). *Sechster Bericht zur Lage der älteren Generation in der Bundesrepublik Deutschland. Altersbilder in der Gesellschaft.* Online verfügbar unter http://www.bmfsfj.de/RedaktionBMFSFJ/Abteilung3/Pdf-Anlagen/bt-drucksache-sechster-altenbericht, zuletzt geprüft am 20.05.2011.

Castro-Lionard, K., Thomas-Antérion, C., Crawford-Achour, E., Rouch, I., Trombert-Paviot, B., Barthélémy, J.-C., Laurent, B., Roche, F. & Gonthier, R. (2011). Can maintaining cognitive function at 65 years old predict successful ageing 6 years later? *Age and Ageing, 40,* 259-265.

Chalé-Rush, A., Guralnik, J.M., Walkup, M.P., Miller, M.E., Rejeski, W.J., Katula, J.A., King, A.C., Glynn, N.W., Manini, T.M., Blair, S.N. & Fielding, R.A. (2010). Relationship between physical functioning and physical activity in the Lifestyle Interventions and Independence for Elders Pilot (LIFE-P). *Journal of the American Geriatrics Society, 58,* 1918-1924.

Cole, T.R. (1984). Aging, meaning and well-being: Musings of a cultural historian. *International Journal of Aging and Human Development, 19,* 329-336.

Colston, L., Harper, S. & Mitchener-Colston, W. (1995). Volunteering to promote fitness and caring: A motive for linking college students with mature adults. *Activities, Adaptation and Aging, 20,* 79-90.

Cotter, K. & Lachman, M. (2010). Psychosocial and behavioral contributors to health: Age-related increases in physical disability are reduced by physical fitness. *Psychology and Health, 25,* 805-820.

Cumming, E. & Henry, W.E. (1961). *Growing old: The process of disengagement.* New York: Basic Books.

Depp, C., Vahia, I.V. & Jeste, D.V. (2010). Successful Aging: Focus on cognitive and emotional health. In S. Nolen-Hoeksema, T. Cannon & T. Widiger (Eds.), *Annual Review of Clinical Psychology* (Vol. 6, pp. 527-550). Palo Alto, CA: Annual Reviews.

Depp, C.A. & Jeste, D.V. (2006). Definitions and predictors of successful aging: A comprehensive review of larger quantitative studies. *American Journal of Geriatric Psychiatry, 14,* 6-20.

Dionigi, R.A. (2010). Master Sport as a strategy for managing the aging process. In J. Baker, S. Horton & P. Weir (Eds.), *Masters athletes: Understanding the role of exercise in optimizing aging* (pp. 137-155). New York: Routledge Publishing.

DiPietro, L. (2007). Physical activity, fitness, and aging. In Bouchard, C., Blair, S.N. & Haskell, W.L. (Eds.), *Physical Activity and Health* (pp. 271-285). Champaign, IL: Human Kinetics.

Dogra, S., Meisner, B.A. & Baker, J. (2008). Psychosocial predictors of physical activity in older aged asthmatics. *Age and Ageing, 37,* 449-454.

Fell, J. & Williams, A.D. (2010). Aging and recovery: Implications for the Masters Athlete. In J. Baker, S. Horton & P. Weir (Eds.), *Masters athletes: Understanding the role of exercise in optimizing aging* (pp. 79-102). New York: Routledge Publishing.

Fisher, B.J. (1995). Successful aging, life satisfaction, and generativity in later life. *International Journal of Aging and Human Development, 41,* 239-250.

Fogel, R.W. (2004). Changes in the process of aging during the twentieth century: Findings and procedures of the early indicators project. *Population & Development Review, 30,* 19-47.

Folstein, M.F., Folstein, S.E. & McHugh, P.R. (1975). „Mini-Mental-State". A practical method for grading the cognitive state of patients for the clinician. *Journal of Psychiatric Research, 12,* 189-198.

Freedman, V.A., Martin, L.G. & Schoeni, R.F. (2002). Recent trends in disability and functioning among older adults in the United States: A systematic review. *Journal of the American Medical Association, 288,* 3137-3146.

Fries, J.F. (1980). Aging, natural death, and the compression of morbidity. *New England Journal of Medicine, 303,* 130-135.

Giltay, E.J., Kamphuis, M.H., Kalmijn, S., Zitman, F. G. & Kromhout, D. (2006). Dispositional optimism and the risk of cardiovascular death: The Zutphen elderly study. *Archives of Internal Medicine, 166,* 431-436.

Giltay, E.J., Zitman, F.G. & Kromhout, D. (2008). Cardiovascular risk profile and subsequent disability and mental well-being: The Zutphen Elderly Study. *American Journal of Geriatric Psychiatry, 16,* 874-882.

Goffman, E. (1977). *Stigma. Über Techniken zur Bewältigung beschädigter Identität* (2. Aufl.). Frankfurt: Suhrkamp.

Hassmén, P., Koivula, N. & Utela, A. (2000). Physical exercise and psychological well being. *Preventive Medicine, 30,* 11-25.

Havighurst, R. (1961). Successful aging. *Gerontologist, 1,* 4-7.

Holstein, M. & Minkler, M. (2003). Self, society, and the „new gerontology". *The Gerontologist, 43,* 787-797.

Jette, A.M. & Branch, L.G. (1981). The Framingham Disability Study: II: Physical disability among the aging. *American Journal of Public Health, 71,* 1211-1216.

Jonker, A., Comijs, C., Knipscheer, K. & Deeg, D. (2009). The role of coping resources on change in well-being during persistent health decline. *Journal of Ageing and Health, 21,* 1063-1082.

Jopp, D. (2003). Erfolgreiches Altern: Zum funktionalen Zusammenspiel von personalen Ressourcen und adaptiven Strategien des Lebensmanagements. Berlin: Freie Universität Berlin. [retrieved from http://www.diss.fu-berlin.de/2003/50/indexe.html].

Kahn, R.L. (2002). On ‚Successful aging and well-being: Self-rated compared with Rowe and Kahn'. *The Gerontologist, 42,* 725-726.

Kivimäki, M., Vahtera, J., Elovainio, M., Helenius, H., Singh-Manoux, A. & Pentti, J. (2005). Optimism and pessimism as predictors of change in health after death or onset of severe illness in family. *Health Psychology, 24,* 413-421.

Knight, T. & Ricciardelli, L.A. (2003). Successful aging: Perceptions of adults aged between 70 and 101 years. *International Journal of Aging and Human Development, 56,* 223-245.

Kolassa, I., Glöckner, F., Leirer, V. & Diener, C. (2010). Neuronale Plastizität bei gesundem und pathologischem Altern. In H. Häfner, K. Beyreuther & W. Schlicht (Hrsg.), *Altern gestalten* (S. 41-65). Springer: Heidelberg.

Lemon, B.W., Bengtson, V.L. & Peterson, J.A. (1972). An exploration of the activity theory of aging: Activity types and life satisfaction among in-movers to a retirement community. *Journal of Gerontology, 27,* 511-523.

Leveille, S.G., Guralnik, J.M., Ferrucci, L. & Langlois, J.A. (1999). Aging successfully until death in old age: Opportunities for increasing active life expectancy. *American Journal of Epidemiology, 149,* 654-664.

Leventhal, E.A. & Prohaska, T.R. (1986). Age, symptom interpretation and health behaviour. *Journal of the American Geriatrics Society, 34,* 185-191.

Levy, B.R. (2003). Mind matters: Cognitive and physical effects of aging self-stereotypes. *Journal of Gerontology: Psychological Sciences, 58B,* 203-211.

Levy, B.R., Hausdorff, J.M., Hencke, R. & Wei, J.Y. (2000). Reducing cardiovascular stress with positive self-stereotypes of aging. *Journal of Gerontology: Psychological Sciences, 55B,* 205-213.

Levy, B.R. & Myers, L.M. (2004). Preventive health behaviors influenced by self-perceptions of aging. *Preventive Medicine, 39,* 625-629.

Levy, B.R., Slade, M.D. & Kasl, S.V. (2002). Longitudinal benefit of positive self-perceptions of aging on functional health. *Journal of Gerontology: Psychological Sciences, 57B,* 409-417.

Lipnicki, D.M. & Gunga, H.C. (2009). Physical inactivity and cognitive functioning: Results from bed rest studies. *European Journal of Applied Physiology, 105,* 27-35.

Manini, T.M., Everhart, J.E., Patel, K.V., Schoeller, D.A., Colbert, L.H., Visser et al. (2006). Daily activity energy expenditure and mortality among older adults. *Journal of the American Medical Association, 296,* 171-179.

Manton, K.G. (2008). Recent declines in chronic disability in the elderly U.S. Population: Risk factors and future dynamics. *Annual Review Public Health, 29,* 91-113.

Martin, M. & Kliegel, M. (2008). *Psychologische Grundlagen der Gerontologie.* Stuttgart: Kohlhammer & Urban.

Masoro, E.J. (2001). Successful aging – Useful or misleading concept? *The Gerontologist, 41,* 415-418.

Meisner, B.A., Dogra, S., Logan, A.J., Baker, J. & Weir, P.L. (2010). Do or decline: Physical inactivity impairs biopsychosocial aging in later life. *Journal of Health Psychology, 15,* 688-696.

Mendes de Leon, C.F. (2005). Social engagement and successful aging. *European Journal on Aging, 2,* 64-66.

Menec, V.H. (2003). The relation between everyday activities and successful aging: A 6-year longitudinal study. *Journals of Gerontology, 58B,* 74-82.

Minkler, M. & Fadem, P. (2002). Successful aging: A disability perspective. *Journal of Disability Policy Studies, 12,* 229-235.

Montross, L.P., Depp, C., Daly, J., Reichstadt, J., Golshan, S., Moore, D., Sitzer, D. & Jeste, D.V. (2006). Correlates of self-rated successful aging among community dwelling older adults. *American Journal of Geriatric Psychiatry, 14,* 43-51.

Motel-Klingebiel, A., Wurm, S. & Tesch-Römer, C. (Hrsg.). (2010). *Altern im Wandel. Befunde des Deutschen Alterssurveys 1996-2008 (DEAS).* Stuttgart: Kohlhammer.

Motl, R.W. & McAuley, E. (2010). Physical activity, disability, and quality of life in older adults. *Physical medicine and rehabilitation clinics of North America, 21,* 299-308.

Mroczek, D.K. & Kolarz, C.M. (1998). The effect of age on positive and negative affect: A developmental perspective on happiness. *Journal of Personality and Social Psychology, 75,* 1333-1349.

Nelson, T.D. (2005). Ageism: Prejudice against our feared future self. *Journal of Social Issues, 61,* 207-221.

Netz, Y. (2009). Type of physical activity and fitness benefits as moderators of the effect of physical activity on affect in advanced age. *European Review of Aging and Physical Activity, 6,* 19-27.

Netz,Y., Wu, M.-J. & Tenenbaum, G. (2005). Physical activity and psychological well-being in advanced age: A meta-analysis of intervention studies. *Psychology and Aging, 20,* 272-284.

Nicolas, S.A., Andrieu, S., Nourhashémi, F., Rolland, Y. & Vellas, B. (2001). Successful aging and nutrition. *Nutrition Reviews, 59,* S88-S92.

O'Brien Cousins, S. & Gillis, M.M. (2005). „Just do it... before you talk yourself out of it": The self-talk of adults thinking about physical activity. *Psychology of Sport and Exercise, 6,* 313-334.

Orr, R. (2010). Contribution of muscle weakness to postural instability in the elderly. A systematic review. *European Journal of Physical and Rehabilitation Medicine. 46,* 183-220.

Peel, N.M., McClure, R.J. & Bartlett, H.P. (2005). Behavioral determinants of healthy aging. *American Journal of Preventive Medicine, 28,* 298-304.

Phelan, E.A., Anderson, L.A., Lacroix, A.Z. & Larson, E.B. (2004). Older adults' views of „successful aging": How do they compare with researchers' definitions? *Journal of the American Geriatrics Society, 52,* 211-216.

Phelan, E.A. & Larson, E.B. (2002). „Successful aging" – where next? *Journal of the American Geriatrics Society, 50,* 1306-1308.

Pressey, S.L. & Simcoe, E. (1950). Case study comparisons of successful and problem in old people. *Journal of Gerontology, 5,* 168-175.

Reichstadt, J., Depp, C.A., Palinkas, L.A., Folsom, D.P. & Jeste, D.V. (2007). Building blocks of successful aging: A focus group study of older adults' perceived contributors to successful aging. *American Journal of Geriatric Psychiatry, 15,* 194-201.

Robert Koch Institut (2011). *Daten und Fakten: Ergebnisse der Studie »Gesundheit in Deutschland aktuell 2009«*. Berlin: GBE.
Rolland, Y., Abellan van Kann, G. & Vellas, B. (2010). Healthy brain aging: Role of exercise and physical activity. *Clinics in Geriatric Medicine, 26*, 75-87.
Rowe, J.W. & Kahn, R.L. (1987). Human aging: Usual and successful. *Science, 237*, 143-49.
Rowe, J.W. & Kahn, R.L. (1997). Successful aging. *The Gerontologist, 37*, 433-440.
Rowe, J.W. & Kahn, R.L. (1998). *Successful aging*. New York: Dell Publishing.
Ryan, A.S. (2010). Exercise in aging: Its important role in mortality, obesity, and insulin resistance *Aging Health, 6*, 551-563.
Ryff, C.D. (1982). Successful aging: A developmental approach. *Gerontologist, 22*, 209-214.
Salthouse, T.A. (2009). When does age-related cognitive decline begin? *Neurobiology of Aging, 30*, 507-514.
Sarkisian, C.A., Prohaska, T.R., Wong, M.D., Hirsch, S. & Mangione, C. M. (2005). The relationship between expectations for aging and physical activity among older adults. *Journal of General Internal Medicine, 20*, 911-915.
Scheidt, R.J., Humphreys, D.R. & Yorgason, J.B. (1999). Successful aging: What's not to like? *The Journal of Applied Gerontology, 18*, 277-282.
Schnohr, P., Kristensen, T.S., Prescott, E. & Scharling, H. (2005). Stress and life dissatisfaction associated with jogging and other types of physical activity in leisure time – The Copenhagen city heart study. *Scandinavian Journal of Medicine and Science in Sports, 15*, 107-112.
Schulz, R. & Heckhausen, J. (1996). A life span model of successful aging. *American Psychologist, 51*, 702-714.
Seeman, T.E., Berkman, L.F., Charpentier, P.A., Blazer, G.D., Albert, S.M. & Tinetti, E.M. (1995). Behavioural and psychosocial predictors of physical performance – MacArthur studies of successful aging. *Journals of Gerontology Series A – Biological Sciences and Medical Sciences, 50*, 177-183.
Seeman, T.E., Charpentier, P.A., Berkman, L.F., Tinetti, M.E., Guralnik, J.M., Albert, M., Blazer, D. & Rowe, J.W. (1994). Predicting changes in physical performance in a high-functioning elderly cohort: MacArthur studies of successful aging. *Journal of Gerontology, 49*, 97-108.
Seeman, T.E., Unger, J.B., McAvay, G. & Mendes de Leon, C. F. (1999). Self-efficacy beliefs and perceived declines in functional ability: MacArthur Studies of Successful Aging. *Journal of Gerontology: Psychological Sciences, 54B*, 214-222.
Silverstein, M. (2002). Leisure activities and quality of life among the oldest old in Sweden. *Research on Aging, 24*, 528-547.
Silverstein, M. & Parker, M.G. (2002). Leisure activities and quality of life among the oldest old in Sweden. *Research on Aging, 24*, 528-547.
Smith, N., Young, A. & Lee, C. (2004). Optimism, health-related hardiness and wellbeing among older Australian women. *Journal of Health Psychology, 9*, 741-752.
Staudinger, U. (2000). Viele Gründe sprechen dagegen und trotzdem fühlen viele Menschen sich wohl: Das Paradox des subjektiven Wohlbefindens. *Psychologische Rundschau, 51*, 185-197.
Steptoe, A., Wright, C., Kunz-Ebrecht, S.R. & Iliffe, S. (2006). Dispositional optimism and health behaviour in community-dwelling older people: associations with healthy ageing. *British Journal of Health Psychology, 11*, 71-84.
Strawbridge, W.J., Cohen, R.D., Shema, S.J. & Kaplan, G.A. (1996). Successful aging: Predictors and associated activities. *American Journal of Epidemiology, 144*, 135-141.
Strawbridge, W.J., Wallhagen, M.I. & Cohen, R.D. (2002). Successful aging and well-being: Self rated compared with Rowe and Kahn. *The Gerontologist, 42*, 727-733.
Sun, Q., Townsend, M., Okereke, O., Franco, O., Hu, F.B. & Grodstein, F. (*2010*). Physical activity at midlife in relation to successful survival in women at age 70 years or older. *Archives of Internal Medicine, 170*, 194-201.
Tabbarah, M., Crimmins, E. & Seeman, T. (2002). The relationship between cognitive and physical performance: MacArthur Studies of Successful Aging. *Journal of Gerontology: Medical Sciences, 57A*, M228-M235.
Tate, R.B., Leedine, L. & Cuddy, T.E. (2003). Definition of successful aging by elderly Canadian Males: The Manitoba follow-up study. *The Gerontologist, 43*, 735-744.

Torres, S. (1999). A culturally-relevant theoretical framework for the study of successful aging. *Ageing and Society 19*, 33-51.
United Nations Population Division. (2009). *World population prospects: The 2008 revision.* New York: United Nations.
Vaillant, G. & Mukamal, K. (2001). Successful Aging. *American Journal of Psychiatry, 158,* 839-847.
von Faber, M., Bootsma-van der Wiel, A., van Exel, E., Gussekloo, J., Lagaay, A.M., van Dongen, E., Knook, D.L., van der Geest, S. & Westendorp, R.G. (2001). Successful aging in the oldest old: Who can be characterized as successfully aged? *Archives of Internal Medicine, 161,* 2694-2700.
Voss, M.W., Nagamatsu, L.S., Liu-Ambrose, T. & Kramer, A.F. (2011). Exercise, brain, and cognition across the lifespan. *Journal* of *Applied Physiology,* April 28.
Warburton, D.E.R., Nicol, C.W. & Bredin, S. S. (2006). Health benefits of physical activity: The evidence. *Canadian Medical Association Journal, 174,* 801-809.
Weir, P.L., Meisner, B.A. & Baker, J. (2010). Successful aging across the years: does one model fit everyone? *Journal of Health Psychology, 15,* 680-687.
Wendel-Voss, G.C.W., Schuit, A.J., Tijhuis, M.A.R. & Kromhout, D. (2004). Leisure time physical activity and health related quality of life: Cross section and longitudinal study. *Quality of life research, 13,* 667-677.
Whitbourne, S.K. & Sneed, J.R. (2002). The paradox of well-being, identity processes, and stereotype threat: Ageism and its potential threat to the self in later life. In T.D. Nelson (Ed.), *Ageism: Stereotyping and prejudice against older persons* (pp. 247-273). Cambridge, MA: The MIT Press.
Wieser, M. & Haber, P. (2007). The effects of systematic resistance training in the elderly. *International Journal of Sports Medicine, 28,* 59-65.
World Cancer Research Fund and American Institute for Cancer Research (2007). *Food, Nutrition, Physical Activity, and the Prevention of Cancer: A Global Perspective.* Washington, DC: AICR.
Wurm, S. & Tesch-Römer, C. (2006). Gesundheit, Hilfebedarf und Versorgung. In C. Tesch-Römer, H. Engstler & S. Wurm (Hrsg.), *Altwerden in Deutschland. Sozialer Wandel und individuelle Entwicklung in der zweiten Lebenshälfte* (S. 329-383). Wiesbaden: Verlag für Sozialwissenschaften.
Yaffe, K., Barnes, D., Nevitt, M., Lui, L.Y. & Covinsky, K. (2001). A prospective study of physical activity and cognitive decline in elderly women: Women who walk. *Archives of Internal Medicine, 161,* 1703-1708.
Yaffe, S.K., Fiocco, A.J., Lindquist, K., Vittinghoff, E., Simonsick, E.M., Newman A.B. et al. (2009). Predictors of maintaining cognitive function in older adults: The Health ABC Study. *Neurology, 72,* 2029-2035.

Die Autorinnen und Autoren des Bandes

Alfermann, Dorothee (geb. 1949); Prof. Dr., Professorin für Sportpsychologie an der Universität Leipzig. *Arbeitsschwerpunkte*: Wirkungen von Präventionssport und Rehabilitationssport auf psychische Gesundheit und Kognitionen; Sport und Selbstkonzept; Karriereentwicklung unter Geschlechter vergleichender Perspektive; sportliche Karriereentwicklung unter Kultur vergleichender Perspektive. *Adresse*: Universität Leipzig, Sportwissenschaftliche Fakultät, Jahnallee 59, 04109 Leipzig. *E-Mail*: alfermann@uni-leipzig.de.

Brand, Ralf (geb. 1971); Prof. Dr., Professor für Sportpsychologie an der Universität Potsdam. *Arbeitsschwerpunkte*: Gesundheitsverhaltensänderung; soziale Kognition, v.a. automatische Prozesse; sportpsychologische Diagnostik; sportpsychologische Betreuung und Versorgung; Anti-Doping. *Adresse*: Universität Potsdam, Humanwissenschaftliche Fakultät, Exzellenzbereich Kognitionswissenschaft, Professur für Sportpsychologie, Am Neuen Palais 10, 14469 Potsdam. *E-Mail*: ralf.brand@uni-potsdam.de.

Demetriou, Yolanda (geb. 1983); M.A., Wissenschaftliche Angestellte im Arbeitsbereich Sportpsychologie und Forschungsmethoden am Institut für Sportwissenschaft der Universität Tübingen. *Arbeitsschwerpunkte*: Gesundheitsförderung in der Schule; systematische Übersichtsarbeiten. *Adresse*: Eberhard Karls Universität Tübingen, Institut für Sportwissenschaft, Wilhelmstr. 124, 72074 Tübingen. *E-Mail*: yolanda.demetriou@uni-tuebingen.de.

Fuchs, Reinhard (geb. 1955); Prof. Dr., Professor für Sportpsychologie an der Universität Freiburg. *Arbeitsschwerpunkte*: Motivationale und volitionale Steuerung des habituellen Sport- und Bewegungsverhaltens; körperliche Aktivität als Strategie der Stressregulation; Sport und Depression; theoriegeleitete Interventionen zur Sport- und Gesundheitsförderung. *Adresse*: Universität Freiburg, Institut für Sport und Sportwissenschaft, Schwarzwaldstraße 175, 79117 Freiburg. *E-Mail*: reinhard.fuchs @sport.uni-freiburg.de.

Gerber, Markus (geb. 1975); Dr., stv. Leiter und wissenschaftlicher Mitarbeiter der Abteilung Sportpädagogik und Sozialwissenschaften der Universität Basel. *Arbeitsschwerpunkte*: Körperliche Aktivität und Stressregulation; motivationale und volitionale Steuerung des Sport- und Bewegungsverhaltens; Sport und Schlaf; Sport in der

Therapie von Burnout und klinischen Störungen; Sport und mentale Toughness. *Adresse*: Universität Basel, Institut für Sport und Sportwissenschaft, St. Jakobsturm, Birsstrasse 320B, CH-4052 Basel. *E-Mail*: markus.gerber@unibas.ch.

Hänsel, Frank (geb. 1960); Prof. Dr. rer. nat., Professor für Sportwissenschaft unter besonderer Berücksichtigung der Sportpsychologie an der Technischen Universität Darmstadt. *Arbeitsschwerpunkte*: Instruktionspsychologie motorischen Lernens; Psychologisches Training im Leistungs- und Gesundheitssport; kognitive Aspekte des Selbstkonzepts; Kundenzufriedenheit bei sportbezogenen Dienstleistungen. *Adresse*: Technische Universität Darmstadt, Institut für Sportwissenschaft, Magdalenenstraße 27, 64289 Darmstadt. *E-Mail*: haensel@sport.tu-darmstadt.de.

Hautzinger, Martin (geb. 1950); Prof. Dr., Leiter der Abteilung Klinische Psychologie und Psychotherapie und der angeschlossenen psychotherapeutischen Hochschulambulanz der Universität Tübingen, Vorstand der staatlich anerkannten Ausbildungsstätte Tübinger Akademie für Verhaltenstherapie. *Arbeitsschwerpunkte*: Affektive Störungen; Angststörungen; PTSD; Zwänge; ADHS; Störungen im Kindes- und Jugendalter; Interventionsforschung. *Adresse*: Fachbereich Psychologie der Eberhard Karls Universität, Schleichstr. 4, 72076 Tübingen. Hautzinger@uni-tuebingen.de.

Höner, Oliver (geb. 1972); Prof. Dr., Professor für Sportwissenschaft mit den Schwerpunkten Sportpsychologie und Forschungsmethoden an der Universität Tübingen. *Arbeitsschwerpunkte*: Talentforschung im Fußball; Antizipations- und Entscheidungshandeln im Sportspiel; Motivation und Volition in der gesundheitsorientierten Sport- und Bewegungsförderung; Wissenschaftstheorie der Sportwissenschaft. *Adresse*: Eberhard Karls Universität Tübingen, Institut für Sportwissenschaft, Wilhelmstr. 124, 72074 Tübingen. *E-Mail*: oliver.hoener@uni-tuebingen.de.

Kahlert, Daniela (geb. 1980); Dr. phil., wissenschaftliche Angestellte an der Dualen Hochschule Baden-Württemberg. *Arbeitsschwerpunkte*: Gesundheitsverhaltensänderung; Optimismus; angewandte Gesundheitswissenschaften; Gesundheitspsychologie. *Adresse*: Duale Hochschule Baden-Württemberg, Paulinenstr. 50, 70178 Stuttgart. *E-Mail*: kahlert@dhbw-stuttgart.de.

Klaperski, Sandra (geb. 1983); Wissenschaftliche Mitarbeiterin im Arbeitsbereich Sportpsychologie an der Universität Freiburg. *Arbeitsschwerpunkte*: Körperliche Aktivität als Strategie der Stressregulation; Einfluss sportlicher Aktivität auf physiologische und psychologische Stressreaktionen; erlebnisbasierte Team- und Identitätsentwicklung bei Sportmannschaften. *Adresse*: Universität Freiburg, Institut für Sport und Sportwissenschaft, Schwarzwaldstraße 175, 79117 Freiburg. *E-Mail*: sandra.klaperski@sport.uni-freiburg.de.

Kleinert, Jens (geb. 1964); Univ.-Prof. Dr., Professor für Sport- und Gesundheitspsychologie, Psychologisches Institut, Deutsche Sporthochschule Köln. *Arbeitsschwerpunkte*: Interpersonale Sportpsychologie; Motivation und Sport; Identität und Beziehungsprozesse; Befindlichkeit; Anwendungsfelder Gesundheits- und Leistungssport. *Adresse*: Psychologisches Institut, Deutsche Sporthochschule Köln, Am Sportpark Müngersdorf 6, 50933 Köln. *E-Mail*: kleinert@dshs-koeln.de.

Kleinknecht, Chloé (geb. 1979); Dipl.-Sportwissenschaftlerin und wissenschaftliche Mitarbeiterin am Psychologischen Institut, Abteilung Gesundheit- & Sozialpsychologie der Deutschen Sporthochschule Köln. *Arbeitsschwerpunkte*: Beziehungsforschung im Kontext des Freizeit- und Rehabilitationssports; interpersonelle Koordination. *Adresse*: Psychologisches Institut, Deutsche Sporthochschule Köln, Am Sportpark Müngersdorf 6, 50933 Köln. *E-Mail*: kleinknecht@dshs-koeln.de.

Linde, Katja (geb. 1982); Dr. phil., Dipl. Psych., Wissenschaftliche Mitarbeiterin am Institut für Sportpsychologie- und Sportpädagogik der Universität Leipzig. *Arbeitsschwerpunkte*: Förderung der psychischen Gesundheit durch körperliche Aktivität; Wirkungen und Wirkmechanismen körperlicher Aktivität auf die kognitive Leistungsfähigkeit. *Adresse*: Universität Leipzig, Sportwissenschaftliche Fakultät, Jahnallee 59, 04109 Leipzig. *E-Mail*: klinde@uni-leipzig.de.

Pahmeier, Iris (geb. 1960); Prof. Dr., Professorin für Sportwissenschaft (Schwerpunkte Bewegung und Gesundheit). *Arbeitsschwerpunkte*: Entwicklung und Evaluation von Gesundheitssportprogrammen; Dropout und Bindung an Sport im Jugend- und Erwachsenenalter; Selbst- und Körperkonzept im Sport; Versorgungsforschung; Krebs und Sport. *Adresse*: Universität Vechta, Institut für Soziale Dienste, Bildungs- und Sportwissenschaft; Driverstaße 22, 49377 Vechta. *E-Mail*: iris.pahmeier@uni-vechta.de.

Reicherz, Annelie (geb. 1984); wissenschaftliche Mitarbeiterin am Lehrstuhl für Sport- und Gesundheitswissenschaften an der Universität Stuttgart. *Arbeitsschwerpunkt*: Sportgerontologie. *Adresse*: Universität Stuttgart, Institut für Sport- und Bewegungswissenschaft, Allmandring 28, 70569 Stuttgart. *E-Mail*: annlie.reicherz @inspo.uni-stuttgart.de.

Schlegel, Sabine (geb. 1983); Master of Arts, Sportwissenschaftlerin an der Abteilung für Psychosomatische Medizin und Psychotherapie Freiburg. *Arbeitsschwer-

punkte: Evaluation und Durchführung eines sporttherapeutischen Programms für PatientInnen mit Essstörung; Sporttherapie in der Psychosomatik; Sport und Depression. *Adresse*: Universitätsklinikum Freiburg, Abteilung für Psychosomatische Medizin und Psychotherapie, Hauptstraße 8, 79104 Freiburg. *E-Mail*: sabine.schlegel @uniklinik-freiburg.de.

Schlicht, Wolfgang (geb. 1952); Prof. Dr., Professor für Sport- und Gesundheitswissenschaften an der Universität Stuttgart. *Arbeitsschwerpunkte*: Präventionsforschung; körperlich-sportliche Aktivität im Kontext gerontologischer Fragestellungen; affektive Reaktionen und Wohlbefinden; komplexe, theoriegeleitete Interventionen; Evaluations- und Disseminationsforschung; ecological momentary assessment and intervention. *Adresse*: Universität Stuttgart, Institut für Sport- und Bewegungswissenschaft, Lehrstuhl Sport- und Gesundheitswissenschaften, Allmandring 28, 70569 Stuttgart. *E-Mail*: wolfgang.schlicht@inspo.uni-stuttgart.de.

Schmid, Julia (geb. 1984); Doktorandin an der Universität Bern. *Arbeitsschwerpunkt*: Sport- und Gesundheitspsychologie. *Adresse*: Universität Bern, Institut für Sportwissenschaft, Bremgartenstrasse 145, 3012 Bern, Schweiz. *E-Mail*: julia.schmid@ispw. unibe.ch.

Schott, Nadja (geb. 1967); Prof. Dr., Professorin für Sport und Gesundheit an der Universität Stuttgart. *Arbeitsschwerpunkte*: motorische und kognitive Entwicklung über die Lebensspanne; Mechanismen von Bewegungsvorstellung; mentales Training als Möglichkeit in der orthopädischen Rehabilitation; Einfluss von körperlich-sportlicher Aktivität auf die motorische und kognitive Leistungsfähigkeit. *Adresse*: Universität Stuttgart, Institut für Sport und Bewegungswissenschaft, Allmandring 28, 70569 Stuttgart. *E-Mail*: nadja.schott@inspo.uni-stuttgart.de.

Schwerdtfeger, Andreas (geb. 1968); Prof. Dr., Professor für Gesundheitspsychologie an der Karl-Franzens-Universität Graz. *Arbeitsschwerpunkte*: Stress, Angst und Emotionsregulation; ambulantes Assessment psychosozialer Ressourcen; biopsychologische Aspekte der Gesundheitspsychologie; ambulante Erfassung von körperlicher Aktivität und Befinden. *Adresse*: Karl-Franzens-Universität Graz, Institut für Psychologie, Universitätsplatz 2/III, A-8010 Graz. *E-Mail*: andreas.schwerdtfeger@uni-graz.at.

Seelig, Harald (geb. 1968); Dr., akademischer Mitarbeiter am Institut für Sport und Sportwissenschaft der Universität Freiburg. *Arbeitsschwerpunkte*: Selbstkonkordanz und Sport; Forschungsmethoden; Statistik. *Adresse*: Universität Freiburg, Institut für

Sport und Sportwissenschaft, Schwarzwaldstraße 175, 79117 Freiburg. *E-Mail*: harald.seelig @sport.uni-freiburg.de.

Sudeck, Gorden (geb. 1975); Prof. Dr., Professor für Sportwissenschaft mit dem Schwerpunkt Gesundheitsbildung an der Eberhard Karls Universität Tübingen. *Arbeitsschwerpunkte*: theoriegeleitete Interventionen zur Sport- und Gesundheitsförderung; Sportaktivität und Wohlbefinden; Entwicklung selbstbestimmten Sport- und Bewegungsverhaltens; Wirksamkeit der Bewegungstherapie in der Rehabilitation. *Adresse*: Eberhard Karls Universität Tübingen, Institut für Sportwissenschaft, Wächterstr. 67, 72074 Tübingen. *E-Mail*: gorden.sudeck@uni-tuebingen.de.

Wolf, Sebastian (geb. 1982); Dipl.-Psych., Wissenschaftlicher Mitarbeiter Institut für Medizinische Psychologie an der Universität Tübingen sowie Therapeut in der Christoph-Dornier-Stiftung für Klinische Psychologie. *Arbeitsschwerpunkte*: Neurowissenschaftliche Korrelate sportlicher Spitzenleistung; Sport und Depression; Neurofeedback und Biofeedback; Psychotherapie. *Adresse*: Universitätsklinikum Tübingen, Institut für Medizinische Psychologie, Gartenstraße 29, 72074 Tübingen. *E-Mail*: sebastian.wolf@medizin.uni-tuebingen.de.

Zeeck, Almut (geb. 1963); Prof. Dr. med., Oberärztin an der Abteilung für Psychosomatische Medizin und Psychotherapie des Universitätsklinikums Freiburg. *Zuständigkeit*: Tagesklinik, Station, Spezialambulanz für Essstörungen. *Forschungsschwerpunkte*: Essstörungen (Entwicklung von Behandlungskonzepten, Prozess-/Ergebnisforschung, Essstörungen und Sport), Psychotherapieforschung, Versorgungsforschung. *Adresse*: Universitätsklinikum Freiburg, Abteilung für Psychosomatische Medizin und Psychotherapie, Hauptstraße 8, 79104 Freiburg. *E-Mail*: almut.zeeck @uniklinik-freiburg.de.

Sportpsychologie

Hrsg. von Bernd Strauß · Wolfgang Schlicht · Jörn Munzert und Reinhard Fuchs

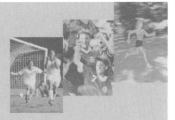

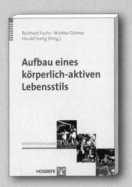

Reinhard Fuchs · Wiebke Göhner
Harald Seelig (Hrsg.)
Aufbau eines körperlich-aktiven Lebensstils
Theorie, Empirie und Praxis
Band 4: 2007, VIII/360 Seiten,
€ 34,95 / CHF 59,–
■ ISBN 978-3-8017-2108-4
◙ E-Book € 30,99 / CHF 43,99

Das Buch resümiert die vorliegenden Erkenntnisse zum Einfluss von sportlicher Aktivität auf eine breite Palette von Aspekten der seelischen Gesundheit.

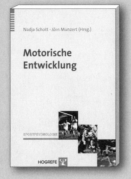

Nadja Schott · Jörn Munzert (Hrsg.)
Motorische Entwicklung
Band 5: 2010, 289 Seiten,
€ 29,95 / CHF 49,90
■ ISBN 978-3-8017-1765-0

Das Buch liefert einen umfassenden Überblick zu Grundlagen, Gegenstand und Anwendungsbereichen der motorischen Entwicklung über die Lebensspanne.

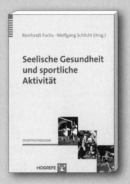

Reinhard Fuchs · Wolfgang Schlicht (Hrsg.)
Seelische Gesundheit und sportliche Aktivität
Band 6: 2012, VIII/341 Seiten,
€ 29,95 / CHF 39,90
■ ISBN 978-3-8017-2360-6
◙ E-Book € 26,99 / CHF 37,99

Das Buch resümiert die vorliegenden Erkenntnisse zum Einfluss von sportlicher Aktivität auf eine breite Palette von Aspekten der seelischen Gesundheit.

Weitere Bände der Reihe:

Band 3: Hagemann/Tietjens/Strauß (Hrsg.) **Psychologie der sportlichen Höchstleistung** ISBN 978-3-8017-2033-9
Band 2: Schlicht/Strauß **Sozialpsychologie des Sports** ISBN 978-3-8017-1724-7
Band 1: Fuchs **Sport, Gesundheit und Public Health** ISBN 978-3-8017-1722-3

Bände in Planung:

Strauß (Hrsg.) **Sportzuschauer** ISBN 978-3-8017-2262-3

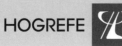

Hogrefe Verlag GmbH & Co. KG
Merkelstraße 3 · 37085 Göttingen · Tel: (0551) 99950-0 · Fax: -111
E-Mail: verlag@hogrefe.de · Internet: www.hogrefe.de

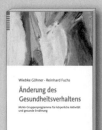

Wiebke Göhner
Reinhard Fuchs
Änderung des Gesundheitsverhaltens
MoVo-Gruppenprogramme für körperliche Aktivität und gesunde Ernährung
2007, VIII/179 Seiten, inkl. CD-ROM,
€ 29,95 / CHF 48,90
■ ISBN 978-3-8017-2047-6
⊡ E-Book € 26,99 / CHF 37,99

In diesem Buch werden die Curricula der Gruppenprogramme MoVo-LISA und MoVo-LIFE zur Veränderung des Ernährungs- und Bewegungsverhaltens detailliert beschrieben. Zusammen bilden sie ein solides Fundament für einen gesundheitsbewussten Lebensstil und somit für die Prävention von chronischen Erkrankungen.

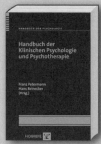

Franz Petermann
Hans Reinecker (Hrsg.)
Handbuch der Klinischen Psychologie und Psychotherapie
(Reihe: »Handbuch der Psychologie«, Band 1)
2005, 783 Seiten, geb.,
€ 59,95 / CHF 102,–
(Bei Abnahme von mind. 4 Bänden der Reihe € 49,95 / CHF 86,–)
■ ISBN 978-3-8017-1899-2
⊡ E-Book € 52,99 / CHF 74,99

Das Handbuch liefert eine Übersicht zu zentralen Themen der Klinischen Psychologie und Psychotherapie. Gute Lesbarkeit, klare Didaktik sowie ein einheitlicher Aufbau der einzelnen Kapitel zeichnen den Band aus.

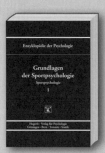

Wolfgang Schlicht
Bernd Strauß (Hrsg.)
Grundlagen der Sportpsychologie
(Enzyklopädie der Psychologie, Serie »Sportpsychologie«, Band 1)
2009, XXII/821 Seiten,
Ganzleinen, € 169,– / CHF 286,–
(Bei Abnahme der gesamten Serie € 149,– / CHF 249,–)
■ ISBN 978-3-8017-0575-6
⊡ E-Book € 149,99 / CHF 209,99

Der Band fasst den aktuellen Kenntnisstand der sportpsychologischen Forschung zusammen und ist damit ein »Muss« für jeden Sportpsychologen in Forschung und Praxis.

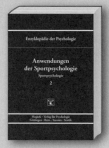

Jürgen Beckmann
Michael Kellmann (Hrsg.)
Anwendungen der Sportpsychologie
(Enzyklopädie der Psychologie, Serie »Sportpsychologie«, Band 2)
2008, XXI/926 Seiten,
Ganzleinen, € 188,– / CHF 318,–
(Bei Abnahme der gesamten Serie € 168,– / CHF 284,–)
■ ISBN 978-3-8017-0597-8

Der Band gibt einen umfassenden Überblick über die aktuellen Anwendungsfelder der modernen Sportpsychologie. Es werden grundlegende Erkenntnisse im Bereich von Diagnostik, Lernen, Trainieren und Psychoregulation vermittelt.

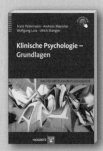

Franz Petermann
Andreas Maercker
Wolfgang Lutz · Ulrich Stangier
Klinische Psychologie – Grundlagen
(Reihe: »Bachelorstudium Psychologie«)
2011, 330 Seiten,
€ 29,95 / CHF 44,80
■ ISBN 978-3-8017-2160-2
⊡ E-Book € 26,99 / CHF 37,99

Die Klinische Psychologie basiert auf vielfältigen Erkenntnissen der Grundlagendisziplinen der Psychologie. Der Band liefert eine Einführung in diese Grundlagen der Klinischen Psychologie.

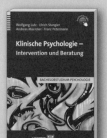

Wolfgang Lutz · Ulrich Stangier
Andreas Maercker · Franz Petermann
Klinische Psychologie – Intervention und Beratung
(Reihe: »Bachelorstudium Psychologie«)
2012, 336 Seiten,
€ 29,95 / CHF 39,90
■ ISBN 978-3-8017-2159-6
⊡ E-Book € 26,99 / CHF 37,99

Das Lehrbuch liefert eine gut verständliche Einführung in klinisch-psychologische Interventionsverfahren.

Hogrefe Verlag GmbH & Co. KG
Merkelstraße 3 · 37085 Göttingen · Tel.: (0551) 99950-0 · Fax: -111
E-Mail: verlag@hogrefe.de · Internet: www.hogrefe.de